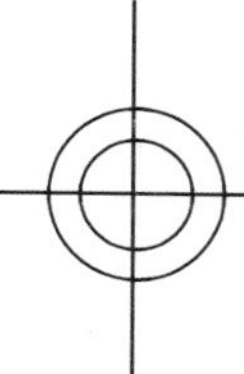

新世纪全国高等中医药院校规划教材

健 康 评 估

（供护理专业用）

主　编　吕探云（复旦大学护理学院）

王　琦（北京中医药大学）

副主编　王蓓玲（复旦大学护理学院）

孟　毅（河南中医学院）

中国中医药出版社

·北　京·

图书在版编目（CIP）数据

健康评估/吕探云等主编 .—北京：中国中医药出版社，2005.8（2013.3 重印）
新世纪全国高等中医药院校规划教材
ISBN 7 - 80156 - 689 - 0

Ⅰ.健… Ⅱ.吕… Ⅲ.健康—评估—中医学院—教材 Ⅳ.R471

中国版本图书馆 CIP 数据核字（2005）第 034186 号

中国中医药出版社出版
北京市朝阳区北三环东路 28 号易亨大厦 16 层
邮政编码：100013
传真：64405750
北京市燕鑫印刷有限公司印刷
各地新华书店经销
*
开本 850×1168 1/16 印张 27.875 字数 659 千字
2005 年 8 月第 1 版 2013 年 3 月第 3 次印刷
书 号 ISBN 7-80156-689-0/R·689
*
定价：33.00 元
网址 WWW.CPTCM.COM

如有质量问题请与本社出版部调换

社长热线 010 64405720
购书热线：010 64065415 010 84042153

全国高等中医药院校护理专业教材建设

专家指导委员会

新世纪全国高等中医药院校规划教材

《健康评估》编委会

主　编　吕探云（复旦大学护理学院）
　　　　王　琦（北京中医药大学）
副主编　王蓓玲（复旦大学护理学院）
　　　　孟　毅（河南中医学院）
编　者（按姓氏笔划排序）
　　　　王君俏（复旦大学护理学院）
　　　　朱大乔（第二军医大学）
　　　　李　春（广州中医药大学）
　　　　陈利群（复旦大学护理学院）
　　　　陈　璇（南京中医药大学）
　　　　周冠芬（北京中医药大学）
　　　　姜洪茹（北京中医药大学）
　　　　黄文莉（上海中医药大学）
　　　　韩力军（天津中医学院）
　　　　蒋根娣（北京中医药大学）

前　　言

护理学是医学科学领域中重要的分支学科，在人类医疗实践中起着不可替代的重要作用。随着社会的进步，社会文明的不断提高，护理学有了更深刻的内涵、更广阔的外延，承载着更多维护人类身心健康的使命。所以，护理专业人才，尤其是高学历高素质护理人才，不管在我国还是在国外，需求量都越来越大。社会的人才需求，就是教育的人才培养目标。培养高素质、高水平护理专门人才须从教育开始，培养具有中国特色的高水平护理人才需从我国高等中医药院校护理教育开始。为此，国家中医药管理局委托全国中医药高等教育学会规划、组织编写了高等中医药院校护理专业第一套、第一版教材，即“新世纪全国高等中医药院校护理专业规划教材”。

为确保教材的科学性、先进性、公认性、权威性、教学适应性，确保教材质量，本套教材采用了“政府指导，学会主办，院校联办，出版社协办”的运作机制。即：教育部、国家中医药管理局宏观指导；全国中医药高等教育学会及全国高等中医药教材建设研究会负责调研、规划、组织编写，以及教材的审定和质量监控；全国开设护理专业的高等中医药院校，既是教材的使用单位，又是编写教材的主体，在研究会的组织下共同参加，联合编写；中国中医药出版社作为中医药行业的专业出版社，积极协助学会、研究会的组织编写出版工作，提供有关编辑出版方面的服务，并提供资金方面的支持。这个“运行机制”集四位于一体，有机地结合了各方面的力量，有效地调动了各方面的积极性，畅通了教材编写出版的各个环节，保证了本套教材按时、按要求、按计划出版。

本套教材主要为护理专业的专业课程，共21种。至于护理专业开设的相关医学课程，本着“一书多纲”的精神，拟采用新世纪全国高等中医药院校中医学专业相关规划教材。21门护理专业规划教材是：《护理学导论》《护理学基础》《中医护理学基础》《健康评估》《护理科研》《护理心理学》《护理管理学》《护理伦理学》《护理教育》《护理美学》《内科护理学》《外科护理学》《妇产科护理学》《儿科护理学》《骨伤科护理学》《五官科护理学》《急救护理学》《社区护理学》《养生康复学》《营养与食疗学》《护理专业英语》。

鉴于历史原因，我国开展护理高等教育相对较晚，而中医药院校开展高等护理教育更晚，大多数中医药院校都是近几年才陆续开设本科护理教育。所以，中医药院校高等护理教育面临很多困难。如：缺乏适合的本科护理教材；护理师资力量不足，师资队伍参差不齐；尚无编写护理教材经验的专家。为使中医药院校高等护理教育尽快达到本科教育同等水平，同时又具有中医护理特色，本套教材采用双主编制，聘请医学院校具有多年高等护理专业教学、临床和编写高等护理教材经验的专家，以及具有护理专业高层次学历和一定教学经验的专家，与中医药院校具有一定护理教学经验的专家，共同主编第一版供中医药院校本科护理专业用的教材。两位主编排名不分先后，为并列主编。

真诚感谢北京大学、复旦大学、第二军医大学对这套教材的大力支持！真诚感谢三所大学参加我们这套教材编写的各位专家！正是她（他）们的参与，使这套教材体现了现代护理教育的高水平。同时也感谢高等中医药院校的护理专家，正是她（他）们的参与，使中医护理的内容在高等教育的教材中得以体现，使这套教材成为目前真正具有中国医学特色的高等护理教材。

本套教材从临床实际出发，以西医病名为主进行编写，部分西医病名难以准确涵盖的中医病证，则以中医病证进行编写。

编写具有中国特色的供中医药院校护理专业本科用的教材尚属首次，中西医护理专家共同合作编写教材也是首次，所以在组织、编写、中西医护理内容的结合等方面都缺乏经验，难免会有不少不尽如人意的地方甚至错漏之处，敬请教学人员、管理人员和学生予以指出，以便重印或再版时修改，以利不断提高教材质量，为培养高水平、高素质护理人才打好基础。谨此，我们向编写和使用本套教材的全体专家、教师和学生致以真诚的感谢！

全国中医药高等教育学会
全国高等中医药教材建设研究会
中国中医药出版社
2005年5月

编写说明

“新世纪全国高等中医药院校规划教材”系国家级规划教材，是在政府有关部门的领导下，由全国高等中医药院校的部分临床医学院、护理学院、综合性大学护理学院（系）联合编写，供全国高等中医药院校护理专业本科生使用。本教材为其中之一。

随着健康观念和现代护理模式的转变，为护理对象提供高质量的以人为中心的、以护理程序为指导的系统化整体护理已在国内广为开展。护理程序始于健康评估，通过护士对护理对象因一种或多种健康问题或疾病产生的反应进行检查和逻辑分析，得出结论并提出护理诊断，为进一步确立护理目标、制定护理措施提供依据。此过程所需的知识和技能必须由相应的课程来解决。但我国自20世纪80年代开设护理本科和专科教育以来，在护理评估知识和技能的教学方面长期沿用临床医学专业的《诊断学》和《中医诊断学》课程和教材，用西医院校的《健康评估》课程和教材取代《诊断学》和《中医诊断学》课程和教材只是近几年的事，并且在很大程度上仍带有明显的生物医学模式和临床医学模式的印记。

鉴此，在本教材编写过程中十分注重教材与教育目的和培养目标的一致性，全书从身体、心理、社会等层面全面阐述了健康评估的原理、方法和技能，体现了现代护理实践以人为中心的要求，其立足点不是培养学生诊断与鉴别诊断疾病的能力，而是培养学生从护理角度作出护理诊断及监测和判断病情变化的能力，具有很强的护理特征。同时也力求将中、西医护理评估的理论进行有机的组合，以体现教材培养中医高级护理人才的要求。

全书共十二章，主要内容涉及健康评估方法、常见症状评估、体格检查、心理评估、社会评估、辨证护理的基础理论、心电图、实验室检查、影像检查、护理诊断和护理病历书写。各章节力求既能体现基本理论、基本知识和基本技能，又充分反映新思路和新概念，尤其是护理专业方面的发展。本教材主要供全国高等中医药院校护理本科专业学生使用，同时可供其他层次从事中医护理教学及临床护理工作者参考。

本教材第一章、第二章由吕探云编写，第三章、第四章由吕探云、王蓓玲、王君俏、韩力军编写，第五章、第六章由陈利群编写，第七章由孟毅、王琦、黄文莉编写，第八章由朱大乔编写，第九章由蒋根娣、姜洪茹、周冠芬编写，

第十章由孟毅、李春编写，第十一章由吕探云编写，第十二章由陈利群、陈璇编写。

由于本教材是我国中医药高等护理教育发展过程中诞生的新教材，加之时间紧迫，未能广泛征求意见，书中难免有疏漏不足之处，敬请使用教材的师生和读者惠予指正。

吕探云　王琦

2005年1月

目　录

第一章 绪 论

健康评估（health assessment）是研究诊断个体对健康问题反应的基本理论、基本技能和临床思维方法的学科，是在学习了医学基础课程、护理学基础课程之后，为过渡到临床各科学习而先期开设的临床课程。它既论述疾病的临床表现及其发生机制、个体对疾病的反应，又讲解问诊和体格检查的基本方法与技能，以及如何运用科学的临床思维方法去识别健康问题及人们对它的反应，为作出正确的护理诊断或判断，从而制定相应的护理措施提供依据。

评估的目的在于了解个体在健康和生命过程中的经历，包括健康、疾病和康复；寻找促进健康或增进最佳身体功能的有利因素；识别护理需要或临床问题，作出护理诊断，以作为选择护理干预方案的基础；评价治疗和护理的效果。欲达此目的，护士必须具有精深的基础、良好的专业知识和技能与丰富的实践经验。从一名学生到一名在临床上能作出护理诊断、决策的护士，要经过许多临床实践才能达到，学习健康评估只是各临床护理专业课程教学的起点，需经反复实践才能为临床各科学习打下基础。对此，学习者和教授者均应理解并付诸实践。

一、健康评估发展简史

早在南丁格尔（Florence Nightingle）时期，人们就已经意识到评估在护理中的重要性。Nightingle视评估为“对疾病的观察”，她强调护理观察的重要性，是因为护士较医生更多地在患者床边。Nightingle认为护士需要发展收集资料的技能，如观察和记录生命体征的能力。同时她强调与患者交谈以获取有关健康和疾病相关信息的重要性。在她的著作中，还提及评估需要收集、分析和解释资料。

随着护理的发展，护理的工作范围不断扩展，尤其是在家庭和社区从事独立工作的护士的出现，对护理评估的技能有了更高的要求，护士开始在收集患者资料的基础上提供护理。护士是否应实施全面的身体检查、资料的结果是否有助于实现护理的目标，目前仍是医学界广为争议的问题。许多护士认为使用传统上认为是属于医学范畴的体格检查来收集资料也是可行的，只要护士从中得出的资料有助于护理。

美国自20世纪70年代以来，开始重视在教学计划中培养护士收集资料的方法和技巧，包括全面的体格检查。大部分学士学位课程使用医学的模式培养护士的健康评估能力，这一模式的重点在于评估机体系统状况、并发症及治疗的效果。医学的评估模式已被很好地标准化了，包括以主诉、现病史、既往史、家族史、系统回顾等特定的问诊形式收集资料，随之是系统的体格检查。尽管医学的评估模式使护士能够辨认和监测疾病的过程，在当今的护理教育和护理实践中仍占着主导的地位，但并不能为评估个体的护理需要提供系统的工具。

20世纪50年代，Lydia Hall第一次提出了护理程序的概念。1967年，Yara和Walsh将护理程序划分为评估、计划、实施和评价4个部分。此后，护理程序在护理作为拥有自己知识体系的独立学科的背景下迅速发展起来。评估被进一步分为评估和诊断两个部分。

1967年，Black在有关护理程序的国际会议上提出护理评估的重点在于评估患者的需要。如果这样的评估是准确和有效的，护士就需要更多的教育。仅仅说患者有生理的、心理的、社会和精神的需要，而未能提出如何对需要进行具体的评估是不够的。Black提议采用Maslow“人的需要论”作为评估框架，指导护理评估。会议最终确立了护理评估的如下原则：①评估是护理程序的第一步；②评估是一个系统的、有目的的护患互动过程；③护理评估的重点在于个体的身体功能和日常生活能力；④评估过程包括收集资料和临床判断。

诸多护理理论模式产生于20世纪60年代和70年代，其目标在于明确护理的实质性内容并将其视为独立的学科。新模式的另一目的是对护理教学大纲进行结构性调整以支持专业教育。虽然这些理论模式有助于护理作为独立学科的发展，但并未能在很大程度上规范护理实践及促进有意义的研究的进展。

70年代早期，护理界开始采用另一种方法以便将护理所特有的内容定义为一个专业。这种方法的重点不在于发展广义的护理理论，而在于对护理实践中护士能独立进行的、无需医生等其他专业人员监督和指导的临床判断进行定义和分类，以进一步确定护理的独立性。此即美国护理史中的“护理诊断运动”，其目的是对“病人的护理需要”、“护理问题”或“病人问题”进行正式分类和命名。

分类工作涉及分类学的发展。分类学是一个能对各种相关事物进行描述和分类的系统，发展较好的分类系统应具备对系统内各构成部分进行分类和识别的原则、步骤及规则的理论。在护理中，这种分类工作产生了当今的护理诊断。这一时期的工作意味着护理已能明确表达其独立的与医疗不同的定义而趋于成熟。

护理诊断分类系统的发展为护士提供了一种用于临床实践的语言，以更好地描述护理在患者照顾中的侧重点。与此同时，确定护理诊断标准的工作也在发展之中，这些标准被称为诊断依据（defining characteristics）。诊断依据是构成护理诊断的基础。

连同护理诊断命名及诊断依据在内的护理诊断分类系统的发展，使护理在历史上第一次系统、全面地确定了护士在健康评估过程中收集资料的性质和内容应包括与护理诊断相关的指标与信息，从而有助于建立护理诊断。

随着护理诊断的进展及护士开始在临床中运用护理诊断，人们发现确立护理诊断的困难部分是由于采用传统的医学模式组织和进行护理评估的结果。尽管传统的医学模式有助于指导护士收集辨认临床问题和医疗诊断的资料，但却无助于护士收集与护理诊断相关的资料。于是护理开始寻求一种能有效地收集与护理诊断相关的临床资料的护理评估系统，以利作出护理诊断。

戈登（Gordon）于1987年提出了带有明显护理特征的、被称为功能性健康型态（functional health patterns，FHPs）的收集和组织资料的框架。FHPs分类模式涉及人类健康和生命过程的11个方面：

1．健康感知与健康管理（health perception and health management） 个体对自身健康

水平的认定及其维持健康的行为。

2．营养与代谢（nutrition and metabolism） 包括营养、体液平衡、组织完整性和体温调节等与新陈代谢和营养过程有关的问题。

3．排泄（elimination） 主要指排便和排尿的功能和模式。

4．活动与运动（activity and exercise） 个体从事日常生活活动及进行这些活动所需的能力、耐力和身体调适反应。

5．睡眠与休息（sleep and rest） 个体睡眠、休息和放松的模式。

6．认知与感知（cognition and perception） 主要包括感官经历和认知功能。

7．自我感知与自我概念（self perception and self concept） 个体对自我的态度，涉及其身份、身体意象和对自身的评价。

8．角色与关系（roles and relationship） 个体在生活中的角色及与他人关系的性质。

9．性与生殖（sexuality and reproduction） 包括性别认同、性角色行为、性功能和生育能力。

10．压力与压力应对（coping and stress tolerance） 个体对压力的感知及其处理方式。

11．价值与信念（values and beliefs） 个体的价值观和信仰。

FHPs使有明显护理特征的、系统的、标准化的资料收集和分析方法成为可能。使用FHPs作为护理评估的形式和内容进一步强调了护理程序和临床护理推理。但其被接受的程度远不如传统医学评估模式在医疗评估过程中使用得那么普遍。即便如此，FHPs模式已被越来越广泛地用于护理评估，以确定个体整体健康状况及其护理的需要。

二、健康评估的主要内容

健康评估的内容广泛，包括如何与患者交流并建立良好的护患关系，学习问诊的内容和方法、体格检查的内容和方法、辅助检查的内容和意义，以及如何运用诊断性推理分析、综合资料，对资料进行分组，以发现其中的意义并得出合乎逻辑的结论。

（一）症状评估

症状是指个体患病后对机体功能异常的主观感觉或自身体验，如头痛、乏力、恶心等。症状作为评估对象健康状况的主观资料，是健康史的重要组成部分。研究症状的发生、发展和演变以及由此而发生的患者生理、心理和社会适应等方面的反应，对形成护理诊断、指导临床护理监测起着主导作用。本教材在详述各常见症状的临床表现和对个体影响的基础上，从护理的角度提出护理评估要点，培养学生通过症状评估作出护理诊断和预测可能出现的护理问题的能力。

（二）检体评估

检体评估是指评估者通过自己的感官或借助听诊器、血压表、体温表等辅助工具对个体进行细致观察与系统检查，找出机体正常或异常征象的评估方法，是获取护理诊断依据的重要手段。检体评估以解剖、生理和病理学等知识为基础，且具有很强的技术性。正确、娴熟的操作可获得明确的评估结果；反之，则难以达到评估的目的。

（三）心理、社会评估

本教材从自我概念、认知水平、情绪与情感、压力与压力应对、角色与角色适应、文化以及家庭和环境等方面全面阐述了如何对个体进行评估。由于心理、社会资料主观成分居多，评估过程中无论是收集还是分析和判断资料均较困难，其结果亦不可简单地用正常和异常来划分。对此，学生在学习和实践的过程中应予以注意。

（四）辨证护理的基础理论

运用中医的理论，通过四诊收集患者的病史、症状和体征等临床资料，通过分析、综合，辨清疾病的病因、性质、部位和邪正之间的关系，概括判断相应的证，从辨证施护的角度寻找相关因素，作出护理诊断。

（五）辅助检查

辅助检查包括心电图、影像检查和实验室检查。辅助检查的结果作为客观资料的重要组成部分，可协助指导护士观察、判断病情，作出护理诊断。同时，学生在今后的临床学习中，多需要参考应用，通过本课程学习可奠定一定的基础。

（六）护理病历书写

护理病历是问诊、查体所获得的资料经过医学的思维加工后形成的书面记录，它既是护理活动的重要文件，也是患者病情的法律文件，其格式和内容均有具体的要求，学生应按要求认真学习和实践。

（七）护理诊断的步骤和思维方法

评估的最后阶段是诊断性推理。诊断性推理牵涉到对评估过程、观察结果和临床判断的评判性思维能力。这种推理关系到作出准确的护理诊断和病情判断的能力。初学者在学习诊断性推理的基础上，如能注意理论与实际相结合，将有助于提高临床护理诊断的水平。

三、学习方法和要求

健康评估是一门实践性很强的课程，教学方法与基础课程有很大的不同。除课堂教学、观看录像、示教室技能训练外，还要在病房、患者床旁进行。基本要求如下：

1．基本概念要清楚，基本技能要熟练，基本知识要牢固。

2．在深入领会各症状的病因、发病机制及对个体生理、心理、社会适应影响的基础上，能独立进行全面系统的问诊，理解患者的主诉和病史。

3．能规范、正确、熟练地进行系统的体格检查；掌握常见异常体征及其临床意义；检查结果应达到熟练、准确的程度。

4．掌握心理、社会评估的内容和方法，能独立地对患者进行心理、社会评估。

5．熟悉心电图机操作，掌握正常心电图及常见异常心电图的图形分析。

6．掌握实验室检查的标本采集要求、检验结果及其临床意义。

7．掌握影像检查前病人准备和检查结果的临床意义。

8．能根据病史、体格检查和辅助检查资料，进行临床分析、综合，作出初步的护理诊断，并书写完整的护理病历首页。

第二章 健康评估方法

第一节 概 述

健康评估是一个系统收集评估对象的健康资料，对资料进行整理和分析，最终形成护理诊断的过程。健康评估所要收集的资料不仅包括评估对象的身体健康和功能状况，还包括心理健康和社会适应情况；不仅要获取有关评估对象健康状况的主观资料，还要获取客观资料。为使所收集的资料准确、全面和客观，评估者必须掌握健康评估的方法和技巧。此外，评估者还应明确从哪儿可以获取健康资料、所获资料的性质和作用等。

一、健康资料的来源

健康资料主要来源于评估对象本人，如患病后的感受、对健康的认识及需求、对治疗及护理的期望等。这些资料只有评估对象最为清楚，最能准确地加以表述，因此也最可靠。

除评估对象外，还可从其他人员或记录中获取所需资料，包括：①评估对象的家庭成员或其他与之关系密切者：他们与评估对象一起生活或工作，对其生活或工作的环境、既往的生活习惯、健康状况以及对疾病或健康的态度等有较好的了解，而这些信息对确定护理诊断、制定护理计划等都有重要的参考价值；②目击者：指目睹评估对象发病或受伤过程的人员，可提供有关的病因、评估对象当时的状况等资料；③其他卫生保健人员：可了解与评估对象有关的诊疗措施、从医行为等；④目前或既往的健康记录或病历：如出生记录、儿童预防接种记录、健康体检记录或病历记录等。由此来源所获得的资料可进一步证实或充实从评估对象那儿直接得来的资料。

二、健康资料的类型

健康资料可以是评估对象的主观描述，也可以是体格检查、实验室或器械检查的结果。据此将其分为主观资料和客观资料两类。

（一）主观资料

是评估者通过对评估对象或相关人员的系统询问获取的资料。其中评估对象于患病后主观感觉到的不适和痛苦如疼痛、恶心等，称为症状。症状是主观资料的重要组成部分。

（二）客观资料

为评估者通过体格检查、实验室检查或器械检查获取的资料。其中经评估者体格检查发现的，评估对象患病后机体解剖结构或生理功能发生的可察觉的改变，如黄疸、肝大、心脏杂音等，称为体征（sign）。

健康评估过程中，主观资料的获得可指导客观资料的收集，而客观资料则可进一步证实或补充所获得的主观资料。对于完整、全面的健康评估来说，主观资料和客观资料同等重要，因为两者都是形成护理诊断的重要依据。

第二节　收集健康资料的方法

收集健康资料的方法很多，包括问诊、体格检查以及查阅病历等，其中最常用、最基本的是问诊和体格检查。

一、问诊

（一）问诊的目的

问诊（interview）是采集病史最重要的手段。与采集病史有关的问诊不是个体相互间简单的文字信息或非文字信息的传递过程，也不是通过询问一连串问题用以填写护理病历的过程，而是发生在评估者与评估对象之间的、目标明确和有序的交谈过程。医疗问诊的主要目的在于了解疾病的发生、发展、诊治经过及既往健康状况等，以收集诊断疾病所需的病史资料。与医疗问诊不同的是，护理问诊侧重于了解评估对象的健康观念、功能状况、社会背景以及其他与健康、治疗和疾病相关的因素，以收集诊断评估对象对健康问题的生理、心理和社会反应所需的病史资料。

（二）影响问诊的因素与问诊注意事项

评估者与评估对象间的关系和文化差异、问诊技巧、环境、评估对象的年龄和健康状况等是影响问诊的主要因素。为使问诊有效地进行以达到预期的目的、获得真实可靠的健康资料，问诊过程中应注意下列问题：

1．评估者与评估对象间的关系　问诊开始前，评估者应先向评估对象作自我介绍，说明问诊的目的是采集有关其健康的信息以便提供全面的护理，解释除收集身体、心理的资料外，还需要获得有关其个人和社会背景的资料，以使护理计划个体化，并向评估对象作出病史内容保密的承诺。问诊过程中，评估者应对评估对象持关爱的态度，对评估对象的陈述表示理解、认可和同情。不可采用责备性语言，如“你为什么不按时服药呢?”以免使评估对象产生防御心理。同时注意非语言的沟通，如始终保持与评估对象合适的目光接触、必要的手势和良好的体态语言等。以上举措有利于交谈双方建立良好的关系，使问诊能顺利地进行下去。问诊结束时，应对患者的合作表示感谢。

2．问诊技巧 问诊一般从主诉开始，有目的、有序地进行。提问应先选择一般性易于回答的开放性问题，如“你感到哪儿不舒服？”“病了多长时间了？”然后耐心听评估对象的陈述。开放性问题与辐射性思维相对应，以评估对象为中心，以了解其完整背景和关系为目的，因此，可使评估对象陈述的病史更客观、更全面。

为证实或确认评估对象叙述的病史，可用直接提问，如“请告诉我，过去你有过便秘、腹泻等问题吗？”应避免诱导性提问，如“你的粪便发黑吗？”“你是在下午发热，对吗？”以免评估对象随声附和导致信息错误。正确的提问是“你的粪便是什么颜色？”“你一般在什么时候发热？”问诊时还应避免使用有特殊含义的医学术语，如“你是否有过血尿？”因为即使是文化程度较高的评估对象对此也难免发生错误的理解，以致病史资料不确切。正确的提问方法是“你有没有尿色变红的情况？”

若评估对象回答问题时不能很好表达，评估者可提供有多项备选答案的问题，如“你的腹痛是钝痛、锐痛、绞痛，还是烧灼痛？”请评估对象从中选择。问诊中也可根据需要提一些闭合性的问题，如“你是否吸烟？”闭合性问题适用于获取有关年龄、婚姻、个人嗜好等方面的信息。

为确保所获病史资料的准确性，在问诊过程中必须对那些含糊不清、存有疑问或矛盾的内容进行核实。常用的核实方法有：①澄清：要求评估对象对模棱两可或模糊不清的内容作进一步的解释和说明，如“你说你感到压抑，请具体说一下是怎样的情况，好吗？”②复述：以不同的表达方式重复评估对象所说的内容，如“你说的是 3 天前开始不想吃东西，特别是油腻的食物，曾吐过一次，而且感觉全身无力，1 天前发现尿色变深。是这样吗？”③反问：以询问的口气重复评估对象所说的话，但不加入自己的观点，并鼓励评估对象提供更多的信息，如“你说你夜里睡眠不好？”④质疑：用于评估对象所陈述的情况与评估者所观察到的不一致，或评估对象前后所说的情况不一致时，如“你说你对自己的病没有任何顾虑，可你的眼睛却红红的，能告诉我这是为什么吗？”⑤解析：对评估对象所提供的信息进行分析和推论，并与其交流。评估对象可以对你的解析加以确认、否认或提供另外的解释等。

当评估对象回答不确切时，要耐心启发，如“请再想一想，能不能再确切些”等，并给其足够的回答问题的时间。

3．环境 问诊环境应安静、舒适和具有私密性。

4．文化 不同文化背景的人在人际沟通的方式上存在着明显的差异。如美国人在交谈时双方的身体因亲疏不同而保持亲密的、个人的或社会的等不同距离，拉美人则不同。如果美国护士与来自拉美的患者在交谈过程中始终保持她认为是合适的距离，可能会使患者产生被对方歧视的误解，从而影响交谈过程。因此，评估者应熟悉自己与他人文化间的差异，以使问诊过程中自己的语言和行为能充分体现对他人文化的理解和尊重。

5．年龄 不同年龄阶段的评估对象，由于所处的生理及心理发展阶段不同，参与交谈的能力亦不同。老年人可能存在听力、视力、记忆力等功能的减退，问诊时应注意减慢语速、提高音量，以及采取面对面交流的方式使其能看清评估者的表情和口型，问话要清楚、简单，问题应限于确实需要询问的方面。小儿多不能自述病史，应以其家长或成年亲属为主要询问对象。

6．健康状况　病情许可时，应尽可能以评估对象本人为直接问诊对象。病情危重时，在作扼要的询问和重点检查后，应立即实施抢救，详细健康史稍后补充或从其亲属处获得。

（三）问诊内容

问诊的内容主要为住院护理病历首页所要求的病史内容。与医疗病史不同的是，医生关注的是患者的症状、体征及疾病的进展情况，护士关注的则是患者对其健康问题以及因之而带来的生理、心理和社会适应等改变所作出的反应。一般包括：

1．一般资料（general data）　包括姓名、性别、年龄、婚姻、民族、职业、籍贯、住址、文化程度、医疗费支付形式、入院日期、记录日期、病史陈述者及可靠程度、入院方式、入院医疗诊断等。

2．主诉（chief complaint）　为患者感觉最主要、最明显的症状或体征，即本次就诊的最主要原因及其持续时间。陈述时语句要简短扼要并高度概括，并注明主诉自发生到就诊的时间，如“发热、头痛16小时”，“乏力、纳差5天，尿黄3天”。记录主诉时必须使用患者自己的语言，而不是诊断性用语，如“糖尿病1年”应记述为“多食、多饮、多尿1年”。

3．现病史（history of present illness）　现病史以主诉为中心，详细描述患者自患病以来健康问题发生、发展、演变和诊治的全过程，为病史的主体部分。可按以下内容和程序询问：

（1）*起病情况与患病时间*　包括起病缓急、在何种情况下发生及起病到就诊或入院的时间。

（2）*主要症状及其特点*　重点为主要症状出现的部位、性质、持续时间和程度，缓解或加重的因素。

（3）*病因与诱因*　具体询问与发病有关的病因如外伤、中毒、感染等，以及气候变化、环境改变、情绪、起居饮食失调等诱因。

（4）*病情的发展与演变*　包括发病过程中主要症状的变化及有无新的症状出现。

（5）*伴随症状*　指与主要症状同时或随后出现的其他症状。伴随症状对判断有否并发症具有重要意义。

（6）*诊治和护理经过*　包括诊断名称，治疗用药、剂量、用药时间、疗效和副反应，已采取的护理措施及其效果。

4．既往史（past history）　既往史包括既往健康状况、曾患过的疾病（含传染病）、手术外伤史、预防注射和过敏史。

5．功能性健康型态　各型态主要的问诊内容如下：

（1）*健康感知与健康管理*　自觉目前健康状况如何；为保持或促进健康所做的最重要的事情是什么及其对健康的影响；有无烟、酒、毒品嗜好，每日摄入量，有无药物成瘾或药物依赖，剂量及持续时间；是否经常做乳房的自我检查；平日能否服从医护人员的健康指导。对慢性病患者应进一步询问对自己所患疾病是否了解、有无需咨询的问题等。

（2）*营养与代谢*　食欲及日常食物和水分摄入的种类、性质、量，有无饮食限制；有无咀嚼或吞咽困难及其程度、原因和进展情况；近期体重变化及其原因；有无皮肤、黏膜的损害；牙齿有无问题等。

(3) 排泄　每日排便与排尿的次数、量、颜色、性状，有无异常改变及其诱发或影响因素，是否应用药物。

(4) 活动与运动　进食、改变体位、洗漱、如厕、洗澡、穿衣、行走、上下楼梯、购物、备餐等生活自理能力及其功能水平，有否借助轮椅或义肢等辅助用具；日常活动与运动方式、活动量、活动耐力，有无医疗或疾病限制。

(5) 睡眠与休息　日常睡眠情况，睡眠后精力是否充沛，有无睡眠异常及其原因或影响因素，是否借助药物或其他方式辅助入睡。

(6) 认知与感知　有无听觉、视觉、味觉、嗅觉、记忆力、思维能力、语言能力改变，视、听觉是否借助辅助用具；有无疼痛及其部位、性质、程度、持续时间；学习方式及学习中有何困难等。

(7) 自我感知与自我概念　如何看待自己，自我感觉良好抑或不良；有无导致焦虑、抑郁、恐惧等情绪的因素。

(8) 角色与关系　职业、社会交往情况；角色适应及有无角色适应不良；独居或与家人同住；家庭结构与功能，有无处理家庭问题方面的困难，家庭对患者患病或住院持何看法；是否参加社会团体；与朋友关系是否密切，是否经常感到孤独；工作是否顺利；经济收入能否满足个人生活所需。

(9) 性与生殖　性别认同和性别角色、性生活满意程度、有无改变或障碍；女性月经史、生育史等。

(10) 压力与压力应对　是否经常感到紧张，用什么方法解决（药物、酗酒或其他）；近期生活中有无重大改变或危机，当生活中出现重大问题时如何处理，能否成功，此时对其帮助最大者是谁等。

(11) 价值与信念　有无宗教信仰等。

二、体格检查

（一）体格检查的目的

体格检查（physical examination）是检查者运用自己的感官或借助体温表、血压计、叩诊锤、听诊器等检查器具，客观地了解和评估机体健康状况的一组最基本的检查法。

体格检查一般于采集完护理病史后开始，其目的是进一步验证问诊中所获得的有临床意义的症状，发现患者所存在的体征，为确认护理诊断寻找客观的依据。

（二）体格检查的注意事项

1. 检查环境应安静、舒适和具有私密性，最好以自然光线作为照明。
2. 检查前先洗手，以避免医源性交叉感染。
3. 如患者为卧位，检查者应立于患者右侧，一般以右手进行检查。

4．检查应按一定的顺序进行。通常先进行生命征和一般检查，然后依次检查头、颈、胸、腹、脊柱、四肢、肛门、生殖器和神经系统，以避免不必要的重复或遗漏。

5．做到手脑并用，边检查边思考其解剖位置关系及病理生理意义。

6．根据病情变化，随时复查以及时发现新的体征，不断补充和修正检查结果，调整和完善护理诊断和护理措施。

7．体格检查过程中要做到动作轻柔、准确、规范，内容完整而有重点，态度和蔼，并体现对患者的关爱。

（三）基本检查方法

体格检查的基本方法有视诊、触诊、叩诊、听诊和嗅诊5种。要熟练掌握和运用这些方法并使检查结果准确可靠，必须反复练习和实践，同时还要有丰富的医学基础知识和护理专业知识指导。

1．视诊 视诊（inspection）是以视觉来观察患者的全身或局部状态的检查方法。通过视诊可以观察到许多全身及局部的体征：全身状态如年龄、性别、发育、营养、面容、表情、步态、姿势等；局部表现如皮肤黏膜颜色，头颅大小，胸廓、腹部、骨骼、关节外形等。

视诊方法简单，适用范围广，可提供重要的诊断资料，但必须有丰富的医学知识和临床经验，通过深入、细致的观察，才能发现有重要意义的临床征象，否则会出现视而不见的情况。

2．触诊 触诊（palpation）是检查者通过手与被检查者体表局部接触后的感觉或被检查者的反应发现其身体某部有无异常的检查方法。手的不同部位对触觉的敏感度不同，其中以指腹和掌指关节的掌面最为敏感，触诊时多用这两个部位。而对于温度的分辨则以手背较为敏感。触诊的适用范围很广，可遍及全身各部位，但以腹部检查最重要。

触诊时，由于目的不同，施加的压力亦轻重不一，据此可分为浅部触诊和深部触诊。

（1）浅部触诊（light palpation） 将一手轻置于被检查部位，利用掌指关节和腕关节的协同动作，轻柔地进行滑动触摸。主要适用于体表浅在病变的检查。

（2）深部触诊（deep palpation） 用一手或双手重叠，由浅入深，逐步施加压力，以达深部（图2－1）。主要用以检查腹腔脏器大小及腹部包块。根据检查目的和手法的不同又可分为以下几种：

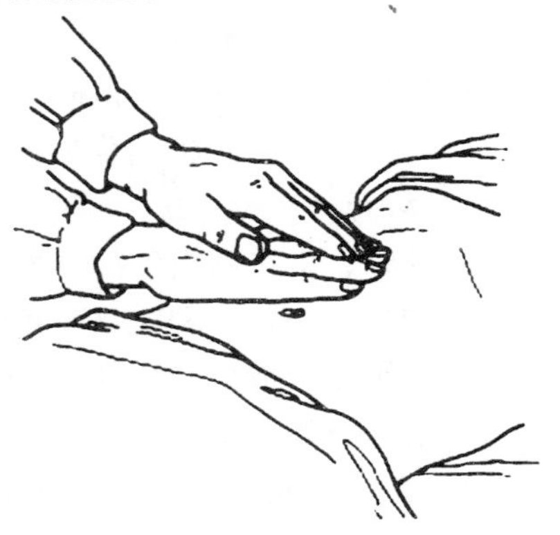

图2－1 深部触诊法

1）深部滑行触诊法：检查者以并拢的2、3、4指尖端逐渐触向腹腔脏器或包块，并在其上做上下左右滑动触摸。

2）双手触诊法：将左手置于被检查脏器或包块后部，并将被检查部位推向右手方向，这样可起到固定的作用，并可使被检查的脏器或包块更接近体表以利右手触诊。多用于肝、脾及腹部肿物的触诊。

3）深压触诊法：以拇指或并拢的 2～3 个手指逐渐深压触摸，以探测腹腔深在病变的部位或确定腹部压痛点，如阑尾压痛点、胆囊压痛点等。检查反跳痛，则是在深压的基础上迅速将手抬起，同时询问患者有无疼痛加剧或观察面部是否出现痛苦表情。

3．叩诊 叩诊（percussion）是用手指叩击或手掌拍击体表某一部位，使之震动而产生音响，根据震动和音响的特点判断被检查部位的脏器有无异常的一种检查方法。叩诊可用于分辨被检查部位组织或器官的位置、大小、形状及密度，如确定肺下界、心界大小、腹水的有无及量等，在胸、腹部检查方面尤为重要。

（1）*叩诊方法* 根据叩诊手法与目的的不同，可分为间接和直接叩诊法两种。

1）间接叩诊法（indirect percussion）：检查者以左手中指第 2 指节紧贴叩诊部位，其他手指稍抬起，勿与体表接触。右手自然弯曲，以中指指端叩击左手中指第 2 指节前端。叩击方向与叩诊部位的体表垂直，叩诊时应以腕关节与掌指关节的活动为主，肘关节及肩关节不参与活动，叩击后右手立即抬起。叩击力量要均匀，叩击动作要灵活、短促、富有弹性。一个叩诊部位，每次连续 2～3 下。叩诊过程中左手中指第 2 指节移动时应抬起离开皮肤，不可连同皮肤一起移动（图 2－2）。

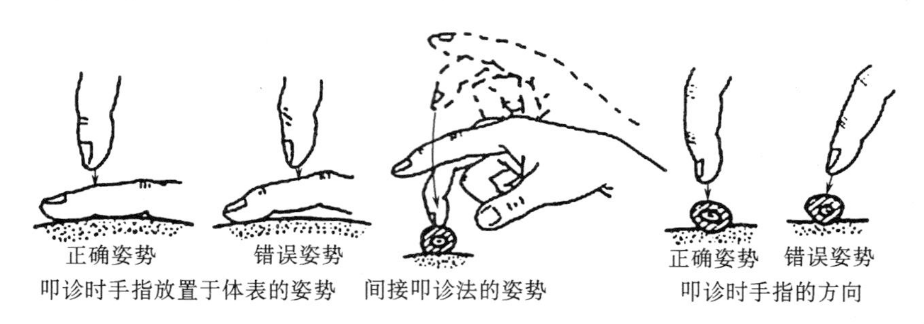

图 2－2 间接叩诊法正误图

2）直接叩诊法（direct percussion）：检查者用右手掌面直接拍击被检查的部位，借拍击的反响和指下的振动感来判断病变情况。主要适用于胸部、腹部面积广泛的病变，如大量胸水或腹水等。用拳或叩诊锤直接叩击被检查部位，观察有无疼痛反应也属于直接叩诊。

（2）*叩诊音*（percussion sound） 由于被叩击部位的组织或脏器的密度、弹性、含气量及与体表的距离不同，叩击时产生的音响强弱（振幅）、音调高低（频率）及振动持续时间亦不同。据此临床上将其分为：

1）清音（resonance）：是一种音调较低、音响较强、振动时间较长的叩诊音，为正常肺部的叩诊音，提示肺组织的弹性、含气量、密度正常。

2）浊音（dullness）：是一种音调较高、强度较弱、振动持续时间较短的叩诊音。正常情况下产生于叩击被少量含气组织覆盖的实质脏器，如心脏和肝脏的相对浊音区；病理情况下可见于肺部炎症所致肺组织含气量减少时。

3）实音（flatness）：是一种音调较浊音更高、强度更弱、振动持续时间更短的叩诊音。正常情况下见于叩击无肺组织覆盖区域的心脏和肝脏；病理状态下见于大量胸水或肺实变等。

4）鼓音（tympany）：是一种音响较清音更强、振动持续时间亦较长的叩诊音，于叩击含有大量气体的空腔脏器时产生。正常情况下见于左前下胸部的胃泡区及腹部；病理性情况下见于肺内空洞、气胸和气腹等。

5）过清音（hyperresonance）：是一种介于鼓音与清音之间的叩诊音，音调较清音低，音响较清音强。临床上主要见于肺组织含气量增多、弹性减弱时，如肺气肿。

4．听诊 听诊（auscultation）是检查者根据患者身体各部位发出的声音判断其正常与否的一种检查方法。听诊是体格检查的重要手段，在心、肺检查中尤为重要，常用以听取正常与异常呼吸音、心音、杂音及心律失常。

（1）听诊方法

1）直接听诊法（direct auscultation）：是用耳直接贴附在被检查者的体表进行听诊的方法。该法听得的体内声音很弱，目前仅用于某些特殊或紧急情况下。

2）间接听诊法（indirect auscultation）：为借用听诊器进行听诊的方法。因听诊器对声音有放大作用，所以听诊效果好。间接听诊法除可用于心、肺、腹部听诊外，还可听取血管音、关节活动音、骨摩擦音等。

（2）听诊注意事项

1）环境要安静、温暖、避风。寒冷可引起肌束震颤，产生附加音，影响听诊效果。

2）根据病情采取适当体位，充分暴露被检查部位，并使肌肉放松。

3）要正确使用听诊器。听诊器由耳件、体件和软管3部分组成。听诊前应检查耳件方向是否正确，软、硬管腔是否通畅。体件有钟型和膜型两种类型，钟型适用于听取低调的声音，如二尖瓣狭窄时的舒张期隆隆样杂音；膜型适于听取高调声音，如呼吸音、心音、肠鸣音等。使用时体件要紧贴被检查部位，避免与皮肤摩擦而产生附加音。

4）听诊时注意力要集中，听诊肺部时要摒除心音的干扰，听诊心脏时要摒除呼吸音的干扰。

5．嗅诊 嗅诊（smelling）是以嗅觉来辨别发自患者的异常气味与疾病之间关系的一种检查方法。这些异常气味多来自皮肤、黏膜、呼吸道、胃肠道呕吐物、排泄物、脓液或血液等。常见的异常气味及其临床意义如下：

（1）汗液味 正常人的汗液无强烈刺激性气味。酸性汗味常见于发热性疾病如风湿热；特殊的狐臭味见于腋臭者；脚臭味见于脚癣合并感染者。

（2）呼气味 浓烈的酒味见于酒后；刺激性大蒜味见于有机磷中毒者；烂苹果味见于糖尿病酮症酸中毒者；氨味见于尿毒症者；腥臭味见于肝性昏迷。

（3）呕吐物 呕吐物呈酸臭味提示食物在胃内滞留时间过长，见于幽门梗阻患者；呕吐物出现粪臭味，见于肠梗阻患者。

（4）痰液味 正常痰液无特殊气味。血腥味见于大量咯血患者，恶臭味提示可能为厌氧菌感染。

（5）脓液味 脓液恶臭提示有气性坏疽或厌氧菌感染的可能。

（6）粪便味 腐败性粪臭味多因消化不良而引起；腥臭味见于痢疾患者。

（7）尿液味 尿液出现浓烈的氨味见于膀胱炎，系由于尿液在膀胱内被细菌发酵所致。

第三章 常见症状评估

第一节 发 热

机体在致热原作用下，或各种原因引起体温调节中枢功能紊乱，使产热增多，散热减少，体温升高超出正常范围，称为发热（fever）。

正常人体温相对恒定，一般为36℃～37℃。正常体温在不同个体间稍有差异，并受昼夜、年龄、性别、活动程度、药物、情绪、环境等因素的影响而略有波动。

【发生机制】

1．致热原性发热 是导致发热的最主要因素。致热原可分为外源性和内源性两类。外源性致热原（exogenous pyrogen）包括病原体及其产物、抗原抗体复合物、无菌坏死组织、炎性渗出物等，不能直接作用于体温调节中枢，而是通过激活血液中的中性粒细胞、嗜酸性粒细胞和单核－吞噬细胞系统，使其形成并释放白介素－1（interleukin－1，IL－1）、肿瘤坏死因子（tumor necrosis factor，TNF）和干扰素（interferon，IFN）等内源性致热原（endogenous pyrogen）。内源性致热原可通过血－脑脊液屏障直接作用于体温调节中枢，使体温调定点上移。体温调节中枢对体温加以重新调节，发出冲动，一方面通过脊神经使骨骼肌阵缩，产热增多；另一方面通过交感神经使皮肤血管及竖毛肌收缩，排汗停止，散热减少。这一综合调节作用的结果是使产热大于散热，体温升高引起发热。

2．非致热原性发热 由于体温调节中枢直接受损，或存在引起产热过多或散热减少的疾病，影响正常体温调节过程，使产热大于散热，引起发热。

【病因】

分为感染性和非感染性两大类，以前者多见。

1．感染性发热（infective fever） 各种病原体如病毒、细菌、支原体、立克次体、螺旋体、真菌、寄生虫等引起的急性或慢性、局部性或全身性感染，均可出现发热。

2．非感染性发热（noninfective fever） 常见有以下几类原因：

（1）无菌性坏死物质吸收 包括机械性、物理性或化学性因素所致组织损伤，如大面积烧伤、内出血或大手术；血管栓塞或血栓形成所致心、肺、脾等内脏梗死或肢体坏死；恶性肿瘤、溶血反应所致组织坏死与细胞破坏等。

（2）抗原－抗体反应 如风湿热、血清病、药物热和结缔组织病等。

(3) 内分泌与代谢疾病 如甲状腺功能亢进、严重脱水等。

(4) 皮肤散热减少 如广泛性皮炎、慢性心力衰竭所致发热，多为低热。

(5) 体温调节中枢功能失常 常见于中暑、安眠药中毒、脑出血或脑外伤等。其产生与体温调节中枢直接受损有关。高热无汗为这类发热的临床特点。

(6) 自主神经功能紊乱 属功能性发热，多表现为低热。常见有原发性低热、感染后发热、夏季低热、女性月经前或早孕期以及剧烈运动后发生的低热。

【临床表现】

1. 发热的临床分度 按发热高低可分为：

(1) 低热 37.3℃～38℃。

(2) 中等度热 38.1℃～39℃。

(3) 高热 39.1℃～41℃。

(4) 超高热 41℃以上。

2. 发热的临床过程与特点 发热的临床经过一般分为3个阶段。

(1) 体温上升期 此期的特点为产热大于散热，使体温上升。体温可在数小时内骤然上升达39℃～40℃或以上，多伴有寒战，见于疟疾、大叶性肺炎、败血症、急性肾盂肾炎、输液及某些药物反应；或于数日内缓慢上升达高峰，多不伴寒战，见于伤寒、结核病等。临床主要表现为皮肤苍白、畏寒或寒战。

(2) 高热期 此期的特点为产热和散热过程在较高水平上保持相对平衡。体温上升至高峰后保持一段时间，持续时间的长短因病因而异，如疟疾可持续数小时，流行性感冒可持续数日，伤寒可持续数周。临床主要表现为皮肤潮红、灼热，呼吸深快，开始出汗并逐渐增多。

(3) 体温下降期 此期特点为散热大于产热，体温随病因消除而降至正常水平。体温可于数小时内骤然降至正常，常伴大汗淋漓，多见于疟疾、急性肾盂肾炎、大叶性肺炎和输液反应等；或在数日内逐渐降至正常，如伤寒、风湿热等。临床主要表现为多汗、皮肤潮湿。

高热可致谵语、幻觉等意识改变，小儿易出现惊厥。发热时因胃肠功能异常，多有食欲低下、恶心、呕吐。持续发热使物质消耗明显增加，如营养物质摄取不足，可致消瘦。发热致唾液腺分泌减少和出汗、失水，口腔黏膜干燥，有利于病原体的侵袭和生长，引起口唇疱疹、舌炎、齿龈炎等。体温下降期由于出汗、皮肤和呼吸道水分蒸发增多，如饮水不足可引起脱水，重者可发生休克。

3. 热型及其临床意义 热型（fever type）为发热时绘制于体温单上的体温曲线类型。不同病因可表现出不同的热型。常见热型如下：

(1) 稽留热（continued fever） 体温持续在39℃～40℃以上，达数日或数周，24小时波动不超过1℃。见于伤寒、大叶性肺炎高热期（图3－1）。

(2) 弛张热（remittent fever） 体温在39℃以上，24小时波动范围超过2℃，但都在正常水平以上。见于败血症、风湿热、化脓性感染等（图3－2）。

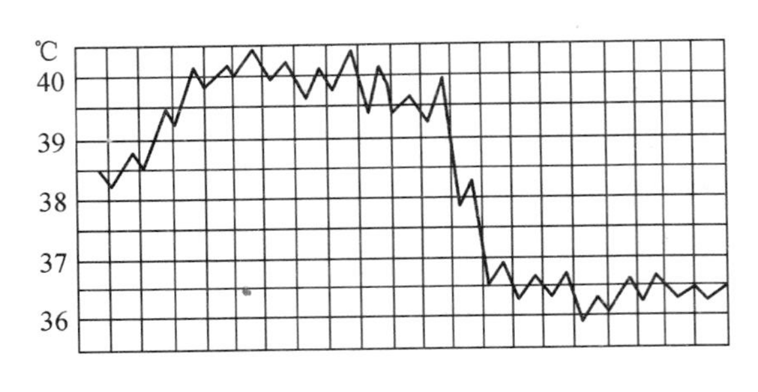

图 3－1　稽留热

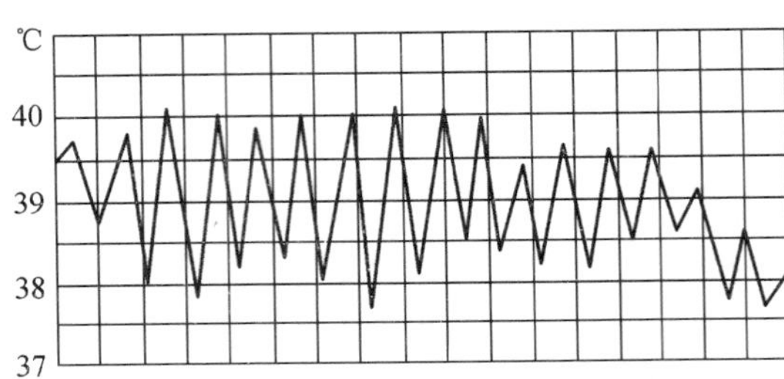

图 3－2　弛张热

（3）间歇热（intermittent fever）　体温骤升达高峰后持续数小时，又迅速降至正常水平，无热期可持续一至数日，高热期与无热期反复交替出现。见于疟疾、急性肾盂肾炎等（图 3－3）。

（4）回归热（recurrent fever）　体温骤升至 39℃以上，持续数日后又骤降至正常水平，数天后体温又骤升，如此规律性交替出现。常见于回归热、霍奇金病等（图 3－4）。

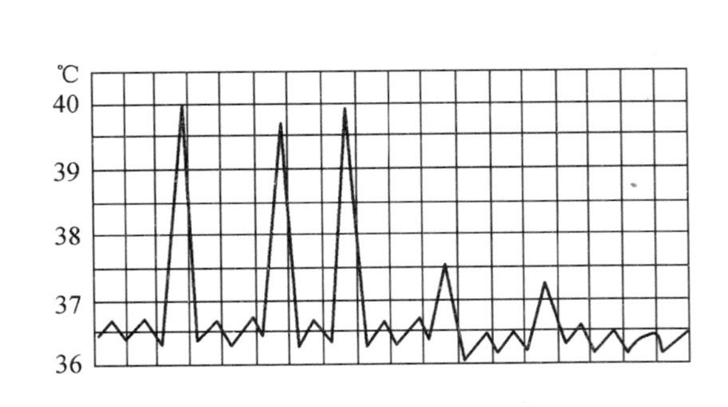

图 3－3　间歇热

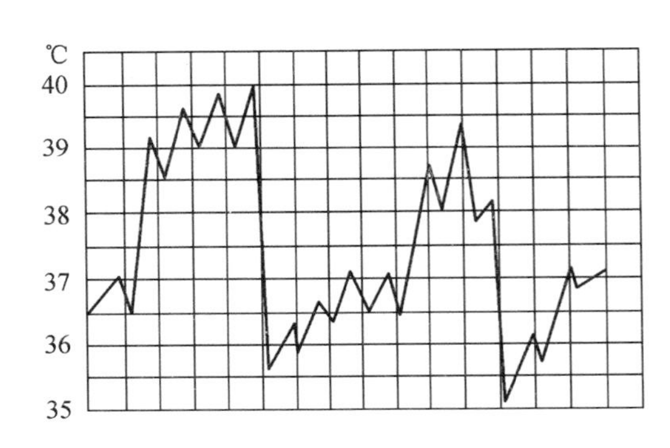

图 3－4　回归热

（5）波状热（undulant fever）　体温渐升至 39℃以上，持续数日后又渐降至正常水平，数日后体温又渐升，如此反复多次。常见于布鲁菌病（图 3－5）。

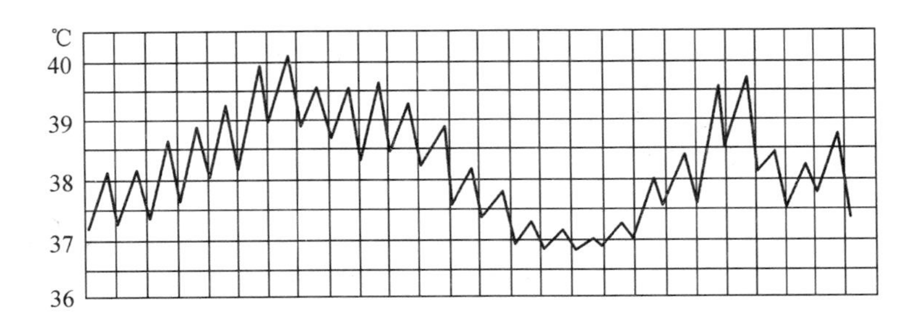

图 3－5　波状热

(6) 不规则热（irregular fever）　体温曲线无一定规律。可见于结核病、风湿热、支气管肺炎等（图 3-6）。

【护理评估要点】

1. 起病缓急、发热程度、病程、热型与诱因。

2. 发热对个体的影响，主要包括有无食欲与体重下降、脱水等营养与代谢型态的改变；有无意识障碍等认知与感知型态的改变；小儿高热者应注意观察有无惊厥发生。

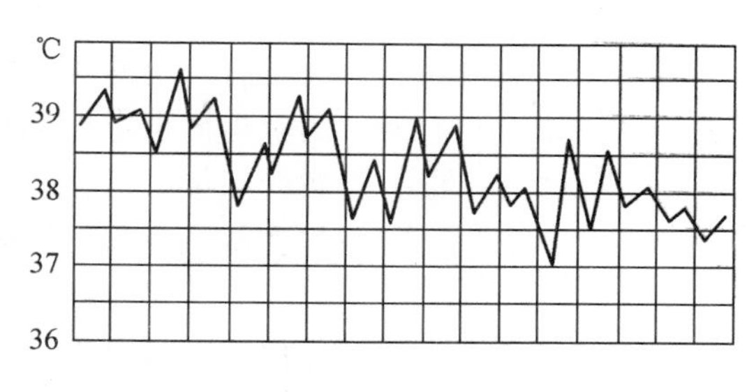

图 3-6　不规则热

3. 诊断、治疗与护理经过，包括有否用药，药物种类、剂量及疗效；有无采取物理降温措施，方法及其疗效。

【相关护理诊断】

1. 体温过高　与病原体感染有关；与体温调节中枢功能障碍有关。

2. 体液不足　与体温下降期出汗过多和/或液体量摄入不足有关。

3. 营养失调　低于机体需要量：与长期发热，代谢率增高及营养物质摄入不足有关。

4. 潜在并发症　意识障碍；惊厥。

第二节　疼　　痛

疼痛（pain）是由于机体受到伤害性刺激所引起的痛觉反应。常伴有不愉快的情绪反应，强烈、持久的疼痛可致生理功能紊乱，甚至休克。

【病因与发生机制】

1. 发生机制与分类　痛觉感受器为位于皮肤和其他组织内的游离神经末梢。各种物理、化学刺激作用于机体达到一定程度时，受损部位的组织释放出乙酰胆碱、5-羟色胺、组胺、缓激肽、钾离子、氢离子及酸性代谢产物等致痛物质。痛觉感受器受到致痛物质的刺激而发出冲动，经脊髓后根沿脊髓丘脑侧束进入内囊并传至大脑皮质痛觉感觉区，引起痛觉。

根据疼痛起始部位及传导途径，可将疼痛分为以下 6 类：

(1) 皮肤痛　疼痛刺激来自体表，多因皮肤黏膜受损而引起。其特点为“双重痛觉”，即受到刺激后立即出现定位明确的尖锐刺痛（快痛）和 1～2 秒之后出现的定位不明确的烧灼样痛（慢痛）。

(2) 躯体痛　指肌肉、肌腱、筋膜和关节等深部组织的疼痛。由于神经分布的差异性，这些组织对疼痛刺激的敏感性不同，其中以骨膜痛觉最敏感。机械和化学性刺激均可引起躯体痛，肌肉缺血是引起躯体痛的主要原因。

(3) 内脏痛　主要因内脏器官受到机械性牵拉、扩张或痉挛、炎症、化学性刺激等引起。内脏痛的发生缓慢而持久，可为钝痛、烧灼痛或绞痛，定位常不明确。

(4) 牵涉痛　内脏痛常伴有牵涉痛，即内脏器官疾病引起疼痛的同时在体表某部位亦发生痛感。牵涉痛与病变的内脏有一定的解剖相关性，如心绞痛可牵涉至左肩和左前臂内侧；胆囊疼痛可牵涉至右肩，胰腺疼痛可牵涉至左腰背部等。

(5) 假性痛　指去除病变部位后仍感到相应部位疼痛，如截肢患者仍可感到已不存在的肢体疼痛。其发生可能与病变部位去除前的疼痛刺激在大脑皮质形成强兴奋灶的后遗影响有关。

(6) 神经痛　为神经受损所致，可表现为剧烈灼痛或酸痛。

2. 常见疼痛的病因

(1) 头痛（headache）　是指额、顶、颞及枕部的疼痛。常见病因有：

1) 颅内病变：可见于：①感染：如脑膜炎、脑炎、脑脓肿等；②脑血管病变：如蛛网膜下腔出血、脑出血、高血压脑病、颅内压降低等；③颅内占位性病变：如脑肿瘤、颅内白血病浸润等；④颅脑外伤：脑震荡、脑挫伤、脑外伤后遗症等；⑤其他：如偏头痛、头痛性癫痫等。

2) 颅外病变：常见有：①颅骨疾病；②颈椎病及其他颈部疾病；③神经痛：三叉神经、舌咽神经及枕神经；④眼、耳、鼻、齿疾病引起的牵涉性头痛。

3) 全身性疾病：如流感、伤寒、高血压病、酒精或药物中毒、贫血、尿毒症等。

4) 神经官能症：如癔症性头痛等。

(2) 胸痛（chest pain）　胸部的感觉神经受到缺血、炎症、肌张力改变等因素的刺激后，产生痛觉冲动并传入大脑皮质痛觉中枢引起胸痛。常见病因有：①胸壁疾病：如带状疱疹、肋间神经炎、肋软骨炎、肋骨骨折等；②呼吸系统疾病病变波及壁层胸膜：如胸膜炎、自发性气胸、肺癌、肺梗死等；③循环系统疾病：如心绞痛、急性心肌梗死、急性心包炎、心脏神经官能症等；④食管疾病：如食管炎、食管癌等；⑤纵隔疾病：如纵隔炎、纵隔脓肿、纵隔肿瘤等。

(3) 腹痛（abdominal pain）　多由腹部病变引起，亦可由胸部病变或全身性疾病引起。按病程可分为急性与慢性，按病变性质可分为功能性与器质性。其中属于外科范围的急性腹痛，临床上常称“急腹症”。

1) 急性腹痛：常见病因有：①胃肠道穿孔；②腹腔脏器急性炎症：如急性胃炎、急性肠炎、急性胰腺炎、急性胆囊炎、急性腹膜炎等；③腹内空腔脏器梗阻或扩张：如肠梗阻、胆道蛔虫症、胆道或泌尿系统结石等；④腹内脏器扭转或破裂：如肠扭转、卵巢囊肿扭转、肝或脾破裂；⑤腹内血管阻塞：如肠系膜动脉血栓形成；⑥腹壁疾病：如腹壁挫伤、脓肿等；⑦胸部疾病引起的牵涉痛：如肺梗死、心绞痛、心肌梗死；⑧全身性疾病：如过敏性紫癜、尿毒症、铅中毒等。

2) 慢性腹痛：病因有：①腹腔脏器慢性炎症：如反流性食管炎、慢性胃炎、慢性胆囊炎、慢性溃疡性结肠炎、结核性腹膜炎等；②消化性溃疡；③腹内脏器包膜张力增加：如肝炎、肝淤血、肝脓肿；④腹内肿瘤压迫或浸润；⑤胃肠神经功能紊乱：如胃肠神经官能症、肠易激综合征等；⑥中毒与代谢障碍：如尿毒症、铅中毒等。

【临床表现】

引起疼痛的病因和病变部位不同，疼痛的临床表现也不尽相同。皮肤痛的定位明确，疼痛部位常为病变所在部位。躯体痛与内脏痛定位较模糊，常伴牵涉痛，甚至以牵涉痛为突出表现，如心绞痛表现为左肩痛、左臂痛、上腹痛或牙痛，急性阑尾炎早期表现为上腹痛等。疼痛的性质可以是刺痛、刀割样痛、烧灼痛、绞痛、胀痛、酸痛或搏动性痛。疼痛程度可以是隐痛、钝痛或剧痛。疼痛的经过可以呈间歇性、阵发性、周期性、持续性或持续性伴阵发性加剧。不同病因引起的疼痛持续时间亦长短不一。临床上将持续时间在半年以内的疼痛称为急性疼痛，半年以上者称为慢性疼痛。急性疼痛以持续数分钟、数小时或数天之内者居多，常突然发生，经处理后很快消除或缓解；慢性疼痛则具有持续性、顽固性和反复发作的特点。常见疼痛表现特点如下：

1．头痛　全身性或颅内感染性疾病所致的头痛多为整个头部胀痛。高血压所致的头痛常集中于额部或整个头部。眼源性、鼻源性或牙源性头痛多浅在而局限。高血压性、血管性或发热性疾病所致的头痛多呈搏动性痛。肌肉收缩性头痛为重压感、紧缩感或钳夹样痛，可因活动或按摩而缓解。三叉神经痛常为面部阵发性电击样剧痛。急性脑膜炎头痛剧烈且伴有喷射样呕吐、意识障碍及视乳头水肿等。颅内肿瘤所致的头痛多呈慢性进行性加重。血管性或颅内压增高所致的头痛可因咳嗽、打喷嚏、转头等加重。

2．胸痛　胸壁炎症性病变所致的疼痛可伴有局部红、肿、热等表现，于呼吸、咳嗽或运动时加重。自发性气胸常于剧烈咳嗽或过度用力时发生一侧胸部尖锐刺痛，并向同侧肩部放射。肺梗死表现为突发性胸痛、呼吸困难和发绀，疼痛多位于胸骨后，向颈、肩部放射，呈刺痛、绞痛，随呼吸运动加剧。急性胸膜炎多为单侧胸痛，呼吸或咳嗽时加重。心绞痛和心肌梗死所致的疼痛多位于心前区、胸骨后或剑突下，心绞痛呈压榨性并有窒息感，可因劳累、情绪紧张等诱发，休息或含服硝酸甘油后可缓解；心肌梗死的疼痛更为剧烈，并向左肩及左臂内侧放射。食管及纵隔病变的疼痛位于胸骨后，食管炎多为烧灼痛；纵隔肿瘤、食管癌所致的疼痛呈进行性，吞咽时加重。

3．腹痛　胃、十二指肠病变所致疼痛位于上腹部，空肠、回肠病变所致的疼痛位于脐周，右下腹疼痛多因回盲部病变所致，结肠及盆腔病变所致的疼痛位于下腹部。胃、十二指肠溃疡多表现为周期性、节律性隐痛，合并幽门梗阻者则为胀痛，于呕吐后可缓解。胃癌疼痛无规律。胆道、胰腺疾病所致的疼痛多因进食而诱发或加重，可伴有放射痛。小肠及结肠病变所致的疼痛多为间歇性、痉挛性绞痛，结肠病变所致的疼痛可于排便后减轻。直肠病变所致的疼痛常伴有里急后重感。

不同患者因年龄、意志力、疼痛经历以及社会文化背景不同，对疼痛的反应也不同。儿童对疼痛较敏感，易产生恐惧心理，较小的儿童不能准确表达，常表现为哭闹不安。随年龄增长，疼痛经验及阅历增加，个体对疼痛的认识与理解力增强，可准确描述疼痛部位、性质及程度，并能采取措施减轻或缓解疼痛。老年人对疼痛刺激不敏感，反应迟缓，易掩盖病情的严重性。不同个体对疼痛的耐受力及表达方式亦不同：疼痛时，有人哭闹、喊叫，有人愤怒或暗自忍受，有的人轻微疼痛即向人诉说，有的人即使疼痛严重也不轻易表现出来。

剧烈疼痛者还可伴有生理、心理和行为反应：①痛苦面容，大汗，血压升高，呼吸和心率增快，面色苍白，重者可休克；②呻吟、哭泣，为缓解疼痛而采取强迫体位，致骨骼肌过度疲劳；③休息、睡眠障碍；④胃肠功能紊乱，如食欲下降、恶心、呕吐；⑤产生恐惧、焦虑、抑郁、愤怒等情绪反应；⑥日常生活、工作及社会交往受影响。

【护理评估要点】

1. 有无与疼痛相关的疾病病史或诱因。

2. 疼痛的部位、性质与程度，发生与持续的时间，有无牵涉痛及其部位，有无使疼痛加重或缓解的因素。

3. 疼痛的反应和表达。

4. 疼痛对个体的影响，包括有无因剧烈疼痛影响睡眠所致的睡眠与休息型态改变；有无因疼痛影响工作和社会交往等角色与关系型态的改变；有无因急、慢性疼痛引起恐惧、焦虑、抑郁、愤怒等压力与压力应对型态的改变；有无疼痛所致肢体功能障碍或强迫体位等活动与运动型态的改变。

5. 诊断、治疗与护理经过，重点为止痛措施及其效果。

【相关护理诊断】

1. 急性/慢性疼痛 与各种有害刺激作用于机体引起的不适有关。

2. 焦虑 与疼痛迁延不愈有关。

3. 恐惧 与剧烈疼痛有关。

第三节 水　　肿

人体组织间隙内过多液体积聚称为水肿（edema）。液体在组织间隙内呈弥漫性分布时，为全身性水肿；液体积聚在身体某一局部组织间隙内时，为局部性水肿；体腔内液体积聚过多，称积液，如胸腔积液（胸水）、腹腔积液（腹水）、心包积液等。水肿可为隐性，也可为显性。组织间液积聚较少，体重增加在10%以下，指压凹陷不明显者，称隐性水肿；体重增加在10%以上，指压凹陷明显者，称显性水肿。通常意义下的水肿不包括脑水肿、肺水肿等内脏器官的局部水肿。

【发生机制】

正常情况下，血管内与血管外液体交换和体内与体外液体交换维持在动态平衡状态。毛细血管内静水压、血浆胶体渗透压、组织液静水压和组织液胶体渗透压是维持血管内外液体交换平衡的因素，当这些因素发生变化时，可引起组织间液生成过多或回吸收过少，形成水肿。肾脏在维持体内外液体交换平衡中起重要作用，任何原因导致球－管失衡均可使肾脏排水排钠减少，从而引起水钠潴留和全身性水肿。产生水肿的主要因素为：①毛细血管静水压增高：如充血性心力衰竭等；②血浆胶体渗透压降低：通常继发于各种原因引起的低蛋白血症，如营养不良、肝脏疾病、肾病综合征、严重腹泻等；③毛细血管通透性增高：如局部炎症、创伤及过敏反应等；④淋巴或局部静脉回流受阻：如丝虫病或血栓形成、血栓性静脉炎等；⑤水钠潴留：如继发性醛固酮分泌增多等。

【病因与临床表现】

1．全身性水肿

（1）心源性水肿　主要为右心衰竭的表现，其特点为水肿首先出现于身体的下垂部位，重者可发生全身性水肿合并胸水和腹水。

（2）肾源性水肿　见于各型肾炎和肾病，其特点是初为晨起时眼睑与颜面水肿，以后可发展为全身性水肿。肾病综合征患者水肿显著，指压凹陷明显，可伴胸水和腹水。

（3）肝源性水肿　见于失代偿期肝硬化，其特点为以腹水为主要表现，也可先出现踝部水肿，逐渐向上蔓延，但头面部及上肢常无水肿。

（4）营养不良性水肿　见于慢性消耗性疾病、营养缺乏、蛋白质丢失过多性胃肠病、重症烧伤等，其特点为水肿多自足部开始逐渐扩展至全身，常伴有消瘦、体重减轻等。

（5）其他病因所致的全身性水肿　常见有：①黏液性水肿：见于甲状腺功能减退者，其特点为非凹陷性水肿，以下肢胫前较明显，也可出现于眼眶周围；②经前期紧张综合征：其特点为多于经前 7～14 天出现眼睑、踝部及手部轻度水肿，月经后水肿逐渐消退；③特发性水肿：原因未明，几乎只发生于女性，其特点为周期性水肿，主要见于身体下垂部位，于直立或劳累后出现，休息后减轻或消失，体重昼夜变化很大；④药物性水肿：见于肾上腺糖皮质激素、雄激素、雌激素、胰岛素等药物应用过程中，一般认为与水钠潴留有关。

全身性水肿者除上述不同病因的临床表现特点外，无论是隐性或显性水肿，均可因体内液体潴留而出现体重增加，常伴尿量减少。重者因心脏前负荷增加，出现脉搏增快，血压升高，甚至发生急性肺水肿。中至大量胸水或大量腹水者可因呼吸困难而使活动受限。长期持续水肿可导致水肿区组织、细胞营养不良，对感染的抵抗力下降，易发生皮肤溃疡和继发感染，伤口不易愈合。

2．局部性水肿　因局部静脉或淋巴回流受阻，或毛细血管通透性增加所致。常见于局部炎症、肢体静脉血栓形成或栓塞性静脉炎、上腔或下腔静脉阻塞综合征、丝虫病、过敏等。

【护理评估要点】

1．有无与水肿发生有关的疾病病史或用药史。

2．水肿的特点、程度，使其加重或减轻的因素。

3．每日饮食、饮水、钠摄入情况，体重及尿量的变化。

4．水肿对个体的影响，主要为有无心脏前负荷增加的表现，有无活动受限等活动与运动型态的改变，有无皮肤溃疡和继发感染等营养与代谢型态的改变。

5．诊断、治疗与护理经过，重点为有否使用利尿剂，药物种类、剂量、疗效或不良反应。

【相关护理诊断】

1．体液过多 水肿与右心功能不全有关，与肾脏疾病所致水钠潴留有关等。

2．皮肤完整性受损/有皮肤完整性受损的危险 与水肿所致组织、细胞营养不良有关。

3．活动无耐力 与胸、腹腔积液所致呼吸困难有关。

4．潜在并发症 急性肺水肿。

第四节 失 水

失水（dehydration）是指体液丢失所致的体液容量不足。

【病因与发生机制】

正常人水的摄入与排出保持动态平衡。水的来源有饮入水、食物水和代谢内生水，成人一般每日需摄入水量约2500ml。水的排出有肾脏、胃肠道、皮肤和肺4条途径。正常情况下，机体通过渗透压依赖性和容量－压力依赖性两个调节机制，改变肾脏排水和口渴中枢的兴奋性而维持水平衡。当某些原因使机体摄水量不足、水排出超过机体调节能力或水钠调节机制失调，即可出现失水。失水可分为3类：

1．高渗性失水 由于失水多于失钠，使细胞外容量减少而渗透压升高，反射性促使抗利尿激素分泌增多，肾脏远曲小管和集合管对水的重吸收增强，引起少尿和尿比重增高，并刺激下丘脑口渴中枢引起渴感。若因失水致循环血量减少，可使醛固酮分泌增多，导致钠潴留，血浆渗透压进一步升高。严重脱水时可出现脱水热。当细胞外液渗透压显著增高时，细胞内液转移到细胞外，造成细胞内脱水，脑细胞脱水可引起谵妄，甚至昏迷。见于：

（1）水摄入不足 如昏迷等危重病人补液不足或各种原因引起的咽水困难。

（2）水丢失过多 包括：①呼吸道和皮肤失水过多：如高温环境或高热等导致大量出汗、喘息状态、气管切开；②肾失水过多：如尿崩症、糖尿病酮症酸中毒、大量渗透性利尿。

2．低渗性失水 由于失钠多于失水，细胞外液渗透压降低，抗利尿激素分泌减少，肾小管对水分重吸收减少致尿量增加，同时细胞外液向细胞内转移，致使细胞外液量明显减少，易发生周围循环衰竭。重者细胞外水分向细胞内转移，可导致细胞水肿。见于：

（1）肾失水失钠过多 如急性肾功能不全多尿期、过度使用排钠利尿剂。

（2）胃肠道失水失钠过多 如反复呕吐、腹泻、胃肠减压等导致大量含钠消化液丢失。

（3）其他 高渗或等渗失水治疗过程中补充水分过多。

3．等渗性失水 水与钠成比例地丧失，细胞外液呈等渗状态。由于等渗性失水时丢失的主要是细胞外液，可致有效循环血容量不足。见于：

(1) 胃肠道失水过多　最常见于急性腹泻、胃肠减压、肠瘘和剧烈呕吐。

(2) 其他　大面积烧伤，反复大量放胸、腹水。

【临床表现】

轻度失水者体重下降2%～4%，主要表现为疲乏、口渴、体位性低血压、尿量减少；中度失水者体重下降5%～9%，因组织间液和血容量明显减少，可表现为皮肤弹性下降、眼窝凹陷、静脉下陷、心悸、血压下降；重度失水者体重下降达10%以上，常出现循环衰竭和中枢神经系统功能障碍，如少尿、脉搏细弱、收缩压显著下降、谵妄、烦躁、嗜睡甚至昏迷。

不同类型失水的特点为：①高渗性失水口渴明显，尿比重升高，血容量下降较轻，较少发生休克，重度失水时因脑细胞严重失水而出现脱水热、嗜睡、抽搐和昏迷；②低渗性失水早期即有手足麻木、肌肉痉挛、恶心、呕吐等低钠血症表现，口渴不明显，尿比重下降，血容量不足出现早而明显，重度低钠血症可致脑细胞水肿而出现意识障碍；③等渗性失水可无明显口渴，较早出现血容量不足的表现。

【护理评估要点】

1．有无引起失水的疾病病史、环境和治疗因素。

2．失水的临床表现特点及其严重程度，主要评估项目包括体重、出入液量、生命征、意识、尿比重、皮肤弹性、眼窝凹陷、静脉充盈情况等。

3．失水对个体的影响，主要包括有无循环衰竭的表现，有无意识障碍等认知与感知型态的改变。

4．诊断、治疗与护理经过，包括是否已检测血浆渗透压、血清电解质，是否已补液，补液的方式、量、成分、速度及其效果等。

【相关护理诊断】

体液不足　与液体摄入不足或丢失过多有关。

第五节　呼吸困难

呼吸困难（dyspnea）是指患者感觉空气不足、呼吸费力；客观表现为呼吸运动用力，可伴有呼吸频率、深度与节律的异常，重者鼻翼煽动、张口耸肩，甚至发绀。

【病因】

引起呼吸困难的主要原因是呼吸系统疾病和循环系统疾病。

1．呼吸系统疾病　包括：①气道阻塞：包括喉与气管疾病，如急性喉炎、喉水肿、喉癌、喉与支气管异物、气管肿瘤、气管受压（甲状腺肿大、纵隔肿瘤）、慢性阻塞性肺气肿、支气管哮喘、支气管肺癌等；②肺部疾病：如肺炎、肺脓肿、肺淤血、肺水肿等；③胸廓疾病：严重胸廓畸形、肋骨骨折、胸膜增厚、大量胸腔积液等；④神经肌肉疾病：急性多发性神经根炎、重症肌无力、呼吸肌麻痹等；⑤膈运动障碍：如膈麻痹、大量腹水、腹腔巨大肿瘤、妊娠末期等。

2．循环系统疾病 各种原因所致的左心和右心衰竭、心包积液、原发性肺动脉高压和肺栓塞等。

3．中毒 代谢性酸中毒（尿毒症、糖尿病酮症酸中毒），感染性中毒，吗啡或巴比妥类药物、有机磷杀虫剂等中毒。

4．血液系统疾病 重度贫血、高铁血红蛋白血症和一氧化碳中毒等。

5．神经精神性因素 颅脑外伤、脑血管病变、脑肿瘤、脑及脑膜炎症，及精神因素所致的癔症性呼吸困难等。

【临床表现与发生机制】

1．肺源性呼吸困难 由于呼吸系统疾病引起的通气和（或）换气功能障碍，导致缺氧和二氧化碳潴留而引起。常见有3种类型：

（1）*吸气性呼吸困难* 见于各种原因引起的喉、气管、大气管的狭窄与阻塞，如喉炎、喉水肿、喉癌、气管肿瘤或气管内异物等。其特点为吸气费力，时间明显延长，重者因呼吸肌极度用力，吸气时胸骨上窝、锁骨上窝和肋间隙可出现明显凹陷，称“三凹征”（three concave sign），常伴干咳及高调吸气性喉鸣。

（2）*呼气性呼吸困难* 由于肺组织弹性减弱或细支气管痉挛、狭窄所致。见于慢性喘息性支气管炎、支气管哮喘、肺气肿等。其特点为呼气费力、呼气时间明显延长或缓慢，常伴哮鸣音。

（3）*混合性呼吸困难* 由于肺部广泛病变或胸腔病变压迫肺组织，使呼吸面积减少，影响换气功能而引起。见于大面积肺炎、弥漫性肺纤维化、大量胸腔积液和气胸等。其特点为呼吸浅快，吸气与呼气均感费力，常伴呼吸音减弱或消失，可有病理性呼吸音。

2．心源性呼吸困难 主要是由于左心和（或）右心衰竭引起，其中以左心衰竭所致呼吸困难较为严重。

（1）*左心衰竭* 左心衰竭发生呼吸困难的主要原因是肺淤血和肺泡弹性降低。其机制为肺淤血使气体弥散功能降低，肺泡弹性减退，肺组织扩张与收缩力降低，肺活量减少；肺泡张力增高，刺激牵张感受器，通过迷走神经反射性兴奋呼吸中枢以及肺循环压力升高对呼吸中枢形成反射性刺激。其特点为呼吸困难于活动时出现或加重，休息后减轻或缓解，仰卧加重，坐位减轻。病情较重者常被迫取半坐位或端坐呼吸。

急性左心衰竭时，常出现夜间阵发性呼吸困难，患者多在熟睡中突感胸闷、憋气，被迫坐起，惊恐不安，伴有咳嗽，轻者数分钟至数十分钟后症状逐渐减轻、缓解；重者高度气喘、面色青紫、大汗伴哮鸣音，甚至咯粉红色泡沫样痰或浆液性血性痰，两肺底有较多湿性啰音，心率增快，有奔马律。此种呼吸困难又称“心源性哮喘”（cardiac asthma）。

（2）*右心衰竭*　右心衰竭引起呼吸困难主要是由于体循环淤血，肝肿大和胸、腹水使呼吸运动受限，右心房与上腔静脉压增高，及酸性代谢产物增多兴奋呼吸中枢所致。患者常取半坐位以缓解呼吸困难。

3．中毒性呼吸困难　尿毒症、糖尿病酮症酸中毒时，由于酸性代谢产物增多，刺激呼吸中枢引起呼吸困难。患者多表现为深长而规则的呼吸，可伴有鼾声，称为酸中毒大呼吸（Kussmaul 呼吸）。急性感染时，由于体温升高和酸性代谢产物刺激呼吸中枢，使呼吸快速、急促。吗啡、巴比妥类药物中毒时，呼吸中枢受抑制，致呼吸浅表、缓慢，也可有节律异常，如 Cheyne－Stokes 呼吸、Biots 呼吸。

4．血液源性呼吸困难　因贫血、高铁血红蛋白血症等，红细胞携氧量减少，血氧含量下降，致呼吸急促、心率加快。急性大出血或休克时，因缺血及血压下降，呼吸中枢受到刺激而引起呼吸增快。

5．神经精神性呼吸困难　重症颅脑疾病使颅内压增高，局部血流减少，可刺激呼吸中枢引起呼吸变慢变深，常伴有鼾声和呼吸节律异常，如呼吸遏止、双吸气样（抽泣样）呼吸。

癔症患者由于受精神或心理因素影响，可有发作性呼吸困难，其特点为呼吸频速浅表，可达 60～100 次/分钟，常因通气过度而出现口周、肢体麻木或手足搐搦等呼吸性碱中毒的表现。

呼吸困难因能量消耗增加和缺氧，患者体力活动耐力下降，日常生活活动（activity daily living，ADL）可受到不同程度的影响。临床上常以完成日常生活活动情况评定呼吸困难的程度：①轻度：可在平地行走，登高及上楼时气急，中度或重度体力活动后出现呼吸困难；②中度：平地慢步行走中途需休息，轻体力活动时出现呼吸困难，完成 ADL 需他人帮助；③重度：洗脸、穿衣，甚至休息时也感到呼吸困难，ADL 完全依赖他人帮助。

【护理评估要点】

1．有无与呼吸困难相关的疾病病史及诱因。

2．呼吸困难的特点、严重程度及对日常生活活动的影响。

3．呼吸困难对个体的影响，主要为有无日常生活活动能力减退等活动与运动型态的改变；有无语言困难等认知与感知型态的改变。

4．诊断、治疗与护理经过，重点为有否使用氧疗，氧疗浓度、流量和疗效等。

【相关护理诊断】

1．低效性呼吸型态　与上呼吸道梗阻有关；与心肺功能不全有关。

2．活动无耐力　气短：与呼吸困难所致能量消耗增加和缺氧有关。

3．气体交换受损　与心肺功能不全、肺部感染等引起有效肺组织减少、肺弹性减退有关。

4．自理缺陷　与呼吸困难有关。

5．语言沟通障碍　与严重喘息有关。

第六节 咳嗽与咳痰

咳嗽（cough）是人体的一种保护性反射动作，呼吸道内的分泌物或进入呼吸道的异物，可借咳嗽反射排出体外。咳痰（expectoration）是借助咳嗽将呼吸道内病理性分泌物排出口腔外的病态现象。

【发生机制】

1．咳嗽 咳嗽是由于延髓咳嗽中枢受到刺激引起。刺激主要来自呼吸道黏膜、肺泡和胸膜，经迷走神经、舌咽神经和三叉神经的感觉神经纤维传入，经喉下神经、膈神经及脊神经分别将冲动传至咽肌、声门、膈肌及其他呼吸肌，引起咳嗽动作。

2．咳痰 正常支气管黏液腺体和杯状细胞只分泌少量黏液，使呼吸道保持湿润。当咽、喉、气管、支气管和肺受到物理性、化学性、生物性、过敏性等因素刺激时，组织充血、水肿，毛细血管通透性增高，腺体分泌增加，漏出物、渗出物、黏液、浆液、组织坏死物等混合形成痰液。

【病因】

1．呼吸系统疾病 呼吸道受到各种刺激性气体、炎症、异物、肿瘤、出血等刺激。

2．胸膜疾病 胸膜炎症及胸膜受刺激，如气胸和胸腔穿刺。

3．心血管系统疾病 左心衰竭引起的肺淤血与肺水肿、左心房增大、心包炎、心包积液、肺栓塞、肺梗死等。

4．中枢神经系统疾病 中枢神经病变如脑炎、脑膜炎等刺激大脑皮层与延髓的咳嗽中枢。

【临床表现】

咳嗽的病因不同，临床表现也可不同。咳嗽无痰或痰量甚少称干性咳嗽，其特点为咳嗽短促、断续、音调高，可单发、散发或呈阵发性，常见于急性咽喉炎、急性支气管炎早期、胸膜炎和肺结核等。咳嗽伴痰液称湿性咳嗽，多为连续性，见于慢性支气管炎、肺炎、支气管扩张和肺脓肿等。咳嗽可突然发生或长期慢性发作，前者见于吸入刺激性气体、呼吸道异物、气管或支气管分叉部受压迫；后者多见于慢性呼吸道疾病，如慢性支气管炎、支气管扩张症、肺结核和肺脓肿等。慢性支气管炎、支气管扩张症和肺脓肿所致的咳嗽于清晨或夜间变动体位时加剧，伴咳痰；左心衰竭、肺结核者则以夜间咳嗽多见。咳嗽声音可因声带或喉部病变而嘶哑，如喉炎、喉结核、喉癌和喉返神经麻痹；也可因极度衰弱或声带麻痹而低微或无声。此外，不同疾病，痰的性质、颜色、量、气味亦异。痰的性质可分为黏液性、浆液性、脓性、黏液脓性和血性。痰的颜色取决于其所含的成分：无色透明痰，见于急性支气管炎、支气管哮喘；黄色或黄绿色痰，提示化脓菌感染；肺炎球菌肺炎和肺梗死的痰因含变性血红蛋白而呈铁锈色或褐色；红色、粉红色痰含有血液，见于肺癌、肺结核和肺淤血。痰量少者仅数毫升，见于呼吸道炎症；痰量多时可达数百毫升。痰液静置后出现分层现象：上层为泡沫，中层为浆液或黏液，底层为脓液及坏死组织，见于支气管扩张或肺脓肿。脓痰伴恶臭气味提示厌氧菌感染，见于支气管扩张、肺脓肿。

长期剧烈、频繁咳嗽可致呼吸肌疲劳、酸痛，使患者不敢有效咳嗽和咳痰，并可致失眠、头痛、食欲减退。剧烈咳嗽可因脏层胸膜破裂发生自发性气胸，或因呼吸道黏膜上皮受损产生咯血，也可使胸、腹部手术伤口裂开。不能有效咳痰者，痰液潴留可诱发或加重肺部感染，并使通气与换气功能受损。

【护理评估要点】

1．有无与咳嗽、咳痰相关的疾病病史或诱发因素。

2．咳嗽的性质、持续时间、节律、音色及其与体位、睡眠的关系。

3．痰的性质、颜色、量、气味、黏稠度及与体位的关系。

4．能否有效咳嗽和咳痰。

5．咳嗽的严重程度及对个体的影响，主要包括有无食欲减退、日常生活活动能力受限等活动与运动型态的改变，有无失眠等睡眠与休息型态的改变。对胸、腹部手术后剧烈、频繁咳嗽者要注意评估其伤口情况。

6．诊断、治疗与护理经过，是否服用过止咳、祛痰药，药物的种类、剂量及疗效。有无采用促进排痰的护理措施。

【相关护理诊断】

1．清理呼吸道无效 与痰液黏稠有关；与极度衰竭、无力咳嗽有关。

2．睡眠型态紊乱 与夜间频繁咳嗽有关。

第七节 咯 血

咯血（hemoptysis）是指喉及喉以下呼吸道任何部位的出血，经口排出者，包括大量咯血、血痰或痰中带血。咯血量的多少与受损血管的性质及数量有直接关系，与病情的严重程度不完全一致。咯血需与口腔、鼻、咽部出血或上消化道出血引起的呕血鉴别。

【病因与发生机制】

引起咯血的原因很多，以呼吸系统和循环系统疾病常见。

1．呼吸系统疾病 为咯血常见病因。包括：①支气管疾病：常见有支气管扩张症、支气管结核、支气管肺癌和慢性支气管炎。其发生是由于炎症、肿瘤等损伤支气管黏膜及病灶处毛细血管，使其通透性增高或黏膜下血管破裂所致；②肺部疾患：常见有肺结核、肺炎、肺脓肿等。在我国肺结核为咯血的首推病因。引起咯血的肺结核病变，以浸润渗出、空洞和干酪性肺炎常见。其机制为病变使毛细血管通透性增高，血液渗出，致痰中带血丝、血点或小血块；小血管因病变侵蚀破裂，则为中等量咯血；空洞壁小动脉瘤破裂或继发的支气管扩张形成的动－静脉瘘破裂，则可引起大量咯血。

2．循环系统疾病 较常见的是二尖瓣狭窄、肺梗死、原发性肺动脉高压症、左心衰竭、肺淤血、肺动脉粥样硬化等。其发生与慢性肺淤血或肺静脉压升高，支气管黏膜下静脉曲张、破裂有关。

3．全身性疾病 包括：①血液病：如白血病、血小板减少性紫癜、再生障碍性贫血、血友病、弥漫性血管内凝血等；②急性传染病：如流行性出血热、肺出血型钩端螺旋体病等；③自身免疫性疾病：如白塞病、结节性多动脉炎；④其他：如遗传性毛细血管扩张症、子宫内膜异位症等。

【临床表现】

咯血量差异甚大，少量咯血，可仅表现为痰中带血，每日咯血量在100ml以内。每日咯血量在100～500ml为中等量咯血。中等量以上咯血，咯血前患者先有胸闷、喉痒、咳嗽等先兆症状，咯出的血多为鲜红色，伴有泡沫或痰液。每日咯血量在500ml以上或一次咯血量在300～500ml为大量咯血。大量咯血时，常表现为咯出满口血液或短时间内咯血不止，常伴呛咳、脉速、出冷汗、呼吸急促、颜面苍白或紧张不安和恐惧感。大量咯血主要见于肺结核空洞、支气管扩张和慢性肺脓肿。咯血持续时间从偶尔一次至长年不停。支气管肺癌咯血主要表现为持续或间断痰中带血，慢性支气管炎剧咳时，可偶有痰中带血或血性痰。

咯血颜色和性状因不同病因而异。肺结核、支气管扩张症、出血性疾病等咯血颜色多鲜红；铁锈色血痰主要见于肺炎球菌性肺炎、肺吸虫和肺梗死；左心衰竭肺水肿时咯浆液性粉红色泡沫样痰。

大量咯血时因血液在支气管内滞留或失血，可产生各种并发症，常见有：①窒息：为咯血直接致死的重要原因。表现为大咯血过程中咯血突然减少或中止，继之气促、胸闷、烦躁不安或紧张、惊恐、大汗淋漓、颜面青紫，重者意识障碍。常发生于急性大咯血、极度衰竭无力咳嗽、应用镇静或镇咳药及精神极度紧张者。②肺不张：咯血后出现呼吸困难、胸闷、气急、发绀、呼吸音减弱或消失。③继发感染：咯血后发热、体温持续不退、咳嗽加剧，伴局部干、湿性啰音。④失血性休克：大咯血后出现脉搏增快、血压下降、四肢湿冷、烦躁不安、少尿等。

【护理评估要点】

1．有无与咯血相关的疾病病史或诱发因素。

2．确定咯血抑或呕血，咯血与呕血的鉴别见表3－1。

3．咯血量、血色、性状和持续时间。

4．咯血的严重程度及对个体的影响，包括有无窒息、肺不张、继发感染、失血性休克等并发症，以及有无焦虑、恐惧等压力与压力应对型态的改变。

表 3-1　咯血与呕血的鉴别

	咯　血	呕　血
病　因	肺结核、支气管扩张、支气管肺癌、肺炎、肺脓肿、心脏病等	消化性溃疡、肝硬化、急性糜烂出血性胃炎、胆道疾病
出血前症状	喉部痒感、胸闷、咳嗽等	上腹部不适、恶心、呕吐等
出血方式	咯出	呕出，可为喷射状
血色	鲜红	棕黑或暗红，有时鲜红
血中混有物	痰、泡沫	食物残渣、胃液
酸碱反应	碱性	酸性
黑便	除外咽下血液，否则无	有，呕血停止后仍持续数日
出血后痰性状	痰中带血，常持续数日	无痰

【相关护理诊断】

1. **有窒息的危险**　与大咯血所致血液滞留在大气道有关。
2. **有感染的危险**　与支气管内血液贮积有关。
3. **焦虑**　与咯血不止有关。
4. **恐惧**　与大量咯血有关。
5. **组织灌注无效**　与大量咯血所致循环血量不足有关。

第八节　发　　绀

发绀（cyanosis）亦称紫绀，是指血液中脱氧血红蛋白（旧称还原血红蛋白）增多或血中含有异常血红蛋白衍生物所致皮肤、黏膜青紫的现象。发绀在皮肤较薄、色素较少和毛细血管丰富的末梢部位，如舌、口唇、鼻尖、颊部和甲床等处较明显。

【发生机制】

发绀是由于血液中血红蛋白氧合不全，当毛细血管内脱氧血红蛋白绝对量超过 50g/L 时，也即动脉血氧饱和度在正常血红蛋白含量的情况下，降低至 6.7 容积％含量时，即可出现发绀；或由于血液中含有高铁血红蛋白、硫化血红蛋白等异常血红蛋白，其异常的结构，使部分血红蛋白丧失携氧能力，当血液中高铁血红蛋白达 30g/L，硫化血红蛋白达 5g/L 时，也可出现发绀。但临床所见发绀，有时并不一定能确切反映动脉血氧下降情况，如严重贫血患者，即使氧合血红蛋白都处于还原状态，也不足以引起发绀。

【病因与临床表现】

1．血液中脱氧血红蛋白增多

（1）*中心性发绀* 系由于心、肺疾病导致动脉血氧饱和度降低引起的发绀。其病因包括：①肺性发绀：常见于呼吸道阻塞、肺淤血、肺水肿、肺炎、肺气肿、肺纤维化、胸腔大量积液、积气等。由于呼吸系统疾病导致肺通气、换气功能或弥散功能障碍，使氧不能进入或不能进行交换，血中脱氧血红蛋白增多，引起发绀。②心性发绀：见于心力衰竭和发绀型先天性心脏病，如法洛（Fallot）四联征、艾生曼格（Eissenmenger）综合征等。前者主要是因肺内气体交换障碍；后者主要是因心脏与大血管间有异常通道，部分静脉血未经肺部氧合即经异常通道分流入体循环动脉血中，当分流量超过心排血量的1/3时，即可引起发绀。中心性发绀的特点为全身性发绀，除四肢与颜面外，亦可见于舌、口腔黏膜和躯干皮肤，发绀部位皮肤温暖，常伴有杵状指（趾）及红细胞增多。

（2）*周围性发绀* 由于周围循环障碍或周围血管收缩、组织缺氧所致。包括：①淤血性周围性发绀：见于右心衰竭、缩窄性心包炎等。因体循环淤血、周围血流缓慢，组织内氧被过多摄取，致脱氧血红蛋白增多所致。②缺血性周围性发绀：常见于严重休克，因循环血量不足、心搏量减少与周围血管痉挛性收缩，血流缓慢，周围组织缺血、缺氧导致发绀。此外，雷诺病、血栓闭塞性脉管炎等因肢体动脉闭塞或小动脉强烈收缩也可引起局部发绀。③周围毛细血管收缩：最常见于寒冷或接触低温水。周围性发绀的特点为肢体末梢与下垂部位发绀，如肢端、耳垂与鼻尖，发绀部位皮肤温度低，按摩或加温后发绀可消失。

（3）*混合性发绀* 为中心性与周围性发绀并存，常见于左心、右心和全心衰竭，或心肺疾病合并周围循环衰竭者。

2．血液中存在异常血红蛋白衍生物

（1）*高铁血红蛋白血症* 以药物或化学物质中毒所致者多见。发绀是由于血液中血红蛋白分子的二价铁被三价铁取代，失去与氧结合的能力，当血中高铁血红蛋白含量达30g/L时，即可出现发绀。其原因多与服用伯氨喹啉、亚硝酸盐、氯酸钾、苯丙砜、非那西丁、磺胺类药物，或进食大量含有亚硝酸盐的变质蔬菜有关。高铁血红蛋白血症发绀的特点为急骤出现，暂时性，病情危重，经氧疗青紫不减，静脉血呈深棕色，若静脉注射亚甲蓝、硫代硫酸钠或大剂量维生素C，可使青紫消退。

（2）*硫化血红蛋白血症* 有致高铁血红蛋白血症的化学物质存在，同时有便秘或服用硫化物者，可在肠内形成大量硫化氢，作用于血红蛋白，产生硫化血红蛋白，当血中硫化血红蛋白含量达5g/L时，即可出现发绀。

心肺疾病发绀者，由于缺氧常伴呼吸困难。

【护理评估要点】

1．有无与发绀相关的疾病病史或药物、变质蔬菜摄取史。

2．发绀的特点及其严重程度。

3．发绀对个体的影响，包括有无呼吸困难等活动与运动型态的改变；有无焦虑、恐惧等压力与压力应对型态改变。

【相关护理诊断】

1．活动无耐力 与心肺功能不全所致机体缺氧有关。

2．气体交换受损 与心肺功能不全致肺淤血有关。

3．低效性呼吸型态 与肺泡通气、换气、弥散功能障碍有关。

4．焦虑/恐惧 与缺氧所致呼吸费力有关。

第九节 心悸

心悸（palpitation）是一种自觉心脏跳动的不适感或心慌感。心悸时心脏搏动可增强，心率可快可慢，心律可规则亦可不规则。

【发生机制】

心悸的发生机制目前尚未完全清楚，一般认为与心动过速、期前收缩等所致心率与心排血量改变有关，并受心律失常出现及存在时间的长短、精神因素及注意力的影响。突然发生的心律失常，如阵发性心动过速，心悸多较明显。慢性心律失常，如心房颤动，因逐渐适应可无明显心悸。焦虑、紧张及注意力集中时心悸易出现。

【病因与临床表现】

1．心脏搏动增强 心肌收缩力增强引起的心悸，可为生理性或病理性。生理性者常见于剧烈活动或精神过度紧张时；饮酒、浓茶或咖啡后；应用某些药物，如麻黄素、肾上腺素、阿托品、甲状腺片等。由上述生理性因素诱发的心悸，其临床表现特点为持续时间较短，可伴有胸闷等其他不适，一般不影响正常活动。

病理性心悸常见于高血压性心脏病、主动脉瓣关闭不全、风湿性二尖瓣关闭不全所致左心室肥大、先天性心脏病等所致心室增大，以及其他引起心排血量增加的疾病，如甲状腺功能亢进、发热、贫血、低血糖症等。病理性心悸的特点为持续时间长或反复发作，常伴有胸闷、气急、心前区疼痛、晕厥等心脏病的表现。

2．心律失常 各种原因引起的心动过速（窦性心动过速、阵发性室上性心动过速或室性心动过速）、心动过缓（高度房室传导阻滞、窦性心动过缓、病态窦房结综合征）、心律不齐（房性或室性期前收缩、心房颤动）均可引起心悸。其严重程度与心脏病变程度常不一致。

3．心脏神经症 由自主神经功能紊乱所引起，心脏本身并无器质性病变。多见于青壮年女性，发病常与焦虑、精神紧张、情绪激动等精神因素有关。其特点为患者除心悸外，常有心率加快、心前区刺痛或隐痛，可伴疲乏、头昏、头晕、失眠、耳鸣、注意力不集中、记忆力减退等神经衰弱的表现。

心悸所致不适可影响工作、学习、睡眠和日常生活，但一般无危险性。少数由严重心律失常所致者可发生猝死，此时多有血压降低、大汗、意识障碍、脉搏细速不能触及等。

【护理评估要点】

1．有无与心悸发作相关的疾病病史或吸烟、饮刺激性饮料、精神受刺激等诱发因素。

2．心悸发作的频率、持续与间隔时间，心悸发作时的主观感受及伴随症状。

3．心悸对个体的影响，主要为有无焦虑、恐惧等压力与压力应对型态的改变；有无失眠等休息与睡眠型态的改变；有无日常生活受影响等活动与运动型态的改变。

4．诊断、治疗及护理经过，包括是否用药，有否电复律、人工起搏治疗，已采取的护理措施等。

【相关护理诊断】

1．活动无耐力 与心悸发作所致疲乏无力有关。

2．焦虑/恐惧 与心悸发作所致不适及担心预后有关。

3．潜在并发症 严重心律失常；心力衰竭；心脏骤停；Adams－Stokes 综合征。

第十节 恶心与呕吐

恶心与呕吐（nausea and vomiting）是临床常见的症状。恶心为一种特殊的上腹部不适、紧迫欲吐的感觉，呕吐是指胃或部分小肠内容物通过食管逆流经口腔排出体外的现象。

【发生机制】

呕吐为一个复杂的反射动作，由机体的呕吐中枢支配。呕吐中枢位于延髓，包括神经反射中枢和化学感受触发带两个功能不同的结构。神经反射中枢接受来自消化道、大脑皮质、内耳前庭、冠状动脉及化学感受触发带的传入冲动，直接支配呕吐动作；化学感受触发带接受各种外来的化学物质、药物或内生代谢产物的刺激，并由此发出神经冲动，传至神经反射中枢引发呕吐。

整个呕吐过程可分为恶心、干呕和呕吐 3 个阶段。恶心时胃张力和蠕动减弱，十二指肠张力增强；干呕时胃窦部短暂收缩而胃上部放松；呕吐时胃窦部持续收缩，贲门开放，腹肌与膈肌收缩，腹压升高，致使胃内容物急速地从胃反流经食管、口腔排出体外。

【病因】

1．反射性呕吐 系指由来自内脏末梢神经的冲动，经自主神经传入纤维刺激呕吐中枢引起的呕吐。

（1）消化系统疾病 包括：①口咽部刺激：如剧咳、鼻咽部炎症等；②胃肠疾病：如急慢性胃炎、消化性溃疡、幽门梗阻、肠梗阻、急性阑尾炎等；③肝、胆、胰疾病：急性肝炎、肝硬化、急性胆囊炎、急性胰腺炎等；④腹膜及肠系膜疾病：如急性腹膜炎。

(2) 其他系统疾病 包括青光眼、屈光不正、尿路结石、急性肾盂肾炎、急性盆腔炎、急性心肌梗死、心力衰竭等。

2．中枢性呕吐 为由来自中枢神经系统或化学感受器的冲动刺激呕吐中枢引起的呕吐。

(1) 中枢神经系统病变 包括：①中枢神经系统感染：如脑炎、脑膜炎；②脑血管病：如脑出血、脑栓塞、高血压脑病、偏头痛；③颅脑外伤：如脑挫裂伤、颅内血肿；④颅内占位性病变。

(2) 药物 如应用洋地黄、抗生素、抗肿瘤药物等。

(3) 其他 妊娠、尿毒症、糖尿病酮症酸中毒、低钠血症、低钾血症等。

3．前庭功能障碍性呕吐 见于迷路炎、Ménière 病、晕动病等。

4．神经性呕吐 见于胃肠神经官能症、神经性厌食等。

【临床表现】

恶心多伴有面色苍白、出汗、流涎、血压降低及心动过缓等迷走神经兴奋症状，常为呕吐的前驱表现，但也可仅有恶心而无呕吐，或仅有呕吐而无恶心。

呕吐的临床特点因病因不同而异。反射性呕吐常有恶心先兆，且胃排空后仍干呕不止。中枢性呕吐多无恶心先兆，呕吐剧烈呈喷射状，吐后不感轻松，可伴剧烈头痛和不同程度的意识障碍。前庭功能障碍性呕吐与头部位置改变有关，常有恶心先兆，并伴有眩晕、眼球震颤等。神经性呕吐与精神因素有关，表现为餐后即刻发生的多次少量呕吐，多不伴有恶心。由消化道梗阻引起的呕吐，呕吐物的性状与梗阻部位有关：低位肠梗阻的呕吐物常有粪臭味；十二指肠乳头以下梗阻的呕吐物常含较多胆汁；幽门梗阻的呕吐物多为宿食，有酸臭味。

剧烈频繁的呕吐可导致失水、代谢性碱中毒、低氯血症、低钾血症等水、电解质及酸碱平衡紊乱。长期严重呕吐还可引起营养不良。婴幼儿、老人、病情危重和意识障碍者，呕吐时易发生误吸而致肺部感染或窒息。

【护理评估要点】

1．有无与恶心、呕吐相关的疾病病史或诱发因素。

2．呕吐的特点，包括呕吐发生与持续的时间、频率，与体位、进食、药物、运动、情绪的关系，以及呕吐物的量、性状及气味等。

3．恶心、呕吐对个体的影响，主要为有无进食、进液及体重变化，水、电解质及酸碱平衡紊乱等营养与代谢型态的改变。对于婴幼儿、老人、病情危重和意识障碍患者，还应评估可能导致误吸的危险因素如体位等，密切观察面色、有无呛咳及呼吸道通畅情况。

4．诊断、治疗与护理经过，包括是否已做 X 线钡餐、胃镜、血糖、血尿素氮等检查及其结果，已采取的措施及效果等。

【相关护理诊断】

1．恶心 与急性胃炎有关；与幽门梗阻有关；与服用药物有关等。

2．体液不足/有体液不足的危险 与呕吐引起体液丢失及摄入量不足有关。

3．营养失调 低于机体需要量/有营养失调，低于机体需要量的危险；与长期频繁呕吐和食物摄入量不足有关。

4．有误吸的危险 与呕吐物误吸入肺内有关。

第十一节 呕血与黑便

呕血与黑便（hematemesis and melena）是上消化道出血的症状。呕血是指因上消化道疾病（屈氏韧带以上的消化器官，包括食管、胃、十二指肠、肝、胆和胰疾病）或全身性疾病导致上消化道出血，血液经口腔呕出的现象。黑便则指上消化道出血时部分血液经肠道排出，因血红蛋白在肠道内与硫化物结合成硫化亚铁，色黑而称之。由于黑便附有黏液而发亮，类似柏油，又称柏油便（tarry stool）。

【病因】

1．消化系统疾病

(1) *食管疾病* 食管炎、食管癌、食管异物、食管贲门黏膜撕裂、食管裂孔疝等。

(2) *胃及十二指肠疾病* 最常见为消化性溃疡，其次为服用非甾类抗炎药和应激所致的急性胃黏膜病变及慢性胃炎。胃癌由于癌组织缺血性坏死、糜烂或溃疡侵蚀血管等也可引起出血。

(3) *肝胆疾病* 肝硬化门脉高压时，食管下端－胃底静脉曲张破裂可引起出血；肝癌、肝动脉瘤破裂、胆囊或胆道结石、胆道寄生虫、胆囊癌、胆管癌等均可引起出血，大量血液流入十二指肠，造成呕血或黑便。

(4) *胰腺疾病* 急性胰腺炎合并脓肿或囊肿、胰腺癌破裂等。

2．血液疾病 血小板减少性紫癜、白血病、再生障碍性贫血、血友病、弥散性血管内凝血等。

3．其他 流行性出血热、钩端螺旋体病、败血症、尿毒症、肝功能衰竭等。

上述病因中，以消化性溃疡引起者最为常见，其次是食管或胃底静脉曲张破裂，再次为急性胃黏膜病变。

【临床表现】

呕血前多有上腹部不适及恶心，随之呕出血性胃内容物，继而排出黑便。一般呕血均伴有黑便，而黑便不一定有呕血。通常幽门以上部位出血以呕血为主，伴有黑便；幽门以下部位出血，多以黑便为主。呕血的颜色取决于出血量及血液在胃内停留的时间。出血量大或在胃内停留时间短，呕吐物呈鲜红色或混有血块，或为暗红色；出血量少或在胃内停留时间长，血红蛋白经胃酸作用变性，呕吐物可呈咖啡样。黑便的颜色与性状取决于出血量及肠蠕动的快慢。出血量大或肠蠕动快时，血液在肠道内停留时间短，形成紫红色稀便；反之，血液在肠道内停留时间长，形成较稠厚的黑便。

大量呕血和黑便可致失血性周围循环衰竭，其程度与出血量有关。出血量为血容量的10%～15%时，除头晕、畏寒外，多无血压、脉搏的变化；出血量达血容量的20%以上时，可有冷汗、四肢湿冷、心悸、脉搏增快等急性失血症状；出血量达血容量的30%以上时，则可出现脉搏细速、血压下降、呼吸急促、休克等急性周围循环衰竭表现。血液改变早期不明显，随组织液回渗或输液等致血液稀释，血红蛋白和红细胞可降低，出现贫血表现。长期反复黑便也可引起贫血。大量呕血者常有恐惧感，长期黑便者多有焦虑。

【护理评估要点】

1. 确定是否为呕血与黑便，注意排除鼻咽部出血、咯血及因进食大量动物血、铁剂等所致的呕吐物呈咖啡色与黑便。

2. 有无与呕血与黑便相关的疾病病史或饮食不当、饮酒、服用肾上腺糖皮质激素、消炎痛、水杨酸类药物等诱发因素。

3. 呕血与黑便的次数、量、颜色、性状及其变化，以此可粗略判断出血量。黑便示出血量在50～70ml以上，呕血示胃内积血量达250～300ml。由于呕血与黑便常混有呕吐物与粪便，失血量难以估计，临床上常根据全身反应估计出血量。如伴随体位改变（如由卧位变为坐、立位时）出现头晕、黑朦、心悸、口渴、冷汗示血容量不足。

4. 呕血与黑便对个体的影响，主要为有无循环衰竭的表现，有无紧张、焦虑、恐惧等压力与压力应对型态的改变。

5. 诊断、治疗与护理经过，包括是否已做X线钡餐、胃镜、血常规等检查及其结果，已采取的措施及效果等。

【相关护理诊断】

1. 组织灌注无效　与上消化道出血所致血容量不足有关。

2. 活动无耐力　与呕血与黑便所致贫血有关。

3. 恐惧　与大量呕血与黑便有关。

4. 潜在并发症　休克。

5. 有误吸的危险　与呕吐物误吸入肺内有关。

第十二节　便　　血

便血（hematochezia）是指消化道出血，血液自肛门排出。少量出血不造成粪便颜色改变，需经隐血试验才能确定，称为隐血便（occult blood）。

【病因】

1. 上消化道疾病　见“呕血与黑便”节，视出血量与速度不同，可为便血，亦可形成黑便。

2．下消化道疾病

(1) 小肠疾病　急性出血性坏死性肠炎、肠结核、肠伤寒、小肠肿瘤等。

(2) 结肠疾病　急性细菌性痢疾、阿米巴痢疾、溃疡性结肠炎、结肠癌、结肠息肉、血吸虫病等。

(3) 直肠肛管疾病　直肠息肉、直肠癌、痔、肛裂、肛瘘、肛管损伤等。

3．全身性疾病　白血病、血小板减少性紫癜、血友病、肝脏疾病、流行性出血热、败血症等。

【临床表现】

便血的临床特点因出血量、出血速度、出血部位及病因不同而异。出血量多、速度快或在肠道停留时间短时呈鲜红色便；在肠道内停留时间长则为暗红色。上消化道或小肠出血，粪便可为血液与粪便混合或全为血液。直肠、肛门或肛管出血，血色鲜红附于粪便表面，或为便后有鲜血滴出。急性出血性坏死性肠炎可排出洗肉水样血性便，有特殊腥臭味。急性细菌性疾病为黏液血便或脓血便。

短时间大量便血，可致急性失血性贫血及周围循环衰竭，但临床少见。长期慢性便血可出现乏力、头晕等贫血症状。

【护理评估要点】

1．有无与便血相关的疾病病史或某些可致粪便发黑的食物与药物摄入史。

2．确定是否为便血，排除：①因进食过多肉类、猪肝、动物血所致的粪便发黑，此类粪便隐血试验阳性，但进素食后转为阴性；②服用铋剂、炭粉或中药所致粪便发黑，此类粪便一般外观灰黑色无光泽，隐血试验阴性。

3．便血的次数、量、颜色及其变化，以此可粗略判断出血量。但因受粪便量的影响，应结合全身反应才能准确估计。

4．便血对个体的影响，主要为有无焦虑、恐惧等压力与压力应对型态的改变。

【相关护理诊断】

1．活动无耐力　与长期慢性便血所致贫血有关。

2．焦虑　与长期便血病因不明有关。

第十三节　腹　　泻

腹泻（diarrhea）是指排便次数增多，粪质稀薄并带有黏液、脓血或未消化的食物。腹泻可分为急性与慢性两种，病程超过2个月者为慢性腹泻。

【发生机制】

正常排便每日2～3次或每2～3日1次，粪便成形色黄，每日自粪便排出的水分约100～200ml。当某些原因引起胃肠分泌增加、吸收障碍、异常渗出或肠蠕动过快时，即可导致腹泻。腹泻发生机制较为复杂，多非单一因素所致，从病理生理角度可归纳为下列几个方面：

1．分泌性腹泻　因胃肠黏膜分泌过多液体而引起。常见于霍乱、沙门菌属感染，当细菌毒素刺激肠黏膜细胞内的腺苷环化酶，促使细胞内环磷酸腺苷（cAMP）含量增加，引起大量水与电解质分泌至肠腔，导致腹泻。某些胃肠道内分泌肿瘤如胃泌素瘤所致的腹泻也属分泌性腹泻。

2．渗透性腹泻　因肠腔内容物渗透压增高，阻碍肠内水与电解质吸收而引起，如口服硫酸镁、甘露醇等所致腹泻。

3．渗出性腹泻　因肠黏膜炎症、溃疡或浸润性病变，使病变处血管通透性增加致血浆、黏液、脓血渗出而引起。见于各种肠道炎症性疾病。

4．肠蠕动增强性腹泻　因肠蠕动过快，肠内食糜停留时间过短，未被充分吸收所致的腹泻。常见于肠炎、胃肠功能紊乱、甲状腺功能亢进等。

5．吸收不良性腹泻　由于肠黏膜面积减少或吸收障碍引起，见于小肠大部切除、吸收不良综合征等。

【病因】

1．急性腹泻

（1）肠道疾病　包括由病毒、细菌、霉菌、原虫、蠕虫等感染所引起的肠炎及急性出血性坏死性肠炎、Crohn病、溃疡性结肠炎急性发作等。

（2）急性中毒　进食毒蕈、河豚、鱼胆及砷、磷、铅、汞等化学物质所致的腹泻。

（3）全身性感染　败血症、伤寒或副伤寒等。

（4）其他　过敏性紫癜、变态反应性肠炎等。

2．慢性腹泻

（1）消化系统疾病　慢性萎缩性胃炎、胃大部切除后胃酸缺乏、肝硬化、慢性胆囊炎与胆石症、慢性胰腺炎、胰腺癌、肠结核、慢性细菌性痢疾、血吸虫病、钩虫病、结肠恶性肿瘤、Crohn病、溃疡性结肠炎、吸收不良综合征等。

（2）全身性疾病　甲状腺功能亢进、肾上腺皮质功能减退、尿毒症。

（3）药物副作用　服用利血平、甲状腺素、洋地黄、某些抗肿瘤药物和抗生素等引起的腹泻。

【临床表现】

急性腹泻起病急，病程短，每日排便次数可达10次以上，粪便量多而稀薄。慢性腹泻起病缓慢、病程较长，多每日排便数次。

由于病因与发生机制不同，粪便的量及性状等亦有所不同。分泌性腹泻多为水样便，排便量每日大于1000ml，粪便无脓血及黏液，与进食无关，伴或不伴有腹痛；渗出性腹泻粪便量明显少于分泌性腹泻，可有脓血或黏液，多伴有腹痛与发热；渗透性腹泻粪便常含不消化食物、泡沫，恶臭，多不伴腹痛，禁食后腹泻可在24～48小时后缓解；肠蠕动增强性腹泻多不伴有腹痛，粪便较稀，无脓血及黏液；吸收不良性腹泻粪便含大量脂肪及泡沫，量多而臭，不伴腹痛，禁食后可缓解。

急性严重腹泻可因短时间丢失大量水分及电解质而引起失水、电解质紊乱及代谢性酸中毒。长期慢性腹泻可致营养不良、维生素缺乏、体重下降，甚至发生营养不良性水肿。排便频繁可因粪便刺激引起肛周皮肤糜烂及破损。长期腹泻可干扰患者休息和睡眠。

【护理评估要点】

1. 有无与腹泻相关的疾病病史、用药史、不洁饮食史。

2. 腹泻次数、粪便量、颜色、性状和气味，有无使腹泻加重或缓解的因素，如进食油腻食物、受凉等。

3. 腹泻对个体的影响，主要为有无失水、消瘦和肛周皮肤破损等营养与代谢型态的改变；有无休息与睡眠型态的改变。

【相关护理诊断】

1. 腹泻　与胃肠功能紊乱有关。
2. 体液不足/有体液不足的危险　与急性腹泻所致体液丢失过多有关。
3. 营养失调　低于机体需要量：与长期慢性腹泻有关。
4. 有皮肤完整性受损的危险　与排便次数增多及排泄物对肛周皮肤的刺激有关。

第十四节　便　　秘

便秘（constipation）是指排便次数7日内少于2～3次，粪便量少、干硬，伴排便困难。

【发生机制】

食物在消化道经消化与吸收后，剩余的食糜残渣自小肠运至结肠，在结肠内大部分水分与电解质被吸收后形成粪团，然后借结肠的集团运动送至乙状结肠及直肠。粪团进入直肠后，使直肠膨胀而产生机械性刺激，引起便意、排便反射和随后的一系列肌肉活动，包括直肠平滑肌推进性收缩，肛门内、外括约肌松弛，腹肌与膈肌收缩使腹压增高，最后将粪便排出体外。

正常排便需具备下述条件：①有足够引起正常肠蠕动的肠内容物，即足够的食物量、食物中含有适量的纤维素和水分；②肠道的肌张力及蠕动功能正常；③有正常的排便反射；④参与排便的肌肉功能正常。其中任何一项条件不能满足，即可发生便秘。

【病因】

1．功能性便秘

（1）进食量少或食物中缺乏水和纤维素，对结肠运动的刺激减少。

（2）环境改变或精神因素等导致排便习惯受干扰或抑制。

（3）结肠运动功能障碍，如年老体弱、活动过少、肠易激综合征等。

（4）腹肌及盆肌张力下降致排便动力不足，如多次妊娠等。

（5）结肠冗长，粪团内水分被过多吸收。

（6）药物影响，如长期滥用泻药造成对药物的依赖；应用镇静止痛药、麻醉剂、抗抑郁药、抗胆碱能药、钙通道阻滞剂、神经阻滞剂等使肠肌松弛引起便秘。

2．器质性便秘

（1）结肠梗阻或痉挛，如结肠良性或恶性肿瘤、各种原因导致的肠梗阻、肠粘连、Crohn 病。

（2）直肠或肛门病变致排便疼痛而惧怕排便，或引起肛门括约肌痉挛，如肛裂、肛瘘、痔疮或肛周脓肿。

（3）腹腔或盆腔内肿瘤压迫，如子宫肌瘤。

（4）全身性疾病致使肠肌松弛、排便无力，如甲状腺功能低下、糖尿病、尿毒症等。此外，铅中毒引起肠肌痉挛，也可造成便秘。

【临床表现】

自然排便次数减少，粪便量少，粪便干硬，难以排出，或粪便并不干硬，也难以排出。粪块长时间停留在肠道内可引起腹胀及下腹部疼痛，在直肠停留过久，可有下坠感和排便不尽感。粪便过于坚硬，排便时可致肛门疼痛或肛裂；便秘还可造成直肠、肛门过度充血，久之易致痔疮。便秘严重者因肠道毒素吸收可引起头昏、食欲不振等，长期便秘者可出现排便紧张和焦虑。

【护理评估要点】

1．有无与便秘相关的疾病、用药史，有无进食量少、食物缺乏纤维素、活动量少、精神紧张、环境改变、长期服用泻药等诱发因素。

2．排便频度、性状、量以及费力程度，并与既往排便情况相比较。

3．便秘对个体的影响，主要为有无肛周疼痛、肛裂、痔疮、头昏、食欲不振等表现，有无焦虑、紧张等压力与压力应对型态的改变。

4．诊断、治疗与护理经过，包括促进排便措施及其效果。

【相关护理诊断】

1．便秘　与饮食中纤维素量过少有关；与运动量过少有关；与排便环境改变有关；与长期卧床有关。

2．疼痛 与粪便过于干硬、排便困难有关。

3．知识缺乏 缺乏有关排便机制及促进排便方面的知识。

第十五节 黄 疸

黄疸（jaundice）是由于血清中胆红素浓度增高，致皮肤、黏膜和巩膜发黄的症状和体征。正常血清胆红素为1.7～17.1μmol/L，血清胆红素升高至17.1～34.2μmol/L，临床不易察觉，称隐性黄疸，超过34.2μmol/L即出现黄疸。

【病因与发生机制】

体内的胆红素主要来源于血红蛋白。血循环中衰老的红细胞经单核－吞噬细胞系统破坏和分解，产生游离胆红素或非结合胆红素（unconjugated bilirubin，UCB）。非结合胆红素不溶于水，不能从肾小球滤过，故尿液中不出现非结合胆红素。当非结合胆红素经血循环至肝脏时，被肝细胞摄取，经葡萄糖醛酸转移酶的作用，与葡萄糖醛酸结合，形成结合胆红素（conjugated bilirubin，CB）。结合胆红素为水溶性，可经肾小球滤过从尿中排出。结合胆红素随胆汁排入肠道，经肠内细菌的脱氢作用还原为尿胆原。大部分尿胆原在肠道内进一步被氧化为尿胆素从粪便中排出，称粪胆素；小部分尿胆原在肠道内被重吸收，经门静脉回到肝内，其中大部分再转变为结合胆红素，又随胆汁排入肠道，形成"胆红素的肠肝循环"，小部分经体循环由肾脏排出体外（图3－7）。

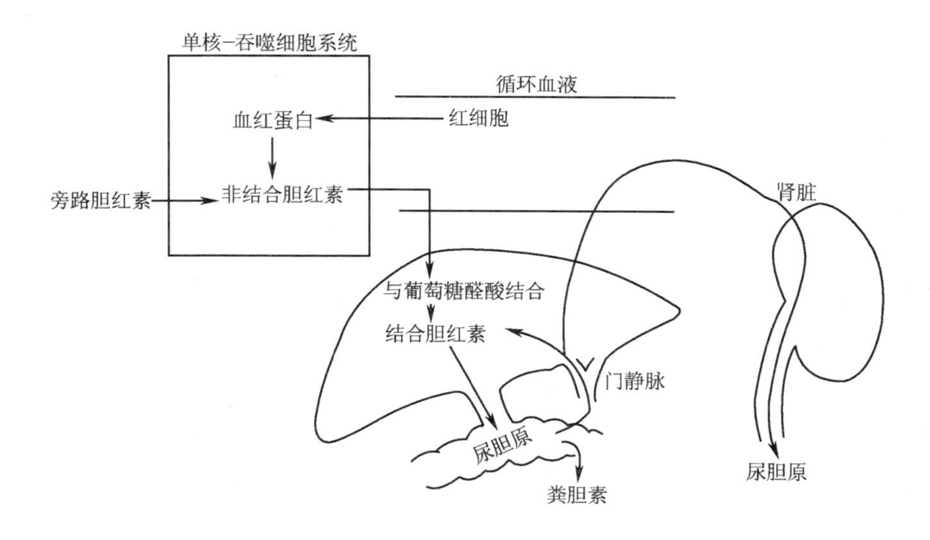

图3－7 胆红素正常代谢示意图

正常情况下，胆红素进入与离开血循环保持动态平衡，故血中胆红素的浓度保持相对恒定。当胆红素产生过多，肝细胞对胆红素的摄取、结合、排泄障碍，肝内或肝外胆道阻塞时，均可致血清总胆红素浓度增高而发生黄疸。临床上根据黄疸的发生机制将其分为以下3种类型：

1. 溶血性黄疸　由于红细胞破坏过多，形成大量非结合胆红素，超过肝细胞摄取、结合和排泄的能力，加之大量红细胞破坏所致的贫血、缺氧和红细胞破坏产物的毒性作用，降低了肝细胞对胆红素的代谢能力，使非结合胆红素在血中潴留，形成黄疸（图3－8）。见于：①先天性溶血性贫血：如遗传性球形红细胞增多症、珠蛋白生成障碍性贫血等；②获得性免疫性溶血性贫血：如自身免疫性溶血性贫血、不同血型输血后溶血等。

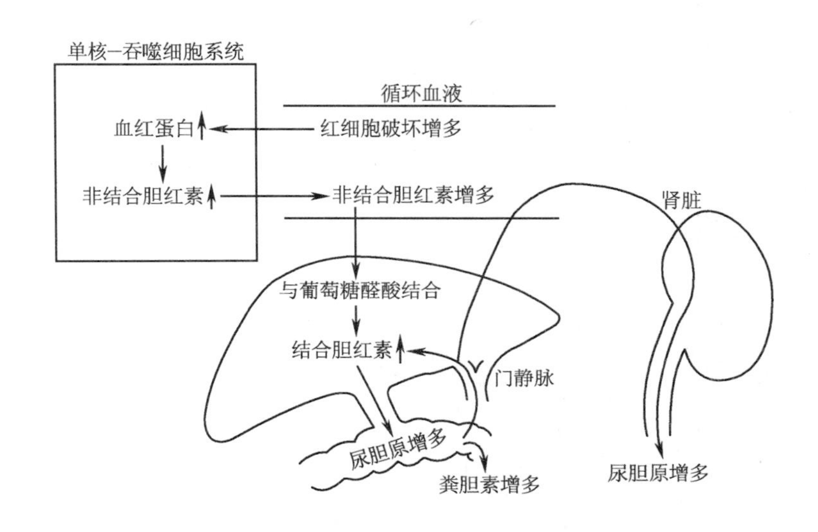

图3－8　溶血性黄疸发生机制示意图

2. 肝细胞性黄疸　由于肝细胞损伤使其对胆红素的摄取、结合及排泄功能降低，导致血中非结合胆红素增加。同时，未受损的肝细胞仍能将非结合胆红素转化为结合胆红素，但因肝细胞肿胀、坏死及小胆管内胆栓形成等原因，使部分结合胆红素不能顺利经胆道排出而反流入血，导致血中结合胆红素增加，从而引起黄疸（图3－9）。见于病毒性肝炎、中毒性肝炎、肝硬化、钩端螺旋体病等各种引起肝细胞广泛损害的疾病。

3. 胆汁淤积性黄疸　由于各种原因引起胆道阻塞，使阻塞上方胆管内压力增高、胆管扩张，最终导致小胆管与毛细胆管破裂，胆汁中的胆红素反流入血而使血中结合胆红素升高。也可因肝内原因使胆汁生成和（或）胆汁内成分排出障碍引起（图3－10）。胆汁淤积可分为肝内性和肝外性，前者见于肝内泥沙样结石、毛细胆管型病毒性肝炎、原发性胆汁性肝硬化等；后者多由胆总管结石、狭窄、炎性水肿、肿瘤及蛔虫等阻塞引起。

【临床表现】

1. 溶血性黄疸　一般黄疸较轻，皮肤呈浅柠檬黄色。急性溶血时可有高热、寒战、头痛及腰背痛，并有明显贫血和血红蛋白尿（尿呈酱油色）。重者可有急性肾功能衰竭。慢性溶血多为先天性，可有贫血和脾大。

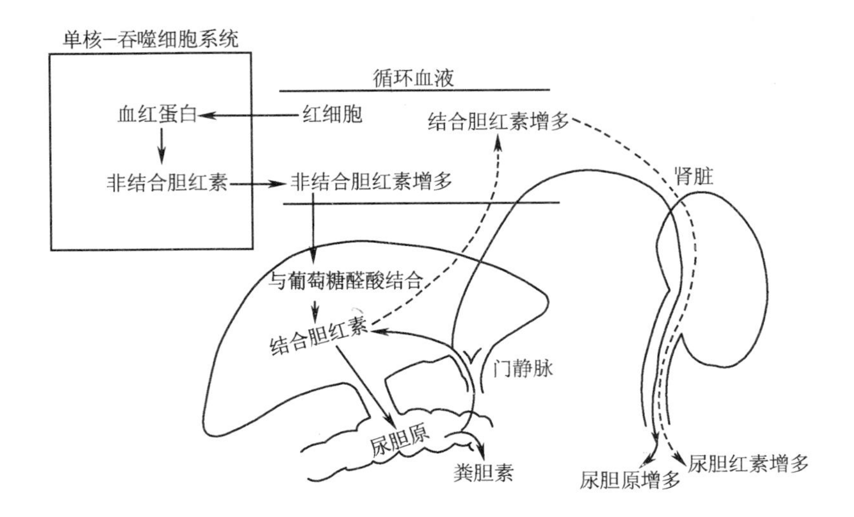

图3-9 肝细胞性黄疸发生机制示意图

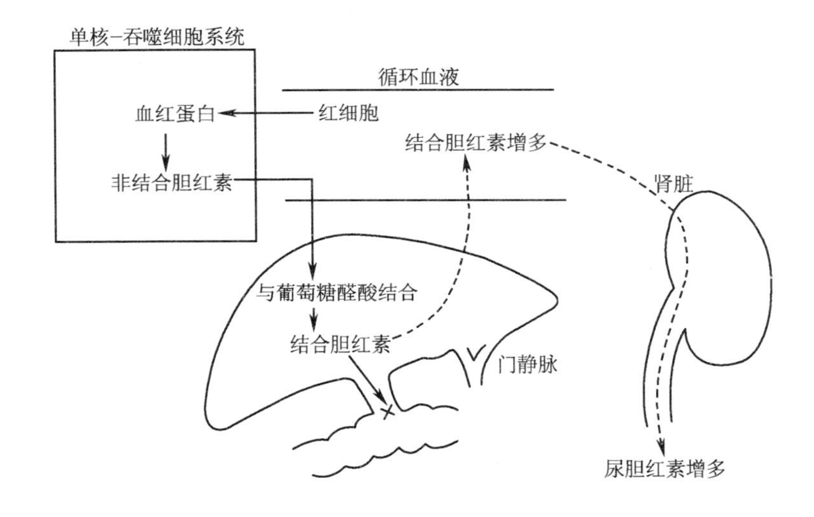

图3-10 胆汁淤积性黄疸发生机制示意图

2．肝细胞性黄疸 皮肤、黏膜浅黄至深黄色，常伴有乏力、食欲减退、肝区不适或疼痛等症状，重者可有出血倾向。

3．胆汁淤积性黄疸 黄疸多较严重，皮肤呈暗黄色，完全梗阻者可呈黄绿或绿褐色。尿色深如浓茶，粪便颜色变浅，典型者呈白陶土色。因血中胆盐潴留，常有皮肤瘙痒与心动过缓。因脂溶性维生素K吸收障碍，常有出血倾向。

黄疸患者可因肤色异常出现自我否认。严重皮肤瘙痒可影响患者睡眠。

【护理评估要点】

1．确定有无黄疸，注意与胡萝卜素血症、阿的平等药物作用所致皮肤发黄相区别。

2．粪、尿颜色，皮肤色泽深浅，是否伴有瘙痒及其程度。一般而言，黄染越深病情越重；梗阻越完全，皮肤瘙痒越严重，粪色越浅；黄疸伴皮肤瘙痒常提示黄疸程度较深，瘙痒减轻则表明病情好转，黄疸在消退。

3．黄疸对个体的影响，主要为有无因皮肤瘙痒所致的睡眠与休息型态改变；有无因皮肤、黏膜和巩膜发黄所致自我概念型态的改变；有无焦虑、抑郁等因面临各种检查所致压力与压力应对型态的改变。

【相关护理诊断】

1．有皮肤完整性受损的危险 与皮肤瘙痒有关。

2．身体意象紊乱 与黄疸所致皮肤、黏膜和巩膜发黄有关。

3．焦虑 与皮肤黄染病因不明有关。

第十六节 尿 失 禁

膀胱逼尿肌异常或神经功能障碍致自主排尿能力丧失，尿液不自主流出称为尿失禁（urinary incontinence）。尿失禁可以是暂时性的，也可以是持续性的，尿液可大量流出，也可点滴流出。

【病因、发生机制与临床表现】

鉴于北美护理诊断协会（North American Nursing diagnoses Association，NANDA）的护理诊断中所列与尿失禁有关的“压力性尿失禁”、“反射性尿失禁”、“急迫性尿失禁”、“功能性尿失禁”和“完全性尿失禁”等5个诊断名称，将尿失禁的病因、发生机制与临床表现分述如下。

1．压力性尿失禁（stress urinary incontinence） 压力性尿失禁的临床表现特点为当咳嗽、打喷嚏、大笑、跑跳、举重物等腹压骤然增高时，即可有少量尿液不自主地由尿道口溢出。其发生与尿道括约肌张力减低、骨盆底部肌肉和韧带松弛有关。多见于老年女性、有盆腔或尿路手术史者。

2．反射性尿失禁（reflex urinary incontinence） 反射性尿失禁的临床表现特点为患者感觉不到尿意，突然不自主间歇性排尿，排尿前可出现出汗、颜面潮红或恶心等交感反应。其发生是由于骶髓排尿中枢水平以上的脊髓完全性损伤，使低级排尿中枢与高级排尿中枢间的联系中断，而骶髓低级排尿中枢的排尿反射仍然存在，当膀胱内尿液潴留，内压增高时，尿液被迫流出。见于脊髓外伤、脊髓肿瘤、多发性硬化等所致的骶髓排尿中枢水平以上脊髓完全性损伤。

3．急迫性尿失禁（urgent urinary incontinence） 急迫性尿失禁表现为尿意紧急，来不及如厕即有尿液不自主流出，常伴尿频和尿急。其发生与膀胱逼尿肌张力增高、反射亢进使膀胱收缩不受控制有关。见于：①中枢神经系统疾病，如脑血管意外、脑瘤、多发性硬化、帕金森病等；②膀胱局部炎症或激惹所致膀胱功能失调，如下尿路感染、粪便嵌顿、前列腺增生及子宫脱垂等。

4．功能性尿失禁（functional urinary incontinence） 功能性尿失禁者能感觉到膀胱充盈，但由于精神障碍、运动障碍、环境因素或药物作用，不能及时排尿而引起的暂时性症状，每次尿量较大。多见于严重关节炎、脑血管病变、痴呆及服用利尿剂、抗胆碱能药物者。

5．完全性尿失禁（total urinary incontinence） 完全性尿失禁即真性尿失禁，其临床表现特点为在无尿意的情况下尿液持续流出，膀胱中无尿液存留。其发生与尿道括约肌损伤或膀胱神经功能障碍，尿道失去正常张力，膀胱空虚，不能贮存尿液有关。见于：①大脑发育不全、脑血管意外、脑肿瘤等中枢神经系统疾病所致的神经性膀胱；②前列腺术后尿道括约肌损害。

尿失禁者由于不能控制排尿及排泄行为常需他人帮助而感到不安，心理压力大。长期尿失禁可影响个体的正常社会生活，尤其是老年人。有研究表明尿失禁与老年孤独、自卑、抑郁症、性生活障碍密切相关。尿液刺激皮肤，可引起皮炎。此外，局部皮肤潮湿可致皮肤浸渍，受压后易发生压疮。

【护理评估要点】

1．有无与尿失禁相关的疾病病史或环境因素。

2．尿失禁发生的时间，是间断抑或持续发生，每次尿量，排尿前有否尿意及每次发生的诱因。

3．尿失禁的严重程度。临床根据患者对排尿的控制能力将尿失禁分为0～4级共5级：0级者完全能控制排尿；1级者大部时间能控制排尿；2级者偶尔尿失禁，失禁次数每周小于或等于1次；3级者每日都有尿失禁，但尚能控制排尿；4级者排尿完全失去控制。

4．每日液体摄入量、种类及其时间。

5．排尿对个体的影响，主要包括有无自卑、抑郁等自我概念型态的改变；有无皮炎、压疮等营养与代谢型态的改变；有无因尿失禁影响正常的社会交往等角色与关系型态的改变。

6．预防或处理尿失禁所采取的自护行为及其效果。

【相关护理诊断】

1．压力性尿失禁 与尿道括约肌张力减低，骨盆底部肌肉和韧带松弛有关。

2．反射性尿失禁 与骶髓排尿中枢水平以上的脊髓完全性损伤有关。

3．急迫性尿失禁 与膀胱逼尿肌张力增高、反射亢进使膀胱收缩不受控制有关。

4．功能性尿失禁 与精神、运动障碍，环境因素或药物作用所致不能及时如厕有关。

5．完全性尿失禁　与尿道括约肌损伤或膀胱神经功能障碍致膀胱不能贮存尿液有关。

第十七节　抽搐与惊厥

抽搐与惊厥（tic and convulsion）均属不随意运动。抽搐是指全身或局部骨骼肌重复、快速的抽动或强烈收缩，产生关节运动和强直。当肌肉收缩表现为强直性和阵挛性时称惊厥，多呈全身性和对称性，可伴有或不伴有意识丧失。惊厥与癫痫有相同与不同之处，癫痫大发作与惊厥的概念相同，而癫痫的其他类型则不属于惊厥。

【病因与发生机制】

目前发生机制尚未完全明了，可能系大脑运动神经元异常放电所致。异常放电可由代谢、营养、脑皮质肿物或瘢痕等激发，并与遗传、免疫、内分泌、微量元素、精神因素等有关。常见的病因有：

1．脑部疾病

（1）*感染*　如脑炎、脑膜炎、脑脓肿。

（2）*外伤*　产伤、颅脑外伤。

（3）*肿瘤*　原发性脑肿瘤、脑转移瘤。

（4）*血管疾病*　脑出血、蛛网膜下腔出血、脑栓塞、脑血栓形成、脑缺氧等。

（5）*寄生虫病*　脑型疟疾、脑囊虫病等。

（6）*其他*　先天性脑发育障碍、核黄疸等。

2．全身性疾病

（1）*感染*　急性胃肠炎、中毒性菌痢、败血症、破伤风、狂犬病。

（2）*心血管疾病*　Adams－Stokes 综合征、高血压脑病等。

（3）*中毒*　包括：①内源性：如尿毒症、肝性脑病；②外源性：如酒精、苯、铅、砷、汞、阿托品、樟脑、有机磷杀虫药等中毒。

（4）*代谢障碍*　如低血糖状态、低钙血症、低镁血症、子痫等。

（5）*风湿病*　系统性红斑狼疮、脑血管炎等。

（6）*其他*　突然停用安眠药、抗癫痫药以及日射病、溺水、触电等。

3．神经官能症　如癔症性抽搐和惊厥。

【临床表现】

不同病因所致抽搐与惊厥，临床表现各有其特征。常见者如下：

1．全身性抽搐　以全身性骨骼肌痉挛为主要表现，典型者为癫痫大发作，表现为意识突然丧失，全身肌肉强直，呼吸暂停，继而四肢阵挛性抽搐，呼吸不规则，尿便失禁，发绀。发作半分钟自行停止，也可反复发作甚至呈持续状态。发作时可有瞳孔散大、对光反射迟钝或消失、病理反射阳性等。发作停止后不久意识恢复，醒后有头痛、全身乏力、肌肉酸痛等症状。

2. 局限性抽搐 以身体某一局部肌肉收缩为主要表现，多见于手足、口角、眼睑等部位。低钙血症所致手足抽搐发作时，腕及手掌指关节屈曲，指间关节伸直，拇指内收，呈“助产士手”；踝关节伸直，足指下屈，足呈弓状，似“芭蕾舞足”。

惊厥发作可致跌伤、舌咬伤、二便失禁和肌肉酸痛；伴有意识障碍者可因呼吸道分泌物、呕吐物吸入或舌后坠堵塞呼吸道引起窒息。严重惊厥由于骨骼肌强烈收缩，机体氧耗量显著增加，加之惊厥所致呼吸改变，可引起缺氧；惊厥发作后患者可因发作失态而困窘。惊厥发作伴血压增高、脑膜刺激征、剧烈头痛、意识丧失等多见于危重急症。

【护理评估要点】

1. 有无与抽搐和惊厥相关的疾病病史或精神刺激、高热等诱发因素。

2. 抽搐与惊厥的发作频率、持续和间隔的时间、严重程度，抽搐是全身性抑或局限性，性质为持续强直性抑或间歇阵挛性，发作时意识状态，有无跌伤、舌咬伤等发作意外。

3. 有无血压增高、脑膜刺激征、剧烈头痛等提示危重急症的伴随症状和体征。

4. 抽搐与惊厥对个体的影响，包括有无排便、排尿失禁等排泄型态的改变；有无因个人或家庭无效处理突发抽搐与惊厥所致的压力与压力应对型态的改变。

【相关护理诊断】

1. 有受伤的危险 与惊厥发作所致的不受控制的强直性肌肉收缩和意识丧失有关。

2. 有窒息的危险 与抽搐与惊厥伴意识障碍所致呼吸道分泌物误吸有关；与抽搐与惊厥发作所致舌后坠堵塞呼吸道有关。

3. 恐惧 与不可预知的惊厥发作及发作后困窘有关。

第十八节 失眠

失眠（insomnia）是指睡眠的始发或维持障碍，导致睡眠的数量和/或质量不能满足机体需求的现象。

【发生机制】

睡眠是一种可被适当刺激唤醒的无意识状态，为个体精力和体力恢复所必需。个体的睡眠需求量随年龄增长逐渐减少，成人一般每日需6~8小时睡眠，但因受遗传和长期环境因素的影响而存在显著的个体差异。

睡眠过程由非眼快动睡眠（non-rapid eye movement sleep，NREM）和眼快动睡眠（rapid eye movement sleep，REM）两个不同时相的睡眠状态交替出现而组成。NREM阶段无快速眼球运动，肌张力下降，脑电波变慢，并伴有体温下降、心率和呼吸减慢、血压下降等自主神经功能的改变。NREM从浅至深又分为S_1、S_2、S_3和$S_4$4期。REM阶段出现快速眼球运动，肌张力消失，脑电波呈现快波，心率、呼吸较 NREM 时加快，血压升高。在各期睡眠中，S_3、S_4 和 REM 与精力和体力恢复的关系最为密切。睡眠时首先进入 NREM 的 S_1 期，继之依次进入 S_2、S_3 和 S_4 期，然后再从 S_4 期返回 S_3、S_2 期后，进入 REM，完成第一个睡眠周期；以后又重新进入 S_2、S_3 期和 S_4 期，开始第二个周期。成人一夜约有 4～6 个睡眠周期，其中 S_3 和 S_4 期不断缩短，REM 不断延长，至觉醒前，S_3 和 S_4 期消失，REM 达到最长。

睡眠的发生受脑干尾端的睡眠中枢调控，睡眠中枢发出的上行抑制系统能主动将抑制过程向大脑皮质广泛扩散，并拮抗网状结构上行激动系统的作用。当某些因素导致中枢神经系统的兴奋性增高，不易从兴奋状态转入抑制状态时，即发生失眠，出现睡眠时间减少或睡眠过程的改变。

【病因】

1．身体方面的病痛或不适 如疼痛、严重瘙痒、剧烈咳嗽、气急、心悸、夜尿增多及肢体麻木等。

2．心理障碍或精神疾患 如焦虑、兴奋、恐惧、抑郁、精神分裂症、恐惧症等。

3．不适的环境条件 如光线过强、噪音、过冷或过热以及睡眠环境改变等。

4．睡眠节律改变 如倒班工作、时差等。

5．药物影响 如甲状腺素、可卡因、肾上腺糖皮质激素等药物可兴奋中枢神经系统导致失眠，各种镇静剂和抗精神病药可致睡眠节律失调，或撤药致精神兴奋而引起失眠。

6．其他 咖啡、茶、可乐类饮料含有对中枢神经系统有兴奋作用的咖啡因，饮用后可致失眠。酒精可干扰睡眠结构，引起 REM 减少和早醒。烟草中的尼古丁也能兴奋中枢神经系统引起失眠。

【临床表现】

失眠主要表现为夜间入睡困难、睡眠不深、多梦、易醒、醒后不易再入睡以及早醒；白天则困倦疲乏，精神不振，神情淡漠，易激惹，注意力不集中，记忆、思维和判断力下降，眼结膜充血，眼睑下垂，轻度眼球震颤，常伴头痛、头昏、心悸、气短等，重者可有言语不清、发音错误和措辞不当等表现。

失眠按持续时间分为短暂性失眠、短期性失眠和慢性失眠。短暂性失眠指失眠少于 1 周，短期性失眠指失眠持续 1 周至 1 个月，慢性失眠指失眠超过 1 个月。慢性失眠常引起情绪障碍如焦虑、抑郁、敌对、紧张等，并可影响个体的社会活动能力。

【护理评估要点】

1．有无与失眠相关的疾病病史、用药史、环境或心理因素，有无烟、酒及咖啡、浓茶嗜好。

2．失眠的特点、严重度和病程，主要评估项目包括睡眠量、入睡时间、夜间醒转次数、早晨醒转时间、精神状态以及失眠的频度和持续时间。

3．失眠对个体的影响，主要为有无认知功能减退等认知与感知型态的改变；有无焦虑、抑郁、紧张等压力与压力应对型态的改变；有无社会活动能力下降等角色与关系型态的改变。

4．诊断、治疗与护理经过，包括促进睡眠的措施及其效果。

【相关护理诊断】

1．睡眠型态紊乱 与各种原因引起的失眠有关。

2．睡眠剥夺 与各种原因引起的失眠有关。

3．疲乏 与睡眠不足致精力和体力未得以恢复有关。

4．焦虑 与严重失眠有关。

第十九节 意识障碍

意识障碍（conscious disturbance）是指人体对周围环境及自身状态的识别和察觉能力障碍的一种精神状态，严重的意识障碍表现为昏迷。

【发生机制】

意识由意识内容和其“开关”系统组成。意识的“开关”系统包括经典的感觉传导径路（特异性上行投射系统）及脑干网状结构（非特异性上行投射系统）。意识“开关”系统激活大脑皮质并使之维持一定水平的兴奋性，使机体处于觉醒状态。意识内容在意识觉醒状态的基础上产生，包括记忆、思维、理解、定向和情感等精神活动，以及通过视、听、语言和复杂运动等与外界保持密切联系的能力。清醒的意识活动有赖于大脑皮质和皮质下网状结构功能的完整，任何原因导致大脑皮质弥漫性损害或脑干网状结构损害，均可发生意识障碍。

【病因】

1．感染性因素

（1）颅内感染 各种脑炎、脑膜炎、脑型疟疾等。

（2）全身严重感染 败血症、伤寒、中毒性肺炎、中毒型菌痢。

2．非感染性因素

（1）颅脑疾病 包括：①脑血管疾病：如脑出血、脑栓塞、脑血栓形成、蛛网膜下腔出血、高血压脑病等；②脑肿瘤；③脑外伤：脑挫裂伤、脑震荡、颅骨骨折等；④癫痫。

（2）内分泌与代谢障碍 甲状腺危象、甲状腺功能减退、糖尿病酮症酸中毒、低血糖昏迷、肝性脑病、肺性脑病、尿毒症等。

（3）心血管疾病 心律失常所致 Adams－Stokes 综合征、严重休克等。

（4）中毒 如安眠药、有机磷杀虫药、酒精、一氧化碳、氰化物等中毒。

（5）物理性及缺氧性损害 如触电、溺水、高温中暑、日射病等。

【临床表现】

1．嗜睡（somnolence）　是程度最轻的意识障碍。患者处于持续睡眠状态，可被唤醒，醒后能正确回答问题和作出各种反应，当刺激停止后很快又入睡。

2．意识模糊（confusion）　为程度深于嗜睡的一种意识障碍。患者能保持简单的精神活动，但对时间、地点、人物的定向能力发生障碍。

3．昏睡（hypnody）　是接近人事不省的意识状态。患者处于熟睡状态，不易唤醒，虽经压迫眶上神经、摇动身体等强烈刺激可被唤醒，但很快又入睡。醒时答话含糊或答非所问。

4．昏迷（coma）　为最严重的意识障碍，按程度不同又可分为3个阶段：

（1）轻度昏迷　意识大部分丧失，无自主运动，对声、光刺激无反应，对疼痛刺激尚可出现痛苦表情或肢体退缩等防御反应。角膜反射、瞳孔对光反射、眼球运动和吞咽反射可存在。

（2）中度昏迷　对周围事物及各种刺激均无反应，对剧烈刺激可有防御反应。角膜反射减弱，瞳孔对光反射迟钝，无眼球转动。

（3）深度昏迷　意识完全丧失，全身肌肉松弛，对各种刺激全无反应，深、浅反射均消失。

5．谵妄（delirium）　为一种以兴奋性增高为主的高级神经中枢急性功能失调状态。表现为意识模糊、定向力丧失、幻觉、错觉、躁动不安、言语杂乱等。见于急性感染高热期、某些药物中毒、代谢障碍、循环障碍或中枢神经系统疾患等。部分患者可康复，部分可发展至昏迷。

意识障碍者感知能力、对环境的识别能力及日常生活自理能力均发生改变，尤其是昏迷者，由于意识部分或完全丧失所致无自主运动、不能经口进食、咳嗽与吞咽反射减弱或消失、排便与排尿控制能力丧失及留置导尿等，除血压、脉搏、呼吸等生命征可有改变外，易发生肺部及尿路感染、口腔炎、结膜炎、角膜炎、角膜溃疡、压疮、营养不良及肢体挛缩畸形等并发症，并可给其亲属带来巨大的照顾压力负荷。

【护理评估要点】

1．有无与意识障碍相关的疾病病史或诱发因素。

2．可通过与患者交谈，了解其思维、反应、情感活动、定向力等，必要时做痛觉试验、角膜反射、瞳孔对光反射检查，判断意识障碍的程度。也可按格拉斯哥昏迷评分表（Glasgow coma scale，GCS）对意识障碍的程度进行评估。评分项目包括睁眼反应、运动反应和语言反应。分测3个项目并予以计分，再将各项目分值相加求其总分，即可得到意识障碍程度的客观评分（表3－2）。GCS总分为3～15分，14～15分为正常，8～13分为意识障碍，≤7分为浅昏迷，＜3分为深昏迷。评估中应注意运动反应的刺激部位应以上肢为主，并以其最佳的反应记分。

3．通过动态观察或GCS动态评分可了解意识障碍演变的进程。GCS动态评分是将每日GCS 3项记录值分别绘制成横向的3条曲线，曲线下降示意识障碍程度加重，病情趋于恶化；反之，曲线上升示意识障碍程度减轻，病情趋于好转。

表3-2 格拉斯哥昏迷评分量表

评分项目	反应	得分
睁眼反应	正常睁眼	4
	呼叫后睁眼	3
	疼痛刺激后睁眼	2
	任何刺激无睁眼反应	1
运动反应	可按指令动作	6
	对疼痛刺激能定位	5
	对疼痛刺激有肢体退缩反应	4
	疼痛刺激时肢体过屈（去皮质强直）	3
	疼痛刺激时肢体过伸（去大脑强直）	2
	对疼痛刺激无反应	1
语言反应	能准确回答时间、地点、人物等定向问题	5
	能说话，但不能准确回答时间、地点、人物等定向问题	4
	用字不当，但字意可辨	3
	言语模糊不清，字意难辨	2
	任何刺激无语言反应	1

4．生命征及瞳孔的变化。

5．意识障碍对个体的影响，主要包括有无口腔炎、角膜炎、结膜炎、角膜溃疡、压疮等营养与代谢型态的改变；有无肌肉萎缩、关节僵硬、肢体畸形所致活动与运动型态的改变；有无排便、排尿失禁等排泄型态的改变；有无亲属无能力照顾患者等角色与关系型态的改变。

【相关护理诊断】

1．急性意识模糊 与脑出血有关；与肝性脑病有关等。

2．清理呼吸道无效 与意识障碍所致咳嗽、吞咽反射减弱或消失有关。

3．口腔黏膜受损 与意识障碍所致生活自理能力下降或丧失及唾液减少有关。

4．完全性尿失禁 与意识丧失所致排尿失控有关。

5．排便失禁 与意识障碍所致排便失控有关。

6．有外伤的危险 与意识障碍所致躁动不安有关。

7．营养失调 低于机体需要量：与意识障碍所致不能正常进食有关。

8．有皮肤完整性受损的危险 与意识障碍所致自主运动消失有关；与意识障碍所致排便、排尿失禁有关。

9．有感染的危险 与意识障碍所致咳嗽、吞咽反射减弱或消失有关；与侵入性装置有关。

10．照顾者角色紧张 与长期昏迷所致家庭照顾者角色不当有关。

第四章 体格检查

第一节　全身状态检查

全身状态检查是对患者一般状况的概括性观察，对判断病情及其严重程度具有重要意义。检查方法以视诊为主，同时配合触诊。检查内容包括性别、年龄、生命征、发育与体型、营养状态、意识状态、面容与表情、体位与步态等。

一、性别

正常成人性征明显，性别（sex）不难判断。性别检查的重点在于注意：①疾病对性征的影响：如肾上腺皮质肿瘤可使女性患者发生男性化，或男性乳房女性化以及其他第二性征的改变。②性染色体异常对性征的影响：染色体的数目和结构异常可致两性畸形。③性别与某些疾病的发生率：如甲状腺疾病和系统性红斑狼疮多发生于女性；消化道恶性肿瘤多见于男性；甲型血友病多见于男性，偶见于女性。④药物对性征的影响：如长期使用肾上腺糖皮质激素亦可使女性患者发生男性化。

二、年龄

年龄（age）可经问诊获知，在昏迷、死亡或隐瞒真实年龄等特殊情况下则需通过观察和检查估计。判断年龄多以皮肤的弹性与光泽、肌肉的状态、毛发的颜色和分布、面与颈部皮肤的皱纹，以及牙齿的状态等为依据。年龄与疾病的发生和预后密切相关，如佝偻病、麻疹、白喉等多见于幼儿与儿童；结核病、风湿热多见于青少年；动脉硬化与冠状动脉疾病多见于老年。青年人患病后易康复，老年人则相对较慢。

三、生命征

生命征（vital sign）是评价生命活动存在与否及其质量的重要征象，包括体温、脉搏、呼吸和血压。生命征为体格检查的重要项目之一，测量后应准确记录于护理病历及体温单上，以了解和评估患者的病情变化。

体温、脉搏、呼吸、血压的测量方法见《护理学基础》；体温的临床意义见第三章第一节；呼吸、脉搏和血压的临床意义见本章第五节、第六节有关部分。

四、发育与体型

发育（development）正常与否通常以年龄、智力和体格成长状态（身高、体重及第二性征）及其相互间的关系来判断。发育正常者，其年龄、智力与体格成长状态相一致。正常成人头长为身高的1/7；胸围约等于身高的1/2；两上肢水平展开的指间距离约等于身高；身体上部量（头顶至耻骨联合上缘的距离）与下部量（身高减去上部量或耻骨联合上缘至足底的距离）之比约1:1。正常人各年龄组身高与体重之间有一定的关系。发育与种族遗传、内分泌、营养代谢、生活条件、体育锻炼等因素密切相关。

体型（habitus）是身体发育的外观表现，包括骨骼、肌肉的成长与脂肪分布的状态等。临床上将成人的体型分为3种类型：

1．无力型（瘦长型）（asthenic type） 身高肌瘦，颈细长，肩窄下垂，胸廓扁平，腹上角小于90°。

2．超力型（矮胖型）（sthenic type） 身短粗壮，颈粗短，肩宽平，胸围大，腹上角大于90°。

3．正力型（匀称型）（ortho-sthenic type） 身体各部分匀称适中，腹上角90°左右。一般成人多为此型。

临床常见的异常体型有：①矮小体型：指成年男性身高低于145cm，女性低于135cm者。见于发育成熟前腺垂体功能低下所致垂体性侏儒（pituitary dwarfism）、小儿甲状腺功能减退所致呆小症（cretinism）和性早熟。②高大体型：见于发育成熟前腺垂体功能亢进所致巨人症（gigantism）和肢端肥大症；性腺功能减退使骨骺融合推迟，骨骼生长过度也可出现高大体型。

五、营养状态

营养状态与食物的摄入、消化与吸收及代谢等因素有关，并受到心理、社会和文化等因素的影响，其好坏可作为评估健康和疾病程度的标准之一。营养过度或不良均可致营养状态的改变，前者引起肥胖，后者引起消瘦。

（一）营养状态的检查

1．综合判断 主要根据皮肤、毛发、皮下脂肪和肌肉发育的情况进行评估。临床上常用良好、中等、不良3个等级对营养状态进行描述。

（1）良好 黏膜红润，皮肤光泽、弹性好，指甲、毛发润泽，皮下脂肪丰满，肌肉结实，肋间隙及锁骨上窝深浅适中，肩胛部和股部肌肉丰满。

（2）不良 皮肤黏膜干燥、弹性降低，指甲粗糙无光泽，毛发稀疏，皮下脂肪菲薄，肌肉松弛无力，肋间隙、锁骨上窝凹陷，肩胛骨和髂骨嶙峋突出。

（3）中等 介于良好和不良之间。

2．体重测量 测量一定时间内体重的增减是观察营养状态的常用方法之一。理想的体重可以下列公式粗略计算：理想体重(kg)＝身高(cm)－105；或理想体重(kg)＝［身高(cm)－

100]×0.95(女性×0.90)。一般认为体重在理想体重±10%范围内为正常；超过正常的10%~20%为超重(overweight)，超过正常的20%以上为肥胖(obesity)；低于正常的10%~20%为消瘦(emaciation)，低于正常的20%以上为明显消瘦，极度消瘦称恶液质(cachexia)。

3. 皮褶厚度测量　皮下脂肪可直接反映体内脂肪量，与营养状态关系密切，可作为评估营养状态的参考。常用测量部位有肱三头肌、肩胛骨下和脐旁等，以三头肌皮褶厚度最常用。测量时被测者取立位，两上肢自然下垂，检查者站于其后，以拇指和食指在肩峰至鹰嘴连线中点的上方2cm处捏起皮褶，捏起点两边的皮肤需对称，然后用10g/mm^{2}的皮褶计测量，于夹住后3秒内读数。一般取3次测量的均值。正常成年男性皮褶厚度为8.4mm，女性为15.3mm。实测值相当于正常值的90%以上为正常；80%~90%为轻度体脂消耗；60%~80%为中度体脂消耗；小于60%为重度体脂消耗。

4. 肌肉厚度测量　肌肉厚度测量可反映肌肉状况，最常用的测量部位是上臂中点肌肉环围（midarm muscle circumference，MAMC）。测量方法为先用软尺经上臂中点（肩峰与尺骨鹰嘴连线中点）紧贴皮肤绕臂一圈，测得上臂中点环围（midarm circumference，MAC），同时测量肱三头肌皮脂厚度（triceps skinfold，TSF），然后计算上臂中点肌肉环围。计算公式为：MAMC（cm）=MAC（cm）－［0.314×TSF（mm）/10］。MAMC成年男性为24.8cm，女性为21.0cm。实测值在正常值90%以上为正常；80%~90%为轻度营养不良；60%~80%为中度营养不良；小于60%为重度营养不良。

（二）异常营养状态

1. 营养不良　营养不良（malnutrition）主要由于摄食不足或（和）消耗增多引起。多见于长期或严重的疾病，如消化道疾病所致摄食障碍或消化吸收不良，神经系统及肝、肾病变引起的严重恶心和呕吐，活动性结核、肿瘤、糖尿病、甲状腺功能亢进症等所致热量、蛋白质、脂肪消耗过多等。

2. 肥胖　肥胖最常见的原因为热量摄入过多，超过消耗量，亦与遗传、内分泌、生活方式、运动和精神因素有关。按病因可分为外源性肥胖和内源性肥胖。外源性肥胖主要与摄食过多有关，常有一定的遗传倾向，与生活方式、精神因素等亦有关系，表现为全身脂肪分布均匀，身体各部位无异常表现。内源性肥胖多由某些内分泌疾病引起，其脂肪分布多有显著特征性，如下丘脑病变所致肥胖性生殖无能综合征（Frohlich综合征）表现为大量脂肪积聚在面部、腹部、臀部和大腿，性器官和第二性征发育不全，肾上腺皮质功能亢进（Cushing综合征）表现为向心性肥胖。

六、意识状态

意识状态（consciousness）是大脑功能活动的综合表现，即对周围环境和自身状态的知觉状态。正常人意识清晰，反应敏捷精确，思维活动正常，语言流畅、字音清楚、词能达意。凡能影响大脑功能活动的疾病都可引起不同程度的意识改变，称为意识障碍。意识障碍的临床表现和评估见第三章第十九节。

七、面容与表情

面容（facial features）与表情（expression）的变化是个体情绪状态的重要标志，某些疾病发展到一定程度时会出现一些特征性的面容与表情，因此观察面容与表情的变化具有重要的临床价值。常见的典型面容如下：

1．急性发热面容 表情痛苦、躁动不安、面色潮红，有时可有鼻翼煽动、口唇疱疹等。见于急性发热性疾病如大叶性肺炎、疟疾、流行性脑脊髓膜炎等。

2．慢性面容 面容憔悴，面色灰暗或苍白，目光暗淡。见于慢性消耗性疾病如恶性肿瘤、严重结核病等。

3．甲状腺功能亢进面容 眼裂增大，眼球突出，目光闪烁，兴奋不安，呈惊愕状（图4－1）。

4．黏液性水肿面容 面色苍白，颜面浮肿，睑厚面宽，目光呆滞，反应迟钝，眉毛、头发稀疏。见于甲状腺功能减退症（图4－2）。

5．二尖瓣面容 面色晦暗，双颊紫红，口唇轻度发绀。见于风湿性心脏病二尖瓣狭窄（图4－3）。

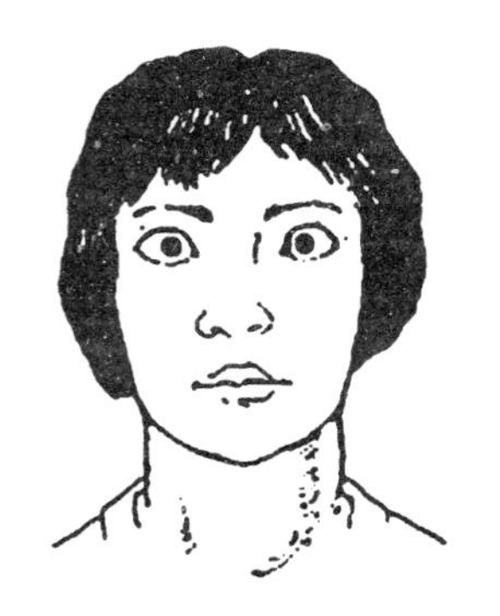

图4－1 甲状腺功能亢进面容

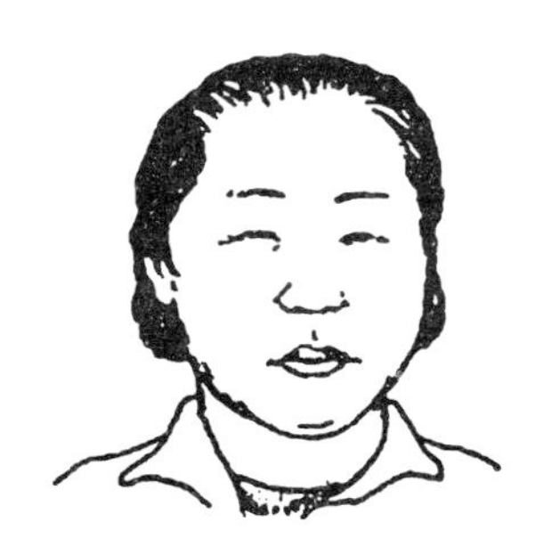

图4－2 黏液性水肿面容

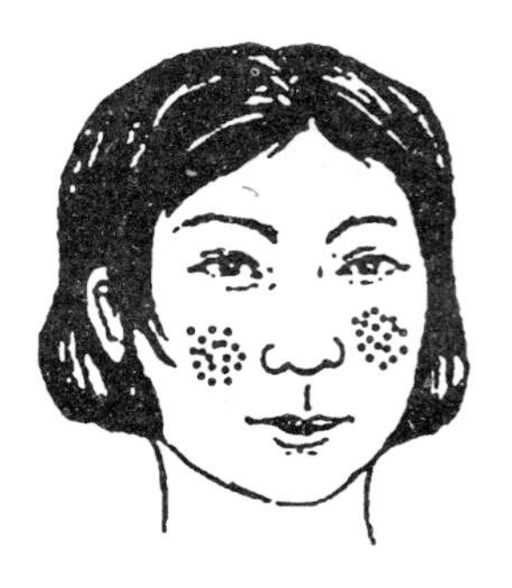

图4－3 二尖瓣面容

6．肢端肥大症面容 头颅增大，面部变长，下颌增大前突，眉弓及两颧隆起，唇舌肥厚，耳鼻增大（图4－4）。

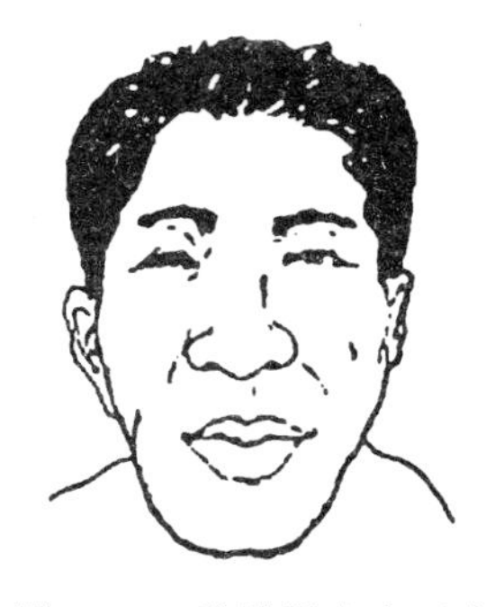

图4－4 肢端肥大症面容

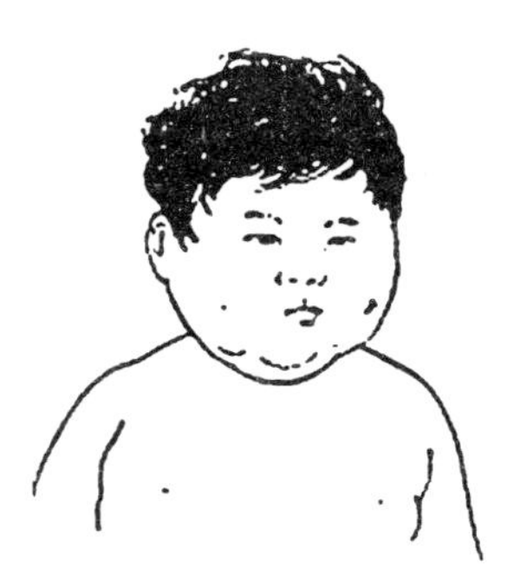

图4－5 满月面容

7. 满月面容 面圆如满月，皮肤发红，常伴痤疮，唇可有小须。见于 Cushing 综合征及长期应用肾上腺糖皮质激素者（图 4－5）。

8. 面具面容 面部呆板无表情似面具样。见于震颤性麻痹、脑炎、脑血管疾病、脑萎缩等。

9. 贫血面容 面色苍白，唇舌色淡，表情疲惫。见于各种贫血患者。

10. 肝病面容 面色晦暗，双颊有褐色色素沉着。见于慢性肝病患者。

11. 肾病面容 面色苍白，眼睑、颜面浮肿。

12. 病危面容 又称 Hippocrates 面容。面部瘦削，面色铅灰或苍白，目光晦暗，表情淡漠，眼眶凹陷，鼻骨峭耸。见于大出血、严重休克、脱水、急性腹膜炎等。

八、体位

某些疾病时可出现一些特征性的体位（position）。常见体位如下：

1. 自动体位（active position） 身体活动自如，不受限制。见于疾病早期或轻证患者。

2. 被动体位（positive position） 患者不能自己随意调整或变换躯干和肢体的位置。见于极度衰弱或意识丧失者。

3. 强迫体位（compulsive position） 患者为减轻疾病痛苦而被迫采取的体位。常见的强迫体位有：

（1）强迫仰卧位 患者仰卧，双腿屈曲，借以减轻腹部肌肉的紧张。见于急性腹膜炎。

（2）强迫俯卧位 俯卧位可减轻脊背肌肉的紧张程度。见于脊柱疾病。

（3）强迫侧卧位 胸膜疾病患者多卧向患侧，以减轻胸痛；大量胸腔积液者多卧向患侧，有利健侧代偿呼吸，减轻呼吸困难。

（4）强迫坐位 患者坐于床沿，两手置于膝盖或扶持床边，使膈肌下降，肺通气量增加；同时可减少下肢回心血量，减轻心脏负担。见于心肺功能不全的患者。

（5）强迫蹲位 患者在步行或其他活动过程中，为缓解呼吸困难和心悸而采取的蹲踞体位或膝胸位。见于发绀型先天性心脏病患者。

（6）强迫停立位 患者在活动时因心前区疼痛突然发作，被迫即刻停立，并以右手按抚心前区，待稍缓解后，才离开原位。见于心绞痛。

（7）辗转体位 腹痛发作时，患者辗转反侧，坐卧不安。见于胆石症、胆道蛔虫症、肠绞痛。

（8）角弓反张位 因颈及脊背肌肉强直，以致患者头向后仰，胸腹前凸，背过伸，躯干呈弓形。见于破伤风、脑炎及小儿脑膜炎。

九、步态

步态（gait）是走动时所表现的姿态。健康人的步态因年龄、健康状况和所受训练的影响而不同。某些疾病可使步态发生改变，并具有一定的特征性。常见典型的异常步态有：

1. 蹒跚步态（wadding gait） 走路时身体左右摇摆如同鸭步。见于佝偻病、大骨节病、进行性肌营养不良或先天性双侧髋关节脱位等。

2．酒醉步态（drunken gait） 行走时躯干重心不稳，步态紊乱如醉酒状。见于小脑疾患、酒精或巴比妥中毒。

3．共济失调步态（ataxic gait） 起步时一脚高抬，骤然垂落，双目下视，两脚间距很宽，摇晃不稳，闭目时不能保持平衡。见于脊髓疾病。

4．慌张步态（festination gait） 起步困难，起步后小步急速前冲，身体前倾，越走越快，难以止步。见于震颤麻痹。

5．跨阈步态（steppage gait） 患足下垂，行走时必须高抬下肢才能起步。见于腓总神经麻痹（图4-6）。

6．剪刀式步态（scissors gait） 由于下肢肌张力增高，移步时下肢内收过度，两腿交叉呈剪刀状。见于脑性瘫痪与截瘫患者（图4-7）。

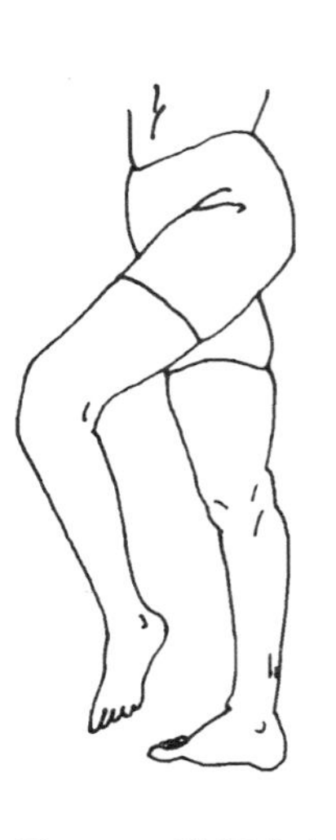

图4-6 跨阈步态

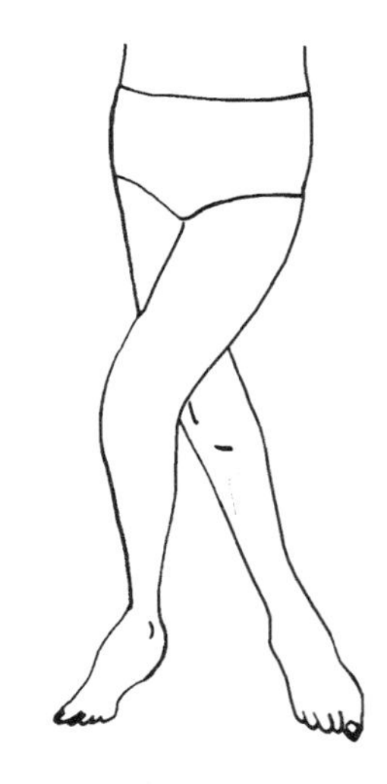

图4-7 剪刀步态

7．间歇性跛行（intermittent claudication） 步行中因下肢突发性酸痛，患者被迫停止行进，需休息片刻后方能继续走动。见于高血压、动脉硬化患者。

第二节 皮肤检查

外环境改变、体内疾病或其他因素的影响，均可致皮肤结构或（和）功能发生变化而表现为皮肤病变和反应。皮肤的变化可为皮肤本身疾病所致，亦可为全身病变和反应的一部分。因此，皮肤检查是全身体格检查不可缺少的内容。

皮肤检查的方法主要为视诊，有时需配合触诊才能获得更清楚的印象。其内容主要包括颜色、湿度、温度、弹性、皮疹、完整性、出血及水肿等。

一、颜色

皮肤颜色（skin color）与种族遗传有关，并可因色素量、毛细血管分布、血液充盈度及皮下脂肪的厚薄而不同，同一个体不同身体部位、不同生理与疾病状态、不同环境下亦有所不同。

1．苍白（pallor） 皮肤黏膜苍白可由贫血、末梢毛细血管痉挛或充盈不足引起。见于寒冷、惊恐、休克、虚脱以及主动脉瓣关闭不全等。检查时，应以观察甲床、掌纹、结膜、口腔黏膜及舌质颜色为宜。

2．发红（redness） 皮肤发红系由于毛细血管扩张充血、血流加速以及红细胞量增多所致。生理情况下，可见于饮酒和运动；疾病情况下，见于发热或阿托品、一氧化碳中毒等。

3．发绀（cyanosis） 皮肤黏膜呈青紫色，常出现于唇、舌、耳垂、面颊及肢端。主要由单位容积血液中脱氧血红蛋白量增高引起。见于心、肺疾病，亚硝酸盐中毒等。

4．黄染（stained yellow） 皮肤黏膜发黄称黄染。因胆道阻塞、肝细胞损害或溶血性疾病致血清内胆红素浓度增高，使皮肤黏膜乃至体液及其他组织黄染者，称为黄疸。早期或轻微的黄疸仅见于巩膜、硬腭后部及软腭黏膜，较明显时才见于皮肤。黄疸所致巩膜黄染是连续的，近角膜缘处黄染轻，远角膜缘处黄染重。此外，过多食用胡萝卜、南瓜、橘子等引起血中胡萝卜素含量增高可使皮肤黄染，但其部位多在手掌、足底、前额及鼻部皮肤，一般不出现巩膜和黏膜黄染；长期服用阿的平、呋喃类药物亦可致皮肤、巩膜黄染，其特点为黄染以角膜缘处最明显，以此可与黄疸区别。

5．色素沉着（pigmentation） 因表皮基底层的黑色素增多，使部分或全身皮肤色泽加深，称色素沉着。正常人身体外露部分、乳头、乳晕、腋窝、关节、肛门周围及外阴部位皮肤颜色较深。妊娠妇女面部、额部可有色泽沉着，称妊娠斑。老年人面部也可出现散在的色素沉着，称老年斑。全身皮肤色泽加深，口腔黏膜出现色素沉着，则为病理征象，常见于肾上腺皮质功能减退症、肝硬化、肝癌，以及使用砷剂、马利兰等药物。

6．色素脱失（depigmentation） 皮肤丧失原有色素称为色素脱失。常见有白癜、白斑和白化症。白癜为多形性大小不等的色素脱失斑片，多见于身体外露部位，无自觉症状，也不引起生理功能改变，见于白癜风；白斑多呈圆形或椭圆形，常发生于口腔黏膜和女性外阴部，可能为癌前期病变；白化症为全身皮肤和毛发色素脱失，头发可呈浅黄色或金黄色，为遗传性疾病。

二、湿度

皮肤湿度（humidity of skin）主要与汗腺分泌功能、气温及湿度变化有关。在气温高、湿度大的环境中，出汗增多是生理调节反应。疾病情况下可有出汗过多或无汗（absent sweating）。发热期伴出汗，多见于风湿病、结核病等。甲状腺功能亢进症、佝偻病、淋巴瘤等常有出汗增多。大汗淋漓伴皮肤四肢发凉为冷汗（cold sweat），见于休克和虚脱患者。夜间睡后出汗为盗汗（night sweat），见于结核病。无汗时皮肤异常干燥，见于维生素 A 缺乏、黏液性水肿、硬皮病、脱水等。

三、温度

检查者以指背触摸患者皮肤评估皮肤温度。全身皮肤发热见于发热、甲状腺功能亢进；发冷见于休克、甲状腺功能减退等。局部皮肤发热见于疖、痈等炎症。肢端发冷见于雷诺病。

四、弹性

皮肤弹性（elasticity）与年龄、营养状态、皮下脂肪及组织间隙含液量有关。儿童与青年皮肤弹性好；中年以后皮肤弹性减弱；老年人皮肤弹性差。检查时常取手背或上臂内侧部位，用食指和拇指将皮肤捏起，1 ~ 2 秒钟后松开，观察皮肤皱褶平复速度。迅速平复者为弹性好或正常；平复缓慢者为弹性减弱，见于长期消耗性疾病、营养不良或严重脱水的患者。

五、皮疹

皮疹（skin rash）多为全身性疾病的皮肤表现，常见于传染病、药物及其他物质所致的过敏反应。发现皮疹时应详细观察和记录其出现与消失的时间、发展顺序、分布部位、形状、大小、平坦或隆起、颜色，压之是否退色，有无瘙痒及脱屑等。常见皮疹如下：

1. 斑疹（maculae） 局部皮肤发红，一般不高起皮面。见于斑疹伤寒、丹毒、风湿性多形性红斑等。

2. 玫瑰疹（roseola） 是一种鲜红色的圆形斑疹，直径 2～3mm，多出现于胸腹部。为伤寒或副伤寒的特征性皮疹。

3. 丘疹（papules） 为较小的实质性皮肤隆起，伴有皮肤颜色改变。见于药物疹、麻疹、猩红热、湿疹等。

4. 斑丘疹（maculopapular） 在斑疹的底盘上出现丘疹为斑丘疹。见于风疹、药物疹、猩红热。

5. 荨麻疹（urticaria） 为局部皮肤暂时性的水肿性隆起，大小不等，形态不一，苍白或淡红，伴瘙痒，消退后不留痕迹。为速发性皮肤变态反应所致。常见于异体蛋白性食物或药物过敏。

六、压疮

压疮（pressure sore）又称压力性溃疡，为局部组织长期受压，发生持续缺血、缺氧、营养不良所致的皮肤损害。多见于枕部、耳廓、肩胛部、肘部、髋部、骶尾部、膝关节内外侧、内外踝、足跟等身体受压部位。

压疮评估表（表 4－1）为临床用于预测压疮发生可能性的量表，其目的是确定患者是否处于发生压疮的危险中，以采取预防措施。

对已发生的压疮，临床上多根据组织损伤的程度对其进行分期：①1 期（淤血红肿期）：受压皮肤暗红，伴肿、痛、热，无破溃；②2 期（炎症浸润期）：红肿扩大、变硬，皮肤颜色由红转紫，并可有水疱形成，水疱破溃后，表皮脱落可形成潮湿红润的溃疡面；③3 期（浅表溃疡期）：皮肤破溃扩展，通过真皮层达脂肪组织，可继发感染；④4 期（坏死溃疡期）：坏死组织侵入肌肉层，感染向深部扩展，可破坏骨膜和骨质。

七、皮下出血

皮下出血（subcutaneous hemorrhage）的特点是局部皮肤青紫或黄褐色（陈旧性出血时），按之不退色，除血肿外一般不高出皮面。根据皮下出血的直径大小可将其分为以下几种：直径小于 2mm 称为瘀点（petechia），直径 3～5mm 称为紫癜（purpura），直径 5mm 以上称为瘀斑（ecchymosis），片状出血伴皮肤显著隆起称为血肿（hematoma）。出血斑点亦可发生于黏膜下。皮下出血常见于造血系统疾病、重症感染、某些中毒及外伤等。

表 4－1 **压疮评估表**

病区　　床号　　姓名　　性别　　年龄　　住院号

危险因素/评分		项目	日期						
意识状态	4	意识清醒							
	3	反应迟缓							
	2	意识模糊							
	1	木僵/昏迷							
活动情况	4	行动自如							
	3	辅助可行							
	2	能够坐起							
	1	长期卧床							
肢体活动度	4	完全能动							
	3	稍微限制							
	2	极度限制							
	1	不能活动							
进食情况	4	进食足够							
	3	进食不足							
	2	进食量少							
	1	不能进食							
失禁/皮肤受潮	4	皮肤干爽							
	3	偶有受潮							
	2	经常受潮							
	1	持续受潮							
皮肤情况	4	皮肤正常							
	3	颜色异常							
	2	温度异常							
	1	干燥（脱水/水肿）							
评分范围＝6～24 分		总评分：							
压疮危险评分等级		高度危险＝6～12 分							
		中度危险＝13～18 分							
		低度危险＝19～23 分							
		无危险＝24 分							

八、蜘蛛痣

蜘蛛痣（spider angioma）是皮肤小动脉末端分支性扩张所形成的血管痣，形似蜘蛛。蜘蛛痣大小不等，多出现在上腔静脉分布的区域内，如面、颈、手背、上臂、前胸和肩部等处。检查时若压迫蜘蛛痣的中心，其辐射状小血管网即退色或消失，去除压力后又复出现。一般认为蜘蛛痣的发生与肝脏对体内雌激素的灭活作用减弱有关，常见于慢性肝炎、肝硬化。

九、水肿

轻度水肿视诊不易发现，需与触诊结合。以手指加压被检查部位皮肤（通常取胫骨前内侧皮肤）3～5秒钟，若加压部位组织发生凹陷，称为凹陷性水肿（pitting edema）。颜面、胫骨前内侧及手足背皮肤水肿，伴皮肤苍白、干燥、粗糙，但指压后无组织凹陷，为黏液性水肿（myxedema），见于甲状腺功能减退症。下肢不对称性皮肤增厚、粗糙、毛孔增大，有时出现皮肤皱褶，指压无凹陷，亦可累及阴囊、大阴唇和上肢，为象皮肿，见于丝虫病。

根据水肿的轻重，可分为轻、中、重三度。

轻度：水肿仅见于眼睑、眶下软组织、胫骨前及踝部皮下组织，指压后组织轻度凹陷，平复较快。

中度：全身疏松组织均可见明显水肿，指压后出现较深的组织凹陷，平复缓慢。

重度：全身组织严重水肿，身体低垂部位皮肤紧张发亮，甚至有液体渗出，可伴胸腔、腹腔、鞘膜腔积液，外阴部也可有明显水肿。

第三节　浅表淋巴结检查

淋巴结分布于全身，一般检查只能发现身体各部浅表淋巴结的变化。正常浅表淋巴结较小，直径多在0.2～0.5cm，质地柔软，表面光滑，无压痛，与毗邻组织无粘连，不易被触及。

一、正常浅表淋巴结的部位

浅表淋巴结以组群分布，一个组群的淋巴结收集一定区域的淋巴液，局部炎症或肿瘤可引起相应区域的淋巴结肿大。各浅表淋巴结部位如下：耳前淋巴结位于耳屏前方；耳后淋巴结位于耳后乳突表面、胸锁乳突肌止点处；枕后淋巴结位于枕部皮下，斜方肌起点与胸锁乳突肌止点之间；颌下淋巴结位于颌下腺附近，在下颌角与颏部之中间部位；颏下淋巴结位于颏下三角内，下颌舌骨肌表面两侧下颌骨前端中点后方；颈前淋巴结位于胸锁乳突肌表面及下颌角处；颈后淋巴结位于斜方肌前缘（图4－8）；锁骨上淋巴结位于锁骨与胸锁乳突肌形成的夹角处；腋窝淋巴结分为外侧淋巴结群、胸肌淋巴结群、肩胛下淋巴结群、中央淋巴结群和腋尖淋巴结群5群，分别位于腋窝外侧壁、胸大肌下缘深部、腋窝后皱襞深部、腋窝内侧壁近肋骨及前锯肌处和腋窝顶部（图 4－9）；滑车上淋巴结位于上臂内侧，内上髁上方 3～4cm，肱二头肌与肱三头肌肌间沟内；腹股沟淋巴结位于腹股沟韧带下方股三角内；腘窝淋巴结位于小隐静脉与腘静脉汇合处。

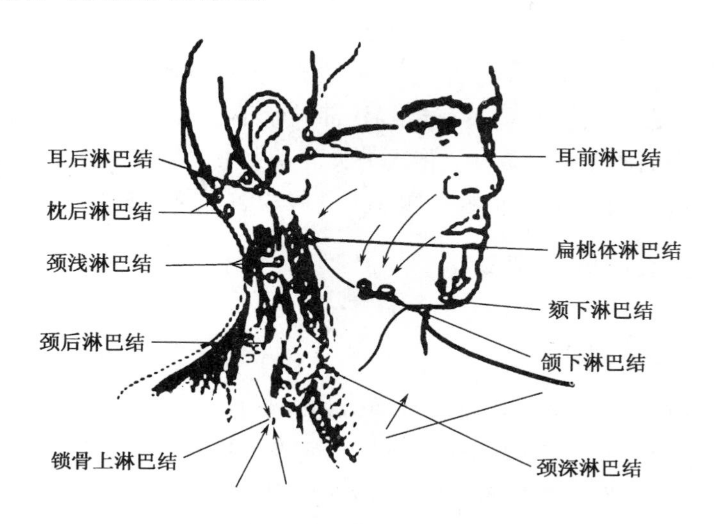

图 4－8　头颈部浅表淋巴结分布图

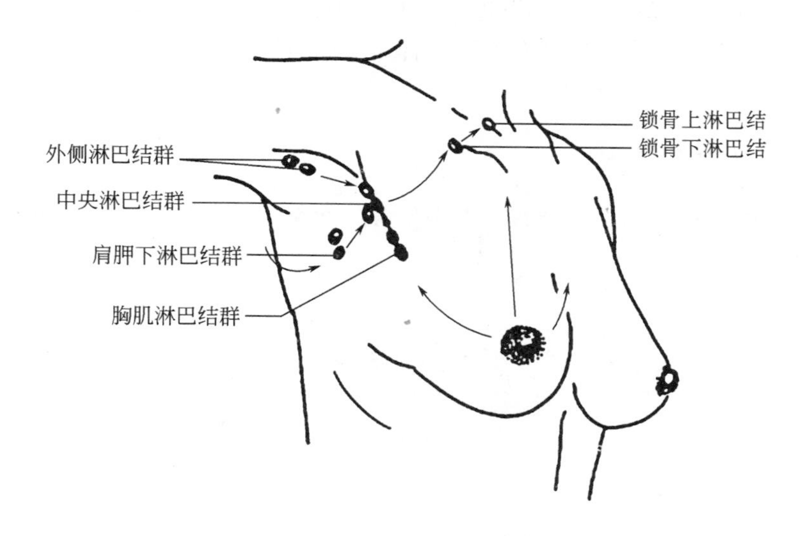

图 4－9　腋窝淋巴结分布图

二、检查方法

检查时将食、中、环 3 指并拢，以指腹紧贴检查部位，在指腹按压的皮肤与皮下组织间转动式滑动触诊。检查颈部淋巴结时让患者头稍低，使皮肤和肌肉放松，便于触诊。检查锁骨上淋巴结时，让患者取坐位或卧位，头部稍向前屈，用双手进行触诊，左手触诊右侧，右手触诊左侧。检查腋窝时应以手扶患者前臂使其稍外展，以右手检查左侧，以左手检查右侧。检查滑车上淋巴结时，以左（右）手扶患者左（右）前臂，以右（左）手向滑车上部位触摸。

发现淋巴结肿大时应注意其部位、大小、数目、硬度、有无压痛、活动度、有无粘连，局部皮肤有无红肿、疤痕、瘘管等，同时寻找引起淋巴结肿大的原发病灶。

淋巴结检查应在相应身体部位检查过程中进行，为避免遗漏应注意淋巴结检查的顺序。头颈部淋巴结检查的顺序为：耳前、耳后、枕部、颌下、颏下、颈前、颈后、锁骨上淋巴结。上肢淋巴结检查的顺序为：腋窝（依次为尖群、中央群、胸肌群、肩胛下和外侧群淋巴结）、滑车上淋巴结；下肢淋巴结的检查顺序为：腹股沟、腘窝淋巴结。

三、淋巴结肿大的临床意义

（一）局部淋巴结肿大

1．非特异性淋巴结炎 由所属部位的急、慢性炎症引起。急性炎症所致淋巴结肿大的特点为质地柔软、有压痛、表面光滑、无粘连；慢性炎症时质地较硬。

2．淋巴结结核 常发生在颈部，呈多发性，质地较硬，大小不等，可互相粘连，或与周围组织粘连，晚期破溃后形成瘘管，愈合后形成疤痕。

3．恶性肿瘤淋巴结转移 转移淋巴结质地坚硬，表面光滑，与周围组织粘连，不易推动，一般无压痛。胃癌、食管癌多向左侧锁骨上淋巴结群转移，称 Virchow 淋巴结，为胃癌、食管癌转移的标志。

（二）全身淋巴结肿大

淋巴结肿大的部位可以遍及全身，大小不等，无粘连。可见于淋巴瘤、白血病、传染性单核细胞增多症等。

第四节　头部、面部与颈部检查

一、头部

（一）头发

检查时注意颜色、疏密度、质地、分布，有无脱发及脱发的类型与特点。脱发常由甲状腺功能减退、伤寒、头皮脂溢性皮炎、发癣等疾病，或放射治疗和肿瘤化疗后引起。

（二）头皮

观察头皮颜色，头皮屑，有无头癣、疖痈、外伤、血肿及疤痕等。

（三）头颅

检查时注意头颅大小、外形及有无异常活动。头颅的大小以头围来衡量，测量时以软尺自眉间绕到颅后通过枕骨粗隆。成人头围平均≥53cm。头颅畸形常见有：①小颅（microcrania）：因囟门过早闭合引起，常伴智力障碍。②巨颅（macrocrania）：头颅增大，颜面很小，头皮静脉充盈，双目下视，巩膜外露，见于脑积水。③方颅（caput quadratum）：头顶平坦呈方形，多见于佝偻病或先天性梅毒。

头部活动受限见于颈椎疾病；头部不随意颤动见于震颤麻痹；与颈动脉搏动一致的点头运动，称 Musset 征，见于重度主动脉瓣关闭不全。

二、面部

（一）眼

1．眼睑

（1）睑内翻（entropion）　由于瘢痕形成使睑缘向内翻转，见于沙眼。

（2）上睑下垂（ptosis）　双侧上睑下垂见于重症肌无力；单侧上睑下垂见于蛛网膜下腔出血、脑炎、外伤等所致动眼神经麻痹。

（3）眼睑闭合不全（hypophasis）　双侧眼睑闭合不全见于甲状腺功能亢进症；单侧闭合不全见于面神经麻痹。

（4）眼睑水肿（blepharoedema）　常见于肾炎、营养不良、贫血、血管神经性水肿等。

2．结膜　检查上睑结膜时需翻转眼睑，其方法为以食指和拇指捏住上睑中部的边缘，嘱患者向下看，此时轻轻向前下方牵拉，然后食指向下压迫睑板上缘，并与拇指配合将睑缘向上捻转即可将眼睑翻开。结膜充血见于结膜炎、角膜炎；颗粒与滤泡见于沙眼；结膜苍白见于贫血；结膜发黄见于黄疸；如有散在不等的出血点，见于亚急性感染性心内膜炎。

3．眼球　检查时注意眼球的外形和运动。

（1）眼球突出（exophthalmos）　双侧眼球突出见于甲状腺功能亢进症；单侧眼球突出见于局部炎症或眶内占位性病变。

（2）眼球下陷（enophthalmos）　双侧下陷见于严重脱水；单侧下陷见于 Horner 综合征。

（3）眼球运动（ocular movement）　检查者将食指置于患者眼前 30～40cm 处，嘱患者固定头部，眼球随检查者食指所指方向移动，按左→左上→左下，右→右上→右下 6 个方向顺序进行，分别检查 6 条眼外肌的运动功能。当动眼、滑车、展神经麻痹时可出现眼球运动障碍伴复视。由支配眼肌运动的神经麻痹所产生的斜视，称为麻痹性斜视，多由脑炎、脑膜炎、脑脓肿、脑血管病变、颅脑外伤、鼻咽癌所引起。

眼球震颤（nystagmus）是指双侧眼球有规律的快速往返运动。自发的眼球震颤见于耳源性眩晕或小脑疾患。

4．角膜　检查时注意角膜的透明度，有无云翳、白斑、软化、溃疡、新生血管等。云翳与白斑发生在角膜的瞳孔部位可影响视力。角膜软化（keratomalacia）见于婴幼儿营养不良、维生素 A 缺乏等。角膜周围血管增生见于沙眼。角膜边缘及周围出现灰白色混浊环，多见于老年人，称为老年环（arcus senilis）。角膜边缘出现棕褐色环，称 Kayser-Fleischer 环，见于肝豆状核变性。

5．巩膜 巩膜呈不透明的瓷白色。发生黄疸时，巩膜最为明显。

6．虹膜 正常虹膜纹理近瞳孔处呈放射性排列，周边呈环形排列。纹理模糊或消失见于虹膜炎症、水肿和萎缩。虹膜形态异常或有裂孔见于虹膜粘连、外伤、先天性虹膜缺损等。

7．瞳孔 瞳孔为虹膜中央的孔洞。检查时应注意瞳孔的形状、大小，双侧是否等大、等圆，对光反射与集合反射是否正常等。

（1）形状 正常为圆形。青光眼或眼内肿瘤时可呈椭圆形；虹膜粘连时形状可不规则。

（2）大小 正常瞳孔直径 2～5mm，双侧等大。病理情况下，瞳孔缩小见于虹膜炎症、有机磷类杀虫药中毒、毒蕈中毒，或吗啡、氯丙嗪等药物反应。瞳孔扩大见于阿托品、可卡因等药物影响。双侧瞳孔大小不等，提示颅内病变，如脑外伤、脑肿瘤、脑疝等。双侧瞳孔不等伴对光反射减弱或消失及意识不清，为中脑功能损害的表现。

（3）对光反射（pupillary light reflex） 检查者以手隔开被检者两眼，用手电筒照射一侧瞳孔，正常人当眼受到光线刺激后双侧瞳孔立即缩小，移开光源后迅速复原。同侧瞳孔的变化称直接对光反射，对侧瞳孔的变化称间接对光反射。瞳孔对光反射迟钝或消失，见于昏迷患者；双侧瞳孔散大伴对光反射消失为濒死状态的表现。

（4）集合反射（convergence reflex） 嘱患者注视 1m 以外检查者的食指尖，然后将食指逐渐移近眼球约 10cm 处，正常人可见双眼内聚，瞳孔缩小。动眼神经功能受损时集合反射消失。

8．眼的功能检查

（1）视力（visual acuity） 视力检查包括远视力和近视力。检查远视力用远距离视力表，在距视力表 5m 处，两眼分别检查，能看清“1.0”行视标者为正常视力。如在 1cm 处不能辨认 0.1 行视标者，改为“数手指”，即辨认检查者所示的手指数。手指移近眼前 5cm 仍数不清者，改为指动检测，即受检者能否分辨检查者的手指运动。不能看到眼前手动者，检测其光感是否存在，如光感消失，即为失明。检查近视力用近距离视力表，在距视力表 33cm 处，能看清“1.0”行视标者为正常视力。

（2）色觉（color sensation） 色觉异常分为色弱和色盲两种。色弱为对某种颜色的识别能力减低；色盲为对某种颜色的识别能力丧失。色觉检查应在适宜的光线下，让受检者在 50cm 距离处读出色盲表上的数字或图像，如 5～10 秒内不能读出表上的彩色数字或图像，则可按色盲表的说明判断为某种色盲或色弱。

9．眼底检查 眼底检查（examination of ocular fundus）需借助眼底镜方可进行，主要观察项目为视神经乳头、视网膜血管、黄斑区、视网膜各象限。颅内压增高时可见视乳头水肿，高血压、动脉硬化、慢性肾炎、糖尿病等可见眼底的特征性异常改变。

（二）耳

1．外耳

（1）耳廓　检查时注意有无发育畸形、疤痕、红肿、结节等。痛风患者可在耳廓上触及痛性小结；耳廓红肿并有局部发热和疼痛，见于感染。

（2）外耳道　观察皮肤是否正常，有无溢液。有黄色液体流出并有疼痛者为外耳道炎；外耳道内有局部红肿疼痛，并有耳廓牵拉痛则为疖肿；有脓液流出并有全身症状，为急性中耳炎；有血液或脑脊液流出，提示颅底骨折。

2．中耳　观察鼓膜是否穿孔，注意穿孔位置，如有溢脓并有恶臭，可能为胆脂瘤。

3．乳突　化脓性中耳炎引流不畅时可蔓延为乳突炎，检查时可见耳廓后皮肤红肿，乳突有明显压痛，严重者可继发耳源性脑脓肿或脑膜炎。

4．听力　粗略的听力（audile）检查方法为：在静室内患者闭目坐于椅上，用手指堵塞非受检耳，检查者立于背后手持嘀哒表或用捻指声从1m以外逐渐向耳部移动，直至听到为止。听力正常时在1m处即可听到嘀哒声或捻指声。精确法为使用规定频率的音叉或电测听设备进行测试，对明确诊断更有价值。听力减退见于外耳道有耵聍或异物、局部或全身血管硬化、中耳炎、听神经损害等。

（三）鼻

检查鼻部皮肤颜色、外形、鼻翼煽动，鼻道是否通畅，有无脓、血性分泌物，鼻窦有无压痛。

1．外形　检查时注意鼻部皮肤颜色和鼻形的改变。鼻梁皮肤出现黑褐色斑点或斑片为日晒后或慢性肝病所致的色素沉着。鼻梁部皮肤出现红色斑块，病损处高起皮面并向两侧面颊部扩展，见于系统性红斑狼疮。鼻尖和鼻翼部位的皮肤发红，并有毛细血管扩张和组织肥厚，见于酒渣鼻。鼻腔完全堵塞，鼻梁宽平如蛙状，称为蛙状鼻，见于肥大的鼻息肉患者。鼻骨破坏后鼻梁塌陷，称鞍鼻，见于鼻骨骨折或先天性梅毒。

2．鼻翼煽动　吸气时鼻孔张大，呼气时鼻孔回缩，为呼吸困难的表现。

3．鼻出血　多为单侧，见于外伤、鼻腔感染、局部血管损伤、鼻腔肿瘤等。双侧出血多由全身性疾病引起，如流行性出血热、伤寒等发热性传染病，血小板减少性紫癜、再生障碍性贫血、白血病、血友病等血液系统疾病，高血压、肝脾疾患、维生素C或维生素K缺乏等。妇女如发生周期性鼻衄则应考虑子宫内膜异位症。

4．鼻黏膜　急性鼻黏膜肿胀伴有鼻塞和流涕，见于急性鼻炎。慢性鼻黏膜肿胀见于各种因素所致慢性鼻炎。鼻黏膜萎缩、鼻腔分泌物减少、鼻甲缩小、鼻腔宽大、嗅觉减退或丧失，见于慢性萎缩性鼻炎。

5．鼻腔分泌物　清稀无色的分泌物为卡他性炎症，黏稠发黄或发绿的分泌物为鼻或鼻窦化脓性炎症所致。

6．鼻窦　鼻窦（nasal sinus）共4对（图4－10），皆有窦口与鼻腔相通，当引流不畅时易发生炎症。鼻窦炎时可出现鼻塞、流涕、头痛和鼻窦压痛。各鼻窦区压痛检查法如下：

(1) 上颌窦　检查者双手固定于患者的两侧耳后，将拇指分别置于左右颧部向后按压，询问有无压痛。

(2) 额窦　检查者两手固定于患者两侧耳后，双手拇指分别置于左右眼眶上缘内侧，向后、向上按压，询问有无压痛。

(3) 筛窦　双手固定于患者两侧耳后，双手拇指分别置于鼻根部与眼内眦之间，向后方按压，询问有无压痛。

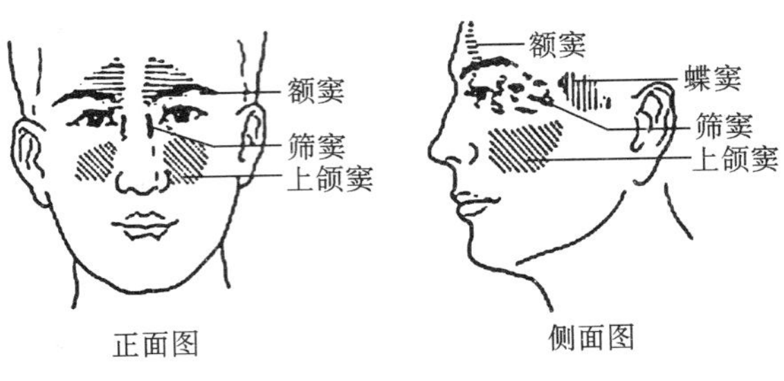

图4－10　鼻窦

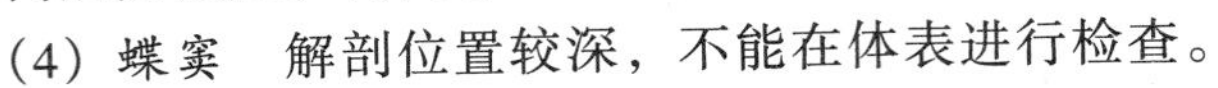

(4) 蝶窦　解剖位置较深，不能在体表进行检查。

（四）口

1．口唇　注意口唇颜色，有无疱疹、口角糜烂或歪斜。正常人口唇红润光泽；口唇苍白见于贫血、虚脱；口唇深红并有疮疹见于急性发热性疾病；口唇发绀为血液中脱氧血红蛋白增多所致，见于心肺功能不全；口唇呈樱桃红色见于一氧化碳中毒。口唇干燥、皲裂，见于严重脱水患者。口角歪斜见于面神经瘫痪或脑血管意外。

2．口腔黏膜　注意口腔黏膜颜色，有无出血点、溃疡及真菌感染。正常人口腔黏膜光洁呈粉红色。黏膜瘀点、瘀斑或血疱，见于出血性疾病；相当于第2磨牙的颊黏膜处针尖大小的白色斑点，称为麻疹黏膜斑（Koplik斑），为麻疹的早期体征；黏膜溃疡见于口腔炎症；黏膜上有白色或灰白色凝乳块状物，为白色念珠菌感染所引起，多见于重病衰弱者或长期使用广谱抗生素和抗肿瘤药物后。

3．牙齿　检查时注意有无龋齿、残根、缺牙和义齿等。

4．牙龈　正常牙龈呈粉红色，检查时注意牙龈颜色，有无肿胀、溢脓、溃疡及出血。牙龈肿胀、溢脓见于慢性牙周炎；牙龈出血见于牙石或出血性疾病；牙龈游离缘出现蓝灰色点线称为铅线，为铅中毒的特征。

5．舌　正常人舌质淡红，表面湿润，覆有薄白苔，伸出居中，活动自如无颤动。检查时嘱患者伸出舌头，舌尖翘起，左右侧移，以观察舌质、舌苔及舌的运动状态。舌头萎缩，舌面光滑呈粉红色或红色，见于贫血；舌紫见于心肺功能不全；舌鲜红伴舌乳头肿胀凸起类似草莓，称草莓舌（strawberry tongue），见于猩红热或长期发热的患者；舌面干燥，舌体缩小，称干燥舌（drytongue），见于严重脱水、阿托品作用或放射治疗后。伸舌有细微震颤，见于甲状腺功能亢进症，偏斜见于舌下神经麻痹。

6．咽部及扁桃体　患者坐于椅上，头稍后仰，张口发“啊”音，检查者用压舌板在舌的前2/3与后1/3交界处迅速下压，此时软腭上抬，在照明的配合下可见软腭、悬雍垂、软腭弓、扁桃体、咽后壁等。注意咽部颜色、对称性，有无充血、肿胀、分泌物及扁桃体大小。

急性咽炎时，咽部黏膜充血、红肿，黏液腺分泌增多；慢性咽炎时，咽部发红，表面粗糙，可见淋巴滤泡呈簇状增生。急性扁桃体炎时，腺体肿大，扁桃体隐窝内有黄白色分泌物形成假膜，易于拭去，不留创面，此可与咽白喉鉴别。扁桃体肿大分为3度（图4－11）：不超过咽腭弓者为Ⅰ度；超过咽腭弓者为Ⅱ度；达到或超过咽后壁中线者为Ⅲ度。

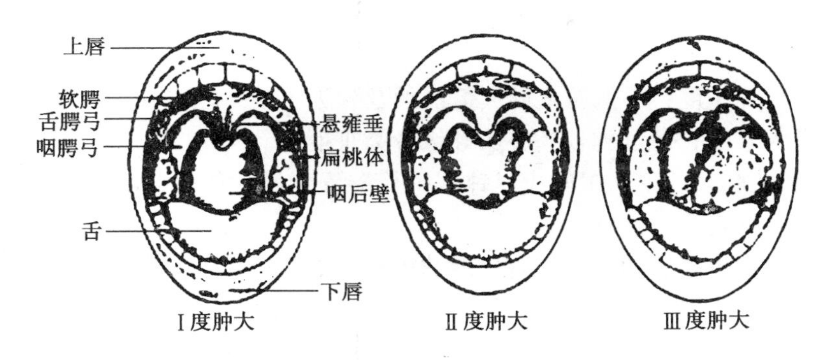

图4－11　扁桃体肿大分度

7．腮腺　正常人腺体薄软，不能触及其轮廓。腮腺导管开口位于上颌第2磨牙相对的颊黏膜上。检查时注意导管口有无分泌物。急性腮腺炎时，腮腺肿大，视诊可见以耳垂为中心的隆起，有压痛，腮腺导管口红肿。腮腺混合瘤，质韧呈结节状，边界清楚，可移动。恶性肿瘤质硬、固定，可伴有面瘫。

三、颈部

（一）颈部姿势与运动

正常人颈部直立，两侧对称，活动自如。头不能抬起，见于严重消耗性疾病晚期、重症肌无力等；颈部运动受限伴疼痛，可见于软组织炎症、颈肌扭伤、颈椎疾病等；颈项强直为脑膜受刺激的特征，见于脑膜炎、蛛网膜下腔出血等。

（二）颈部血管

1．颈静脉　正常人坐位或半坐位（即上身与水平面呈45°角度）时，颈静脉多不显露。如坐位或半坐位时，颈静脉明显充盈，称为颈静脉怒张，提示静脉压增高，见于右心衰竭、缩窄性心包炎、心包积液或上腔静脉阻塞综合征。

2．颈动脉　正常人静息状态下颈部动脉搏动不易看到。如在静息状态下出现明显的颈动脉搏动，多见于主动脉瓣关闭不全、高血压、甲状腺功能亢进症及严重贫血者。

（三）甲状腺

正常甲状腺表面光滑，柔软不易触及。甲状腺检查方法如下：

1．视诊　患者取坐位，头稍后仰，嘱其做吞咽动作的同时，观察甲状腺的大小和对称性。正常人甲状腺外观不突出。

2．触诊　检查者立于受检者前面，一手拇指施压于一侧甲状软骨，将气管推向对侧，另一手食、中指在对侧胸锁乳突肌后缘向前推挤甲状腺，拇指在胸锁乳突肌前缘触诊，配合吞咽动作，重复检查，可触及被推挤的甲状腺。用同法检查另一侧甲状腺。亦可立于受检者后面，一手食、中指施压于一侧甲状软骨，将气管推向对侧，另一手拇指在对侧胸锁乳突肌后缘向前推挤甲状腺，食、中指在其前缘触诊甲状腺，配合吞咽动作，重复检查。用同法检查另一侧甲状腺。

甲状腺肿大可分3度：不能看出肿大但能触及者为Ⅰ度；能看到肿大又能触及，但在胸锁乳突肌以内者为Ⅱ度；超过胸锁乳突肌外缘者为Ⅲ度。

3．听诊 触及肿大的甲状腺时应以钟型听诊器置于肿大的甲状腺上进行听诊。甲状腺功能亢进时，可闻及连续性静脉“嗡鸣”音。

甲状腺肿大见于甲状腺功能亢进、单纯性甲状腺肿或甲状腺肿瘤等。

（四）气管

正常人气管位于颈前正中部。检查时让患者取坐位或仰卧位，使颈部处于正中位置。检查者将右手食指与环指分别置于两侧胸锁关节上，然后将中指置于气管之上，观察中指是否在食指与环指中间。正常人两侧距离相等，两侧距离不等示有气管移位。一侧胸腔积液、积气、纵隔肿瘤时，气管向健侧移位；肺不张、肺纤维化、胸膜增厚粘连时，气管向患侧移位。

第五节 胸部检查

胸部是指颈部以下和腹部以上的区域。胸部检查应在安静、温暖和光线充足的环境中进行，患者取坐位或卧位，尽可能暴露检查部位，按视、触、叩、听顺序，先检查前胸部和侧胸部，然后检查背部，同时应左右对称部位进行对比。

一、胸部的体表标志

胸部体表标志包括骨骼标志、自然陷窝和人工划线和分区，这些标志在胸部检查时用于标记正常胸部脏器的位置和轮廓，也用于描述体征的位置和范围，还可用于标记胸部穿刺或手术的部位等。

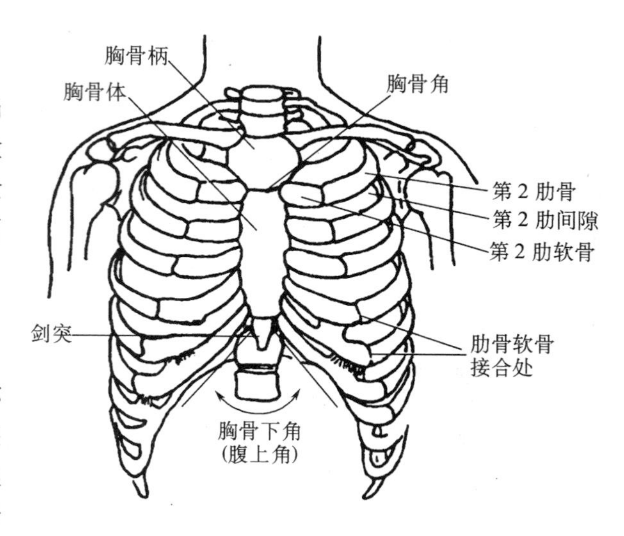

图4－12 前胸壁骨骼标志

（一）骨骼标志

1．胸骨角（sternal angle） 又称Louis角，为胸骨柄与胸骨体交界处的突起，其两侧分别与左右第2肋软骨相连接，为前胸壁计数肋骨的重要标志。胸骨角还标志左右主支气管分叉、主动脉弓和第5胸椎水平（图4－12）。

2．剑突（xiphoid process）　为胸骨体下端突起部，呈三角形，其底部与胸骨体相连接（图 4－12）。

3．腹上角（epigastric angle）　为前胸下缘左右肋弓在胸骨下端会合形成的夹角。正常约 70°～110°，体型瘦长者较锐，矮胖者较钝。其后为肝脏左叶、胃及胰腺所在区域（图 4－12）。

4．肋间隙（intercostal space）　为两肋之间的间隙。前胸壁的水平位置多以肋间隙标志，方法为由胸骨角确定第 2 肋骨，其下的间隙为第 2 肋间隙，余依此类推（图 4－12）。

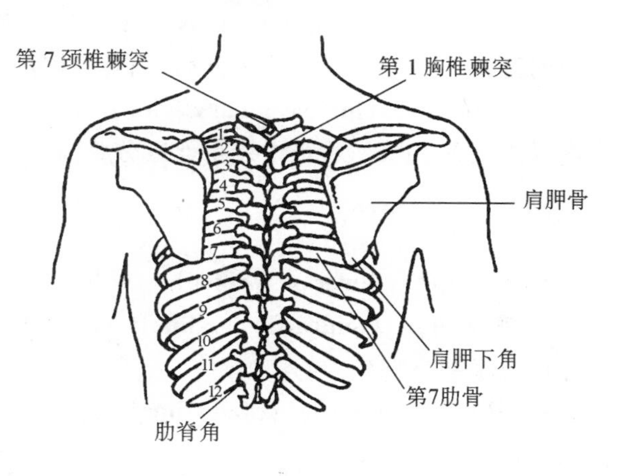

图 4－13　后胸壁骨骼标志

5．脊柱棘突（spinous process）　为后正中线的标志。颈部第 7 颈椎棘突最为突出，其下为第 1 胸椎，常以此作为计数胸椎的标志（图 4－13）。

6．肩胛骨（scapula）　位于后胸壁脊柱两侧第 2～8 肋骨间。肩胛骨的下端称肩胛下角。两上肢自然下垂时肩胛下角一般平第 7 后肋水平或第 7 肋间隙，为后胸壁计数肋骨的重要标志（图 4－13）。

（二）自然陷窝和解剖区域

1．胸骨上窝（suprasternal fossa）　为胸骨柄上方的凹陷，气管位于其后（图 4－14）。

2．锁骨上窝（supraclavicular fossa）（左、右）　为左、右锁骨上方的凹陷，相当于两肺尖的上部（图 4－14）。

3．锁骨下窝（infraclavicular fossa）（左、右）　为左、右锁骨下方的凹陷，相当于两肺上叶肺尖的下部、第 3 肋前下缘（图 4－14）。

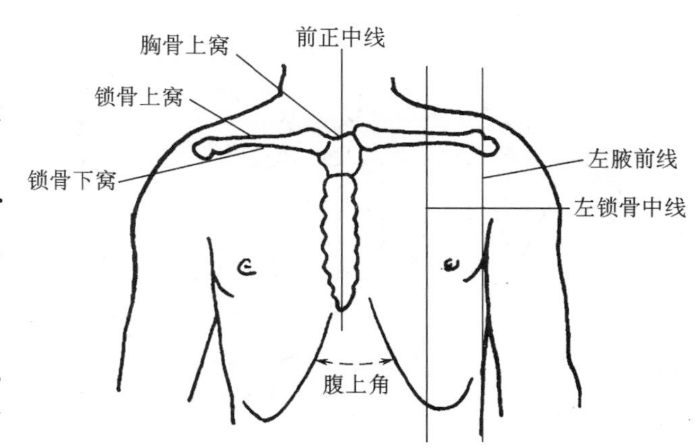

图 4－14　前胸壁自然陷窝和人工划线

4．腋窝（axillary fossa）（左、右）　为左、右上肢内侧与胸壁相连的凹陷（图 4－16）。

5．肩胛上区（suprascapular region）（左、右）　为左、右肩胛冈上方的区域（图 4－15）。

6．肩胛区（scapular region ）（左、右）　为左、右肩胛冈以下肩胛下角水平以上，肩胛骨内缘以外的区域，后正中线将此区分为左右两部分（图 4－15）。

7．肩胛下区（infrascapular region）（左、右） 为两肩胛下角连线与第12胸椎水平线之间的区域，后正中线将此区分为左右两部分（图4－15）。

8．肩胛间区（interscapular region）（左、右） 为肩胛下角水平线以上，左、右肩胛骨内缘之间的区域，后正中线将此区分为左、右两部分（图4－15）。

（三）人工划线

1．前正中线（anterior midline） 又称胸骨中线，为通过胸骨正中的垂直线（图4－14）。

2．锁骨中线（midclavicular line）（左、右） 为通过锁骨的肩峰端与胸骨端两者中点所作的垂直线（图4－14）。

3．腋前线（anterior axillary line）（左、右） 为通过腋窝前皱襞沿前侧胸壁向下的垂直线（图4－16）。

4．腋后线（posterior axillary line）（左、右） 为通过腋窝后皱襞沿后侧胸壁向下的垂直线（图4－16）。

5．腋中线（midaxillary line）（左、右） 自腋窝顶端于腋前线和腋后线之间中点向下的垂直线（图4－16）。

6．后正中线（posterior midline） 为通过椎骨棘突或沿脊柱正中下行的垂直线（图4－15）。

7．肩胛线（scapular line）（左、右） 为两臂自然下垂时通过肩胛下角的垂直线（图4－15）。

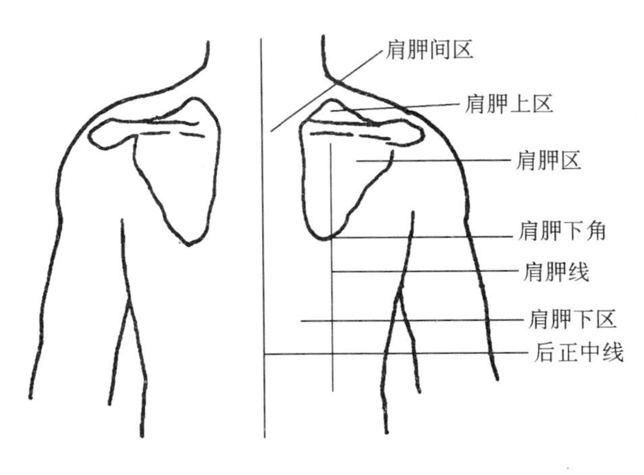

图4－15 后胸壁自然陷窝和人工划线

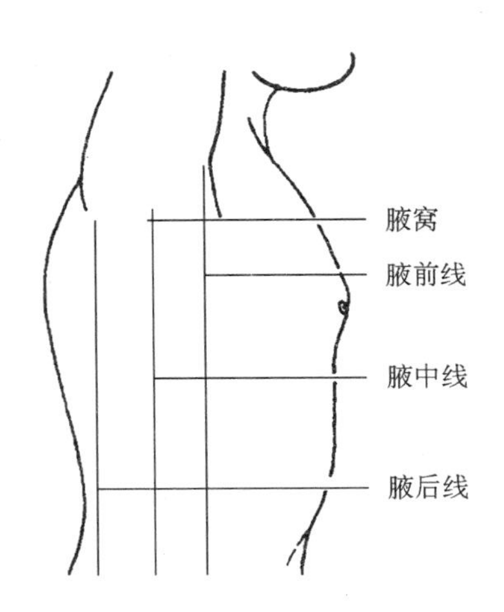

图4－16 侧胸壁自然陷窝和人工划线

二、胸壁、胸廓与乳房

（一）胸壁

胸壁（chest wall）检查主要通过视诊和触诊来完成。

1．静脉　正常胸壁无静脉显露。当上腔静脉或下腔静脉血流受阻建立侧支循环时，胸壁静脉充盈或曲张。上腔静脉阻塞时，静脉血流方向自上而下；下腔静脉阻塞时，静脉血流方向自下而上，通过检查血流方向可明确诊断。

2．皮下气肿　气管、肺或胸膜破裂，气体逸至胸部皮下组织称为皮下气肿（subcutaneous emphysema）。视诊可见胸壁外观肿胀，触诊能感觉到气体在组织内移动，形成捻发感或握雪感。皮下气肿多由自发性气胸、纵隔气肿、胸部外伤、肋骨骨折等引起。

3．胸壁压痛　正常胸壁无压痛。肋骨骨折、肋软骨炎、胸壁软组织炎、肋间神经炎时，局部胸壁可有压痛。骨髓异常增生、急性白血病患者胸骨下端常有压痛和叩击痛。

（二）胸廓

正常成人胸廓两侧大致对称，呈椭圆形。成年人胸廓前后径与左右径之比约为1:1.5，小儿和老年人胸廓前后径略小于左右径或相等，故呈圆柱形。常见的胸廓外形改变见图4－17。

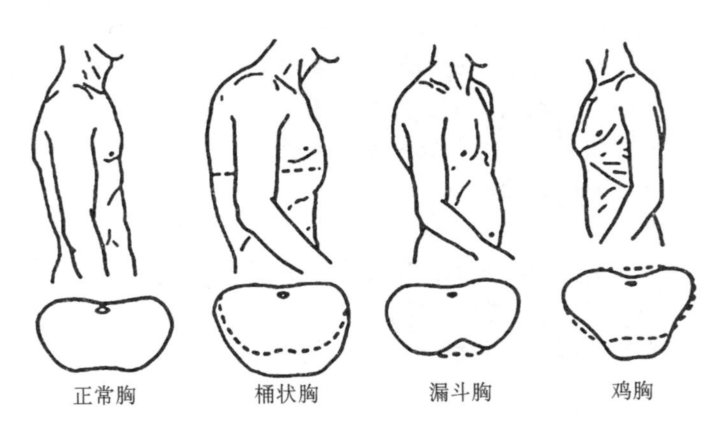

图4－17　胸廓外形的改变

1．扁平胸（flat chest）　胸廓扁平，前后径短于左右横径的一半，见于瘦长体型者，亦可见于慢性消耗性疾病如肺结核、肿瘤晚期等。

2．桶状胸（barrel chest）　胸廓前后径与左右径几乎相等，呈圆桶状，肋骨斜度变小，肋间隙增宽饱满，腹上角增大。见于肺气肿患者，亦可见于老年人或矮胖体型者。

3．佝偻病胸（rachitic chest）　为佝偻病所致的胸廓改变，多见于儿童。包括：

（1）鸡胸（pigeon chest）　胸骨下端前突，胸廓前侧胸壁肋骨凹陷，胸骨上下距离较短，形如鸡的胸廓。

（2）佝偻病串珠（rachitic rosary）　为前胸部各肋软骨与肋骨交界处串珠状隆起。

（3）肋膈沟（Harrison's groove）　为胸部前下肋骨外翻，自胸骨剑突沿膈附着部位的胸壁向内凹陷形成的沟状带。

4．漏斗胸（funnel chest）　前胸下部内陷呈漏斗状，多为先天性畸形。

5．胸廓一侧变形　胸廓单侧隆起，多见于大量胸腔积液、气胸等；胸廓一侧凹陷，多见于肺或胸膜纤维化、肺不张、广泛胸膜增厚和粘连等。

6. 胸廓局部隆起 见于胸壁皮肤肿块或结节、胸腔肿瘤、心脏扩大、心包积液及主动脉瘤等。

7. 脊柱畸形（spinal deformity） 多因脊柱前凸、后凸或侧凸，导致胸廓两侧不对称（图 4－18）。见于先天性畸形、脊柱外伤和结核等。

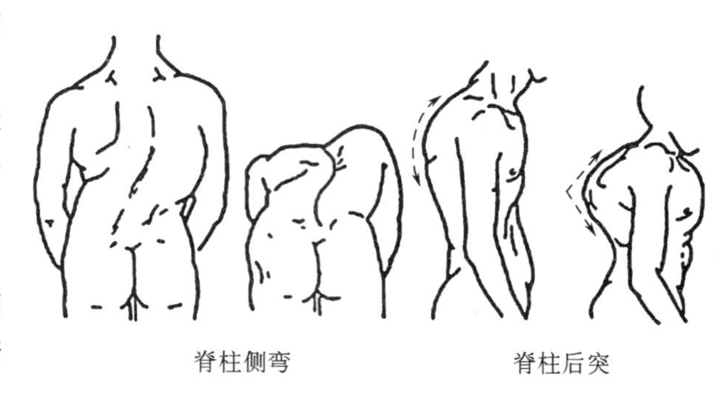

图 4－18 脊柱畸形

（三）乳房

乳房（breast）检查应有良好的照明，患者取坐位或仰卧位，充分暴露胸部，一般先视诊，再做触诊。

1. 视诊 正常儿童和男子乳房较小，乳头约位于锁骨中线第 4 肋间隙处。女性乳房在青春期逐渐增大，呈半球形，乳头也逐渐增大呈圆柱状，乳头和乳晕色泽较深。妊娠和哺乳期乳腺增生，乳房明显增大，乳晕扩大，颜色加深。乳房检查应注意以下内容：

（1）*对称性* 正常女性坐位时两侧乳房基本对称；两侧乳房不对称者，见于乳房发育不良、先天畸形、囊肿、炎症或肿瘤等。

（2）*乳房皮肤* 皮肤发红提示局部炎症，常伴局部热、肿、痛，癌性淋巴管炎者皮肤呈深红色，不伴热、痛；癌细胞侵犯致乳房淋巴管阻塞引起淋巴水肿，局部皮肤外观呈“橘皮样”；局部皮肤下陷，可能是乳腺癌早期体征，在双臂上举过头或双手叉腰时更为明显。此外还应注意乳房有无溃疡、瘢痕或色素沉着。

（3）*乳头* 注意乳头位置、大小、是否对称、有无倒置或内翻。乳头回缩如自幼发生，为发育异常；如近期发生，则可能为癌变。血性乳头分泌物见于肿瘤，黄色分泌物见于慢性囊性乳腺炎等。

2. 触诊 患者取坐位或仰卧位。仰卧位时，应在肩下置一小枕，被检者将手臂置于枕后。检查者将食指、中指和无名指并拢，用指腹触诊。为便于记录，通常以乳头为中心作一垂直线和水平线，将乳房分为 4 个象限（图 4－19）。检查时依次按外上象限、外下象限、内下象限、内上象限由浅入深触诊。触诊时注意：

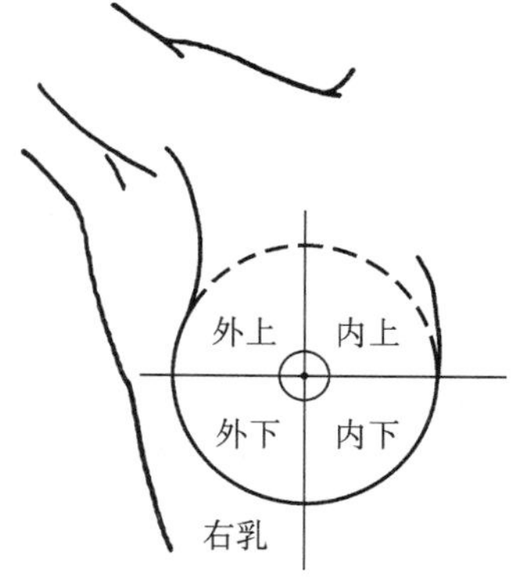

图 4－19 乳房的分区

（1）*质地和弹性*（consistency and elasticity） 正常乳房触诊有弹性颗粒感和柔韧感，随不同年龄而有区别。青年人乳房柔软，质地均匀一致；中年人可触及乳腺中的小叶；老年人多呈纤维结节感。月经期乳房小叶充血，触诊有紧张感；妊娠期乳房增大饱满有柔韧感；哺乳期呈结节感。乳房炎症和新生物浸润时局部硬度增加，弹性消失。

（2）*压痛*（tenderness） 乳房局部压痛提示炎症，恶性病变较少出现压痛。

（3）包块（masses） 触及乳房包块应注意与周围组织有无粘连等。乳房触诊后，还应常规检查双侧腋窝、锁骨上窝及颈部淋巴结有无肿大或异常。

三、肺和胸膜

肺和胸膜检查是胸部检查的重点之一。检查环境要温暖，被检者取坐位或仰卧位，充分暴露胸部。按视诊、触诊、叩诊和听诊的顺序，先前胸、侧胸部，后背部进行检查。

（一）视诊

1. 呼吸运动（respiratory movement） 呼吸运动是通过膈肌和肋间肌的收缩和松弛完成的，吸气时膈肌收缩、横膈下降、腹壁外隆，同时肋间肌收缩，胸廓前部向上外方移动，胸廓扩张。呼气时膈肌松弛，腹壁回缩，同时肋间肌放松，肋骨向下方移动。呼吸运动的视诊内容如下：

（1）呼吸运动类型 正常成年男性和儿童的呼吸以膈肌运动为主，胸廓下部和腹壁动度较大，形成腹式呼吸；成年女性呼吸则以肋间肌运动为主，形成胸式呼吸。实际上两种呼吸不同程度同时存在。当胸壁或肺疾病如肺炎、胸膜炎、肺水肿或肋骨骨折时，胸式呼吸减弱，腹式呼吸增强；大量腹水、肝脾极度肿大、腹腔巨大肿瘤或妊娠晚期，腹式呼吸减弱，胸式呼吸增强。

（2）呼吸困难 根据呼吸困难主要出现在吸气相还是呼气相，判定是吸气性呼吸困难、呼气性呼吸困难或混合性呼吸困难。详见第三章第五节“呼吸困难”。

2. 呼吸频率和深度（respiratory frequency and depth） 正常成人平静呼吸时呼吸频率为16～20次/分钟，呼吸与脉搏频率之比为1:4，新生儿呼吸频率约44次/分钟，随年龄增长而减少。异常可出现频率和深浅的改变（图4－20）。

（1）呼吸急促（tachypnea） 指呼吸频率超过24次/分钟。见于剧烈运动、发热、甲状腺功能亢进、心肺功能不全等。

（2）呼吸过缓（bradypnea） 指呼吸频率低于12次/分钟。见于颅内高压、麻醉或镇静药过量。

（3）呼吸深度变化 常见有：①呼吸浅快：见于肺炎、胸膜炎、呼吸肌麻痹等。②呼吸深大：见于糖尿病酮症酸中毒和尿毒症酸中毒、剧烈运动、情绪激动或癔症等。

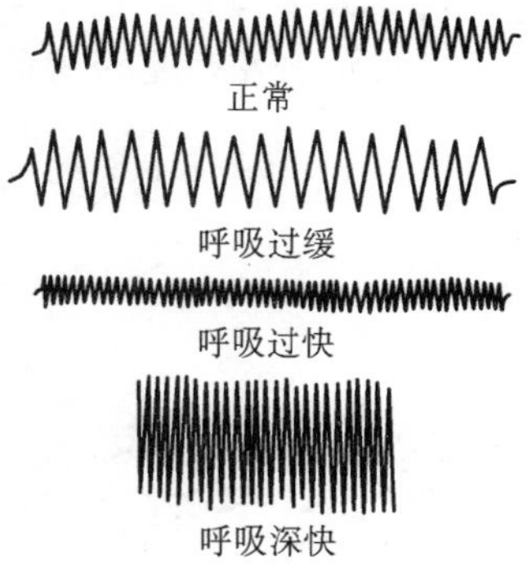

图4－20 呼吸频率和深度的变化

3. 呼吸节律（respiratory rhythm） 正常成人静息状态下呼吸均匀而整齐，病理情况下可出现各种呼吸节律的变化（图4－21）。

（1）潮式呼吸（tidal breathing） 又称Cheyne－Stokes呼吸。表现为呼吸由浅慢逐渐变得深快，再由深快转为浅慢，随之出现呼吸暂停，周而复始。多见于脑炎、脑膜炎、颅内压增高及某些中毒等。其发生系由于呼吸中枢兴奋性降低，对呼吸节律的调节失常，提示病情危重，预后不良。

(2) 间停呼吸（meningitic breathing） 又称 Biots 呼吸。表现为在规则的呼吸中突然停止一段时间，又开始规则呼吸。其发生原因同潮式呼吸，但更为严重。

(3) 叹息样呼吸（sighing breathing） 表现为在一段正常呼吸中插入一次深大呼吸，并常伴有叹息声。多为功能性改变，见于神经衰竭、精神紧张或抑郁症。

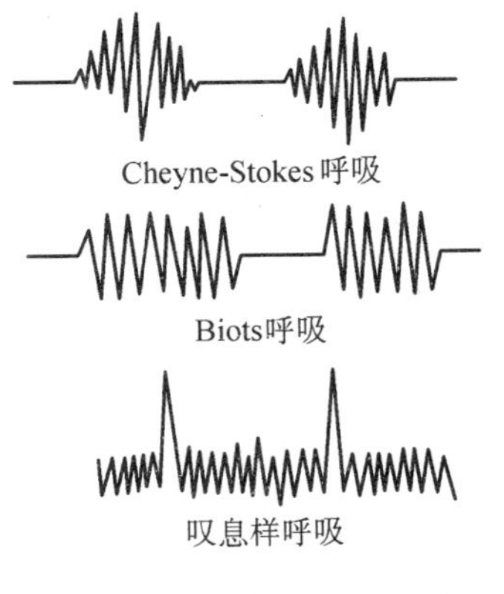

图 4-21 呼吸节律的变化

（二）触诊

触诊可对视诊中的异常发现作进一步评估，也可弥补视诊不能发现的异常体征。触诊的重点内容如下：

1. 胸廓扩张度（thoracic expansion） 一般在胸廓前下部呼吸动度最大的部位及背部检查。触诊前胸时，检查者两手置于胸廓前下部对称部位，拇指指向剑突。触诊背部时，双拇指在第 10 肋水平，其余手指对称地置于被检者胸廓两侧。嘱被检者做深呼吸，比较呼吸运动的范围和对称性（图 4-22）。单侧胸廓扩张度减弱见于病侧大量胸水、气胸、胸膜增厚粘连、肺不张、肺炎等；双侧胸廓扩张度减弱见于双侧胸膜增厚、肺气肿或双侧胸膜炎等；双侧胸廓扩张度增强见于胸腔内巨大肿瘤、急性腹膜炎等。

2. 语音震颤（vocal fremitus） 语音震颤为被检查者发出声音时，声波沿气道及肺泡传到胸壁所引起的震动，可用手掌触及，又称触觉语颤（tactile fremitus），根据其强度变化，用以判断胸内病变的性质。检查时，检查者将双手掌的尺侧缘或指腹轻放在被检者胸壁的对称部位，嘱被检查者重复发“yi”的长音，从上到下，从内到外，先前胸后背部，比较两侧相同部位语音震颤是否对称，有无增强或减弱（图 4-23）。

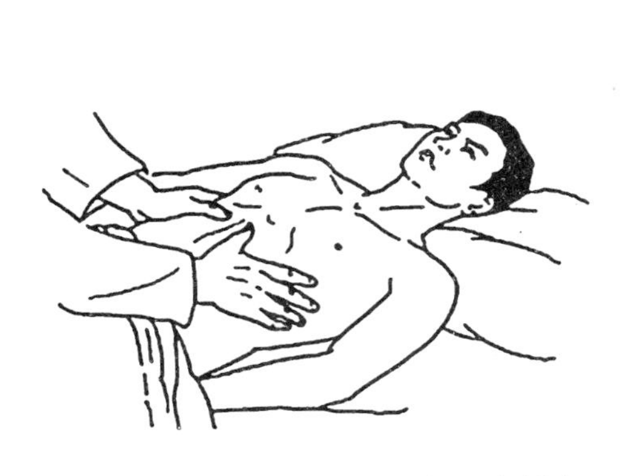

图 4-22 胸廓扩张度检查方法示意图

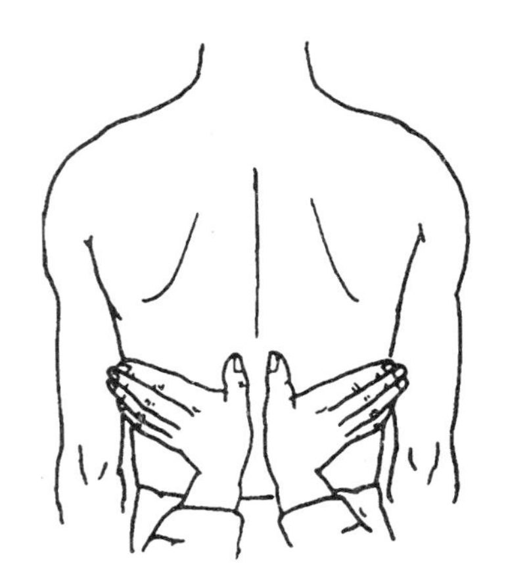

图 4-23 语音震颤检查方法示意图

语音震颤的强度受发音强弱、音调高低、胸壁厚度以及支气管至胸壁距离等因素的影响。通常前胸壁胸骨角附近及背部第 4 胸椎棘突处声音最强，由上至下呈对称性逐渐减弱，但两侧对称部位震颤强度应一致。正常成年男性和消瘦者较儿童、女性和肥胖者为强，前胸上部较下部强，右胸上部较左胸上部强。

语音震颤增强主要见于：①肺组织实变，如大叶性肺炎、肺梗死；②靠近胸壁的大空腔脏器及周围有炎性浸润，如肺脓肿、肺结核空洞。

语音震颤减弱或消失见于：①肺泡含气量增多，如肺气肿；②支气管阻塞，如阻塞性肺不张；③大量胸腔积液或积气；④胸膜高度增厚粘连；⑤胸壁皮下气肿。

3．胸膜摩擦感（pleural friction fremitus）　当胸膜有炎症时，胸膜表面粗糙，呼吸时脏、壁层胸膜互相摩擦，用手触及似皮革相互摩擦的感觉，于动度较大的胸廓下前侧部最易触及，屏住呼吸，则此感觉消失。一般在呼气相和吸气相均可触及，以吸气末与呼气初最明显。胸膜摩擦感常见于以下疾病：①胸膜炎症，如结核性胸膜炎、化脓性胸膜炎及其他原因引起的胸膜炎；②胸膜原发或继发肿瘤；③胸膜高度干燥，如严重脱水；④肺部病变累及胸膜，如肺炎、肺梗死等；⑤其他，如糖尿病、尿毒症等。

（三）叩诊

胸部叩诊是用外力叩击胸壁使胸壁及胸壁下组织振动并发出声音。

1．叩诊方法　常用有直接叩诊和间接叩诊两种方法。

（1）*直接叩诊*　检查者右手四指并拢，以指腹对胸壁进行直接拍击。主要用于检查大面积病变。

（2）*间接叩诊*　此法应用最为普遍。检查者以左手中指为板指，平贴肋间隙，板指与肋骨平行，叩肩胛间区时，板指与脊柱平行。用右手中指指端叩击板指第2指节指骨前端，每次叩击2～3次。叩击力量均匀、轻重适宜，循自上而下、由外向内的顺序，依次叩诊前胸、侧胸和背部。叩诊时应进行上下左右对照。

2．影响叩诊音的因素　叩诊音与肺泡含气量和胸壁厚薄等因素有关。胸壁组织增厚，如肌肉发达、肥胖、乳房较大和水肿等，可使叩诊音变浊。胸腔积液影响震动传播，叩诊音变浊。肺内含气量、肺泡张力和弹性改变，如深吸气时叩诊音调增高。

3．叩诊音的分类　见第二章第二节。

4．正常胸部叩诊音　正常胸部叩诊音为清音，各部略有不同。前胸上部较下部稍浊；右上肺较左上肺稍浊；左腋前线下方因靠近胃泡叩诊呈鼓音；右腋下部因受肝脏影响叩诊稍浊；背部较前胸部稍浊（图4－24）。

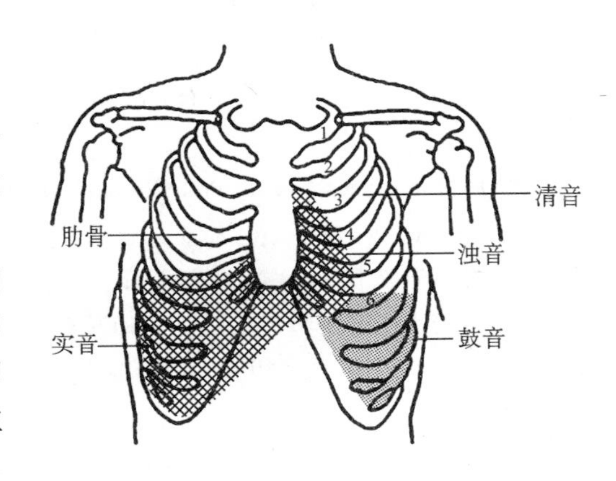

图4－24　正常前胸部叩诊音

5．异常胸部叩诊音　正常肺部清音区范围内如出现浊音、实音、过清音或鼓音即为异常叩诊音，提示肺、胸膜或胸壁有病理改变。异常叩诊音的类型取决于病变的性质、范围大小及部位的深浅。

（1）*异常浊音或实音*　见于肺部含气减少或

肺内不含气的病变，如肺炎、肺水肿、肺结核、肺肿瘤、胸腔积液及胸膜增厚等。

（2）过清音　见于肺弹性减弱而肺含气量增多时，如肺气肿。

（3）鼓音　见于肺内含气量明显增多，如气胸，或肺内空腔性病变直径大于 3～4cm 且靠近胸壁，如肺大泡、肺结核巨大空洞。

6．肺界的叩诊

（1）肺下界　正常人平静呼吸时两侧肺下界大致相等，于锁骨中线、腋中线和肩胛线上分别是第 6、第 8 和第 10 肋间隙。因体型、发育情况不同，肺下界位置稍有差异。病理情况下肺下界上升见于肺不张、膈肌麻痹、鼓肠、腹水、腹腔巨大肿瘤等。肺下界下降见于肺气肿、腹腔内脏下垂等。

（2）肺下界移动度　肺下界移动度相当于深呼吸时的横膈移动范围。检查时先于平静呼吸时在肩胛线上叩出肺下界的位置，划一标记；然后嘱受检者深吸气屏住呼吸，同时向下叩至清音转为浊音处划一标记；再嘱其深呼气屏住呼吸，再由上而下叩出肺下界并标记。深吸气和深呼气两个肺下界之间的距离即肺下界移动度，一般移动度为 6～8cm（图 4－25）。肺下界移动度变小见于肺气肿、肺不张、肺纤维化、肺水肿和肺部炎症；肺下界移动度消失见于大量胸腔积液、积气和广泛胸膜粘连。

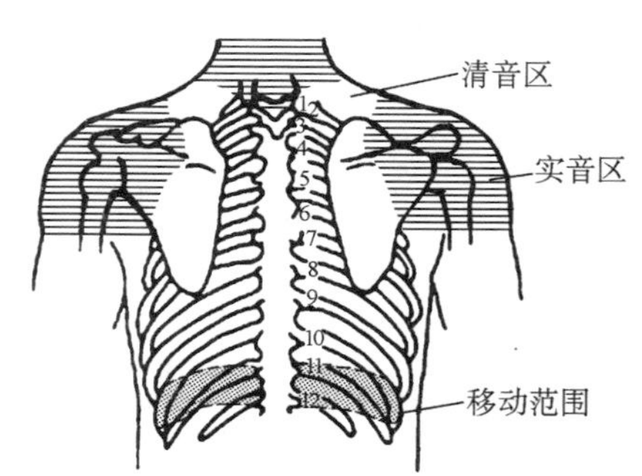

图 4－25　肺下界移动度

（四）听诊

听诊是胸部最重要的检查方法。听诊时，患者取坐位或卧位，微张口做均匀呼吸，必要时做深呼吸或咳嗽数次后听诊。听诊顺序自上而下，从前胸到侧胸再到背部，注意左右对称部位对比。

1．正常呼吸音

（1）支气管呼吸音（bronchial breath sound）　为吸入气流经声门、气管、主支气管时形成湍流所产生的声音，颇似抬舌后经口腔呼气所发出的“ha”声。其特点为音响强而高调，吸气相短于呼气相。正常人在喉部，胸骨上窝，背部第 6、7 颈椎及第 1、2 胸椎附近可闻及。

（2）肺泡呼吸音（vesicular breath sound）　吸气时气流经气管、支气管进入肺泡，冲击肺泡壁，使肺泡由松弛变为紧张，呼气时又由紧张变为松弛，这种肺泡的弹性变化和气流移动形成的声音为肺泡呼吸音，类似上齿咬下唇吸气时发出的“fu”声。其特点为柔和吹风样，音调较低，音响较弱，吸气相长于呼气相。正常人除支气管呼吸音和支气管肺泡呼吸音的部位外，其余部位均可闻及，以乳房下部、肩胛下部和腋窝下部较强，肺尖和肺下缘较弱。矮胖者肺泡呼吸音较瘦长者弱，男性肺泡呼吸音较女性强。

（3）支气管肺泡呼吸音（bronchovesicular breath sound）　又称混合性呼吸音，兼有支气管呼吸音与肺泡呼吸音的特点。其特点为吸气音与肺泡呼吸音相似，但音调较高且较响亮，呼气音与支气管呼吸音相似，但强度较弱、音调较低、时间较短。正常人于胸骨两侧第 1、2 肋间，肩胛间区第 3、4 胸椎水平及肺尖前后可闻及（图 4－26）。

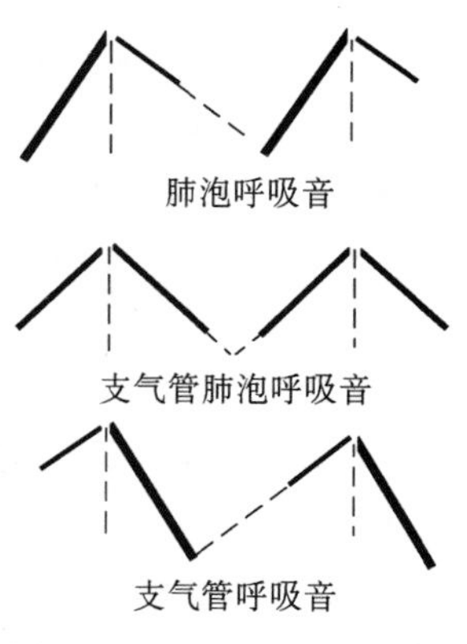

图 4－26 三种正常呼吸音示意图

2．异常呼吸音

(1) 异常肺泡呼吸音（abnormal vesicular breath sounds） 为病理情况下肺泡呼吸音的强度、性质或时间的变化。

1）肺泡呼吸音减弱或消失：因肺泡通气量减少，气体流速减慢或呼吸音传导障碍所致。可在局部、单侧或双侧出现。常见于：①胸廓活动受限，如胸痛、肋间神经痛、肋骨骨折等；②呼吸肌疾病，如重症肌无力、膈肌麻痹、膈痉挛等；③上、下呼吸道阻塞，如喉头水肿、气管肿瘤、慢性支气管炎等；④压迫性肺膨胀不全，如胸腔积液、气胸等；⑤腹部疾患影响膈下降，如腹水、肠胀气、腹腔内巨大肿瘤等。

2）肺泡呼吸音增强：主要由于肺泡通气功能增强，气体流速加快所致。双侧增强见于剧烈运动、发热、贫血、代谢亢进或酸中毒；一侧肺泡呼吸音增强见于肺结核、肺炎、肺肿瘤、气胸、胸水等一侧肺组织病变，健侧代偿性通气增强时。

3）呼气音延长：因下呼吸道阻力增加，呼气时气道狭窄更明显而使呼气时间延长。见于慢性支气管炎、支气管哮喘和阻塞性肺气肿。

4）呼吸音粗糙：为支气管黏膜水肿或炎症，使内壁不光滑或狭窄，气流通过不畅所致，见于支气管或肺部炎症的早期。

(2) 异常支气管呼吸音（abnormal bronchial breath sounds） 在正常肺泡呼吸音区域闻及支气管呼吸音，即为异常支气管呼吸音，又称管状呼吸音。常发生在：①肺组织实变：肺组织实变范围较大，位置较浅表时，支气管呼吸音容易通过较致密的肺实变组织传导到体表而被闻及，如大叶性肺炎实变期；②肺内大空腔：肺内有较大空腔与支气管相通，且周围有炎症时，吸入气在空腔中发生共鸣，并通过空腔周围实变组织传导到体表，常见于肺脓肿或肺结核空洞；③压迫性肺不张：胸腔积液上方组织因受压变得致密，有利于支气管呼吸音的传导，可在积液上方闻及较弱的支气管呼吸音。

(3) 异常支气管肺泡呼吸音（abnormal bronchovesicular breath sounds） 在正常肺泡呼吸音的部位闻及支气管肺泡呼吸音即为异常支气管肺泡呼吸音，系由于肺实变区域与正常肺组织掺杂或肺实变区域被正常肺组织遮盖所致。常见于支气管肺炎、肺结核、大叶性肺炎早期或胸腔积液上方肺膨胀不全的区域。

3．啰音 啰音是呼吸音以外的附加音，分为干啰音和湿啰音两种。

(1) 干啰音（rhonchus）

1）形成机制：系由于气流通过狭窄或部分阻塞的气道发生湍流产生的声音。其病理基础为：①气管、支气管炎症使管壁黏膜充血、肿胀、分泌物增加，支气管平滑肌痉挛。②管腔内异物、肿瘤或分泌物部分阻塞；③管壁外淋巴结或肿瘤压迫。

2）听诊特点：吸气与呼气时均可闻及，以呼气时明显，持续时间较长，强度、性质和部位容易改变，瞬间内数量可明显增减。

3）分类：干啰音按性质可分为低调和高调两种。低调的干啰音称为鼾音，如同熟睡中的鼾声，多发生于气管或主支气管；高调的干啰音类似于鸟叫、飞箭或哨笛音，发生在较小支气管或细支气管，通常称为哮鸣音（wheezing rale）。

4）临床意义：干啰音可局限分布或广泛分布，局限分布见于支气管内膜结核、肺癌和支气管异物。广泛分布见于慢性喘息型支气管炎、支气管哮喘、心源性哮喘和阻塞性肺气肿等。

（2）湿啰音（moist rale ）

1）形成机制：系由于吸气时气流通过气道内稀薄分泌物使形成的水泡破裂所产生的声音，又称水泡音（bubble sound）；或由于小支气管壁因分泌物黏着而陷闭，当吸气时突然张开重新充气所产生的爆裂音（crackles）。湿啰音的病理基础与细支气管内有渗出液、痰液、血液、黏液和脓液等有关。

2）听诊特点：多出现于吸气相，也可出现于呼气早期，以吸气末较明显，断续而短暂，一次常连续多个出现，部位较恒定，性质不易变化，大、中、小水泡音可同时存在，咳嗽后可减轻或消失。

3）分类：湿啰音可分为大、中、小水泡音和捻发音（crepitus）。大水泡音发生于气管、主支气管或空洞部位，多出现在吸气早期。昏迷或濒死者无力排出呼吸道分泌物，于气管处可闻及大水泡音，有时不用听诊器亦可闻及，称痰鸣（wheezy phlegm）。中水泡音发生于中等大小的支气管，多出现在吸气中期。小水泡音发生在小细支气管，多于吸气后期出现。捻发音是一种极细而又均匀一致的湿啰音，多出现在吸气末，如同用手指在耳旁搓捻一束头发所听到的声音。见于正常老年人或长期卧床者，于深呼吸数次或咳嗽后消失，一般无临床意义。持续存在的捻发音见于肺淤血、肺泡炎或肺炎早期。

4）临床意义：湿啰音出现在局部，见于局部病变，如支气管扩张、肺结核或肺炎等。两肺底部湿啰音，见于左心功能不全所致的肺淤血、支气管肺炎。两肺满布湿啰音，见于急性肺水肿或严重支气管炎。

4．语音共振（vocal resonance） 同语音震颤产生机制相似，通过听觉感受，较触诊更敏感。检查时嘱受检查者发出“yi ”的长音，同时用听诊器听取语音。听诊时应上下左右比较。正常人闻及的语音共振音节含糊难辨。病理情况下语音可增强、减弱或消失，其临床意义同语音震颤。

5．胸膜摩擦音（pleural friction rub） 正常胸膜表面光滑，胸膜腔内微量液体起润滑作用，呼吸时无声响，当胸膜发生炎症时，由于纤维素渗出，表面粗糙，随呼吸出现摩擦音。其特点为吸气和呼气时均可闻及，以吸气末或呼气初最为明显，屏气时即消失，深呼吸或听诊器加压时声音可增强。摩擦音可在短时间内出现、消失或复现，也可持续数日或更久。摩擦音可发生于任何部位，以前下侧胸壁最易闻及。胸水增多时，两层胸膜被分开，摩擦音可消失。摩擦音见于纤维素性胸膜炎、肺梗塞、胸膜肿瘤和尿毒症等。

四、心脏

心脏检查（examination of heart）是全身体格检查的重要部分，对了解心脏病的病因、性质、部位、程度有很大帮助。检查时患者可取仰卧位或坐位，充分暴露胸部，环境安静，以利于听诊，光线来源于患者左侧，适于视诊。按视诊、触诊、叩诊、听诊的顺序进行。

（一）视诊

视诊内容包括心前区外形、心尖搏动与心前区异常搏动。

1．心前区外形　正常人前胸左右对称，无异常隆起和凹陷。心前区局部隆起常提示先天性心脏病或风湿性心脏病伴心脏增大；心前区外观饱满提示大量心包积液；鸡胸和漏斗胸伴心前区隆起，提示可能合并先天性心脏病。

2．心尖搏动

（1）*正常心尖搏动*　坐位时，正常心尖搏动（apical impulse）位于第5肋间左锁骨中线内0.5～1.0cm处，搏动范围直径约2.0～2.5cm。肥胖、女性乳房悬垂时不易看见。

（2）*异常心尖搏动*　包括位置、强弱和范围的变化。

1）位置的变化：生理情况下，心尖搏动位置可因体位、体型、年龄、妊娠等有所变化。病理情况下，心尖搏动位置可因下列疾病发生改变：①心脏疾病：左室增大时，心尖搏动向左下移位；右室增大时，心尖搏动向左移位，甚至可稍向上；全心增大时，心尖搏动向左下移位，伴心界向两侧扩大。②胸部疾病：一侧胸腔积液或气胸，心尖搏动随心脏移向健侧；一侧肺不张或胸膜粘连，心尖搏动稍移向患侧。③腹部疾病：大量腹水或腹腔巨大肿瘤等使腹内压增高，横膈抬高，心尖搏动随之向上移位。

2）心尖搏动强弱及范围的变化：生理情况下，胸壁增厚或肋间隙变窄时，心尖搏动减弱，搏动范围减小；胸壁较薄或肋间隙增宽时，心尖搏动增强，范围较大。剧烈运动或情绪激动时，心脏活动增加，心尖搏动也增强。病理情况下，心尖搏动减弱见于扩张型心肌病、心肌梗死等心肌病变；心尖搏动减弱或消失见于心包积液，左侧胸腔大量积液、积气或肺气肿；心尖搏动增强，范围大于直径2cm见于左室肥大、甲状腺功能亢进、发热和严重贫血，尤以左室肥大明显，可呈抬举性心搏。

3．心前区异常搏动（abnormal precordial pulsation）　胸骨左缘第2肋间搏动，可见于肺动脉高压。胸骨左缘第3、4肋间或剑突下搏动，多见于右心室肥大。

（二）触诊

触诊内容为心尖搏动及心前区搏动、震颤和心包摩擦感。检查者以右手全手掌、手掌尺侧或2～4指腹触诊。检查震颤时常用手掌尺侧，检查心尖搏动时多用手指指腹。

1．心尖搏动及心前区搏动　对于确定心尖搏动的位置、强弱和范围，触诊较视诊更准确。左室肥大时触诊的手指可被强有力的心尖搏动抬起，称抬举性搏动（heaving apex impulse），为左室肥大的重要体征。

2．震颤　震颤（thrill）是指触诊时手掌感觉到的一种细微振动，又称猫喘，为器质性心血管病的特征性体征，多见于心脏瓣膜狭窄及某些先天性心脏病。一般情况下，触诊有震颤者可闻及杂音。

3. 心包摩擦感 心包摩擦感（pericardium friction rub）是一种与胸膜摩擦感相似的心前区摩擦振动感，以胸骨左缘第4肋间处最易触及，坐位前倾或呼气末明显，见于急性心包炎。当心包渗液增多时，使心包膜脏层与壁层分离，则摩擦感消失。

（三）叩诊

心脏叩诊用于确定心界，判断心脏大小、形状及其在胸腔内的位置。心脏不含气，其不被肺遮盖的部分叩诊呈绝对浊音（实音）；其左右缘被肺遮盖的部分，叩诊呈相对浊音（图4－27）。叩心界是指叩诊心相对浊音界，反映心脏的实际大小。

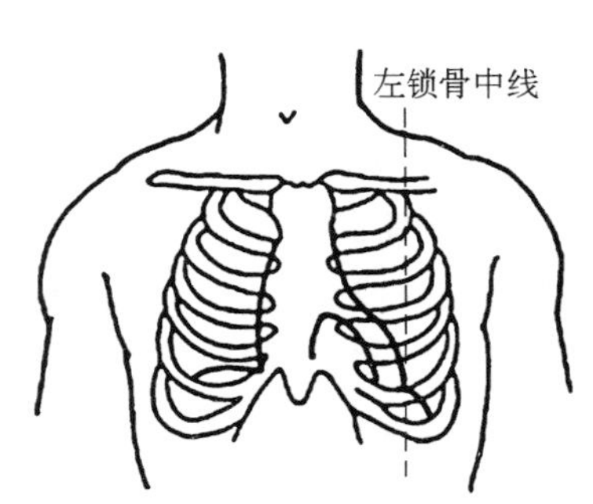

图4－27 心脏绝对浊音界和相对浊音界

1. 叩诊方法 患者取坐位时，检查者左手板指与肋间垂直，仰卧位时与肋间平行。叩诊力度不可过强或过弱，用力要均匀。先叩左界，后叩右界，由下而上，自外向内循序渐进。叩诊心左界时，从心尖搏动最强点外2～3cm处（一般为第5肋间左锁骨中线稍外）开始，由外向内叩诊至叩诊音由清音变为浊音时，示已达心脏边界，用笔作一标记，如此逐一肋间向上叩诊，直至第2肋间。叩诊心右界时，先叩出肝上界，于肝浊音界的上一肋间（通常为第4肋间）开始，由外向内叩出浊音界，作出标记，按肋间依次向上至第2肋间。用硬尺测量前正中线至各标记点的垂直距离，再测量左锁骨中线距前正中线的距离，以记录心脏相对浊音界的位置。

2. 正常心界 正常心左界在第2肋间几乎与胸骨左缘一致，第3肋间以下向左下逐渐形成一向外凸起的弧形。心右界几乎与胸骨右缘平齐，但在第4肋间处向外稍偏离胸骨右缘1～2cm。正常成人左锁骨中线至前正中线的距离为8～10cm。正常人心界与前正中线的距离见表4－2。

表4－2 正常心脏相对浊音界

右（cm）	肋间	左（cm）
2～3	1	2～3
2～3	2	3.5～4.5
3～4	3	5～6
	4	7～9

注：左锁骨中线距前正中线8～10cm。

3. 心浊音界改变及其临床意义 心浊音界的大小、形态、位置可因心脏本身病变或心外因素的影响而发生改变。

（1）心脏本身病变

1）左心室增大：心界向左下扩大，心腰部（主动脉与左室交界处向内凹陷的部分）加深，使心界呈靴形。最常见于主动脉瓣关闭不全，又称主动脉型心（图4－28），也可见于高血压性心脏病。

2）右心室增大：轻度增大时，心绝对浊音界扩大，相对浊音界无明显变化；显著增大时，相对浊音界向左右扩大，以向左扩大明显，常见于肺心病。

3）左、右心室增大：心浊音界向两侧扩大，且左界向左下扩大，称普大型心。常见于扩张型心肌病、重症心肌炎和全心衰竭。

4）左心房与肺动脉扩大：胸骨左缘第 2、3 肋间心浊音界向外扩大。心腰部饱满或膨出，心界呈梨形。又称二尖瓣型心（图 4－29），常见于二尖瓣狭窄。

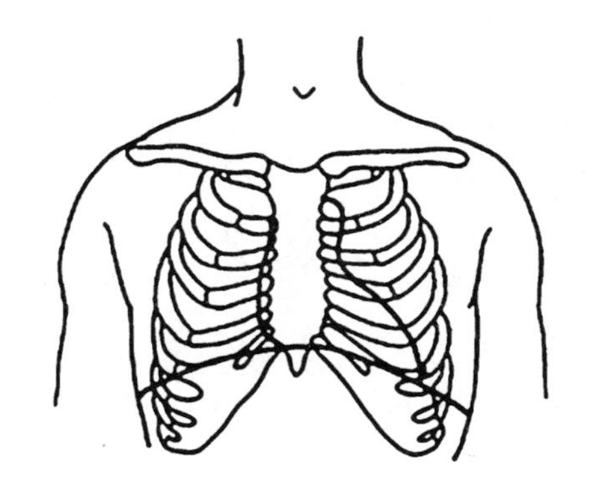

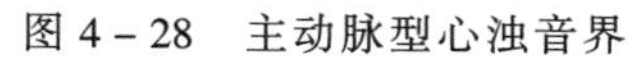
图 4－28　主动脉型心浊音界

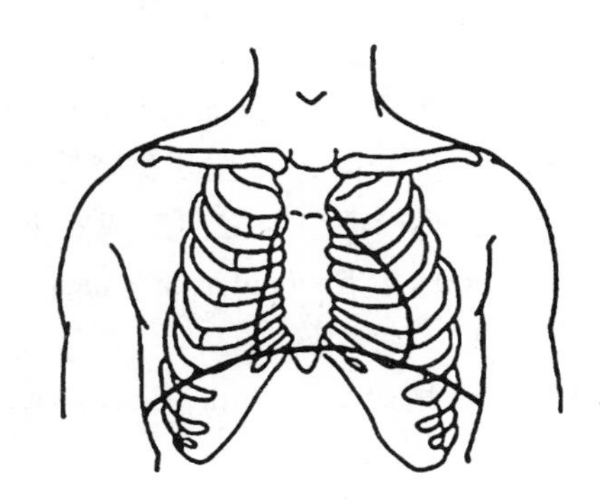

图 4－29　二尖瓣型心浊音界

5）心包积液（hydropericardium）：心包积液达一定量时，心界向两侧扩大，并随体位改变而变化。坐位时心浊音区呈三角形，仰卧位时心底部浊音区明显增宽呈球形，此种变化为心包积液的特征性体征（图 4－30）。

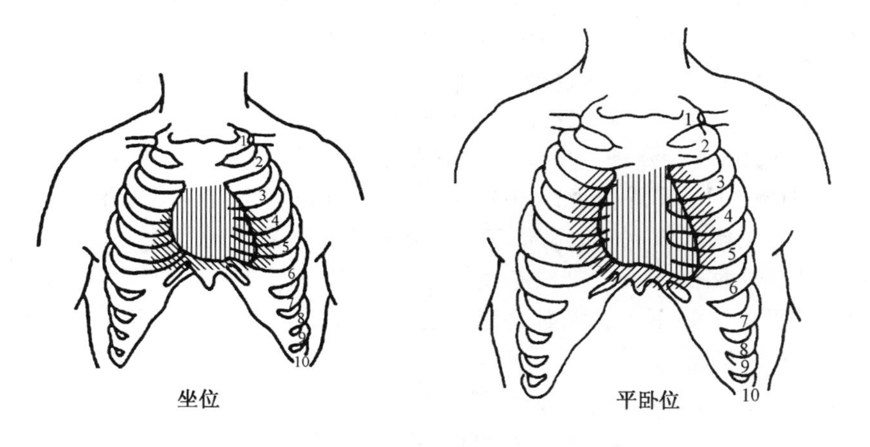

图 4－30　心包积液的心浊音界

（2）心外因素　一侧胸腔大量积液或积气时，患侧心界叩不出，健侧心界向外移位；肺气肿时，心浊音界变小或叩不出；腹腔大量积液或巨大肿瘤时，膈肌上抬，心脏呈横位，叩诊时心界向左扩大。

（四）听诊

听诊是检查心脏最重要的方法，也是较难掌握的基本技能之一。心脏听诊的目的，在于听取心脏正常的或病理的音响。

1．听诊方法　听诊时被检者取仰卧位或坐位，必要时可改变体位，或嘱被检者做深吸气或深呼气，或适当运动后听诊，以更好地辨别心音或杂音。

2．心脏瓣膜听诊区 心脏各瓣膜开闭时产生的声音，沿血流方向传导至胸壁不同部位，于体表听诊最清楚处即为该瓣膜听诊区。瓣膜听诊区与其解剖部位不完全一致，传统的心脏瓣膜听诊区有5个（图4－31）。

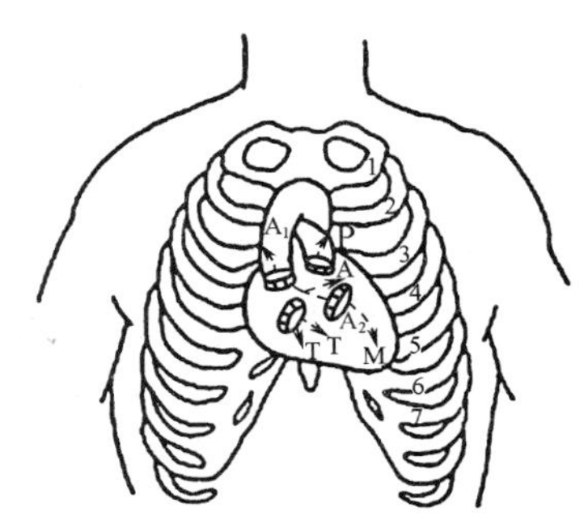

M为二尖瓣听诊区；P为肺动脉瓣听诊区；A_1为主动脉瓣听诊区；A_2为主动脉瓣第二听诊区；T为三尖瓣听诊区

图4－31 心脏瓣膜解剖部位及瓣膜听诊区

（1）二尖瓣区（mitral area，MA） 位于心尖搏动最强点。心脏大小正常时，多位于第5肋间左锁骨中线稍内侧；心脏增大时，听诊部位随之向左或左下移位。

（2）肺动脉瓣区（pulmonary area，PA） 胸骨左缘第2肋间。

（3）主动脉瓣区（aortic area，AA） 胸骨右缘第2肋间。

（4）主动脉瓣第二听诊区 胸骨左缘第3、4肋间。

（5）三尖瓣区（tricuspid area，TA） 胸骨体下端左缘或右缘。

3．听诊顺序 心脏听诊顺序通常按逆时针方向从二尖瓣区开始，依次至肺动脉瓣区、主动脉瓣区、主动脉瓣第二听诊区和三尖瓣区。

4．听诊内容 主要包括心率、心律、心音、额外心音、杂音及心包摩擦音。

（1）心率（heart rate） 为每分钟心搏的次数。一般在心尖部听取第一心音，计数1分钟。正常成人心率多为60～100次/分钟，3岁以下儿童多在100次/分钟以上，老年人多偏慢。成人心率超过100次/分钟，婴幼儿心率超过150次/分钟，称为心动过速。运动、兴奋、激动等生理情况下心率增快可达100～150次/分钟。病理情况下见于发热、贫血、甲状腺功能亢进、心力衰竭和休克。心率低于60次/分钟，称为心动过缓，见于颅内压增高、阻塞性黄疸、甲状腺功能低下、二度或三度房室传导阻滞，或服用普萘洛尔、美托洛尔等药物。心动过缓亦可见于健康人，尤其是运动员、长期从事体力劳动者，安静时心率可低于60次/分钟，但无临床意义。

（2）心律（cardiac rhythm） 为心脏跳动的节律。正常成人心律规则，青年和儿童的心律在吸气时可增快，呼气时可减慢，这种随呼吸而出现的心律不齐称为窦性心律不齐，一般无临床意义。听诊能发现的最常见的心律失常是期前收缩和心房颤动。

1）期前收缩（premature beat）：是在规则心律基础上提前出现的心跳。听诊特点为：①在规则的节律中提前出现的心音，其后有一较长间歇；②提前出现的心跳，第一心音增强，第二心音减弱；③长间歇后出现的第一个心跳，第一心音减弱。如每一次正常心搏后出现一次期前收缩称二联律，每两次正常心搏后出现一次期前收缩称三联律。二联律和三联律多为病理性。

2）心房颤动（atrial fibrillation）：由于心房内异位节律点发出异位冲动产生的多个折返所致。其听诊特点为：①心律绝对不规则；②第一心音强弱不等；③脉率少于心率，这种脉搏脱漏现象称为脉搏短绌（pulse deficit）。心房颤动常见于二尖瓣狭窄、冠状动脉硬化性心脏病或甲状腺功能亢进症和各种心脏病等。

（3）心音（cardiac sound） 正常心音有4个，按出现的先后命名为第一心音（S_1）、第二心音（S_2）、第三心音（S_3）和第四心音（S_4）。通常只能听到第一和第二心音。第一心音与第二心音是听诊心音的首要环节，只有正确区分第一和第二心音之后，才能判定心室收缩期和舒张期，确定异常心音或杂音出现的时期，以及与第一和第二心音的时间关系。

1）正常心音：正常第一心音出现于心室收缩早期，标志着心室收缩的开始，主要由房室瓣关闭引起的振动所产生；第二心音出现于第一心音之后，标志着心室舒张的开始；主要由半月瓣和主动脉瓣关闭引起的振动所产生。第一心音与第二心音的听诊特点见表4－3。

表4－3　　第一心音与第二心音听诊特点

	第一心音	第二心音
音调	较低	较高
强度	较响	较 S_1 弱
性质	较钝	较清脆
所占时间	较长，持续约0.1秒	较短，约0.08秒
与心尖搏动关系	同时出现	之后出现
听诊部位	心尖部最清楚	心底部最清楚

2）异常心音：包括心音强度改变和心音性质改变。

心音强度改变包括：①第一心音改变：S_1 的变化与心肌收缩力、心室充盈情况、瓣膜弹性及位置有关。S_1 增强常见于二尖瓣狭窄、高热、甲状腺功能亢进或心动过速；S_1 减弱常见于二尖瓣关闭不全、心肌炎、心肌病、心肌梗死或左心衰竭等；S_1 强弱不等见于心房颤动和频发室性早搏。②第二心音改变：影响 S_2 强度的主要因素为主动脉、肺动脉内的压力及半月瓣的完整性和弹性。主动脉瓣区第二心音（A_2）增强主要见于高血压、动脉粥样硬化症等；肺动脉瓣区第二心音（P_2）增强主要见于肺心病、二尖瓣狭窄时的肺淤血；主动脉瓣区第二心音（A_2）减弱主要见于主动脉瓣狭窄、主动脉瓣关闭不全等；肺动脉瓣区第二心音（P_2）减弱主要见于肺动脉瓣狭窄、肺动脉瓣关闭不全等。③第一、第二心音同时改变：S_1、S_2 同时增强，见于心脏活动增强时，如劳动、情绪波动、贫血等；S_1、S_2 同时减弱，见于心肌炎、心肌病、心肌梗死等心肌严重受损或左侧胸腔大量积液、肺气肿或休克等循环衰竭时。

心音性质改变：以钟摆律最常见。在心尖区听诊时，第一心音因心肌严重病变失去原有低钝特征而与第二心音相似，且多有心率增快，致收缩期与舒张期时限几乎相等，听诊有如钟摆的“di da”声，故称钟摆律（pendulum rhythm）或胎心样心音。为大面积急性心肌梗死和重症心肌炎的重要体征。

（4）额外心音（extra cardiac sound）　指在 S_1、S_2 之外闻及的附加心音。大部分出现于舒张期，也可出现于收缩期，其中以舒张早期额外心音最多见，临床意义也较大。由于发生在 S_2 之后，与原有的 S_1 和 S_2 组成的节律，在心率 >100 次/分时，犹如马奔跑的蹄声，故又称舒张早期奔马律（protodiastolic gallop）。其发生是由于舒张期心室负荷过重，在舒张早期心房血液快速注入心室时，引起已过度充盈的心室壁产生的振动所致。舒张早期奔马律的听诊特点为：出现在 S_2 之后，音调较低，强度较弱，以心尖部及呼气末听诊最明显。舒张早期奔马律的出现提示心脏功能失去代偿，常见于严重的心肌损害或心力衰竭。

（5）心脏杂音（cardiac murmur）　是指除心音和额外心音以外的异常声音，其特点为持续时间较长，强度、频率不同，可与心音完全分开或连续，甚至完全掩盖心音。

1）杂音产生机制：杂音是由于血流速度加快、管径异常或心腔内漂浮物，致血流由层流变为湍流或漩涡，不规则的血流撞击心壁、瓣膜、腱索或大血管壁，使之产生振动，从而在相应部位产生的声音（图4－32）。

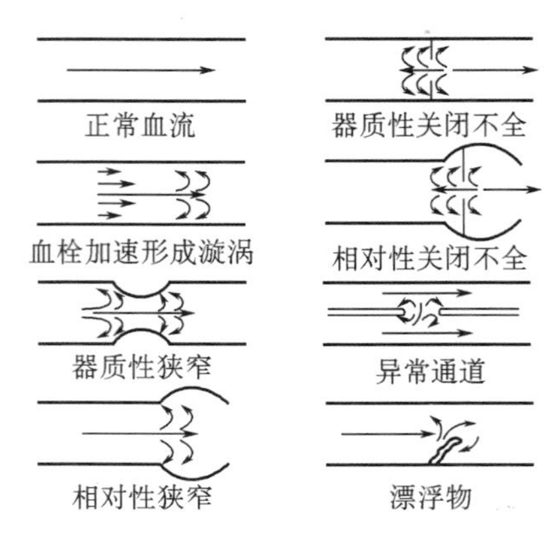

图4－32 心脏杂音产生机制示意图

2）杂音听诊的要点：杂音听诊有一定难度，应按下述要点听诊，以识别杂音的特点，判定其临床意义。

最响部位：一般杂音在某瓣膜区最响，提示病变位于该区相应瓣膜。

时期：发生在第一心音与第二心音之间的杂音称收缩期杂音（systolic murmur，SM）。发生在第二心音与下一心动周期第一心音之间的杂音称舒张期杂音（diastolic murmur，DM）。连续出现在收缩期和舒张期的杂音称连续性杂音（continuous murmur）。一般认为舒张期和连续性杂音均为病理性器质性杂音，而收缩期杂音则有器质性和功能性两种可能，应注意区分。

性质：杂音性质常以吹风样、隆隆样、叹息样、机器样、乐音样描述。按音调高低可分为柔和和粗糙两种。功能性杂音柔和，器质性杂音较粗糙。临床上根据杂音性质推断不同病变，如二尖瓣区收缩期粗糙的吹风样杂音，提示二尖瓣关闭不全；舒张期隆隆样杂音是二尖瓣狭窄的特征；主动脉瓣区舒张期叹息样杂音为主动脉瓣关闭不全的特征；机器样杂音见于动脉导管未闭；乐音样杂音见于感染性心内膜炎、梅毒性心脏病。

强度：即杂音的响度。杂音的强弱与多种因素有关：①狭窄程度：一般狭窄越重，杂音越强，但若严重狭窄以致通过血流极少，杂音反而减弱或消失。②血流速度：血流速度增加时杂音可增强。③压力阶差：狭窄口两侧压力阶差越大，杂音越强，如室间隔缺损面积大，左右室之间压力阶差小，则杂音减弱甚至消失。④心肌收缩力：推动血流的力量越大杂音越强，心力衰竭时心肌收缩力减弱，杂音减弱。

收缩期杂音强度一般采用Levine 6级分级法表示（表4－4）。记录杂音强度时，以杂音的级别为分子，6级为分母，例如杂音强度为4级，则记录为4/6级杂音。一般认为3/6级及以上的收缩期杂音多为器质性，具有病理意义，但应结合杂音性质、粗糙程度等判定。舒张期杂音多为器质性，一般不分级，如分级，分级标准仍采用Levine 6级分级法。

表4－4 杂音强度分级

级别	听诊特点	震颤
1	很弱，安静环境下仔细听诊才能听到	无
2	较易听到，不太响亮	无
3	明显的杂音，较响亮	无或可能有
4	杂音响亮	有
5	杂音很响，但听诊器离开胸壁即听不到	明显
6	杂音震耳，即使听诊器离开胸壁一定距离也能听到	强烈

体位、呼吸和运动对杂音的影响：①体位：改变体位可使某些杂音的强度发生变化，如左侧卧位可使二尖瓣杂音更明显；前倾坐位使主动脉瓣关闭不全的舒张期杂音更明显；仰卧位可使二尖瓣、三尖瓣关闭不全和肺动脉瓣关闭不全的舒张期杂音更明显。②呼吸：呼吸可改变左、右心室的排血量及心脏的位置从而影响杂音的强度。深吸气可使与右心相关的杂音增强；深呼气可使与左心相关的杂音增强；吸气后紧闭声门，用力做呼气动作，胸腹腔内压增高，回心血量减少，可使经瓣膜产生的杂音减轻。③运动：运动时心率加快，心排血量增加，可使器质性杂音增强。

3）杂音的临床意义

收缩期杂音：①二尖瓣区：包括功能性、相对性和器质性杂音。功能性杂音较常见，可见于部分正常健康人、剧烈运动、发热、贫血、甲状腺功能亢进等。听诊特点为吹风样，性质柔和，一般在2/6级以下，时程较短而局限。相对性杂音因左心室扩大所引起，见于高血压性心脏病、贫血性心脏病、扩张型心肌病，听诊特点为吹风样，性质柔和。器质性杂音主要见于风湿性心脏病二尖瓣关闭不全。听诊特点为吹风样，性质粗糙、响亮、高调，多占据全收缩期，强度常在3/6级以上，可遮盖第一心音，向左腋下或左肩胛下传导，呼气及左侧卧位时明显。②三尖瓣区：大多由于右心室扩大所致的相对性三尖瓣关闭不全引起，极少数为器质性。听诊特点类似二尖瓣关闭不全。③主动脉瓣区：以主动脉瓣狭窄引起的器质性杂音多见，听诊特点为喷射样或吹风样，性质粗糙，向颈部右侧传导，常伴震颤及 A_2 减弱。④肺动脉瓣区：以功能性多见，常见于健康儿童和青少年。肺动脉高压时，可致肺动脉瓣相对关闭不全，产生相对性杂音。⑤其他部位：室间隔缺损时，可在胸骨左缘第3、4肋间听到响亮而粗糙的收缩期杂音，常伴震颤。

舒张期杂音：①二尖瓣区：可因器质性或相对性二尖瓣狭窄引起。器质性主要见于风湿性心脏病二尖瓣狭窄，听诊特点为舒张中晚期隆隆样杂音，常伴震颤、S_1 增强或开瓣音。相对性杂音最常见于主动脉瓣关闭不全引起的相对性二尖瓣狭窄，此音又称 Austin Flint 杂音。听诊特点为性质柔和，无震颤和开瓣音。②主动脉瓣区：主要见于主动脉瓣关闭不全，听诊特点为舒张早期叹气样杂音，于胸骨左缘第3肋间最清晰，坐位及呼气末屏住呼吸时更明显，杂音向心尖部传导。③肺动脉瓣区：器质性病变引起者少见，多见于由肺动脉高压、肺动脉扩张所致的肺动脉瓣相对关闭不全，听诊特点为呈吹风样或叹气样，于胸骨左缘第2肋间最响，平卧或吸气时增强。常见于二尖瓣狭窄、肺源性心脏病等。

连续性杂音：最常见于动脉导管未闭。听诊特点为于第一心音后不久开始，持续整个收缩期和舒张期，性质响亮、粗糙，似机器转动的噪声，故又称机器样杂音，于胸骨左缘第2肋间稍外侧处最响。

（6）心包摩擦音（pericardial friction sound） 是指壁层和脏层因心包炎症或其他原因发生纤维蛋白沉着而变得粗糙，心脏搏动时，互相摩擦产生的振动。听诊特点为性质粗糙，与心跳一致，与呼吸无关，屏气时摩擦音仍出现。心包摩擦音可在整个心前区闻及，但以胸骨左缘第3、4肋间最响，坐位前倾时更明显。心包摩擦音常见于感染性心包炎（结核性、化脓性），也见于非感染性心包炎，如尿毒症性、肿瘤性、创伤性、放射损伤性、风湿性疾病和急性心肌梗死等。

（五）心脏功能分级

心功能评估目前普遍采用美国纽约心脏病学会（NYAH）的分级方案，根据患者体力活动后的自觉症状进行分级，简便易行。其缺点为缺乏心功能改变的客观指标。心脏功能可分为如下4级：

Ⅰ级：（代偿期）体力活动不受限制，无心衰症状。

Ⅱ级：较重体力活动可引起呼吸困难、心悸等症状，但一般日常活动不受限制。

Ⅲ级：轻度体力活动即有明显症状，活动明显受限制，休息后症状消失。

Ⅳ级：体力活动完全受限，休息时仍有心力衰竭的症状和体征。

第六节　周围血管检查

周围血管检查主要是通过对动脉、静脉和毛细血管的检查，了解周围循环状况。

一、皮肤颜色和温度

（一）皮肤颜色

视诊皮肤颜色，尤其是手、足等肢端皮肤颜色的改变，可了解肢端血液循环的情况。用于观察皮肤颜色改变的方法有：

1. 指压试验　用手指轻压患者指（趾）端或甲床，观察毛细血管充盈时间，了解肢端动脉血液供应情况。正常人指（趾）端饱满，皮肤呈粉红色。压迫时局部呈白色，松压后迅速恢复粉红色。若充盈缓慢或皮肤颜色苍白或发绀，示动脉血液供应不足。

2. 毛细血管搏动征（capillary pulsation sign）　检查者用手指轻压患者指甲末端，或以清洁的玻片轻压其口唇黏膜，若见红、白交替的节律性微血管搏动现象，称毛细血管搏动征。常见于脉压增大的疾病，如主动脉瓣关闭不全和甲状腺功能亢进症等。

（二）皮肤温度

正常人体各部的温度不同，自躯干至四肢逐渐降低，足趾的温度最低。一般手的温度高于足的温度，腕及踝以下皮肤温度变化较大，血管舒张时，肢体远端的皮肤温度高于腕及踝部。同一个体对称部位的皮肤温度相差较大，或同一侧肢体上某一部分的皮肤温度显著降低，提示温度较低部位的动脉血流减少。

二、脉搏

脉搏（pu1se）的检查主要是触诊浅表动脉，一般多在桡动脉。常用并拢的食指、中指和环指的指腹进行触诊。

（一）脉率

脉率的生理和病理变化及其意义与心率基本一致，但在某些心律失常，如心房颤动、频发室性期前收缩等时，由于部分心搏的心排血量显著减少，使周围血管不产生搏动，以至脉率低于心率，即脉搏短绌（pulse deficit）。

（二）脉律

脉搏的节律反映心脏搏动的节律。正常人脉律规则，当心脏发生异常冲动或传导障碍时，出现各种心律失常，其表现可以是有规律的不规则，如期前收缩二联律、三联律，亦可以完全无规律，如心房颤动。

（三）紧张度

脉搏的紧张度与动脉收缩压高低有关，检查时以食指、中指和环指的指腹置于桡动脉上施加压力触诊即可。正常人动脉壁光滑、柔软，并有一定弹性，用近端手指压迫时其远端动脉不能触及。如需较大力量按压时方可使远端手指触不到脉搏，示脉搏的紧张度较大。动脉硬化时，可触知动脉壁弹性消失，呈条索状。动脉硬化严重时，动脉壁不仅硬，且有迂曲，呈结节状。

（四）强弱

脉搏的强弱与心搏量、脉压和周围血管阻力的大小有关。心搏量增加、脉压差增大、周围血管阻力减低时，脉搏有力而振幅大，称为洪脉（bounding pulse），见于高热、甲状腺功能亢进、严重贫血等；反之，脉搏减弱，称为细脉（microsphygmia），见于心力衰竭、休克、主动脉瓣狭窄等。

（五）脉波

脉搏波形（pulse wave）是将血流通过动脉时，动脉内压上升和下降的情况用脉波计描计出来的曲线。检查者也可根据脉搏触诊粗略地估计脉搏波形。常见异常脉波的特征和临床意义如下：

1．水冲脉（water-hammer pulse） 脉搏骤起骤降，急促而有力，有如潮水冲涌。检查时检查者左手指掌侧紧握患者右手腕桡动脉处，将其前臂抬举过头，感受桡动脉的搏动。如感知明显的水冲脉，表明脉压差增大，主要见于主动脉瓣关闭不全，也可见于严重贫血、甲状腺功能亢进症、动脉导管未闭等。

2．交替脉（pulsus alternans） 指节律规则而强弱交替出现的脉搏。其产生与心肌收缩力强弱交替有关，为左心衰竭的重要体征之一。

3．奇脉（paradoxical pulse） 指平静吸气时脉搏明显减弱或消失的现象。其产生与左心室排血量减少有关，见于大量心包积液、缩窄性心包炎等。

4．脉搏消失（asphygmia） 即无脉，主要见于严重休克、多发性大动脉炎或肢体动脉栓塞。

三、血管杂音和周围血管征

（一）静脉杂音

由于静脉压力低，静脉杂音（venous murmur）多不明显。肝硬化时，由于门静脉高压，腹壁侧支循环静脉扩张，血流增速，在上腹部或脐周可听到一种连续的静脉嗡鸣音，称为肝静脉嗡鸣音。

（二）动脉杂音

动脉杂音（arterial murmur）多见于周围动脉，常见动脉杂音有：①颈部血管杂音，以甲状腺功能亢进时甲状腺部位的连续性杂音最常见。②多发性大动脉炎致血管狭窄，在累及部位可闻及收缩期杂音。③肾动脉狭窄时，可在上腹部及腰背部听到收缩期杂音。④在动－静脉瘘的病变部位可闻及连续性杂音。

（三）周围血管征

1．枪击音（pistol shot sound） 是指在四肢动脉处听到的一种短促的如同开枪时的声音。主要见于脉压增大的患者，如主动脉瓣关闭不全、甲状腺功能亢进症、严重贫血等。听诊部位常选择股动脉，部分病人在肱动脉、足背动脉处也可听到。

2．杜柔双重音（Duroziez sign） 将听诊器体件放置于股动脉上，稍加压力，在收缩期与舒张期皆可听到吹风样杂音，为连续性。这是由于脉压增大时，听诊器加压，人为造成动脉狭窄，血流往返于狭窄处形成杂音。此杂音见于主动脉瓣关闭不全。

3．颈动脉搏动（carotid arterial pulse） 在脉压增大的情况下，查体时可发现颈动脉搏动或伴点头运动。

（四）血压

血压的测量方法和注意事项见《护理学基础》。

1．血压标准 流行病学研究证实，血压水平随年龄增长而升高，随性别、种族、职业、生理情况和环境条件不同而有差异，因而正常血压与高血压之间的界限有时难以划分，经历了数次修订。中国高血压联盟参照世界卫生组织/国际高血压联盟的新标准，将高血压定义为：未服抗高血压药情况下，收缩压≥140mmHg和（或）舒张压≥90mmHg。18岁以上成人的血压按不同水平分类如表4－5，患者收缩压与舒张压属于不同级别时，应按两者中较高级别分类。

2．血压变动的临床意义

（1）高血压（hypertension） 血压高于正常标准即称为高血压。主要见于原发性高血压病，亦可见于其他疾病，如肾脏疾病、肾上腺皮质和髓质肿瘤、肢端肥大症、甲状腺功能亢进、颅内压增高等，称继发性高血压。

（2）低血压（hypotension） 指血压低于90/60mmHg。常见于休克、急性心肌梗死、心力衰竭、心包填塞、肺梗塞、肾上腺皮质功能减退等，也可见于极度衰弱者。

表4-5 成人血压水平的定义和分类

类型	收缩压（mmHg）	舒张压（mmHg）
理想血压	<120	<80
正常血压	<130	<85
正常高值	130～139	85～89
1级高血压（轻度）	140～159	90～99
亚组：临界高血压	140～149	90～94
2级高血压（中度）	160～179	100～109
3级高血压（重度）	≥180	≥110
单纯收缩期高血压	≥140	<90
亚组：临界收缩期高血压	140～149	<90

（3）两上肢血压不对称 正常人两上肢血压相似或有轻度差异，两上肢血压相差大于10mmHg则属异常，主要见于多发性大动脉炎、先天性动脉畸形、血栓闭塞性脉管炎等。

（4）上下肢血压差异常 袖带法测量时，正常人下肢血压较上肢血压高20～40mmHg，如出现下肢血压等于或低于上肢血压，则提示相应部位动脉狭窄或闭塞。见于主动脉缩窄、胸腹主动脉型大动脉炎、闭塞性动脉硬化、髂动脉或股动脉栓塞等。

（5）脉压增大和减小 脉压>40mmHg为脉压增大，多见于主动脉瓣关闭不全、动脉导管未闭、动-静脉瘘、甲状腺功能亢进、严重贫血和主动脉硬化等；脉压<30mmHg为脉压减小，见于主动脉瓣狭窄、心力衰竭、低血压、心包积液、缩窄性心包炎等。

第七节 腹部检查

腹部检查中以触诊最为重要。检查腹部时，为避免触诊、叩诊对胃肠蠕动的影响，使肠鸣音发生变化，可按视诊、听诊、叩诊、触诊的顺序进行，但在记录病历时仍按视、触、叩、听诊的顺序。

一、腹部体表标志与分区

（一）体表标志

腹部的范围上以膈肌为顶，下以骨盆为底，前面及侧面为腹壁，后面为脊柱及腰肌。其内包含腹膜腔及腹腔脏器等。为准确描述和记录腹部病变的位置，必须熟悉腹部的体表标志、腹部分区、各区内脏器的分布及其在体表的投影。常用以下体表标志（图4-33）：

1．肋弓下缘（costal margin） 由第8～10肋软骨构成，其下缘为体表腹部上界，常用于腹部分区、胆囊定位及肝脾测量的定位。

2．脐（umbilicus） 为腹部的中心，平第3～4腰椎之间，为腹部分区和腰椎穿刺的定位标志。

3．腹股沟韧带（inguinal ligament） 两侧腹股沟韧带与耻骨联合上缘共同构成体表腹部下界 。

4．腹上角（epigastric angle） 为两侧肋弓至剑突根部的交角，用于判断体型及肝脏测量的定位。

5．腹中线（medioventral line） 为前正中线至耻骨联合的延续。

6．腹直肌外缘（lateral border of rectus muscles） 相当于锁骨中线的延续，右侧腹直肌外缘与肋弓下缘交界处为胆囊点。

7．髂前上棘（anterior superior iliac spine） 髂棘前上方突出点，为腹部九区分法及阑尾压痛点的定位标志。

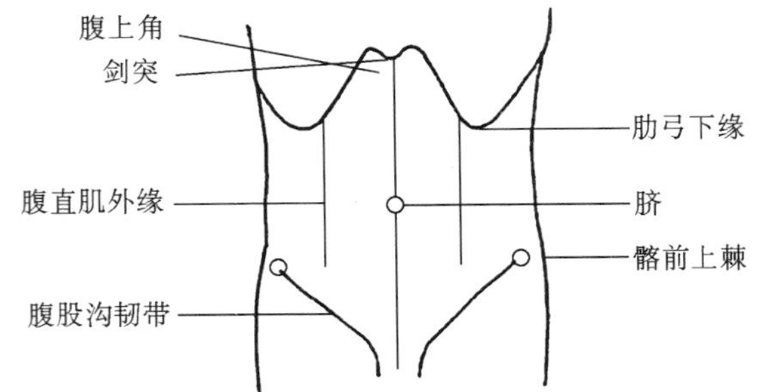

图4－33 腹部前面体表标志示意图

8．肋脊角（costovertebral angle） 背部两侧第12肋骨与脊柱的交角，为检查肾区叩击痛的部位。

（二）腹部分区

1．九区分法 由两条水平线和两条垂直线将腹部分成为9个区。上水平线为两侧肋弓下缘最低点的连线，下水平线为两侧髂前上棘连线；两条垂直线为通过左右髂前上棘至腹中线连线的中点所作的垂直线。四线相交将腹部分为左右季肋部、左右腰部、左右髂部及上腹部、脐部和下腹部9个区域，是目前常用的腹部分区法。各区命名及其脏器的分布如下（图4－34）。

（1）*左季肋部*（left hypochondrium） 胃、脾、结肠脾曲、胰尾、左肾上腺、左肾上部。

（2）*左腰部*（left lumber region） 降结肠、空肠或回肠、左肾下部。

（3）*左髂部*（left iliac region） 乙状结肠、女性左侧卵巢及输卵管、男性左侧精索及淋巴结。

（4）*上腹部*（epigastrium） 肝左叶、胃幽门端、十二指肠、胰头和胰体、大网膜、横结肠、腹主动脉。

（5）*中腹部*（脐部，umbilical region） 大网膜、下垂的胃或横结肠、十二指肠下部、空肠和

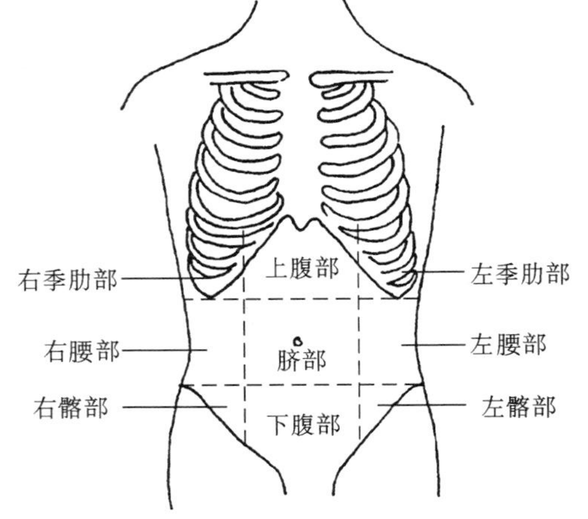

图4－34 腹部体表九区分法示意图

回肠、输尿管、腹主动脉、肠系膜及其淋巴结。

(6) *下腹部*（hypogastrium）　回肠、乙状结肠、输尿管、胀大的膀胱或增大的子宫。

(7) *右季肋部*（right hypochondrium）　肝右叶、胆囊、部分十二指肠、结肠肝曲、右肾上腺、右肾。

(8) *右腰部*（right lumber region）　升结肠、空肠、部分十二指肠、右肾下部。

(9) *右髂部*（right iliac region）　盲肠、阑尾、回肠下端、淋巴结、女性右侧卵巢及输卵管、男性右侧精索。

2．四区分法　通过脐划一水平线与一垂直线，将腹部分为右上腹、右下腹、左上腹和左下腹4个区域（图4－35）。

3．七区分法　由于每个人体型各异，各区大小及包含脏器稍有差异，尽管九区分法较细，定位准确，但有时左、右上腹部或左、右下腹部区域较小，实际应用受限，故有人提出七区分法。七区分法是在九区分法的基础上，将两侧腹部的三区改为通过脐水平线分成上下两区。自上而下，分别称为右上腹部、右下腹部、上腹部、中腹部、下腹部、左上腹部、左下腹部七区（图4－36）。

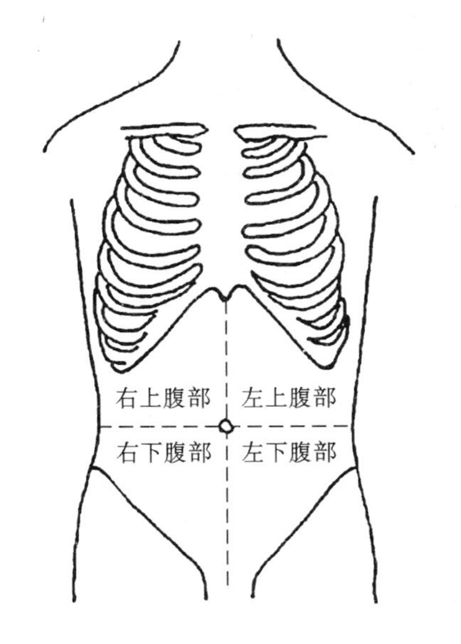

图4－35　腹部体表四区分法示意图

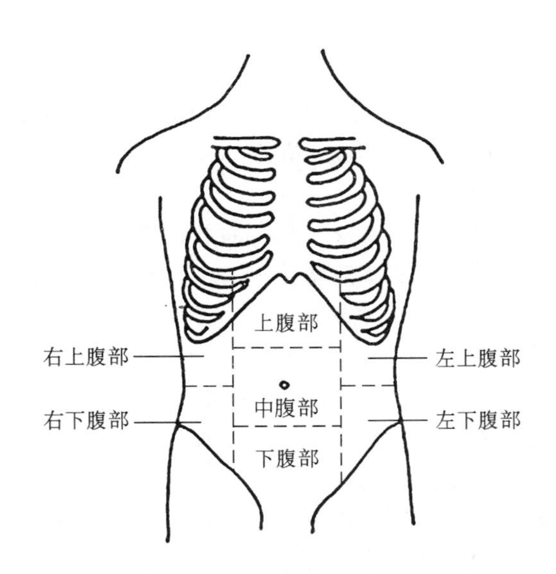

图4－36　腹部体表七区分法示意图

二、视诊

腹部视诊时，患者应取仰卧位，暴露全腹，检查者站在患者右侧，一般自上而下按一定顺序全面视诊。光线应充足适宜，因灯光下不易辨别皮肤黄染等变化，故以自然光线为佳。观察腹部体表蠕动波、脏器轮廓、搏动或包块时，以侧面光线为宜。腹部视诊的主要内容有腹部外形、呼吸运动、腹壁静脉以及胃肠型和蠕动波等。

（一）腹部外形

正常成人仰卧时，腹部外形对称，前腹壁大致与肋缘至耻骨联合平面相平，称为腹部平坦。前腹壁稍内凹或低于此线者，称为腹部低平，常见于消瘦者。前腹壁圆凸或稍高于此平面，称为腹部饱满，见于小儿及肥胖者。上述均属正常范围。但若腹部明显膨隆或凹陷则应视为异常。

1. 腹部膨隆 仰卧时前腹壁明显高于肋缘至耻骨联合平面，外形呈凸起状，称为腹部膨隆（abdominal bulge）。可见于肥胖、妊娠等生理情况，或腹水、巨大腹腔肿瘤等病理情况。由于病因不同又可表现为全腹膨隆或局部膨隆。

（1）*全腹膨隆* 见于：①腹内积气：肠梗阻或肠麻痹可致胃肠道内大量积气，引起全腹膨隆。积气在肠道外腹腔内者，称为气腹（pneumoperitoneum），见于胃肠穿孔或治疗性人工气腹。②腹腔巨大包块：以巨大卵巢囊肿最常见，腹形特点为全腹膨隆呈球形，变换体位时其形状无明显改变。③腹腔积液：腹腔内积液称腹水（ascites），当腹腔内大量积液时，仰卧位时液体因重力作用下沉于腹腔两侧，致腹部外形宽而扁，称为蛙腹（frog belly）。坐位时下腹部明显膨出。常见于肝硬化门脉高压症，亦可见于心力衰竭、缩窄性心包炎、肾病综合征、结核性腹膜炎、腹膜转移癌等。腹膜炎症或肿瘤浸润，因腹肌紧张，当全腹膨隆时，致脐部较突出，腹部常呈尖凸状，称为尖腹（pointed abdomen）。

为观察全腹膨隆的程度与变化，需定期在同等条件下测量腹围以资比较。测量时嘱患者排尿后平卧，用软尺在脐水平绕腹一周，测得的周长即为腹围（abdominal circumference），以厘米计算。

（2）*局部膨隆* 局部腹膨隆常因炎性包块、脏器肿大、腹内肿瘤、腹壁上的肿物和疝等所致。左上腹膨隆常见于脾大或结肠脾曲肿瘤；上腹中部膨隆常见于肝左叶肿大、胃扩张、胃癌、胰腺囊肿或肿瘤；右上腹膨隆常见于肝肿大（淤血、脓肿、肿瘤）、胆囊肿大及结肠肝曲肿瘤；左下腹部膨隆见于降结肠肿瘤、干结粪块（灌肠后可消失）；下腹部膨隆多见于妊娠、子宫肌瘤等所致的子宫增大、卵巢肿瘤、尿潴留等，尿潴留者排尿或导尿后膨隆可消失；右下腹部膨隆见于阑尾周围脓肿、回盲部结核或肿瘤、克罗恩病等。

为鉴别局部肿块是位于腹壁上还是腹腔内，可嘱患者取仰卧位，双手托于枕部，做起坐动作，使腹壁肌肉紧张，如肿块更为明显，提示肿块在腹壁上，被紧张的腹肌所托起；反之若不清楚或消失，提示肿块在腹腔内。

2. 腹部凹陷 仰卧时前腹壁明显低于肋缘至耻骨联合平面，称为腹部凹陷（abdominal retraction）。根据凹陷的范围可分为全腹凹陷和局部凹陷。

（1）*全腹凹陷* 常见于脱水和消瘦者。严重者前腹壁凹陷几乎贴近脊柱，肋弓、髂嵴和耻骨联合显露，全腹呈舟状，称为舟状腹（scaphoid abdomen）。见于恶性肿瘤、结核等慢性消耗性疾病所致的恶病质，亦可见于糖尿病、严重的甲状腺功能亢进症、神经性厌食等。

（2）*局部凹陷* 不多见，可因腹部手术或外伤后瘢痕收缩引起，患者增加腹压或立位时凹陷更明显。

（二）呼吸运动

正常人可见到呼吸时腹壁上下起伏运动，吸气时上抬，呼气时下陷，称腹式呼吸运动。儿童和成年男性以腹式呼吸为主，成年女性则以胸式呼吸为主，呼吸时腹壁起伏不明显。腹式呼吸减弱见于急性腹痛、腹膜炎症、腹水、腹腔内巨大肿块或妊娠。腹式呼吸消失见于消化性溃疡穿孔所致急性腹膜炎或膈肌麻痹等。腹式呼吸增强较少见，常因肺部或胸膜疾病等使胸式呼吸受限所致。

（三）腹壁静脉

正常人腹壁静脉一般不显露。较瘦者或皮肤较薄而松弛的老年人，有时隐约可见，但不迂曲，多呈较直的条纹，仍属正常。明显可见或迂曲变粗，称为腹壁静脉曲张（subcutaneous varicose vein of abdominal wall），常见于门静脉高压或上、下腔静脉回流受阻而有侧支循环形成时。

检查腹壁曲张静脉的血流方向，有利于鉴别静脉曲张的来源，其方法为选择一段没有分支的腹壁静脉，检查者将右手食指和中指并拢压在该段静脉上，然后用一手指紧压并向外移动，挤出静脉中的血液，至一定距离时放松该手指，另一手指仍紧压不动，观察挤空的静脉是否快速充盈，如迅速充盈，则血流方向是从放松手指端流向紧压的手指端。再用同法放松另一手指，观察血流的方向（图 4 - 37）。

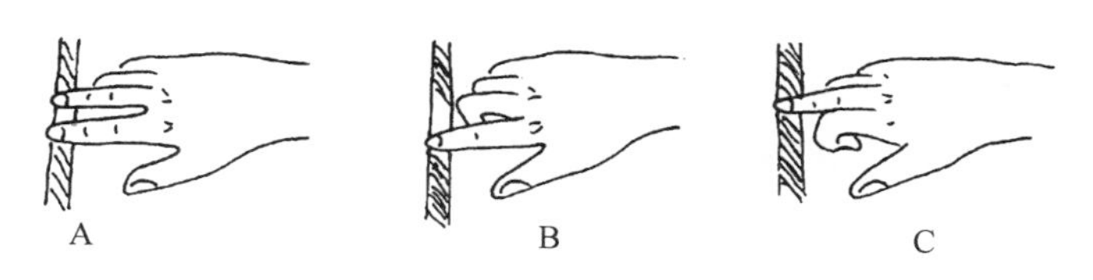

图 4 - 37　鉴别静脉血流方向示意图

正常时脐水平线以上的腹壁静脉血流自下向上经胸壁静脉和腋静脉而进入上腔静脉；脐水平线以下的腹壁静脉血流自上向下经大隐静脉而进入下腔静脉。门静脉高压时，血流方向

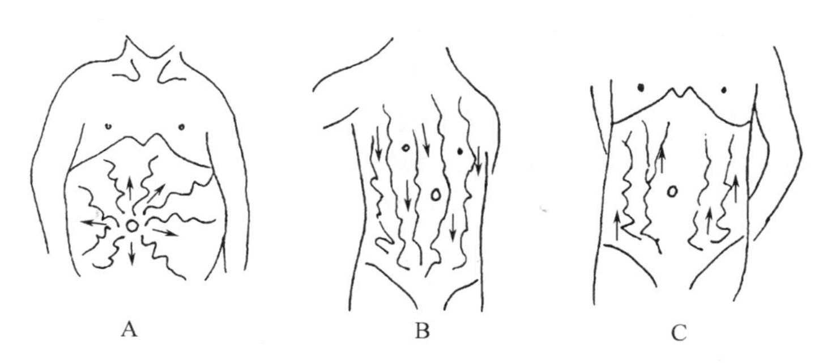

A. 门静脉高压时腹壁浅静脉血流方向；B. 上腔静脉梗阻时腹壁浅静脉血流方向；C. 下腔静脉梗阻时腹壁浅静脉血流方向

图 4 - 38　腹壁静脉曲张血流方向

以脐为中心呈放射状（图 4 – 38A）；上腔静脉梗阻时，血流方向向下（图 4 – 38B）；下腔静脉梗阻时，血流方向向上（图 4 – 38C）。

（四）胃肠型和蠕动波

胃肠道发生梗阻时，梗阻近端的胃或肠段饱满而隆起，显出各自的轮廓，称胃型或肠型（gastral or intestinal pattern），同时伴有该部位蠕动增强，可见蠕动波（peristaltic rushes）。幽门梗阻时，因胃的蠕动增强（除腹壁过度肥厚者外），可见到较大的胃蠕动波自左肋缘下向右缓慢推进，为正蠕动波。有时还可见到自右向左运行的逆蠕动波。脐部出现横行排列呈多层梯形的肠型或较大蠕动波见于小肠梗阻。结肠远端梗阻时，宽大的肠型多出现于腹壁的周边，如发生了肠麻痹，则蠕动波消失。观察蠕动波时，需选择适当角度，也可用手轻拍腹壁诱发后察看。

（五）皮疹、色素和腹纹

腹部皮疹常见于某些传染病及药物过敏。一侧腹部或腰部沿脊神经走行分布的疱疹提示带状疱疹的可能。左腰部皮肤呈蓝色，可见于急性出血性胰腺炎，脐周或下腹壁发蓝见于宫外孕破裂或出血性胰腺炎。腹纹（ventral stripe）多分布于下腹部，白色条纹见于肥胖或经产妇女，紫纹（purple striae）为皮质醇增多症的常见体征，出现部位除下腹部外，还可见于股外侧和肩背部。

三、听诊

腹部听诊时应全面听诊腹部各区，尤其注意上腹部和脐部。腹部听诊内容主要有肠鸣音、振水音和血管杂音。

（一）肠鸣音

肠蠕动时，肠管内气体和液体随之流动，产生一种断续的咕噜声或气过水声，称为肠鸣音（bowel sound）。正常肠鸣音大约每分钟 4 ~ 5 次，以脐部最清楚。肠鸣音超过每分钟 10 次，音调不特别高亢，称肠鸣音活跃（bowel sounds active），见于服泻药后、急性肠炎或胃肠道大出血。肠鸣音次数多且呈响亮、高亢的金属音，称肠鸣音亢进（hyperactive bowel sounds），见于机械性肠梗阻。肠鸣音明显少于正常，称肠鸣音减弱（hypoactive bowel sounds），见于老年性便秘、电解质紊乱（低血钾）及胃肠动力低下等。如持续听诊 3 ~ 5 分钟未闻及肠鸣音，称肠鸣音消失，见于急性腹膜炎或各种原因所致的麻痹性肠梗阻。

（二）振水音

患者仰卧，检查者一耳凑近患者上腹部或将听诊器体件放于此处，然后用稍弯曲的手指连续迅速冲击患者上腹部，如听到胃内液体与气体相撞击的声音，称为振水音（succussion splash）。也可用双手左右摇晃患者上腹部以闻及振水音。正常人餐后或饮入多量液体时，可出现振水音。但若在空腹或餐后 6 ~ 8 小时以上仍有此音，则提示胃内有液体潴留，见于胃扩张和幽门梗阻。

（三）血管杂音

正常腹部无血管杂音（vascular murmur）。血管杂音可分为动脉性和静脉性。动脉性杂音与低调的心脏杂音相似；静脉性杂音为连续性嗡鸣声，无收缩期与舒张期之分。腹壁静脉明显曲张者脐周或上腹部闻及静脉性杂音，提示门静脉高压伴侧支循环形成。

四、叩诊

腹部叩诊可检查某些脏器的大小及有无叩击痛，胃肠道有无胀气，腹腔内有无积液、积气和包块等。还可验证和补充视诊与触诊所得的结果。直接叩诊法和间接叩诊法均可用于腹部叩诊，但多采用间接叩诊。

（一）腹部叩诊音

以间接叩诊法叩诊腹部四区，正常人除肝、脾所在部位、增大的膀胱和子宫占据的部位，以及两侧腰部近腰肌处叩诊呈浊音或实音外，其余部位均为鼓音。鼓音范围明显增大见于胃肠高度胀气、胃肠穿孔所致气腹。肝、脾或其他实质性脏器极度肿大，腹腔内大量积液或肿瘤时鼓音范围缩小，病变部位叩诊呈浊音或实音。

（二）肝脏及胆囊叩诊

受检者平静呼吸，分别沿右锁骨中线、右腋中线和右肩胛线，由肺清音区往下叩诊至出现浊音，即为肝上界。再由腹部鼓音区沿右锁骨中线或正中线向上叩至浊音处即为肝下界。由于肝下界与胃和结肠等重叠，很难叩准，故常用触诊确定。一般叩得的肝下界比触得的肝下界约高 1～2cm。匀称体型者正常肝上界在右锁骨中线上第 5 肋间，下界位于右季肋下缘，两者之间的距离为肝浊音区上下径，约为 9～11cm；在右腋中线上，肝上界在第 7 肋间，下界相当于第 10 肋骨水平；在右肩胛线上，肝上界为第 10 肋间，下界不易叩出。瘦长体型者肝上、下界均可低一个肋间，矮胖体型者则可高一个肋间。

病理情况下，肝浊音界向上移位见于右肺不张、右肺纤维化及气腹鼓肠等；肝浊音界向下移位见于肺气肿、右侧张力性气胸等。肝浊音界扩大或缩小见于肝脏病变；肝浊音界消失代之以鼓音是急性胃肠穿孔的重要体征。

肝区叩击痛见于肝炎或肝脓肿。

胆囊位于深处，且被肝脏覆盖，叩诊不能检查其大小，只能检查胆囊区有无叩击痛，胆囊区叩击痛是胆囊炎的重要体征。

（三）胃泡鼓音区叩诊

在前胸下部左锁骨中线上垂直叩诊，再水平叩诊至腋后线，呈半圆形。胃泡鼓音区明显扩大见于幽门梗阻等；明显缩小见于左侧胸腔积液、肝大、脾大；胃泡鼓音区消失而转为实音常由胃内充满食物或液体所致，见于进食过多所致急性胃扩张或溺水。

（四）脾脏叩诊

脾脏触诊不满意或疑有脾大时做此检查。在左腋中线叩诊至最下一个肋间隙，通常呈鼓音。然后嘱被检者深呼吸，如脾大，则可出现浊音。

（五）肾脏叩诊

被检者取坐位或侧卧位，检查者以左手掌平放于被检者肋脊角处（肾区），右手握拳用轻到中等力量叩击左手背。肾炎、肾盂肾炎、肾结石、肾周围炎及肾结核时，肾区常有不同程度的叩击痛。

（六）膀胱叩诊

用于判断膀胱充盈的程度。叩诊于耻骨联合上方进行。膀胱空虚时，因小肠位于耻骨上方遮盖膀胱，故叩诊呈鼓音。当膀胱被尿液充盈时，耻骨上方叩诊呈圆形浊音区。排尿或导尿后复查，浊音区转为鼓音，此可与妊娠的子宫、卵巢囊肿或子宫肌瘤等也使该区出现浊音相鉴别。

（七）移动性浊音检查

为确定腹腔有无积液的重要检查方法，当腹腔内游离腹水达 1000ml 时，即可查出。患者取仰卧位，液体因重力作用多积聚在腹腔低处，含气的肠管漂浮其上，故叩诊腹中部呈鼓音，腹部两侧呈浊音。检查者自腹中部脐平面开始叩向左侧至出现浊音时，板指固定不动，嘱被检者右侧卧，再度叩诊，如呈鼓音，即为移动性浊音阳性。

五、触诊

触诊是腹部检查的主要方法。触诊时被检者取仰卧位，两腿屈曲并稍分开，微张口做平静腹式呼吸。检查者站于被检者右侧，面向被检者，前臂与腹部表面在同一水平，由左下腹开始逆时针方向，先浅触诊，后深触诊，依次触诊腹的各部，边触诊边观察被检者的反应与表情。对精神紧张或有痛苦者，可边触诊边与被检者交谈，转移其注意力以减轻腹肌紧张。若被检者诉有腹痛，则应由未诉有腹痛的部位逐渐移向疼痛部位。浅部触诊系用手指的掌面轻触腹壁，不用滑动，主要用于检查腹壁紧张度、抵抗感，浅表的压痛、包块、搏动和腹壁上的肿块。深触诊包括深压触诊、滑动触诊和双手触诊，用于检查腹腔内脏器的大小、形态、压痛、反跳痛以及腹腔内包块等。

触诊内容分述如下：

（一）腹壁紧张度

正常人腹壁触之柔软，有一定张力，但较易压陷，称腹壁柔软。某些病理情况可致腹壁紧张度增加或减弱。

1．腹壁紧张度增加　全腹壁紧张度增加常见以下情况：①急性胃肠穿孔或实质脏器破裂所致的急性弥漫性腹膜炎，因炎症刺激腹膜引起腹肌痉挛，腹壁明显紧张，甚至强直硬如木板，称为板状强直（board-like rigidity）；②结核性腹膜炎或癌性腹膜炎，因炎症对腹膜刺激缓慢，且伴腹膜增厚、肠管和肠系膜粘连，故腹壁柔韧而具抵抗力，不易压陷，称揉面感（dough kneading sensation）；③肠胀气、腹腔内大量积液者，因腹腔内容物增加，触诊腹壁张力较大，但无腹肌痉挛，压痛可有可无。

局部腹壁紧张常因其下脏器炎症累及腹膜所致，如急性胰腺炎可见上腹或左上腹壁紧张；急性胆囊炎可见右上腹壁紧张；急性阑尾炎可见右下腹壁紧张。

2．腹壁紧张度减低　触诊腹壁松软无力，失去弹性，见于经产妇、年老体弱者、慢性消耗性疾病及大量放腹水后。全腹紧张度消失见于重症肌无力和脊髓损伤所致腹肌瘫痪。局部腹壁紧张度减低不多见，可由局部的腹肌瘫痪或缺损而致。

（二）压痛及反跳痛

正常腹部触诊无疼痛，重按时仅有压迫不适感。若由浅入深按压腹部引起疼痛，称为压痛（tenderness）。触诊腹部出现压痛后，手指稍停片刻，使压痛感趋于稳定，然后将手突然抬起，此时如患者感觉腹痛骤然加剧，并有痛苦表情，称为反跳痛（rebound tenderness）。反跳痛是腹膜壁层受炎症累及的征象。腹壁紧张，同时伴有压痛和反跳痛，称为腹膜刺激征（peritoneal irritation sing），是急性腹膜炎的重要体征。压痛多由腹壁或腹腔内的炎症，肿瘤，脏器淤血、破裂、扭转、结石等病变所致。如腹部触痛在抓捏腹壁或仰卧起坐时明显，多考虑腹壁病变，否则多为腹腔内病变。压痛局限于某一部位时，为压痛点。某些疾病常有位置较固定的压痛点，麦氏（McBurney）点位于右髂前上棘与脐连线外1/3与中1/3交界处，阑尾病变时此处有压痛；胆囊点位于右侧腹直肌外缘与肋弓交界处，胆囊病变时此处有明显压痛。腹部常见疾病的压痛部位见图4－39。

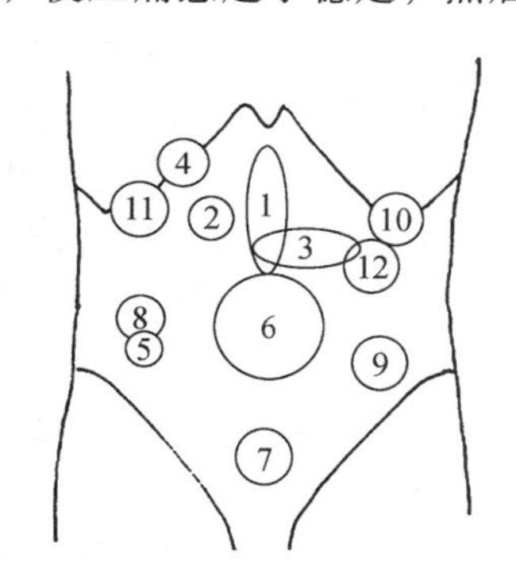

1.胃炎或溃疡；2.十二指肠溃疡；3.胰腺炎或肿瘤；4.胆囊炎；5.阑尾炎；6.小肠疾病；7.膀胱及子宫病变；8.回盲部炎症、结核；9.乙状结肠病变；10.脾或结肠脾曲病变；11.肝或结肠肝曲病变；12.胰腺炎的腰部压痛点

图4－39　腹部常见疾病的压痛点

（三）肝脏触诊

常用单手触诊。检查者将右手掌平放于患者右锁骨中线，四指并拢，掌指关节伸直，与肋缘大致平行，自髂前上棘水平开始自下而上，与被检者腹式呼吸运动紧密配合进行深触诊。患者深呼气时，腹壁松弛下陷，指端压向腹深部；深吸气时，手随腹壁隆起缓慢抬起，并向前上迎触下移的肝缘。如此反复进行，直至触及肝脏缘或肋缘。以同样方法于前正中线触诊肝左叶。为提高触诊效果，亦可用双手触诊法。检查者右手位置同单手触诊法，用左手掌托住患者右后腰部，将肝脏向上托起，使肝下缘紧贴前腹壁，左大拇指张开置于右肋缘，

限制右下胸扩张，以增加膈肌下移的幅度，使吸气下移的肝脏更易被触及（图 4－40）。

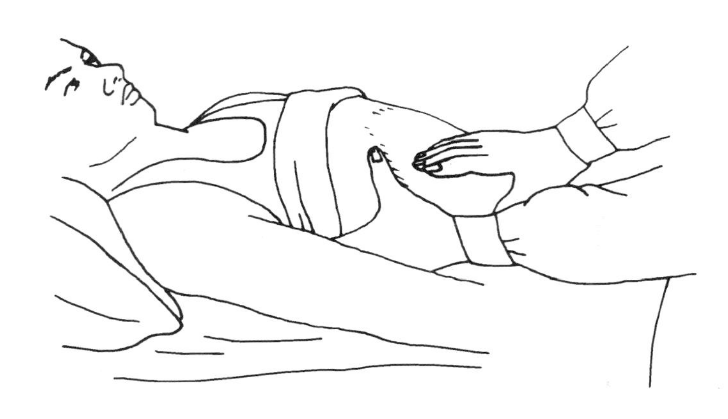

图 4－40　肝脏触诊法示意图

1．大小　正常成人肝脏在肋缘下一般不能触及，少数可触及者应在 1cm 内。剑突下可触及肝下缘，多在 3cm 以内。肝下缘超出上述标准，但肝质地柔软，表面光滑，无压痛，肝上界也相应降低，肝上下径正常，为肝下移。如肝上界正常或升高，则提示肝大。弥漫性肝大见于肝炎、脂肪肝、肝淤血、早期肝硬化、白血病、血吸虫病等；局限性肝大见于肝脓肿、肝囊肿、肝肿瘤等，常能触及或看到局部膨隆。

2．质地　肝脏质地一般分为质软、质韧（中等硬度）和质硬 3 级。正常肝脏质地柔软，如触口唇；急性肝炎及脂肪肝时质地稍韧；慢性肝炎及肝淤血质韧如触鼻尖；肝硬化、肝癌质硬如触前额；肝脓肿或囊肿有积液时呈囊性感，大而浅者可能触及波动感。

3．表面形态及边缘　正常肝脏表面光滑、边缘整齐且厚薄一致。肝炎、脂肪肝、肝淤血者表面光滑，边缘圆钝；肝硬化者表面不光滑呈结节状，边缘不整齐且较薄；肝癌、多囊肝表面不光滑呈不均匀的粗大结节状，边缘厚薄也不一致；巨块型肝癌、肝脓肿者表面呈大块状隆起。

4．压痛　正常肝脏无压痛。当肝包膜有炎性反应或因肝大受牵拉，则肝有压痛。急性肝炎、肝淤血时常有弥漫性轻度压痛；较表浅的肝脓肿有局限性剧烈压痛。

5．搏动　正常肝脏不能触及搏动。如触到肝脏搏动，应鉴别是肝脏本身的扩张性搏动还是传导性搏动。检查者将右手置于肝脏前面，左手置于肝脏后面或右外侧表面，嘱患者暂停呼吸，如可感到肝脏呈开合样搏动，则为肝脏本身的扩张性搏动，见于三尖瓣关闭不全。如仅右手被推向上，左手无感觉，则为传导性搏动，见于肝大压迫腹主动脉和右心室增大推压肝脏。

（四）胆囊触诊

可用单手触诊法。正常胆囊不能触及。胆囊肿大时，在右肋下腹直肌外缘处可触及一梨形或卵圆形、张力较高、随呼吸而上下移动的肿块，其质地和压痛视病变性质而定。急性胆囊炎因胆囊渗出物潴留所致胆囊肿大，呈囊性感，有明显压痛；壶腹周围癌等因胆总管阻塞，胆汁大量潴留所致胆囊肿大，呈囊性感而无压痛；胆囊结石或胆囊癌因胆囊内有大量结石或癌肿所致胆囊肿大，有实体感。

某些胆囊炎胆囊尚未肿大或虽已肿大而未达肋缘以下者，不能触及胆囊，但此时可探及胆囊触痛。检查胆囊触痛时检查者将左手掌平放于患者右胸下部，以拇指指腹钩压于右肋下部胆囊点处，然后嘱患者缓慢深吸气。在吸气过程中发炎的胆囊下移时碰到用力按压的拇指，可引起疼痛或因疼痛而突然屏气，为墨菲（Murphy）征阳性，见于急性胆囊炎（图4－41）。

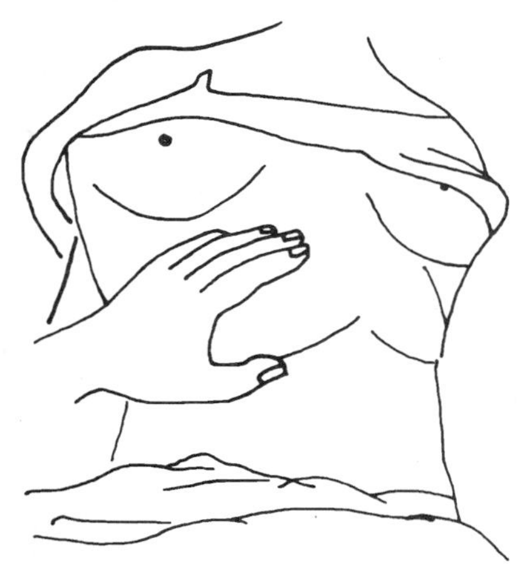

图 4－41 墨菲征检查方法示意图

（五）脾脏触诊

正常脾脏不能触及。内脏下垂、左侧大量胸腔积液或积气致膈肌下降，脾脏随之下移，深吸气时可在左肋缘下触及。除此之外触及脾脏则提示脾大。脾脏明显肿大而位置较表浅时，用单手浅部触诊即可触及。如肿大的脾脏位置较深，则用双手触诊法进行检查。触诊脾脏时，被检者取仰卧位，双腿稍屈曲，检查者左手绕过患者腹部前方，手掌置于被检者左胸下部第 7～10 肋处，将脾由后向前托起并与拇指共同限制胸廓运动。右手掌平置于脐部，与左肋弓成垂直方向，以稍弯曲的手指末端压向腹部深处，配合病人腹式呼吸运动，迎触脾尖直到触及脾缘或左肋缘（图 4－42）。脾脏轻度肿大仰卧位不易触及时，可嘱患者取右侧卧位，右下肢伸直，左下肢屈髋、屈膝，此时双手触诊较易触及。触及脾脏后应注意其大小、质地、表面形态、有无压痛等。

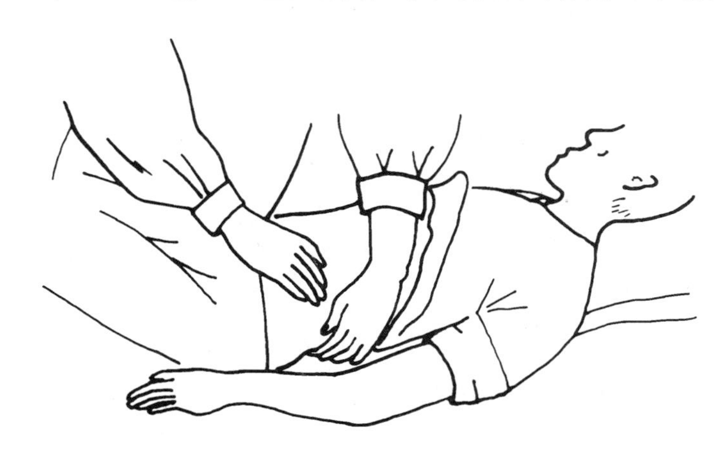

图 4－42 脾脏触诊示意图

临床上常将脾大分为 3 度。深吸气时脾缘不超过肋下 2cm 者为轻度肿大；超过 2cm，但在脐水平线以上者为中度肿大；超过脐水平线或前正中线为高度肿大，又称巨脾。脾大的测量方法如图 4－43 所示。轻、中度脾大时只作甲乙线（第 1 线）测量，即左锁骨中线与左肋缘交点至脾下缘的垂直距离，以厘米表示（下同）。脾脏明显肿大时，应加测甲丙线（第2线）和丁戊线（第3线）。甲丙线为左锁骨中线与左肋缘交点至脾脏最远点的距离。丁戊线为脾右缘到前正中线的距离。如脾大向右未超过前正中线，测量脾右缘至前正中线的最短距离以“-”表示；超过前正中线则测量脾右缘至前正中线的最大距离以“+”表示。

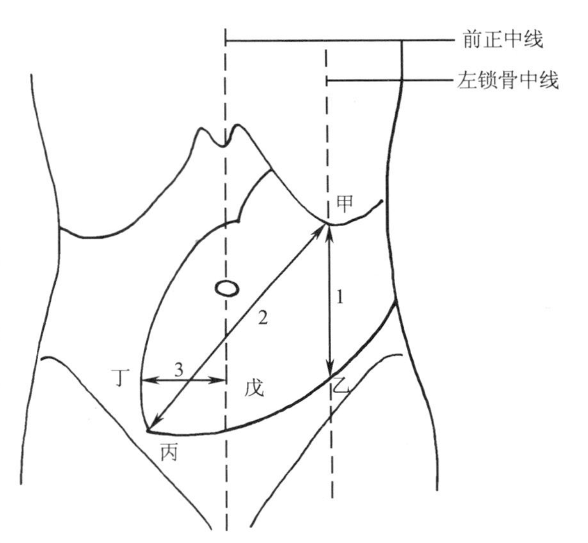

图4-43 脾大测量法示意图

轻度脾大常见于急慢性肝炎、粟粒性肺结核、伤寒、感染性心内膜炎、败血症和急性疟疾等，一般质地较柔软；中度脾大见于肝硬化、慢性淋巴细胞白血病、系统性红斑狼疮及淋巴瘤等，一般质地较硬；高度脾大，表面光滑者见于慢性粒细胞白血病、慢性疟疾和骨髓纤维化等，表面不平而有结节者见于淋巴瘤等。

（六）膀胱触诊

正常膀胱空虚时隐于盆腔内，不易触及。当膀胱充盈胀大时，超出耻骨上缘，可在下腹中部触及。触诊膀胱多用单手滑行触诊法。被检者仰卧屈膝，检查者以右手自脐开始向耻骨联合方向触摸。若触及包块应详查其性质，以鉴别其为膀胱、子宫或其他肿物。膀胱增大多由积尿所致，呈扁圆形或圆形，触之有囊性感，不能被推移，按压时有尿意，排尿或导尿后缩小或消失。以此可与妊娠子宫、卵巢囊肿、直肠肿物等常见的耻骨上区包块相鉴别。

膀胱胀大常见于尿道梗阻、脊髓病（截瘫）所致的尿潴留，也见于昏迷、腰椎或骶椎麻醉后、手术后局部疼痛患者。

第八节 肛门、直肠和生殖器检查

肛门、直肠和生殖器检查是全身体格检查不可或缺的部分。应向被检者说明检查的目的、方法和重要性，以使被检者接受并配合检查。

一、肛门和直肠检查

（一）被检者体位

肛门和直肠检查时应根据需要，让被检者采取适当的体位。

1．肘膝位 被检者两肘关节屈曲，置于检查床上，使胸部俯于床面，两膝关节屈曲成直角跪于检查床上，臀部抬高（图 4 – 44）。此体位适用于前列腺、精囊疾病及内镜检查。

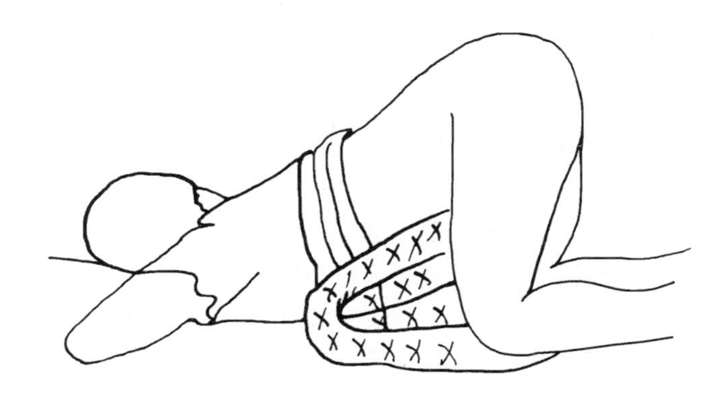

图 4 – 44 肘膝位

2．左侧卧位 被检者左腿伸直，右腿向腹部屈曲，臀部靠近检查床右边，检查者位于患者背后进行检查。此体位适用于女性及病重衰弱者（图 4 – 45）。

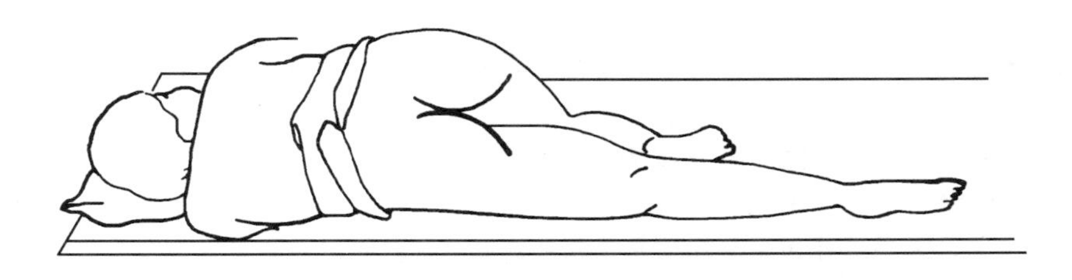

图 4 – 45 左侧卧位

3．仰卧位或截石位 患者仰卧，臀部垫高，两腿屈曲、抬高并外展。此体位适用于膀胱直肠窝检查，亦可进行直肠双合诊，以检查盆腔脏器病变。

4．蹲位 患者下蹲屏气用力做排便动作，适用于检查直肠脱垂、内痔及直肠息肉。

肛门和直肠检查的结果及其病变部位按时钟方向进行记录，并说明检查的体位。如仰卧位时，肛门前正中点为 12 点钟位，后正中点为 6 点钟位，而肘膝位的时钟位则与此相反。

（二）视诊

用手分开患者臀部，观察肛门及其周围有无皮肤损伤、黏液、脓血、溃疡、脓肿、外痔、肛裂及瘘管口等。

1．肛门外伤与感染 肛门有创口或瘢痕，多见于外伤与手术；肛门周围有红肿及压痛，见于肛门周围脓肿。

2．肛裂（anal fissure） 肛门黏膜有狭长裂伤，可伴有梭形或多发性小溃疡，有明显触压痛。

3．痔疮（hemorrhoid） 为肛门和直肠下部的静脉丛扩大和曲张形成的静脉团。肛门外口（齿状线以下）紫红色柔软包块，表面为皮肤覆盖称外痔（external hemorrhoid）；肛门内口（齿状线以上）紫红色包块，表面为黏膜者称内痔（internal hemorrhoid），常随排便突出肛门口外；兼有内痔和外痔表现者称为混合痔（mixed hemorrhoid）。

（三）触诊

对肛门或直肠的触诊称为肛门指诊或直肠指诊。此检查法不仅对肛门直肠的疾病，而且对盆腔的其他疾病如阑尾炎、前列腺与精囊病变、子宫及输卵管病变等，都具有重要的诊断价值。触诊时，检查者右手戴手套或指套，涂适量润滑剂。触诊的食指先在肛门口轻轻按摩，待患者肛门括约肌放松后，再将探查的食指指腹徐徐插入并向深部推进。触诊直肠内壁时，注意有无压痛及黏膜是否光滑，有无肿块及波动感。观察指诊后指套表面有无血液、脓液或黏液，必要时取其涂片做镜检或细菌学检查。男性被检者触诊前列腺，注意其左、右叶和中间沟等结构，以及前列腺的大小、硬度、外形、表面情况及有无结节、压痛。

二、生殖器检查

（一）男性生殖器检查

被检查者暴露下腹部，双下肢取外展位，先检查外生殖器（阴茎和阴囊），然后用直肠指诊法检查内生殖器（前列腺及精囊）。

1．阴茎 阴茎前端膨大的部分称为阴茎头。阴茎的皮肤在冠状沟前向内翻转覆盖在阴茎头上，称为包皮。

（1）包皮 正常成人阴茎松弛时，包皮不应掩盖尿道口，上翻后可被退到冠状沟，露出阴茎头。包皮长过阴茎头但上翻后能露出阴茎头，称为包皮过长（redundant prepuce），易引起炎症或包皮嵌顿，甚至可诱发癌症。若包皮上翻后不能露出阴茎头或尿道口称为包茎（phimosis），多由先天性包皮狭窄或炎症后粘连所致。

（2）阴茎头与冠状沟 正常阴茎头与冠状沟表面红润光滑，质地柔软。若看到结节或触及硬结，伴暗红色溃疡、易出血者，应疑为阴茎癌。晚期阴茎癌呈菜花状，表面覆盖有腐臭味的灰白色坏死组织。冠状沟处发现单个椭圆形硬质溃疡称为下疳（chancre），愈合后留有瘢痕，见于梅毒。尖锐湿疣的好发部位也在冠状沟。

（3）尿道口 正常尿道口黏膜红润、清洁、无分泌物。如淋球菌或其他病原体感染引起尿道炎时尿道口红肿，附有分泌物或有溃疡，并有触痛。

（4）阴茎大小 正常成人阴茎长约 7～10cm。成人阴茎过小（婴儿型）见于垂体功能或性功能减退；儿童外生殖器呈成人型见于肾上腺皮质肿瘤或睾丸间质细胞瘤。

2．阴囊 检查时患者应取立位或仰卧位，两腿稍分开。检查者将两手拇指置于阴囊前面，其余四指放在阴囊后面，双手同时触诊，以资对比。

阴囊是腹膜的延续部分，由隔膜分为左右两囊，各含精索、睾丸和附睾。一侧阴囊明显下垂或增大，不伴皮肤颜色改变者，见于精索静脉曲张、腹股沟斜疝、鞘膜积液和睾丸肿瘤等。阴囊皮肤肿胀发亮，达到透明程度称阴囊水肿（edema of scrotum），可为全身性水肿的一部分，也可由局部炎症、过敏反应、静脉回流受阻等而致；阴囊水肿，皮肤粗厚呈象皮状，称为阴囊象皮肿（chyloderma），见于丝虫病引起的淋巴管炎或淋巴管阻塞。

（1）*精索* 正常呈柔软的索条状，上下粗细一致，约1～2mm，无挤压痛。急性炎症时，精索有挤压痛及局部皮肤红肿；如沿精索触到表面光滑的长圆形或椭圆形囊性肿物，可能为鞘膜积液（hydrocele）、腹股沟斜疝或睾丸肿瘤。如透光试验阴囊被照亮呈红色、均质的半透明状，则为阳性，见于鞘膜积液，阴性（不透光）者为腹股沟斜疝或睾丸肿瘤。

（2）*附睾* 位于睾丸后外侧，上端膨大，下端细小如囊锥状。急性附睾炎时肿痛明显；慢性附睾炎时，可触及附睾肿大，有结节，稍有压痛。

（3）*睾丸* 呈椭圆形微扁，表面光滑柔韧，两侧大小一致。如果睾丸未降入阴囊内而在腹腔、腹股沟管内或阴茎根部、会阴等处，称为隐睾症（cryptorchism）。触诊时应仔细寻找。单侧隐睾多见，若为双侧者可影响生殖器官及第二性征的发育。睾丸未发育见于先天性睾丸发育不全症，由性染色体数目异常所致。

急性睾丸肿痛伴明显压痛见于外伤或炎症，如流行性腮腺炎、淋病等。慢性睾丸肿痛多由结核所致。一侧睾丸肿大、坚硬有结节应考虑睾丸肿瘤。睾丸过小多为先天性或由内分泌异常引起，如肥胖性生殖无能症。睾丸萎缩可为流行性腮腺炎、外伤后遗症及精索静脉曲张所致。

3．前列腺 位于膀胱下方，耻骨联合后约2cm处，椭圆形，左右各一，紧密相连。

检查时患者取肘膝位或左侧卧位，检查者食指戴指套，涂适量润滑剂，徐徐插入肛门，向腹侧触诊。正常成人前列腺距肛门4cm，正中有纵行浅沟称中间沟，将前列腺分为左、右两叶，每叶约拇指腹大小，表面光滑，质韧有弹性，可触及中间沟。前列腺中间沟消失，表面平滑质韧无压痛见于前列腺肥大；肿大并有明显压痛见于急性前列腺炎；肿大表面不平呈结节状、质地坚硬，多为前列腺癌。

4．精囊 位于前列腺上方。正常精囊光滑柔软，直肠指诊时不易触及。精囊病变常继发于前列腺，如精囊可触及索条状肿胀并有压痛，见于前列腺炎等所致的精囊炎。

（二）女性生殖器检查

一般女性患者不常规作生殖器检查，如有适应证或考虑妇产科疾病时，应由妇产科进行检查。详见《妇产科护理学》。

第九节 脊柱与四肢检查

一、脊柱

脊柱的功能是支持体重，保持正常的立位及坐位姿势。其病变主要表现为姿势或形态异常、活动度受限或疼痛等。检查以视诊为主，结合触诊和叩诊。

（一）脊柱弯曲度

正常人直立时从背面观脊柱无侧凸，侧面观有4个弯曲部位，即颈椎段稍向前凸，胸椎段稍向后凸，腰椎段明显前凸，骶椎段明显后凸，类似“S”形，称为生理性弯曲。检查时嘱患者双足并拢站立，双臂自然下垂。从背面视诊患者脊柱有无侧凸畸形，或用手指沿脊椎棘突从上向下划压后，使皮肤出现一条红色充血线，以观察脊柱有无侧凸畸形；从侧面视诊患者有无脊柱后凸或脊柱前凸畸形。

1．脊柱后凸（kyphosis） 多发生于胸段脊柱。常见于佝偻病、胸椎结核、强直性脊柱炎、老年脊椎退行性变、脊椎骨折等。

2．脊柱前凸（lordosis） 多发生在腰椎部位。见于晚期妊娠、大量腹水、腹腔巨大肿瘤等。

3．脊柱侧凸（scoliosis） 可分为姿势性和器质性两种类型。姿势性侧凸者改变体位可使侧凸纠正，见于儿童发育期坐位姿势不端正、椎间盘脱出症及脊髓灰质炎后遗症等。器质性侧凸者改变体位不能使侧凸纠正，见于佝偻病、慢性胸膜增厚粘连、肩部或胸廓畸形等。

（二）脊柱活动度

脊柱的运动主要在颈椎段和腰椎段。检查脊柱活动度时应让患者做前屈、后伸、左右侧弯及左右旋转动作。正常颈椎在直立时前屈、后伸各30°～45°，左右侧弯各45°，左右旋转各60°～80°；腰椎前屈90°，后伸30°，左右侧弯各20°～30°，左右旋转各30°。

脊柱各段活动度受限常见于相应脊柱节段肌肉、韧带劳损，脊椎增生性关节炎，结核或肿瘤所致脊椎骨质破坏，脊椎外伤所致骨折或关节脱位。

（三）脊柱压痛与叩击痛

1．压痛 嘱患者取端坐位，身体稍前倾。检查者以右手拇指自上而下逐个按压脊椎棘突及椎旁肌肉。正常人无压痛。脊柱压痛常见于脊椎结核、椎间盘脱出症及脊椎外伤或骨折，脊柱两旁肌肉压痛常见于腰背肌肉劳损。

2．叩击痛 检查时以叩诊锤或手指直接叩击各脊柱棘突，为直接叩诊法；或以左手掌置于患者头顶，右手半握拳以小鱼际肌部叩击左手背，观察患者有无疼痛，为间接叩诊法。叩击痛阳性见于脊椎结核、骨折及椎间盘脱出症等。

二、四肢与关节

四肢与关节的检查多以视诊和触诊为主，主要观察其形态、活动度或运动情况。正常人四肢与关节左右对称，形态正常，无肿胀及压痛，活动不受限。

（一）形态异常

1．匙状甲（spoon nails） 又称反甲（koilonychia），其特点为指甲中央凹陷，边缘翘起，变薄，表面粗糙有条纹（图4－46）。多见于缺铁性贫血。

2．杵状指（achropachy） 手指或足趾末端指节明显增宽增厚，呈杵状膨大，指（趾）甲从根部到末端呈弧形隆起（图4－47）。常见于支气管肺癌、支气管扩张、肺脓肿、发绀型先天性心脏病、溃疡性结肠炎等。其发生与肢端缺氧、代谢障碍及中毒性损害有关。

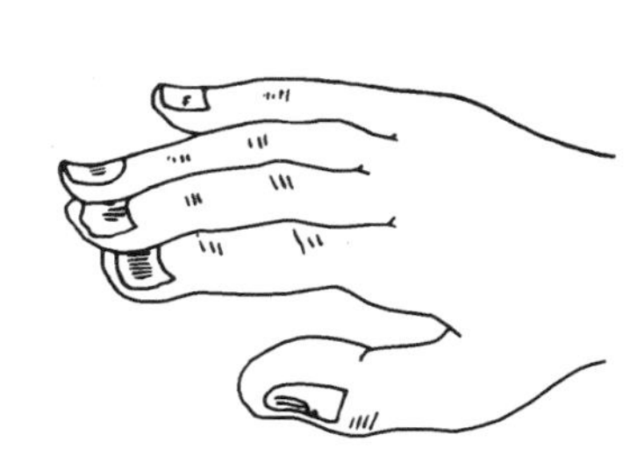

图 4-46　匙状甲

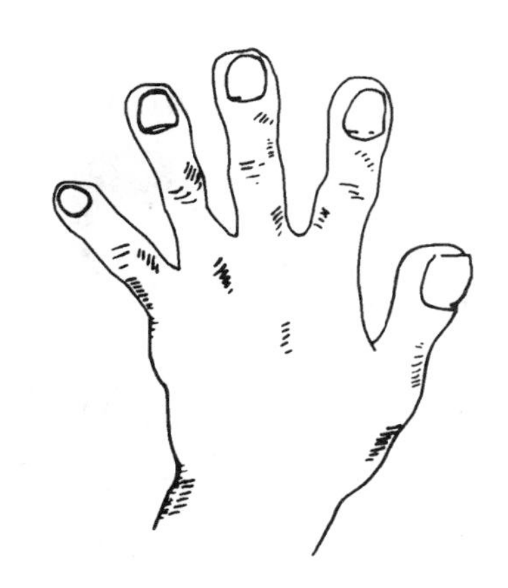

图 4-47　杵状指

3．肢端肥大（acral growth）　成人腺垂体功能亢进，生长激素分泌增多所致骨末端及其韧带等软组织增生与肥大，使肢体末端较正常明显粗大，表现为手指、足趾粗而短，手、足背厚而宽，称为肢端肥大。见于肢端肥大症与巨人症。

4．指关节变形（knuckle deformity）

包括：①梭形关节：指关节呈梭形畸形，活动受限，重者手指及腕部向尺侧偏移，多为双侧性（图 4-48）。见于类风湿关节炎。②爪形手（claw hand）：掌指关节过伸，指间关节屈曲，骨间肌和大小鱼际肌萎缩，手呈鸟爪样。见于尺神经损伤、进行性肌萎缩、脊髓空洞症或麻风病。

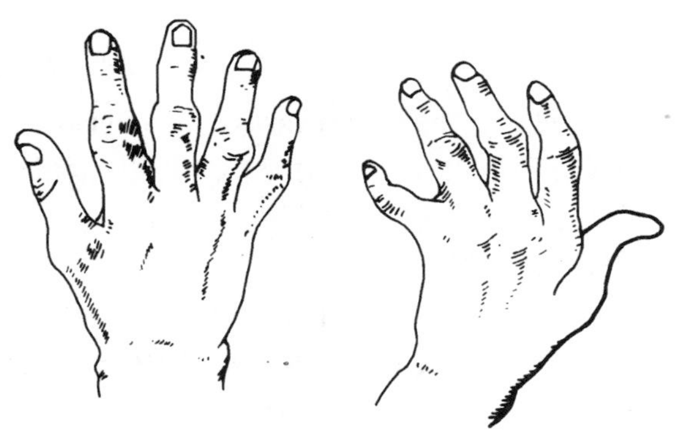

图 4-48　梭形关节

5．膝关节变形（knee-joint deformity）

膝关节红、肿、热、痛及运动障碍，多为炎症所致。关节腔内积液时，触诊有浮动感，称浮髌现象（floating patella phenomenon）。浮髌现象的检查方法为：患者平卧，患肢放松；检查者左手拇指与其余手指分别固定在肿胀关节上方两侧，右手拇指和其余手指分别固定于下方两侧，使关节腔内积液不能流动；然后用右手食指将髌骨向后方连续按压数次（图4-49）。如压下时有髌骨与关节面碰触感，放开时有髌骨随手浮起感，为浮髌试验阳性。浮髌试验阳性是膝关节腔积液的重要体征。

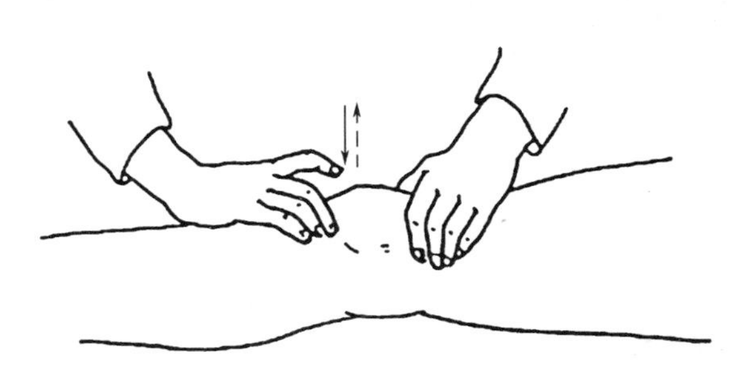

图 4-49　浮髌试验

6．膝内、外翻（genu varus，genu valgus）　正常人两足并拢时，双膝和双踝可靠拢。如双膝靠拢时，双踝分离呈“X”形，称膝外翻；如双踝并拢时双膝分离呈“O”形，称膝内翻（图 4－50）。见于佝偻病和大骨节病。

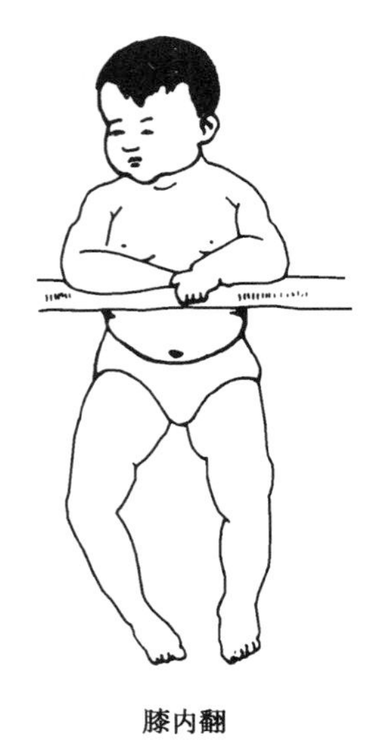

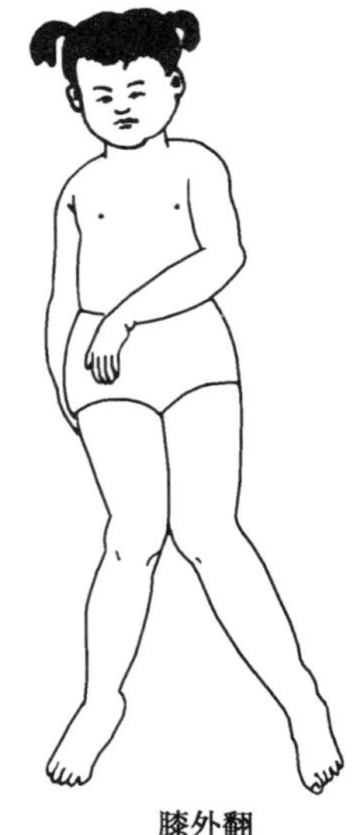

图 4－50 膝内、外翻

7．足内、外翻（pes varus，pes valgus） 正常人足做内、外翻动作时皆可达 35°，复原时足掌、足跟可着地。足内、外翻畸形者足呈固定内翻、内收位或外翻、外展位。见于脊髓灰质炎后遗症和先天性畸形（图 4－51）。

图 4－51 足内翻

8．肌肉萎缩（muscle atrophy） 为中枢或周围神经病变、肌炎或肢体废用所致的部分或全部肌肉组织体积缩小、松弛无力。常见于脊髓灰质炎后遗症、偏瘫、周围神经损伤、外伤性截瘫、多发性神经炎等。

9．下肢静脉曲张（varicose veins of lower extremity） 表现为小腿静脉呈蚯蚓状弯曲、怒张，重者感腿部肿胀、局部皮肤颜色暗紫或有色素沉着，可形成经久不愈的溃疡。见于栓塞性静脉炎或从事站立性工作者。

10．水肿 可呈单侧或双侧肢体水肿，指压凹陷或无凹陷，由局部或全身因素所致，详见第三章第三节。

（二）运动功能检查

嘱患者做主动或被动运动，观察其关节的活动幅度、有无活动受限或疼痛。

1．正常关节活动范围

（1）*肩关节* 肘关节贴在胸前，手能触及对侧耳朵，示肩关节内收正常；手能从颈后触及对侧耳朵，示肩关节前屈、外展及外旋正常；手能从背后触及或接近对侧肩胛骨下角，示肩关节内旋、后伸正常。

(2) 肘关节　握拳屈腕、屈肘时，拇指可触及肩部，伸直可达 180°。

(3) 腕关节　伸约 40°，屈约 50°~60°，外展约 15°，内收约 30°。

(4) 指关节　各指关节可伸直，屈指可握拳。

(5) 髋关节　屈曲时股前部可与腹壁相贴，后伸可达 30°，外展约 60°，内收约 25°，外旋与内旋各为 45°。

(6) 膝关节　屈曲时小腿后部与股后部相贴，伸直可达 180°；膝关节在半屈曲位时，小腿可做小幅度旋转动作。

(7) 踝关节　立位时足与小腿成直角，背伸约 35°，跖屈约 45°，内、外翻各约 35°。

当以上关节活动不能达到各自的活动幅度时，为关节运动障碍。

2. 运动功能障碍的临床意义　关节或神经、肌肉病变均可引起运动功能障碍。疼痛，肌肉痉挛或挛缩，关节囊及其周围组织炎症、肥厚及粘连，关节腔积液，骨或软骨增生可致关节运动异常；神经、肌肉病变可致不同程度的随意运动障碍（详见本章第十节）。

第十节　神经系统检查

神经系统检查主要包括脑神经、运动功能、感觉功能及神经反射等项目。

一、脑神经

脑神经共有 12 对，脑神经检查对颅脑损害的定位诊断很有意义。检查时应按顺序进行以免遗漏。

1. 嗅神经　检查时嘱患者闭目，堵住一侧鼻孔，用醋、酒或香水等分别置于另一侧鼻孔前，要求患者说出所嗅物品的气味，以了解其嗅觉正常与否，有无减退或消失。嗅觉障碍可见于鼻黏膜炎症、严重颅脑损伤、前颅凹占位性病变及脑膜炎等。

2. 视神经　视力、视野和眼底为检查视神经的最基本项目。视力检查见本章第四节相关内容。

视野为平视时所能看到的最大范围。一般用手试法测定。患者与检查者对坐，距离约 1m，各自用手遮住相对的眼睛，对视片刻，保持眼球不动，检查者用手指自上、下、左、右方位从周边向中央移动，注意手指位置应在检查者与患者之间，以检查者的视野作为对照判断患者视野是否正常。视野正常者应与检查者同时看到手指。视野变小或异常时应做视野计检查。视觉通路损害可出现多种视野缺损。

3. 动眼神经、滑车神经和展神经　此 3 对神经共同支配眼球运动。眼球运动检查见本章第四节相关部分。

4. 三叉神经　三叉神经为混合性神经，其感觉纤维分布于面部皮肤及眼、鼻、口腔黏膜；运动纤维主要支配咀嚼肌和颞肌。检查运动功能时，将双手置于患者两侧下颌角上面咀嚼肌隆起处，让患者做咀嚼动作，比较两侧咀嚼肌力量的强弱，或嘱患者露齿，观察张口时下颌有无偏斜。一侧三叉神经运动支受损时，病侧咀嚼肌肌力减弱，张口时下颌偏向病侧。

检查感觉功能时，用棉签自上而下、由内向外轻触患者前额、鼻部两侧及下颌，两侧对比并随时询问患者有无感觉减退、消失或过敏。

5．面神经 检查时先观察患者两侧额纹、眼裂、鼻唇沟及口角是否对称，然后嘱患者做皱额、闭眼、露齿、鼓腮和吹口哨动作，观察左右两侧是否对称。一侧面神经周围性损害时，病侧额纹减少、眼裂较大、鼻唇沟变浅，不能皱额、闭眼，露齿时口角歪向健侧，鼓腮及吹口哨时病侧漏气。中枢性损害时，只出现病灶对侧下半部面肌的瘫痪。

6．位听神经

（1）*听力* 听力检查见本章第四节相关部分。

（2）*前庭功能* 询问患者有否眩晕、平衡失调或眼球震颤。如有以上症状提示前庭神经病变。

7．舌咽神经和迷走神经 先询问患者有否声音低哑、吞咽困难和饮水呛咳，然后嘱患者张口发“啊”音，观察两侧软腭上抬是否有力、对称，腭垂有无偏斜。一侧神经受损时，发音时软腭和腭垂偏向健侧。

8．副神经 观察胸锁乳突肌和斜方肌有无萎缩，嘱患者做耸肩和转颈运动，比较两侧肌力。副神经损害时，可出现一侧运动异常。

9．舌下神经 检查时嘱患者伸舌，观察有无舌偏斜、舌肌萎缩或颤动。一侧舌下神经下运动神经元病变时，病侧可见舌肌萎缩和颤动，伸舌偏向病侧；一侧舌下神经上运动神经元病变时，无舌肌萎缩及颤动，伸舌偏向健侧。

二、感觉功能

检查感觉功能时，患者必须意识清晰，检查前向患者说明检查目的和方法，以取得其合作。检查时可由感觉障碍区向正常部位移行。

（一）浅感觉

1．痛觉（algaesthesis） 嘱患者闭目，用针尖以均匀的力量轻刺患者皮肤，请患者即刻陈述其感受。测试时注意两侧对称部位的比较。检查后记录感觉障碍的类型（正常、过敏、减退、消失）和范围。

2．触觉（haptics） 用棉签轻触患者的皮肤或黏膜，请患者回答有无轻痒的感觉。正常人对轻触觉很灵敏。触觉障碍见于脊髓后索病损。

3．温度觉（temperature sensation） 用盛有40℃～50℃热水及5℃～10℃冷水的试管测试患者的皮肤，请其陈述自己的感受。正常人能明确辨别冷热的感觉。温度觉障碍见于脊髓丘脑侧束损伤。

（二）深感觉

1．关节觉（joint sensation） 包括关节对被动运动的感觉和位置觉。检查时嘱患者闭目，检查者用食指和拇指轻持患者的手指或足趾，做被动伸或屈的动作，让患者回答“向上”或“向下”，然后将其肢体放置在某种位置上，询问其能否回答肢体所处的位置。关节觉障碍见于脊髓后索病损。

2．震动觉（vibration sense） 用震动的音叉放置于患者内、外踝，腕关节，髂嵴等肢体的骨隆起处，注意两侧对比。正常人有共鸣性震动感。震动觉障碍见于脊髓后索损害。

（三）复合感觉

包括皮肤定位觉、两点辨别觉、实物辨别觉和体表图形觉。这些感觉是大脑综合分析和判断的结果，又称皮质感觉。正常人闭目情况下可正确辨别，皮质病变时发生障碍。

三、运动功能

运动功能分随意运动和不随意运动两种。随意运动由锥体束管理，不随意运动由锥体外系和小脑司理。

（一）肌力

肌力（muscle power）是指肌肉运动时的最大收缩力。检查时嘱患者做肢体屈伸运动，检查者从相反的方向测试患者对阻力的克服力量，注意两侧肢体的对比。

肌力可分为6级（0～Ⅴ级）：

0级：肌肉完全瘫痪。

Ⅰ级：仅见肌肉轻微收缩，但无肢体活动。

Ⅱ级：肢体可水平移动，但不能抬离床面。

Ⅲ级：肢体能抬离床面，但不能拮抗阻力。

Ⅳ级：肢体能做拮抗阻力运动，但肌力有不同程度的减弱。

Ⅴ级：正常肌力。

自主运动时肌力减退称不完全性瘫痪，肌力消失称完全性瘫痪。不同部位或不同组合的瘫痪分别命名为：①单瘫（monoplegia)：为单一肢体瘫痪，多见于脊髓灰质炎；②偏瘫：为一侧肢体瘫痪，伴有同侧脑神经损害，见于脑出血、脑动脉血栓形成、脑栓塞、蛛网膜下腔出血、脑肿瘤等；③截瘫：多为双侧下肢瘫痪，见于脊髓外伤、炎症等所致脊髓横贯性损伤；④交叉瘫：为一侧脑神经损害所致的同侧周围性脑神经麻痹及对侧肢体的中枢性偏瘫。

（二）肌张力

肌张力（muscular tone）是指静息状态下肌肉的紧张度。可通过触诊肌肉的硬度，或肌肉完全松弛时关节被动运动时的阻力来判断。

1．肌张力增高（hypermyotonia） 触诊时肌肉坚实，做被动运动时阻力增加。见于锥体束或基底节损害。

2．肌张力减弱（hypomyotonia） 触诊时肌肉松软，做被动运动时阻力减小，可表现为关节过伸。见于周围神经炎、脊髓前角灰质炎或小脑病变。

（三）去脑强直

表现为颈后伸，甚至角弓反张，四肢强直性伸展、内收和内旋。去脑强直于病情好转时可转化为去皮质强直，两侧肘关节在胸前屈曲；当中枢神经系统损害加重时，去皮质强直又可转化为去脑强直。

（四）不随意运动

系随意肌不自主收缩产生的无目的的异常动作，多为锥体外系损害的表现。

1．震颤（tremor） 震颤为躯体某部分虽不自主，但有节律性的抖动。常见有：①静止性震颤：静止时出现，运动时减轻或消失。见于震颤麻痹（Parkinson's disease）。②姿势性震颤：身体主动保持某种姿势时出现，运动及休息时消失，震颤较静止性震颤细而快。姿势性震颤包括应用肾上腺素后、甲状腺功能亢进、焦虑状态所致的震颤，以及全身代谢障碍所致的扑翼样震颤。③动作性震颤：在动作时出现，动作终末愈接近目的物时愈明显。见于小脑疾患。

2．手足搐搦（tetany） 发作时手足肌肉呈强直性痉挛，在上肢表现为腕部屈曲、手指伸展、指掌关节屈曲、拇指内收靠近掌心并与小指相对；在下肢表现为踝关节与趾关节皆呈屈曲状。见于低钙血症和碱中毒。

（五）共济运动

正常随意运动需由一组肌群在速度、幅度、力量等方面的精确配合才能完成，其协调有赖于小脑、前庭神经、深感觉及锥体外系的共同参与。当上述结构发生病变，动作协调发生障碍时，称为共济失调（ataxia）。共济运动的检查方法如下：

1．指鼻试验（finger-to-nose test） 嘱患者前臂外旋、伸直，用食指触自己的鼻尖，先慢后快，先睁眼后闭眼，重复做上述动作。正常人动作准确，共济失调者指鼻动作经常失误。

2．指指试验（finger-to-finger test） 嘱患者伸直食指，曲肘，然后伸直前臂以食指触碰对面检查者的食指，先睁眼后闭眼。正常人可准确完成；若总是偏向一侧，提示该侧小脑或迷路有病变。

3．轮替动作（alternate motion） 嘱患者伸直手掌并反复做快速旋前旋后动作。共济失调患者动作缓慢，不协调。

4．跟－膝－胫试验（heel-knee-tibia test） 嘱患者仰卧，先抬起一侧下肢，然后将足跟置于另一侧膝部下端，沿胫骨徐徐滑下。共济失调患者出现动作不稳或失误。

5．Romberg 征 又称闭目难立征。嘱患者直立，两臂向前伸平，双足并拢，然后闭目，如出现身体摇晃或倾斜即为阳性。仅闭目不稳提示两下肢有感觉障碍，闭目睁目皆不稳提示小脑蚓部病变。

四、神经反射

反射是通过反射弧的形成完成的。反射弧由感受器、传入神经、中枢、传出神经和效应器五部分组成。反射弧中任何一部分有病变，都可使反射活动减弱或消失。临床上根据刺激的部位，可将反射分为浅反射和深反射两部分。反射活动是受高级中枢控制的，锥体束对浅反射有易化作用，一侧浅反射消失见于同侧锥体束受损；锥体束对深反射有抑制作用，锥体束病变时，反射活动因失去抑制而亢进。

（一）浅反射

刺激皮肤或黏膜引起的反应称为浅反射（superficial reflex）。

1．角膜反射（corneal reflex） 嘱患者向内上方注视，检查者用棉签纤维由角膜外缘向内轻触患者的角膜。正常时可见眼睑迅速闭合。角膜反射完全消失见于深昏迷患者。

2．腹壁反射（abdominal reflex） 患者仰卧，下肢稍屈以使腹壁放松，然后用竹签按上、中、下三个部位轻划腹壁皮肤（图4－52）。正常人于受刺激部位可见腹壁肌肉收缩。上部反射消失见于胸髓7～8节病损，中部反射消失见于胸髓9～10节病损，下部反射消失见于胸髓11～12节病损。双侧上、中、下三部反射均消失见于昏迷或急腹症患者。一侧腹壁反射消失见于同侧锥体束病损。

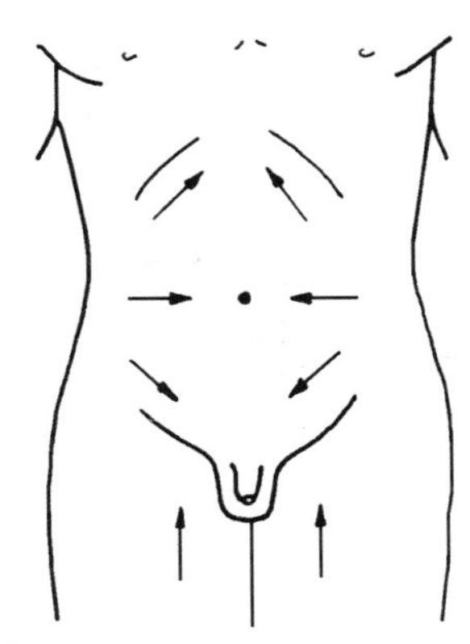

图4－52 腹壁反射、提睾反射检查示意图

3．提睾反射（cremasteric reflex） 用竹签由上向下轻划股内侧上方皮肤，可引起同侧提睾肌收缩，使睾丸上提（图4－52）。双侧反射消失见于腰髓1～2节病损。一侧反射减弱或消失见于锥体束损害、老年人或腹股沟疝、阴囊水肿、精索静脉曲张、睾丸炎、附睾炎等。

4．跖反射（plantar reflex） 患者仰卧，髋及膝关节伸直，检查者手持患者踝部，用竹签由后向前划足底外侧，至小趾掌关节处再转向拇趾侧。正常表现为足跖屈，即Babinski征阴性。

（二）深反射

刺激骨膜、肌腱引起的反应称为深反射（deep reflex）。

1．肱二头肌反射（biceps reflex） 检查者以左手扶托患者屈曲的肘部，将拇指置于肱二头肌肌腱上，然后用叩诊锤叩击拇指（图4－53）。正常反应为肱二头肌收缩，前臂快速屈曲。反射中枢为颈髓5～6节。

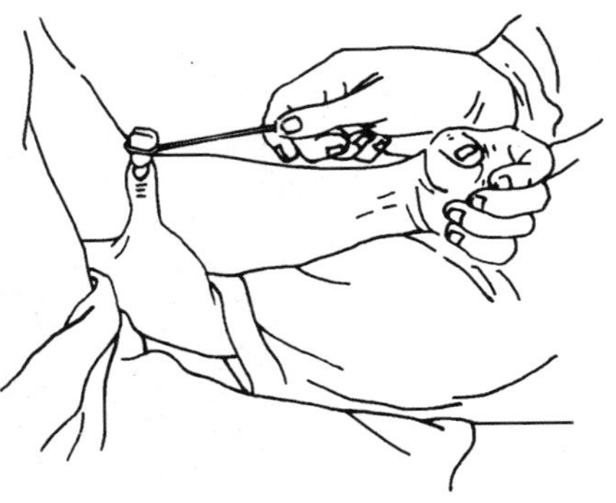

图4－53 肱二头肌反射检查示意图

2．肱三头肌反射（triceps jerk reflex） 检查者用左手扶托患者的肘部，嘱患者肘部屈曲，然后以叩诊

锤直接叩击鹰嘴上方的肱三头肌肌腱（图4－54），反应为肱三头肌收缩，前臂稍伸展。反射中枢为颈髓 7～8 节。

3．膝反射（knee jerk reflex） 坐位检查时，小腿完全松弛，自然下垂。卧位时，检查者用左手在腘窝处托起两下肢，使髋、膝关节稍屈，然后用右手持叩诊锤叩击髌骨下方的股四头肌肌腱（图 4－55）。正常反应为小腿伸展。反射中枢为腰髓 2～4 节。

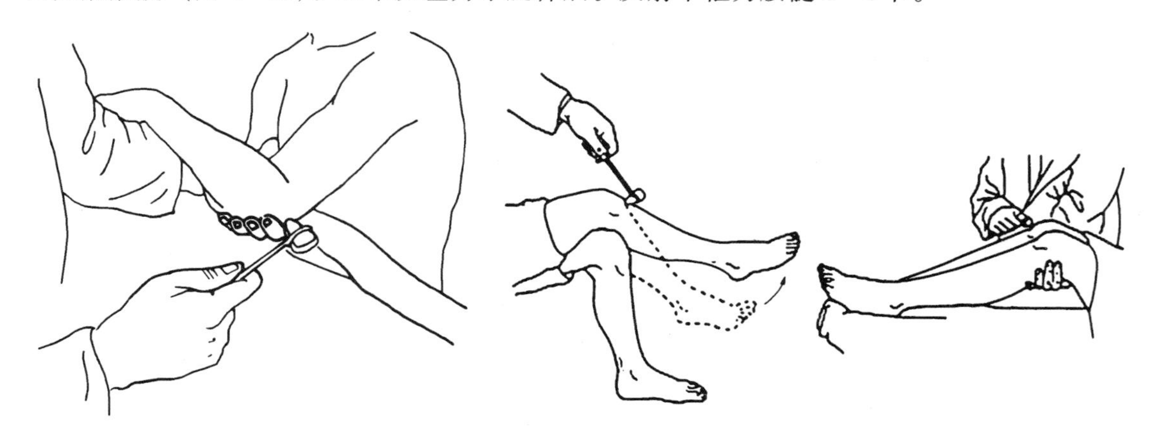

图 4－54 肱三头肌反射检查示意图

图 4－55 膝反射检查示意图

4．跟腱反射（achilles tendon reflex） 患者仰卧，髋及膝关节稍屈曲，下肢取外旋外展位，检查者用左手托患者的足掌，使足呈过伸位，然后以叩诊锤叩击跟腱（图 4－56）。正常反应为腓肠肌收缩，足向跖面屈曲。如卧位不能测出时，可嘱患者跪于椅面上，双足自然下垂，然后轻叩跟腱，反应同前。反射中枢为骶髓 1～2 节。

（三）病理反射

病理反射（pathologic reflex）是指锥体束病损时，失去了对脑干和脊髓的抑制功能而出现的踝和趾背伸的异常反射。1 岁半以内的婴幼儿由于锥体束尚未发育完善，可出现上述反射，不属异常。

1．Babinski 征 检查方法同跖反射（图 4－57）。阳性反应为拇指缓缓背伸，其余四趾呈扇形展开。

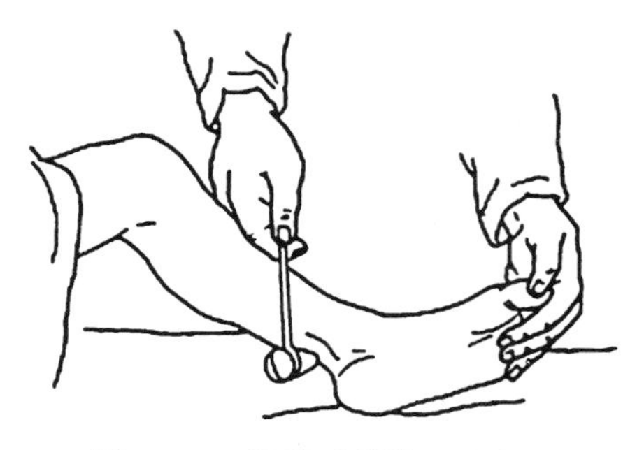

图 4－56 跟腱反射检查示意图

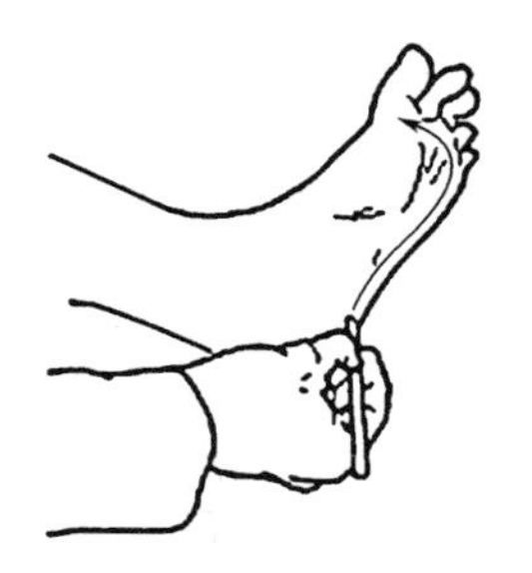

图 4－57 Babinski 征检查示意图

2．Oppenheim 征　检查者用拇指及食指沿患者胫骨前缘用力由上向下滑压。阳性表现同 Babinski 征（图 4－58）。

上述两种病理反射测试方法不同，但阳性结果表现一致，临床意义亦相同。

（四）脑膜刺激征

脑膜刺激征（mengingeal irritation sign）为脑膜受激惹的表现。见于脑膜炎、蛛网膜下腔出血、颅压增高等。

1．颈强直（cervical rigidity）　患者仰卧，以手托扶患者枕部做被动屈颈动作，以测试颈肌抵抗力。颈强直表现为被动屈颈时阻力增强。在除外颈椎或颈部肌肉局部病变后即可认为有脑膜刺激征。

2．Kernig 征　患者仰卧，下肢伸直，先将一侧髋关节屈成直角，膝关节也在近乎直角状态，再用手抬高患者小腿，正常人膝关节可伸达 135°以上。阳性表现为伸膝受限并伴有疼痛与屈肌痉挛（图 4－59）。

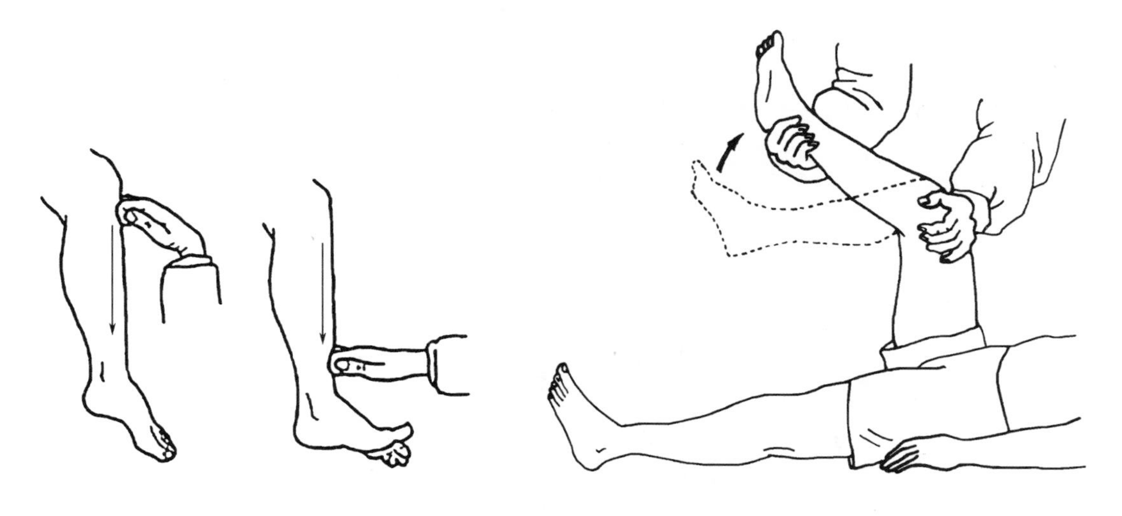

图 4－58　Oppenheim 征检查示意图　　图 4－59　Kernig 征检查示意图

3．Brudzinski 征　患者仰卧，下肢自然伸直，检查者一手托患者枕部，一手置于患者胸前，然后使其头部前屈。阳性表现为两侧膝关节和髋关节屈曲（图 4－60）。

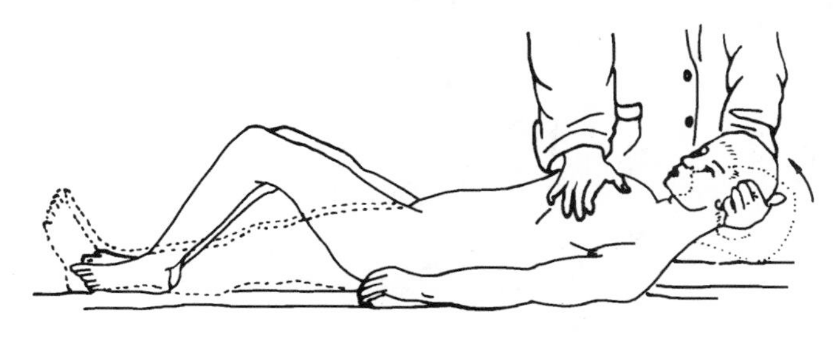

图 4－60　Brudzinski 征检查示意图

（五）Lasegue 征

为神经根受刺激的表现。检查时嘱患者仰卧，两下肢伸直，检查者一手置于膝关节上，使下肢保持伸直，另一手将下肢抬起。正常人下肢可抬高 70°以上。阳性表现为下肢抬高不到 30°即出现由上而下的放射性疼痛。见于坐骨神经痛、腰椎间盘突出或腰骶神经根炎等。

第五章 心理评估

第一节 概 述

医学模式的转变使人们意识到人不仅是生理的人，还是心理、社会、文化的人，人的生理、心理和社会功能是密切相关的。因此，除了身体评估外，心理评估也是健康评估的重要部分。

一、心理评估的内容

人的基本心理活动包括知、情、意三方面。知，是指感知和认知，是人们认识、思维、记忆、理解、判断、推理事物的过程，人们对所有属于自己的身心社会状况的认识又构成人的自我概念。情，是指情绪、情感，人们在认识客观事物和自己的时候，可持各种各样的态度，如喜悦、悲哀、恐惧等，从而使人们体验到各种情绪与情感。意，是指意志行为，是人们心理活动的外在表现，人在社会及其周围环境相互作用过程中可表现出各种行为，如进食行为、睡眠行为、压力与应对等。因此，对人的心理评估应涵盖上述范畴，其内容主要包括自我概念、认知水平、情绪与情感及压力与应对。

二、心理评估的目的

1. 了解个体的心理活动，尤其是疾病发展过程中的心理活动，包括自我概念、认知、情绪、情感等方面现存的或潜在的健康问题。

2. 了解个体现存的或潜在的压力源、压力反应及其应对方式，以指导制订有针对性的护理计划。

三、心理评估的方法

（一）会谈

会谈（interview）是心理评估最基本的方法，分为正式会谈和非正式会谈两种类型。前者指事先通知对方，按照预定的会谈提纲有目的、有计划、有步骤的交谈；后者为日常生活或工作中个体间的自然交谈。通过会谈可使交谈双方建立相互合作和信任的关系，以获得个体对其心理状况和问题的自我描述。

（二）观察

观察（observation）为评估者直接观察、记录个体的行为和表情，从而获得心理健康资料的方法。

1．自然观察 系指在自然条件下，对个体心理活动的外在表现进行观察。评估者在日常护理过程中对个体行为与心理反应的观察就是一种自然观察。通过自然观察，可观察到范围较广的行为表现。观察者应具有深刻的洞悉力，并需花费较多的时间与被评估者接触。

2．控制观察 控制观察又称实验观察，系指在特殊实验环境下观察个体对特定刺激的反应，需预先设计，并按既定程序进行，每一个体都接受同样的刺激。其优点为可获取具有较强可比性和科学性的结果。但实验条件、实验环境和程序等人为因素，以及受试者意识到正在接受实验，可干扰实验结果的客观性。因此，护理心理评估以自然观察法为宜。

（三）心理测量

是心理评估常用的标准化手段之一，所得到的结果比较客观、科学。

1．心理测量法（mental measurement） 是在标准情形下，用统一的测量手段如器材测试个体对测量项目所作出的反应。

2．评定量表法（rating scale method） 指用一套预先已标准化的测试项目（量表）来测量某种心理品质。按测试项目的编排方式可将量表分为二选一量表、数字等级量表、描述评定量表、Likert 评定量表、检核表以及语义量表和视觉类似物量表等 7 种。量表是心理评估中应用较多、相对较客观的判断指标。

应用量表时应注意根据调查目的、患者的具体状况选择合适的量表，尽量选择经典的、为大家所公认的量表。量表使用的基本形式包括自评和他评。自评可较真实地反映患者内心的主观体验；他评为评定者对被评者心理反应的客观评定，较被动。

（四）医学检测

包括对被评估者的体格检查和各类实验室检查，如测体温、脉搏、呼吸、血压、血浆肾上腺皮质激素浓度等。检测结果可为心理评估提供客观的辅助资料。

四、心理评估的注意事项

1．重视心理评估在健康评估中的意义 心理评估的资料对于制定护理措施是十分重要的。如对被评估者认知水平的评估，有利于评估者选择合适的健康教育方式；评估个体的情感、情绪，可发现被评估者是否处于接受教育和学习的良好心理状态等。因此，心理评估应及时、全面和准确，切不可因强调身体评估而被忽略。

2．以个体目前的心理状态为重点，与身体评估同时进行 在心理评估过程中，应着重于个体目前的心理状况，而且心理评估不应与身体评估截然分开。评估者在进行身体评估时，通过观察被评估者的语言和行为，可同时收集心理评估的资料。

3．注意主、客观资料的比较 评估者应同时收集主、客观资料进行比较，以推论被评估者的心理功能。如评估个体有无焦虑时，评估者不能仅依据被评估者的主诉“我感到最近容易紧张、着急”即下结论，应综合观察被评估者所表现出的颤抖、快语、面色潮红等焦虑的行为进行判断。

4．避免评估者态度、观念、偏见对评估结果的影响 由于心理评估主要基于主观资料而非客观资料，心理评估的方法和技能尚处于探索和发展中，远不如身体评估技能成熟和易于掌握，评估者的态度、观念、偏见等均会影响评估结果。因此，评估时应注意评估手段的有效性，并考虑到被评估者的特殊性，以尽量避免自身的偏见。

第二节 自我概念的评估

自我概念（self-concept）涉及个体对自己个性特征、社会角色和身体特征的认识和评估，并受价值观、信念、人际关系、文化、他人对个体评价的影响。自我概念是心理评估中最主要的评估内容之一。

一、自我概念的定义

James 和 Carl Rogers 是对自我概念研究较早的现代心理学家。Rogers 认为自我概念是对自我感知的系统概括，包括对自我特征和能力的感知，以及对自我与环境和他人关系的感知。Piers 和 Harries 认为自我概念是对自己行为和特征的描述和评价。简而言之，自我概念是个体对自己的知觉和评价。

护理学家 Roy 是第一个从护理角度研究自我概念的学者，她将自我概念定义为个体在一个特定时间内所拥有的对自己的感受与信念，这些感受与信念是由个体内在的知觉加上知觉到别人对他的反应而形成的，同时，可引导个体的行为。

综上所述，自我概念是人们通过对自己的内在、外在特征以及他人对他/她的反应的感知与体验而形成的对自我的认识与评价，是个体在与其心理社会环境相互作用过程中形成的动态的、评价性的“自我肖像”。

二、自我概念的分类

自我概念的分类方法较多，目前较为认可的是 Rosenbers 分类法。具体分类如下：

1．真实自我 为自我概念的核心，是人们对其身体内在、外在特征及社会状况的如实感知与评价，包括社会认同、自我认同、身体意象等方面。

2．期望自我 又称理想自我，为人们对“我希望我成为一个什么样的人”的感知，既包括个体期望得到的外表和生理方面的特征，也包括个体希望具备的个性特征、心理素质以及人际交往与社会方面的属性，是人们获取成就、达到个人目标的内在动力。期望自我含真实与不真实两种成分。真实成分含量越高，与真实自我越接近，人的自我概念越好，否则可产生自我认同障碍或自尊低下。

3．表现自我 指个体对真实自我的展示与暴露，为自我概念最富于变化的部分。由于不同的人、不同的社会团体对他人自我形象的认可标准不一样，因此，人们在不同场合，如初次见面和求职面试时，暴露自我的方式和程度也不一致，评估起来很困难。评估的结果取决于暴露自我与真实自我的相关程度。

三、自我概念的组成

Kim 和 Moritz 认为，护理专业中的自我概念主要由身体意象、社会认同、自我认同和自尊 4 部分组成。

1．身体意象（body image） 为自我概念主要组成部分之一，是个体对自己身体外形和特征的感受，如我觉得我是肥胖、丑陋的等，对住院者来说，心脏监护仪、管道也可成为身体意象的组成部分。身体意象也包括个体对自己身体功能的感受，如自觉疼痛、头晕、四肢无力等。身体意象是自我概念中最不稳定的部分，较易受疾病、手术或外伤的影响。

2．社会认同（social identity） 为个体对自己的社会人口特征如年龄、性别、职业、社会团体成员资格，以及社会名誉、地位的认识与感受。

3．自我认同（personal identity） 指个体对自己的智力、能力、性情、道德水平等的感受与判断。自我认同障碍者无法分辨自己与他人，或无法从社会环境中将自己作为一个独立的个体区分出来。

4．自尊（self-esteem） 自尊是指个体如何感受和评价自我概念的各个组成部分，包括社会认同、自我认同和身体意象。这些感受可从个体有关自我肯定或否定的陈述中反映出来。自尊是一种主观的判断和评价，与自我期望有关。

四、自我概念的形成与影响因素

自我概念并非天生就具备，它是个体与他人相互作用的“社会化产物”。美国社会心理学家菲斯汀格在“社会比较理论”中指出，个体对自己的价值判断是通过与他人的条件、能力和成就相比较而形成的。库利的“镜中我”自我概念理论则更具体地阐明了自我概念形成的特点。他认为，个体的自我概念是在与他人的交往中产生的，对自己的认识是他人关于自己看法的反映，即“他人对我是明镜，其中反映我自身”。人们由此想象自己在他人面前的形象，想象他人对自己这种形象的评价，从而由上述想象中产生并形成对自我的感觉，如美丽、聪明、能干等。事实上，在婴儿期，个体就有了对身体的感受，这时如果生理需求能够被满足，爱和温情能够被体验，便开始建立对自我的积极感受。尔后，随年龄增长，与周围人交往增多，逐渐将自己观察和感知到的自我与他人对自己的态度和反应内化到自己的判断中形成自我概念。

个体的自我概念并非一旦形成就不再改变。自我概念的形成与变化受许多因素的影响：①人格特征：由 Rotter 提出的有关社会学习理论的控制观（locus of control）便是其中之一。控制观是在长期社会化经历中形成的相当稳定的人格特征，影响个体对外界事物的感受。控制观可分为内控型和外控型两种类型。内控型者将事物的结果归因于个人的行动和选择，多与积极的自我概念相联系，持内控型控制观者面对疾病时，会寻求并重获控制感；持外控型控制观者则将事物的结果归因于命运、运气或外部力量，多与消极的自我概念相联系，当其面对疾病时，易产生无助感。②早期生活经历：个体在早期生活经历中，如得到的身心社会反馈是积极的、令人愉快的，建立的自我概念则多半是良好的；反之，则是消极的。如教师经常对学生说："你写字的速度非常慢，你怎么这么笨"，那么学生就有可能将其纳入一种感觉，认为自己的写字速度非常慢，自己很笨，甚至认为他的表现也很差。③生长发育过程中的正常生理变化：如青春期第二性征的出现、妊娠、衰老过程中皮肤弹性的丧失和脱发等，均可影响个体的自我感知。④健康状况：健康状况改变，如疾病、手术、外伤等，也可致自我概念，尤其是身体意象的暂时性或永久性改变，此时需个体自我调节和适应。个体适应身体意象改变的程度取决于身体意象改变的性质、对个体的意义、个体的适应能力、家人的反应以及个体获得的社会与家庭的支持。如妇女适应乳腺癌根治术就比适应身体其他部位的手术困难，其丈夫的反应至关重要。⑤其他：包括文化、环境、社会经济状况、人际关系、职业和个人角色。

五、自我概念紊乱的表现

自我概念紊乱可有行为、心理和生理方面的表现。自我概念紊乱常可通过个体的语言和非语言行为表现出来，如"我真没用"、"看来我是无望了"等语言流露；非语言行为方面可表现出不愿见人、不愿照镜子、不愿与他人交往、不愿看身体意象改变的部位、不愿与他人讨论伤残或不愿听到相关的谈论等。

心理方面可有焦虑、抑郁、恐惧等情绪改变，表现为注意力无法集中，易激惹，姿势与面部表情紧张，神经质动作，望着固定位置如墙壁、天花板，以及肢端颤抖，快语，无法平静；或情绪低落、心境悲观、自我感觉低沉、自觉生活枯燥无味、哭泣；部分患者可表现出过分依赖、生活懒散、逃避现实甚至自杀倾向。生理方面，自我概念紊乱者可有心悸、食欲减退、睡眠障碍、运动迟缓以及机体其他功能的减退。

六、自我概念的评估

一般采用会谈、观察、画人测验、问卷等方法对个体身体意象、社会认同、自我认同以及自尊等方面进行综合评估。

（一）会谈

会谈是获取被评估者自我概念主观资料的一种方法。

1．身体意象

对你来说，身体哪一部分最重要？为什么？

你最喜欢自己身体的哪些部位？最不喜欢的又是哪些部位？

外表方面，你最希望自己什么地方有所改变？他人又希望你什么地方有所改变？

对身体意象已有改变者，应询问：这些改变对你的影响有哪些？你认为这些改变使他人对你的看法有何改变？

2．社会认同

你从事什么职业？

你是政治或学术团体的成员吗？
你的家庭及工作情况如何？
你最引以为豪的个人成就有哪些？

3. 自我认同与自尊

你觉得你是怎样的一个人？如何描述你自己？
总体来说，你对自己满意吗？
与社会上绝大多数人相比，你处理工作和日常生活问题的能力如何？
你对你的个性特征、心理素质和社会能力满意吗？不满意的是哪些方面？
你的同事、朋友、领导如何评价你？
总体来说，你对自己满意吗？
你是否常有“我还不错”的感觉？

4. 自我概念的现存与潜在威胁

目前有哪些事情让你感到焦虑、恐惧、绝望？
目前有哪些事情让你感到忧虑或痛苦？

（二）观察

观察法用于收集被评估者外表、非语言行为以及与他人的互动关系等与自我概念有关的客观资料。具体观察内容包括：

1. 外表是否整洁？穿着打扮是否得体？身体哪些部位有改变？
2. 是否与评估者有目光交流？面部表情如何、是否与其主诉一致？是否有不愿见人、不愿照镜子、不愿与他人交往、不愿看形体改变的部位、不愿与他人讨论伤残或不愿听到这方面的谈论等行为表现？
3. 是否有“我真没用”等语言流露？
4. 有无着急、害怕、惊慌、无法平静、颤抖、心悸、气急、恶心、呕吐、尿频、出汗、脸红、失眠、易激惹等焦虑表现？
5. 有无哭泣、睡眠障碍、食欲减退、体重下降、心慌、易疲劳、空茫感、无助感等抑郁表现？

（三）画人测验

画人测验（draw-a-person test，DPT）为让被试者画一个人像并对其进行解释，从中了解被评估者对身体意象改变的内心体验。图 5－1 为一化疗后白血病患儿的自画像，严重脱发是其感知到的化疗后的主要身体意象改变。

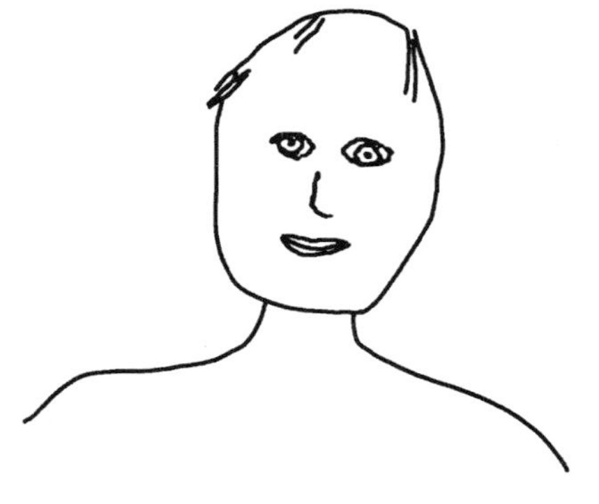

图 5－1　一位 14 岁白血病女孩的自画像

（四）评定量表测评

常用的可直接测定个体的自我概念的量表有 Pieer－

Harries的儿童自我概念量表、Tennessee针对有中级以上阅读能力者设计的自我概念量表、Sears自我概念48项目量表、Michigan青少年自我概念量表以及Coopersmith青少年自尊量表，Rosenberg自尊量表（表5-1）等。每个量表都有其特定的适用范围，应用时应仔细选择。

表5-1　Rosenberg自尊量表

项　目	评　分			
1. 总的来说，我对自己满意。	SA	A	D*	SD*
2. 有时，我觉得自己一点都不好。	SA*	A*	D	SD
3. 我觉得我有不少优点。	SA	A	D*	SD*
4. 我和绝大多数人一样能干。	SA	A	D*	SD*
5. 我觉得我没什么值得骄傲的。	SA*	A*	D	SD
6. 有时，我真觉得自己没用。	SA*	A*	D	SD
7. 我觉得我是个有价值的人。	SA	A	D*	SD*
8. 我能多一点自尊就好了。	SA*	A*	D	SD
9. 无论如何我都觉得自己是个失败者。	SA*	A*	D	SD
10. 我总以积极的态度看待自己。	SA	A	D*	SD*

使用指南：该量表含10个有关测评自尊的项目，回答方式为非常同意（SA）、同意（A）、不同意（D）、很不同意（SD）。凡选标有*号的答案表示自尊低下。

七、相关护理诊断

1. 身体意象紊乱（disturbed body image）。
2. 自我认同障碍（disturbed personal identity）。
3. 绝望（hopelessness）。
4. 长期自尊低下（chronic low self-esteem）。
5. 情境性自尊低下（situational low self-esteem）。
6. 有孤独的危险（risk for loneliness）。

八、常用护理诊断举例（身体意象紊乱）

（一）定义

直接或间接表达的有关个体能力、社会接受程度或身体魅力的消极自我评价和/或感受。

（二）诊断依据

1. 主要依据　对现实的或感知的身体结构或功能变化有言语的或非言语的消极反应，如害羞、窘迫、内疚、厌恶。

2. 次要依据

（1）不愿看身体某一部位。

(2) 不愿触摸身体某一部位。
(3) 掩藏或过分暴露身体某一部位。
(4) 参与社交活动改变。
(5) 对身体有负性感觉（如无助、绝望、无力感及脆弱感）。
(6) 总是想着身体的变化或丧失。
(7) 拒绝去核实现实的变化。
(8) 对身体某部分持排斥态度。
(9) 自毁行为（如自残、自杀企图、暴饮暴食或厌食）。

九、与自我概念相关的常见疾病

几乎所有疾病均可影响到个体的自我概念。如由于截肢术、乳房切除术、结肠造瘘术、子宫切除术、肾切除术、喉切除术等使身体某一部分丧失；脑血管意外、瘫痪造成生理功能障碍；烧伤、关节炎、多毛症、甲状腺功能亢进等致形体变化；过度肥胖或消瘦等均可引起个体的自我概念改变。

第三节 认知水平的评估

一、认知的定义

认知（cognitive）是人们根据自身感觉到的外界刺激和信息去推测并判断客观事物的心理过程，是在个人的经验以及通过对有关线索进行分析的基础上形成的对信息的理解、分类、归纳、演绎和计算。认知活动包括思维、语言和定向 3 部分。

（一）思维

思维（thinking）是人脑对客观事物间接的和概括的反应，是人们对事物本质特征及其内部规律的理性认知过程。在思维过程中，人们凭借已有的知识、经验或将其他事物作为媒介来理解和把握那些没有直接感知过的或根本不可能感知到的事物，以推测事物过去的进程，认识事物现实的本质，预测事物未来的发展。思维过程具有连续性，当这种连续性丧失时，即出现思维障碍，此时思想就不再能被他人理解。反映思维水平的主要指标包括抽象思维、洞察力和判断力。

1. 抽象思维 又称逻辑思维（logical thinking），涉及个体的注意、记忆、概念、理解、推理和判断。

(1) 注意（attention） 是心理活动对一定对象的指向和集中，是个体在清醒状态下，时刻伴随着各种心理活动的特殊心理现象。注意可分为无意注意和有意注意。无意注意是指预先没有目的，也不需作意志努力的注意，如巨大声响、强烈光线或浓郁气味等引起的注意；有意注意是有目的并需要作一定意志努力的注意，受意识的调节与支配，是人们生活、学习、工作不可缺少的认知能力之一。

(2) 记忆 (memory) 是个体将所经历过的事物通过识记、保持、再现和再认等方式，积累经验的心理过程。记忆可分短时记忆和长时记忆。短时记忆是人们为了对某事物进行操作而保持的记忆，信息在大脑中留存5～10秒，操作过后即遗忘。若要保持长时记忆，就必须对信息进行加工编码，然后才能将其储存到长时记忆中。长时记忆的牢固与否主要取决于记忆信息的意义重大与否。

(3) 概念 (concept) 是人脑反映客观事物本质特性的思维形式，是在抽象概括的基础上形成的。通过抽象、概括，舍弃事物次要的、非本质的特性，把握事物的本质特性，并据此将同类事物联系起来，就形成了该类事物的概念。

(4) 理解 (comprehension) 是指被评估者能否理解和执行指令。

(5) 推理 (reasoning) 是由已知判断推出新判断的思维过程，包括演绎、归纳两种形式。归纳推理是从特殊事例到一般原理的推理；演绎则恰恰相反。

抽象思维是以上述注意、记忆、概念、理解、推理和判断的形式反映事物本质特征与内部联系的精神现象。

2. 洞察力 洞察力 (perspicacity) 是识别与理解客观事物真实性的能力，与精确的自我感知有关。如请个体解释他如何理解“每朵云彩都用金边勾勒”这句谚语的含义，洞察力较弱的人会按字面解释：“每朵云彩周围都有一条金边”，而具有较强洞察力的人会将此与生活体验联系起来解释，即“任何貌似普通的事物都存在不同凡响的方面”。

3. 判断力 判断 (judgement) 是肯定或否定某事物具有某种属性或某行动方案具备可行性的思维方式。判断可以以现实为基础，也可以超离现实；可以以社会常模为根据，也可以违背社会常模。个体的判断能力常受个体的情绪（焦虑等）、智力、受教育水平、社会经济状况、文化背景等的影响，并随年龄而变化。

（二）语言

语言 (language) 是人们进行思维的工具，思维的抽象与概括总是借助语言得以实现，因此，思维和语言是一个密切相关的统一体，共同反映着人的认知水平。语言可分为接受性语言和表达性语言两种，前者指理解语句的能力，后者为传递思想、观点和情感的能力。

（三）定向

定向 (fixing) 是人们对现实的感觉，对过去、现在、将来的察觉以及对自我存在的认识，包括时间定向、地点定向、空间定向以及人物定向等。

人的认知能力受年龄、教育水平、生活经历、文化背景、疾病、药物作用、酗酒、吸毒等多因素影响。如认知能力从出生到成人逐渐增强，到老年逐渐衰退。酗酒或疾病可导致认知功能的暂时或永久改变。

二、认知水平的评估

认知水平的评估包括对个体的思维能力、语言能力以及定向力的评估。

（一）思维能力的评估

可通过抽象思维功能、洞察力和判断力3方面进行评估。

1. 抽象思维功能 抽象思维功能涉及个体的记忆、注意、概念、理解和推理能力，应逐项评估。

（1）记忆 评估短时记忆时，可让被评估者重复一句话或一组由5～7个数字组成的数字串。评估长时记忆时可让被评估者说出其家人的名字，当天进食哪些食品或叙述其孩童时代的事件等。

（2）注意 无意注意能力可通过观察被评估者对周围环境的变化，如所住病室来新患者、开关灯有无反应等进行判断。评估有意注意力的方法为指派一些任务让被评估者完成，如请被评估者叙述自己入院以前的治疗经过，填写入院时有关的记录，同时观察其执行任务时的专注程度。

（3）概念 对被评估者概念化能力的评估可在日常护理过程中进行，如请经数次健康教育后的被评估者总结概括其所患疾病的特征、所需的自护知识等，从中判断被评估者对这些知识进行概念化的能力。

（4）理解力 请被评估者按指示做一些由简单到复杂的动作，如要求被评估者关门，坐在椅子上，将右手放在左手的手心里，然后按顺时针方向搓擦手心，观察被评估者能否理解和执行指令。

（5）推理 评估推理能力时，评估者必须根据被评估者的年龄特征提出问题，如对6～7岁的儿童可问他“一切木头做的东西在水中都会浮起来，现在这个东西丢在水里浮不起来，这个东西是什么做的”？如果儿童能回答：“不是木头做的”，表明他的演绎推理能力已初步具备；如果儿童回答：“是铁或石头”，表明他尚不具备演绎推理能力。

2. 洞察力 可让被评估者描述所处情形，再与实际情形作比较看有无差异。如：

你认为导致你来就诊的主要问题是什么？

你如何判断你目前的这种情况？

3. 判断力 可通过展示实物让被评估者说出其属性，也可通过评价被评估者对将来打算的现实性与可行性进行评估。如：

你出院后准备如何争取别人的帮助？

出院后经济上遇到困难你将怎么办？

你违反了交通规则，警察示意你停下，你将怎么办？

（二）语言能力的评估

语言能力是人们认知水平的重要标志，对判断个体的认知水平很有价值，并可作为护士选择与患者沟通方式的依据。

1. 评估方法 主要通过提问，让被检者陈述病史、重述、阅读、书写、命名等检测被评估者的语言表达及对文字符号的理解。

（1）提问 评估者提出一些由简单到复杂、由具体到抽象的问题，观察被评估者能否理解及回答是否正确。

（2）复述 评估者说一简单词句，让被评估者重复说出。

（3）自发性语言 让被评估者陈述病史，观察其陈述是否流利，用词是否恰当，或完全不能陈述。

（4）命名 评估者取出一些常用物品，要求被评估者说出名称。如不能，则让被评估者说出其用途。

（5）阅读 让被评估者：①诵读单个或数个词、短句或一段文字；②默读一段短文或一个简单的故事，然后说出其大意。评价其读音及阅读理解的程度。

（6）书写 包括：①自发性书写：要求被评估者随便写出一些简单的字、数码、自己的姓名、物品名称或短句；②默写：让被评估者写出评估者的口述字句；③抄写：让被评估者抄写一段字句。

2．语言障碍的类型及特点 经检查如发现被评估者存在语言障碍，可结合下述语言障碍特点进行分类。

（1）失语（aphasia） 失语由皮质与语言功能特别有关区域的损害所引起，不同的与语言功能有关的皮质区域损害导致不同类型的失语。失语患者发音清楚但用语不正确。①运动性失语：不能说话，或只能讲一、两个简单的字，常用词不当，对答和复述均有困难，但对他人的言语及书面文字能理解。②感觉性失语：不能理解他人的语言，自述流利，发音用词错误，患者不能理解自己所言，他人也完全听不懂。③命名性失语：称呼原熟悉的人名、物品名的能力丧失，但能叙述如何使用，他人告知名称时，能辨别对与错。

（2）构音困难（dysarthia） 构音困难主要由于发音的肌肉麻痹、共济失调或肌张力增高所致。构音困难者发音不清但用词正确。①失写：能听懂他人语言及认识书面文字，但不能书写，或写出的句子有遗漏、错误，抄写能力尚存。②失读：丧失对文字、图画等视觉符号的认识能力，以至不识词句、图画。失读和失写常同时存在，所以患者不能阅读，也不能自发书写或抄写。

（三）定向力的评估

定向力包括时间、地点、空间和人物定向力，可通过下述问题进行评估：

1．时间定向力

请问现在是几点钟？

你知道今天是星期几？

请告诉我今年是哪一年？

2．地点定向力

请告诉我现在你住在什么地方？

3．空间定向力

呼叫器在哪儿？

床旁桌放在床的左边还是右边？

4．人物定向力

你叫什么名字？

你知道我是谁？

定向障碍者不能将自己与时间、地点、空间联系起来。定向力障碍的先后顺序依次为时间、地点、空间和人物。

三、相关护理诊断

1. 知识缺乏（knowledge dificient）。
2. 思维过程异常（disturbed thought processes）。
3. 记忆受损（impaired memory）。
4. 急性意识模糊（acute confusion）。
5. 语言沟通障碍（impaired verbal communication）。

四、常用护理诊断举例（急性意识模糊）

（一）定义

突然发作的注意力、认知功能、精神运动活动、意识水平和睡眠－清醒周期的整体性、暂时性改变和紊乱。

（二）诊断依据

1．主要依据 在下列几方面突然发生一连串的紊乱：意识、注意力、定向力、思维、感知能力、睡眠－清醒周期、记忆力、精神运动行为（反应时间、运动速度、语言流畅、非随意运动、书写）。

2．次要依据

（1）过度警觉。

（2）幻觉、错觉。

五、与认知改变相关的常见疾病

任何影响个体思维、语言表达和定向力的疾病，均可出现认知功能改变，如脑震荡、脑外伤、脑血管意外后出现的后遗症、阿尔茨海默症、精神疾患等。

第四节　情绪与情感的评估

一、情绪与情感的定义

情绪与情感（emotion and affection）是个体对客观事物是否满足自身需要的内心体验与反映。当需求获得满足就会引起积极的情绪与情感；反之则会产生消极的情绪与情感。

情绪与情感在医学心理学中分别用来表达感情的不同方面，情绪不稳定，具有较强的情境性、激动性和暂时性，而情感则为有较强稳定性、深刻性和持久性的心理体验，是构成个性或道德品质中稳定的成分。在表现形式上，情绪有明显的冲动性的外部表现，而情感则比较内隐，系以内在体验的形式存在。

二、情绪与情感的作用

情绪与情感作为个体对客观世界的特殊反映形式，对人的物质生活和精神活动有着重要的作用。

1. 适应作用　适应生活环境是人类面临的重要问题，调节情绪与情感为个体适应社会环境的一种重要手段。通过各种情绪、情感，个体协调着自身与外界之间的各种联系，当个体根据以往的经验成功应对困难和问题时，会产生积极的情绪与情感；反之，便产生焦虑等不良情绪，这种情绪会干扰正常的生活和工作，甚至引发身心疾病，如长期紧张和焦虑可引起高血压、冠心病、消化性溃疡等疾病。

2. 动机作用　情绪与情感是个体行为动机的源泉。积极的情绪可激励人的行为，提高行为效率；适度的紧张和焦虑可促使个体积极地思考、解决问题；过度紧张和焦虑则会干扰、阻碍人的行动，降低活动效率，甚至引发不良行为。

3. 组织作用　个体的情绪与情感是心理活动的组织者，这种由需要的满足与否引起的特殊心理活动影响着感知、记忆、思维等其他心理过程，如抑郁可降低脑组织的兴奋性、缩小感知范围和降低记忆效率，而过度兴奋又可因缺乏冷静而干扰思维过程。

三、情绪与情感的分类

1. 基本情绪状态　为最基本、最原始的情绪，包括满意、喜悦、快乐、紧张、焦虑、抑郁、愤怒、恐惧、悲伤、痛苦、绝望等。

2. 高级情感体验　情感是人类特有、区别于动物的、与社会性需要相联系的态度体验，人的高级情感主要有道德感、理智感和审美感。不同文化背景、不同民族的人对情感的体验，尤其是审美感会有所不同。

四、常见情绪

虽然人类情绪纷繁复杂，但就患者而言，焦虑和抑郁是最常见也是最需要护理干预的情绪状态。

1. 焦虑（anxiety）　焦虑是人们对环境中一些即将来临的、可能会造成危险和灾祸而又难以应付的情况产生的一种不愉快的情绪体验。诱发焦虑的原因很多，如担忧手术、疾病困扰、自我表现与发展受到干扰、无法履行家庭和社会责任、爱的需要受挫等，只要使人预感到无力避免或应对而感受到严重的、无法摆脱的威胁，就可产生焦虑。

焦虑可出现生理、心理两方面的变化。生理方面主要有心悸、食欲下降、胸闷、呼吸不畅、头晕、疲乏、睡眠障碍等。心理方面则表现为注意力不集中、易激惹等。人们常以语言和非语言两种形式表达内心的焦虑，前者为直接诉说忧虑事件和原因及一些自觉症状，如心慌、出汗、头痛、胃痛、注意力无法集中等；后者有心跳、呼吸加快、咬指甲、来回踱步、反复翻弄东西、面部表情紧张以及肢端颤抖、快语、无法平静等。

由于引起焦虑的原因和严重性不同以及个体承受能力的差异，人们可表现出轻度、中度、重度等不同程度的焦虑，甚至会发展为惊恐。

2．抑郁（depression） 是个体在失去某种其重视或追求的东西时产生的情绪体验。处于抑郁状态者可有情感、认知、动机以及生理等多方面的改变。情感方面主要表现为情绪低落、心境悲观、自我感觉低沉、生活枯燥无味、哭泣、无助感；认知方面表现为注意力不集中、思维缓慢、不能做出决定；动机方面表现为过分依赖、生活懒散、逃避现实甚至想自杀；生理方面表现为易疲劳、食欲减退、体重下降、睡眠障碍、运动迟缓以及机体其他功能减退。

五、情绪与情感的评估

可综合运用会谈、观察、评定量表测试等多种方法对情绪与情感进行评估。

（一）会谈

会谈是评估情绪、情感最常用的方法，用于收集有关情绪、情感的主观资料。可通过以下问题进行，并应将会谈结果与被评估者的家人如父母、配偶、同事、朋友等核实。

您如何描述您此时和平时的情绪？

有什么事情使您感到特别高兴、忧虑或沮丧？

这样的情绪存在多久了？

（二）观察与测量

观察与测量被评估者的呼吸频率、心率、血压、皮肤颜色和温度、食欲及睡眠状态等变化，以获得情绪、情感改变的客观资料，并对经问诊所收集的主观资料进行验证。如紧张时常伴有皮肤苍白，焦虑和恐惧时常伴有多汗，抑郁时可有食欲减退、睡眠障碍等表现。

（三）量表评定法

量表评定法是评估情绪与情感较为客观的方法。

1．Avillo情绪与情感形容词量表 该表共有12对意思相反的形容词，请被评估者从每一组形容词中选出符合其目前情绪与情感的词，并给予相应得分。总分在84分以上，提示情绪、情感积极，否则，提示情绪、情感消极。该表特别适合于不能用语言表达自己情绪、情感或对自己的情绪、情感定位不明者。Avillo的情绪与情感形容词量表见表5－2。

2．Zung焦虑状态自评量表（self-rating anxiety scale，SAS） SAS适用于具有焦虑症状的成年人，具有广泛的应用性。使用方法为请被评估者仔细阅读每一个项目，将意思理解后根据最近1周的实际情况在适当的地方打钩。如被评估者文化程度太低以至看不懂问题内容，可由评估者逐项念给被评估者听，然后由被评估者自己作出评定。每一项目按1～4级评分，1表示没有或很少时间有，2表示小部分时间有，3表示相当多时间有，4表示绝大部分或全部时间有；如为反向提问，则按4～1级评分。评定完后将20项评分相加得总分，然后乘以1.25，取其整数部分，即得到标准总分。正常总分值为50分以下；50～59分，轻度焦虑；60～69分，中度焦虑；70～79分，重度焦虑。Zung焦虑状态自评量表见表5－3。

表5－2 Avillo情绪、情感形容词量表

	1 2 3 4 5 6 7	
变化的		稳定的
举棋不定的		自信的
沮丧的		高兴的
孤立的		合群的
混乱的		有条理的
漠不关心的		关切的
冷淡的		热情的
被动的		主动的
淡漠的		有兴趣的
孤僻的		友好的
不适的		舒适的
神经质的		冷静的

表5－3 Zung焦虑状态自评量表

指导语：下面有20条文字，请仔细阅读每一条，把意思弄明白。然后根据您最近一星期的实际感觉，在适当的方格里划一个钩（√），每一条文字后有四个格，表示：没有或很少时间有、小部分时间有、相当多时间有、绝大部分或全部时间有。

	项目	没有或很少时间有	小部分时间有	相当多时间有	绝大部分或全部时间有
1	我觉得比平常容易紧张和着急	□	□	□	□
2	我无缘无故地感到害怕	□	□	□	□
3	我容易心里烦乱或觉得惊恐	□	□	□	□
4	我觉得我可能要发疯	□	□	□	□
5*	我觉得一切都很好，也不会发生什么不幸	□	□	□	□
6	我手脚发抖、打颤	□	□	□	□
7	我因为头痛、头颈痛和背痛而苦恼	□	□	□	□
8	我感觉容易衰弱和疲乏	□	□	□	□
9*	我觉得心平气和，并且容易安静坐着	□	□	□	□
10	我觉得心跳得很快	□	□	□	□
11	我因为一阵阵头昏而苦恼	□	□	□	□
12	我有晕倒发作或觉得要晕倒似的	□	□	□	□
13*	我呼气、吸气都感到很容易	□	□	□	□
14	我手脚麻木和刺痛	□	□	□	□
15	我因为胃痛和消化不良而苦恼	□	□	□	□
16	我常常要小便	□	□	□	□
17*	我的手常常是干燥温暖的	□	□	□	□
18	我脸红发热	□	□	□	□
19*	我容易入睡并且一夜睡得很好	□	□	□	□
20	我做噩梦	□	□	□	□

*为反向提问项目

3．Zung 抑郁状态自评量表（self-rating depression scale，SDS） SDS 使用简便，能相当直观地反应被评估者的主观感受。其使用方法同焦虑状态自评量表。正常标准总分值 50 分以下；50～59 分，轻度抑郁；60～69 分，中度抑郁；70～79 分，重度抑郁。Zung 抑郁状态自评量表见表 5－4。

表 5－4　Zung 抑郁状态自评量表

指导语：下面有 20 条文字，请仔细阅读每一条，把意思弄明白。然后根据您最近一星期的实际感觉，在适当的方格里划一个钩（√），每一条文字后有四个格，表示：没有或很少时间有、小部分时间有、相当多时间有、绝大部分或全部时间有。

	项目	没有或很少时间有	小部分时间有	相当多时间有	绝大部分或全部时间有
1	我觉得闷闷不乐、情绪低沉	□	□	□	□
2*	我觉得一天中早晨最好	□	□	□	□
3	我一阵阵哭出来或觉得想哭	□	□	□	□
4	我晚上睡眠不好	□	□	□	□
5*	我吃得跟平常一样多	□	□	□	□
6*	我与异性密切接触时和以往一样感到愉快	□	□	□	□
7	我发觉我的体重在下降	□	□	□	□
8	我有便秘的苦恼	□	□	□	□
9	我心跳比平常快	□	□	□	□
10	我无缘无故地感到疲乏	□	□	□	□
11*	我的头脑和平时一样清楚	□	□	□	□
12*	我觉得经常做的事情并没有困难	□	□	□	□
13	我觉得不安而平静不下来	□	□	□	□
14*	我对将来抱有希望	□	□	□	□
15	我比平时容易生气、激动	□	□	□	□
16*	我觉得作出决定是容易的	□	□	□	□
17*	我觉得自己是个有用的人	□	□	□	□
18*	我的生活过得很有意思	□	□	□	□
19	我认为如果我死了，别人会生活得好些	□	□	□	□
20*	平常感兴趣的事我仍然照样感兴趣	□	□	□	□

*为反向提问项目

六、相关护理诊断

1. 焦虑（anxiety）。
2. 预感性悲哀（anticipatory grieving）。
3. 恐惧（fear）。
4. 功能障碍性悲哀（dysfuctional grieving）。

七、常用护理诊断举例（焦虑）

（一）定义

焦虑是指人们对环境中一些即将来临的、可能会造成危险和灾祸而又难以应付的情况产生的一种不愉快的情绪体验。

（二）诊断依据

1．主要依据

（1）直接诉说忧虑事件和原因。
（2）注意力不集中、紧张不安、惊恐、易激惹。
（3）面部表情紧张。

2．次要依据

（1）心悸、胸闷、呼吸不畅、头晕。
（2）食欲下降、疲乏、睡眠障碍。
（3）来回踱步、肢端颤抖、快语、无法平静。

八、与情绪情感相关的常见疾病

几乎每种疾病均可影响到个体的情绪与情感，其程度因个人以及疾病的性质和严重度而异。如各种急慢性病变、外伤、手术、肿瘤等，可使患者易产生焦虑、抑郁、紧张等不良反应。

第五节 压力与压力应对的评估

一、压力

（一）压力的定义

压力（stress）是指内外环境中的各种刺激作用于机体时产生的非特异性反应，这些反应使机体从平静状态进入应激状态。对人类来说，压力并非都是有害的，适当的压力有助于提高机体的适应能力，为生存和发展所必需。但过强或长期处于较强的压力之中，可导致身心疾病。

（二）压力源

压力源（stressor）是指一切使机体产生压力反应的刺激因素。压力源的分类方法很多，通常有以下3种：

1．按时间 分为急性压力源和慢性持续性压力源。

2．按来源 分为生理性、心理性、环境性和社会文化性压力源。①生理性压力源包括机体生理功能失调或组织结构残缺，如疲劳、饥饿、失眠、疾病、疼痛、手术、外伤、内分泌失调、衰老等；②心理性压力源包括各种挫折或心理冲突；③环境性压力源包括寒冷、炎热、噪音、空气污染、生活环境改变等；④社会文化性压力源包括家庭功能失调、经济困难、职业压力、角色改变、文化差异等。

3．按性质 分为丧失性、威胁性和挑战性压力源。此分类法是基于个体对压力源的认知评价。①丧失性压力源是指危害已经发生，并使个体丧失原所有物的压力性事件，如患病、退休、丧偶等；②威胁性压力源是指对个体构成威胁，可能造成伤害或丧失的压力性事件，如汽车迎面驶来、即将手术等；③挑战性压力源是指被认为有利于个体成长发展的压力性事件，多伴有愉快的情绪体验，如结婚、生育、升职等。

对压力源的认知因人而异，如乔迁新居对大多数人来说是愉快的，属于挑战性压力源；而有的人却因为乔迁使生活方式改变而感到焦虑，此时，乔迁新居便成为威胁性压力源。

压力源是否能引起压力反应，与刺激因素的强度和类型有关，也与个体对刺激因素的认知和评价有关。当压力源被个体认为是无关或良性刺激，不会引起压力反应，反之，则会引起反应。如晋级考试对渴望晋升的人来说是压力性事件，而对于不想晋升的人来说则是无关事件。当压力源被视为一种挑战，自己有能力应对时，个体通常能采取积极有效的应对策略。

（三）压力反应

压力反应（stress response）是指压力源引起的机体的非特异性适应反应，包括生理、情绪、认知和行为等方面的反应。

1．生理反应（physiologic reaction） 压力所致的生理反应分为3期。第1期是警觉期，个体的防御系统被唤醒，交感神经兴奋，激活下丘脑－垂体－肾上腺轴，释放大量儿茶酚胺，出现呼吸和心率增快、血压和血糖升高、肌张力增加，以及全身激素水平的变化等反应。第2期是抵抗期，机体试图尽量减少压力源所造成的不良反应，肾上腺皮质缩小，激素分泌稳定，呼吸、血压可恢复正常。如果机体适应成功，则能修复被损害的部分，恢复内环境的稳定，否则进入第3期，即衰竭期，此时，机体再次出现警告期的症状。如果压力源不能消除，这些症状将不可逆转，最终导致疾病，甚至死亡。

2．情绪反应（emotional reaction） 个体可产生紧张、焦虑、抑郁、恐惧、愤怒、过度依赖和无助感等多种情绪反应。

3．认知反应（cognitive reaction） 当个体面对轻、中度压力时，由于对事物的敏感性增强，思维活跃，其判断力、洞察力和解决问题的能力均有所增强。面对中度以上的压力时，个体可出现注意力分散、思维迟钝、记忆力下降、感知混乱、判断失误、定向障碍等，发现问题、分析和解决问题的能力下降。

4．行为反应（behavioral reaction） 行为是人们心理活动的外在表现，个体在压力状态下的行为可随心理活动的变化而出现相应的改变。常见的行为反应有重复某一特殊动作，如来回走动、咬指甲、吸烟、酗酒等；活动次数增加或减少；行为与时间、场合和人物不符等。

二、压力应对

（一）应对的定义

应对是指个体用于处理压力的认知和行为过程。如为减轻手术前的紧张和焦虑，患者常采用看电视、与家人聊天、散步等方式转移注意力，或过度进食、吸烟、服用药物等。

（二）应对的资源

人们在应对压力情形时可利用的资源包括：①健康和精力；②解决问题的能力；③家庭和社会的支持；④社会性技能，如沟通、表达等以促进问题的解决；⑤物质资源，如利用设备、物资和金钱；⑥信仰等。这些应对资源能增加个体的应对能力，减少对压力的恐惧和不确定感。

（三）应对的方式

人们常用的压力应对方式（coping style）可分为情感式应对和问题式应对两种。情感式应对指向压力反应，倾向于采用过度进食、用药、饮酒、远离压力源等行为回避或忽视压力源，以处理由压力所致的情感问题。问题式应对指向压力源，倾向于通过有计划地采取行动、寻求排除或改变压力源所致影响的方法，以处理导致压力的情境本身，见表5－5。

表5－5　应对方式表

情感式应对	问题式应对
希望事情会变好	努力控制局面
进食，吸烟，嚼口香糖	进一步分析研究所面临的问题
祈祷	寻求处理问题的其他办法
紧张	客观地看待问题
担心	尝试寻求解决问题的最好办法
向朋友或家人寻求安慰和帮助	回想以往解决问题的办法
独处	试图从情境中发现新的意义
一笑了之	将问题化解

续表

情感式应对	问题式应对
置之不理	设立解决问题的具体目标
幻想	接受事实
作最坏的打算	和相同处境的人商议解决问题的方法
疯狂，大喊大叫	努力改变当前的情境
睡一觉，认为第二天事情就会变好	能做什么就做什么
不担心，任何事到头来终会有好结果	让他人来处理这件事
回避	
干些体力活	
将注意力转移至他人或他处	
饮酒	
认为事情已经无望而听之任之	
认为自己命该如此而顺从	
埋怨他人	
沉思	
用药	

作为人格特征的控制观可影响个体的应对方式。内控型控制观者相信自己对事物的控制力，倾向于采取问题式应对方式；外控型控制观者认为事物受控于运气或外部力量，倾向于采取情感式应对方式。

在实际生活中，人们往往同时使用这两种应对方式，其中问题式应对更为积极有效，而情感式应对可暂时缓解紧张情绪，有助于发展解决问题的能力。但是，过度持续地使用情感式应对可导致高度的焦虑或抑郁，甚至出现自毁行为。

（四）有效应对

1. 有效应对的判断标准 不管采用什么应对方式，只要能提高机体对压力的适应水平和耐受力，即称有效应对（effective coping）。有效应对的判断标准包括将压力所造成的反应维持在可控制的限度内，希望和勇气被激发，自我价值感得到维持，与亲人的关系改善，人际、社会、经济处境改善，生理功能康复得以促进。

2. 影响有效应对的因素 应对的有效性因不同个体而异，同时还受下列因素影响：

（1）压力源的数量 当个体同时面对多个压力源时，易感到压力重重，无法克服而导致危机。

（2）可利用的家庭、社会和经济资源 拥有良好的家庭、社会、经济资源的人更能有效地应对面临的压力。

（3）压力源的强度与持续时间 压力源强度越大、持续时间越长，所产生反应越难应对。

(4) 压力应对经验 有成功应对经验的人再次遇到压力时，压力反应减轻，应对能力增强。

(5) 人格特征 意志顽强、勇于接受挑战、自信的人会努力适应并正确处理压力，而过于敏感、依赖、缺乏自信心的人则容易产生高度紧张而诱发躯体疾病。

三、压力与压力应对的评估

评估方法包括会谈、评定量表测评、观察与体格检查。

(一) 会谈

会谈的重点包括被评估者面临的压力源、压力感知、压力应对方式以及压力缓解的情况。

1. 压力源 通过询问下列问题了解被评估者近来有否经历重大生活事件、日常生活困扰以及过去有否经历重大事件：

目前让你感到有压力或紧张焦虑的事情有哪些？

近来你的生活有哪些改变？

日常生活中让你感到有压力和烦恼的事情有哪些？

由于疾病、住院、生活改变或家庭事件，你经历了哪些压力？

你所处的环境是否让你紧张不安或烦恼？什么原因？

你与你的家人关系如何？有无不和？有无使你感到痛苦或烦恼？

你是否感到工作压力很大，无法胜任？

你的经济状况如何？是否感到入不敷出？

会谈时，除了解被评估者所面临的压力源和数量外，还应了解这些压力源对个体影响的主次顺序，以指导干预措施的制定。

2. 压力感知 通过询问下列问题了解被评估者对其所面临的压力源的认知和评价：

这件事对你意味着什么？你是积极地还是消极地看待？

你认为你是否有能力应付这件事？

如果你无法控制这件事，你会有何感觉？

3. 应对方式 通过询问下列问题了解被评估者缓解压力的方式：

通常你采取什么方式缓解紧张或压力？

告诉我下列措施中最能描述你应对方式的是哪种：与他人交谈、想办法解决问题、抱怨他人、寻求帮助、从事体力活动、祈祷、试图忘却、用药或酗酒、睡觉、什么都不做、认命或其他。

当你遇到困难时，你的家人、亲友和同事中谁能帮你？

4. 压力缓解情况 通过询问下列问题了解个体应对的有效性：

通常你能否解决你的问题和烦恼？

你能否有效处理你目前的压力？

你采取的措施是否有用？

（二）评定量表测评

以定量和定性的方法来衡量压力对人体健康的作用。

1．社会再适应评定量表 社会再适应评定量表用于测评近1年来不同类型的生活事件对个体的影响，预测个体出现健康问题的可能性，见表5－6。其评价标准为生活事件单位总和超过300分者，80%可能患病；生活事件单位总和为150～300分者，50%可能患病；生活事件单位总和小于150分者，30%可能患病。

表5－6 社会再适应评定量表

生活事件	生活事件单位	生活事件	生活事件单位
1．配偶死亡	100	23．子女离家	29
2．离婚	73	24．司法纠纷	29
3．夫妻分居	65	25．个人突出成就	28
4．拘禁	63	26．妻子开始工作或离职	26
5．家庭成员死亡	63	27．上学或转业	26
6．外伤或生病	53	28．生活条件变化	25
7．结婚	50	29．个人习惯改变	24
8．解雇	47	30．与上级矛盾	23
9．复婚	45	31．工作时间或条件改变	20
10．退休	45	32．搬家	20
11．家庭成员患病	44	33．转学	20
12．怀孕	40	34．娱乐改变	19
13．性生活问题	39	35．宗教活动改变	19
14．家庭添员	39	36．社交活动改变	18
15．调换工作	39	37．小量借贷	17
16．经济状况改变	38	38．睡眠习惯改变	16
17．好友死亡	37	39．家庭成员数量改变	15
18．工作性质改变	36	40．饮食习惯改变	15
19．夫妻不和	35	41．休假	13
20．中量借贷	31	42．过节	12
21．归还借贷	30	43．轻微的违法行为	11
22．职别改变	29		

2．医院压力评定量表 医院压力评定量表用于测评住院患者所经历的压力，累计分越高，压力越大，见5－7。

表 5-7 **医院压力评定量表**

生活事件	权重	生活事件	权重
1. 和陌生人同住一室	13.9	26. 担心给医护人员增添负担	24.5
2. 不得不改变饮食习惯	15.4	27. 想到住院后收入会减少	25.9
3. 不得不睡在陌生的床上	15.9	28. 对药物不能耐受	26.0
4. 不得不穿患者衣服	16.0	29. 听不懂医护人员的话	26.4
5. 四周有陌生机器	16.0	30. 想到将长期用药	26.4
6. 夜里被护士叫醒	16.9	31. 家人没来探视	26.5
7. 生活上不得不依赖他人帮助	17.0	32. 不得不手术	26.9
8. 不能随时读报、看电视、听收音机	17.7	33. 因住院而不得不离开家	27.1
9. 同室病友探访者太多	18.1	34. 毫无预测而突然住院	27.2
10. 四周气味难闻	19.1	35. 按呼叫器无人应答	27.3
11. 不得不整天睡在床上	19.4	36. 不能支付医疗费用	27.4
12. 同室病友病情严重	21.4	37. 有问题得不到解答	27.6
13. 排便排尿需他人帮助	21.5	38. 思念家人	28.4
14. 同室患者不友好	21.6	39. 靠鼻饲进食	29.2
15. 没有亲友探视	21.7	40. 用止痛药无效	31.2
16. 病房色彩太鲜艳、太刺眼	21.7	41. 不清楚治疗目的和效果	31.9
17. 想到外貌会改变	22.7	42. 疼痛时未用止痛药	32.4
18. 节日或家庭纪念日住院	22.3	43. 对疾病缺乏认识	34.0
19. 想到手术或其他治疗可能带来的痛苦	22.4	44. 不清楚自己的诊断	34.1
20. 担心配偶疏远	22.7	45. 想到自己可能再也不能说话	34.5
21. 只能吃不对胃口的食物	23.1	46. 想到可能失去听力	34.5
22. 不能与家人、朋友联系	23.4	47. 想到自己患了严重疾病	34.6
23. 对医生护士不熟悉	23.4	48. 想到会失去肾脏或其他器官	39.2
24. 因事故住院	23.6	49. 想到自己可能得了癌症	39.2
25. 不知接受治疗护理的时间	24.2	50. 想到自己可能失去视力	40.6

3. 应对方式评定量表 应对方式评定量表用于评估个体采取的应对方式的类型，常用的有 Jaloviee 应对方式量表、简易应对方式问卷（SCSQ）和医学应对问卷（MCMQ）。Jaloviee 应对方式量表（表 5-8）和简易应对方式问卷适合于测评普通人群面对挫折或压力时所采用的应对方式，医学应对问卷用于测评患者面对疾病时的应对方式。在现实生活中，不同的人群所面临的压力源和可能采取的应对措施不同，最好编制针对性的量表加以衡量和测评。

表 5-8　　Jaloviee应对方式量表

应对方式	从不	偶尔	有时	经常	总是
1. 担心					
2. 哭泣					
3. 干体力活					
4. 相信事情会变好					
5. 一笑了之					
6. 寻求其他解决问题的办法					
7. 从事情中学会更多东西					
8. 祈祷					
9. 努力控制局面					
10. 紧张，有些神经质					
11. 客观、全面地看待问题					
12. 寻找解决问题的最佳办法					
13. 向家人、朋友寻求安慰或帮助					
14. 独处					
15. 回想以往解决问题的办法并分析是否仍有用					
16. 吃食物，如瓜子、口香糖					
17. 努力从事情中发现新的含义					
18. 将问题暂时放在一边					
19. 将问题化解					
20. 幻想					
21. 设立解决问题的具体目标					
22. 做最坏的打算					
23. 接受事实					
24. 疯狂、大喊大叫					
25. 与相同处境的人商讨解决问题的办法					
26. 睡一觉，相信第二天事情就会变好					
27. 不担心，凡事终会有好结果					
28. 主动寻求改变处境的方式					
29. 回避					
30. 能做什么就做些什么，即使并无效果					
31. 让其他人来处理这件事					
32. 将注意力转移至他人或他处					
33. 饮酒					
34. 认为事情已经无望而听之任之					
35. 认为自己命该如此而顺从					
36. 埋怨他人使你陷入此困境					
37. 静思					
38. 服用药物					
39. 绝望、放弃					
40. 吸烟					

（三）观察与体格检查

1．一般状态和行为 观察有无厌食、胃痛、多食、疲乏、失眠、睡眠过多、头痛、胸痛等压力所致的生理反应；有无记忆力下降、思维混乱、解决问题能力下降等压力所致的认知改变；有无焦虑、抑郁、无助和愤怒等情绪反应；有无自杀或暴力倾向等压力所致的行为反应。

2．全身各系统的变化 注意评估：①心率、心律、血压改变；②呼吸频率和形态的变化情况；③消化道功能情况，有无厌食、腹痛等主诉；④肌张力和身体活动情况；⑤皮肤的温度、湿度和完整性情况。

四、相关护理诊断

1．调节障碍（impaired adjustment）。
2．应对无效（ineffective coping）。
3．防卫性应对（defensive coping）。
4．无效性否认（ineffective denial）。
5．家庭无能力应对（disabled family coping）。
6．社区应对无效（ineffective community coping）。
7．创伤后综合征（post-trauma syndrome）。
8．有创伤后综合征的危险（risk for post-trauma syndrome）。
9．强暴创伤综合征（rape-trauma syndrome）。
10．迁居压力综合征（relocation stress syndrome）。

五、常用护理诊断举例（应对无效）

（一）定义

在面对生活需求和角色转换时，个体的适应行为及解决问题的能力缺乏。

（二）诊断依据

1．主要依据

（1）诉说不能应对或寻求帮助。
（2）不适当地运用防御机制。
（3）不能满足角色期望。

2．次要依据

（1）长期担忧和焦虑。
（2）自述难以应对生活压力。
（3）社交活动改变。
（4）对自己或他人有破坏性行为。

(5) 意外事故发生率高。
(6) 经常生病。
(7) 用语言操纵他人。
(8) 不能满足基本需求。
(9) 反应犹豫、不果断。
(10) 日常沟通方式发生改变。
(11) 滥用药物。

六、与压力与压力应对相关的常见疾病

疾病本身即为压力源，任何疾病均可使患者产生一定的压力和反应，其程度因疾病的性质及严重程度而异。呼吸衰竭、心力衰竭、肝硬化、慢性肾衰竭、糖尿病等慢性终身性疾病，截瘫、脑卒中等致残性疾病，大面积烧伤、脱发、乳房切除术、结肠造瘘等致身体意象改变的疾病，不孕症等生殖功能障碍性疾病，癌症等严重疾病，偏头痛、冠心病、高血压、哮喘、消化性溃疡、肠易激综合征、溃疡性结肠炎等身心疾病易对患者造成较大压力。对患有上述疾病者，在压力与压力应对型态方面应仔细评估。

第六章　社会评估

第一节　概　　述

医学模式由生物医学向生物－心理－社会医学模式的转变，使人们意识到人不仅具有生物属性，还具有社会属性，因此，对个体进行全面综合的健康评估，除了身体、心理评估外，还必须包括社会评估，即对个体的社会状况进行评估。

一、社会评估的内容

社会由环境、人、文化组成。环境是人类赖以生存和发展的物质条件的总和，分为物理环境和社会环境。人类组成家庭、承担各种社会角色、参加各种社会活动。文化是人类活动所创造的非自然状态的一切物质和精神财富的总和，包括语言、习俗、规范、价值观、信念和信仰等。对个体社会属性的评估应包括社会角色、文化、家庭及其所处的环境等方面。

二、社会评估的目的

1．评估个体的角色功能，了解个体承担角色的情况，是否存在角色功能紊乱、角色适应不良，尤其是患者角色适应不良的情况，以便制定相应的护理措施，改善角色功能。

2．评估个体的文化背景，了解被评估者的文化特征，理解其健康行为，并提供符合文化需求的护理。

3．通过评估个体的家庭，寻找影响被评估者健康的家庭因素，制定有针对性的家庭护理计划。

4．评估个体的环境，发现环境中现存的或潜在的影响健康的危险因素，为制定环境干预措施提供依据。

三、社会评估的方法

进行社会角色、文化、家庭的评估时，可采用心理评估中常用的会谈、观察和量表评定法；环境的评估，尤其是物理环境的评估，可采用实地考察和抽样检查的方法，以全面了解真实的情况，发现个体所处的物理环境中是否存在对健康有影响的因素。

第二节　角色与角色适应的评估

一、角色的定义

角色（role）最早来源于戏剧、电影，系指演员在舞台上所扮演的某一人物，之后被引入社会心理学领域。社会心理学家用“角色”表示社会对个体所规定的一系列与其社会地位相对应的行为模式，以及社会对处于某一特定位置的个体的行为期待。

占据每个社会地位的个体都有其特定的权利、义务和行为模式，当个体根据其所处的社会地位履行相应的职责时，就扮演着相应的角色，如医生、护士、父母、子女等。每一个体在一生中可扮演多种角色，有的是与生俱来的，如性别；有的是通过后天不断努力或竞争获得的，如职业。个体也常同时担任几个角色，如既是护士，又是母亲、妻子。角色可以是暂时的，如患者角色、领导角色；也可以是长期的，如母亲角色。个体必须根据社会对其角色的行为期待行事，如护士角色必须符合护士的职业要求，教师也必须符合教师的标准。

二、角色与互补角色

社会中一定的角色通常联系在一起，每种角色都有其互补角色（complementary role），如护士与患者、顾客与销售商、教师与学生。当互补角色的行为模式改变时，角色行为者必须对自己的行为作相应的调整以满足需要。

三、角色的分类

角色可分为以下 3 类：

1．第一角色（primary role）　也称基本角色。是由年龄和性别决定的角色，如儿童角色、妇女角色、老人角色等。

2．第二角色（secondary role）　又称一般角色。是个体为完成每个生长发育阶段中的特定任务所承担的角色，如母亲、护士、教师等，由所处的社会情形和职业所确定。

3．第三角色（tertiary role）　又称独立角色。是个体为完成某些暂时性发展任务而临时承担的角色。第三角色大多是可选择的，如学生会干部、红十字会会员；但有时是不可选择的，如患者角色。

以上 3 种角色的分类是相对的，在不同的情形下可相互转换。如患者角色，因为疾病是暂时的，可视为第三角色，然而当疾病变成慢性时，患者角色也就随之成为第二角色。

四、角色的形成

角色的形成经历了角色模仿、角色认知和角色表现 3 个阶段。角色模仿是角色认知的基础，是个体对某一角色行为的效仿，对角色的行为模式或行为期待可能并不了解，如幼儿对幼儿园教师的模仿。角色认知是个体通过自己有意识的观察、学校和家庭的教育等途径，逐渐认识和了解某一角色行为模式的过程，如护生对护士角色的认知。角色表现是个体为达到自己所理解的角色要求而采取行动的过程，如护生毕业后在工作岗位上的表现。

五、角色适应不良

当个体的角色表现与角色期望不协调或无法达到角色期望的要求时，可发生角色适应不良。角色适应不良是由来自社会系统的外在压力所引起的主观情绪反应。

（一）角色适应不良的类型

1．角色冲突 角色冲突（role conflict）是指角色期望与角色表现之间差距太大，使个体难以适应而发生的心理冲突与行为矛盾。社会对不同角色的要求和期望是不同的，当个体同时承担两个或两个以上的角色，而这些不同角色间的角色期望差距又较大，个体无法协调或完全满足不同角色的角色期望时，可产生角色冲突。如孩子突然生病需要母亲照顾，而此时母亲需工作，不可能同时既照料孩子又完成工作，无论其最后决定如何，都会因其中一个角色表现未能达到角色期望而感到懊丧、失落。

2．角色模糊 角色模糊（role ambiguity）是指个体对角色期望不明确，不知道这个角色该如何行动而造成的不适应反应。角色模糊多见于新承担某一角色的个体，如新职工、新护士、初为人母等。角色期望太复杂、角色改变太快、主要角色与互补角色间沟通不良等是引起角色模糊的原因。患者入院后，如果护士未能及时与其进行有效沟通，使患者对自己新角色的行为模式不明确，不知道医院作息时间以及自己该如何配合治疗、护理，可产生角色模糊而导致焦虑的发生。

3．角色负荷过重和角色负荷不足 角色负荷过重（role overload）是指个体角色行为难以达到过高的角色期望。角色负荷不足（role underload）则是对个体的角色期望过低，不能完全发挥其能力。角色负荷过重或不足是相对的，与个体的知识、技能、经历、观念以及动机是否与角色需求吻合有关。

4．角色匹配不当 角色匹配不当（role incongruity）是指个体的自我概念、自我价值观或自我能力与其角色期望不匹配。如让一位公司的高级管理人员承担营业员的角色，或者让营业员承担高级管理人员的角色，均可能发生角色匹配不当。

（二）角色适应不良的表现

角色适应不良时可发生角色紧张，表现为心理和生理两方面出现不良反应。生理方面可有疲乏、头痛、头晕、睡眠障碍、心率加快、心律异常、血压升高等症状和体征；心理方面可产生焦虑、紧张、易激惹、抑郁、自责或绝望等不良情绪。

六、患者角色

当个体患病后毫无选择地进入了患者角色（sick role），原来的角色部分或全部被患者角色所替代。患者角色具有如下特征：①脱离或部分脱离日常生活中的其他角色，减轻或免除相应的责任和义务。其程度取决于患者的病情、责任心及其支持系统的帮助水平。②患者对自身疾病不负责任，处于一种需要照顾的状态。③有寻求健康保健信息、享受健康服务、知情同意和要求保密的权利。④有积极配合治疗护理和恢复健康的义务，如患者应根据要求休息、禁食、服药或注射等。由于患者角色的不可选择性，个体在进入或脱离患者角色过程中常发生角色适应不良。

1. 患者角色冲突 指个体在适应患者角色过程中与其常态下的各种角色发生的心理和行为上的冲突与矛盾。如某科研工作者住院期间因担心工作不能完成而擅自回单位工作，致使其得不到应有的休息而影响康复，就是典型的患者角色冲突。

2. 患者角色缺如 指个体患病后未能进入患者角色，不能正视自己的疾病或不承认自己有病，以致不能很好地配合治疗和护理。多见于年轻人、初诊为癌症或其他预后不良疾病的患者。

3. 患者角色强化 指当个体已恢复健康，需从患者角色向常态角色转变时，仍沉溺于患者角色，对自我能力怀疑，对常态下承担的角色感到恐惧。表现为多疑、依赖、退缩，对恢复正常生活缺乏信心。

4. 患者角色消退 指某种原因迫使已适应患者角色的个体转入常态角色，在承担相应的义务和责任时，使已具有的患者角色行为退化，甚至消失。如患病的母亲，因孩子突然患病住院而承担起照顾孩子的责任，此时其母亲角色上升为第一位，原有的患者角色则消退。

七、角色与角色适应的评估

角色与角色适应的评估方法以会谈、观察和量表测评为主，并辅以必要的体格检查。

（一）会谈

会谈的主要内容有：

1. 角色数量与任务 可通过以下问题询问被评估者所承担的角色和责任：

你从事什么职业及担任什么职务？

目前在家庭单位或社会中所承担的角色与任务有哪些？

2. 角色感知

你是否清楚自己的角色权利和义务？

你觉得自己所承担的角色数量和责任是否合适？

3. 角色满意度

你对自己的角色表现是否满意？与自己的角色期望是否相符？

4. 角色紧张 询问被评估者有无角色紧张的心理和生理表现，如：

你是否感到压力很大、不能胜任？

是否感到紧张、焦虑和抑郁？

是否感到疲劳、经常性头痛和失眠？

会谈过程中应注意被评估者有关角色适应不良的叙述，并判断其类型，如“我觉得我的时间不够用”、“我感到很疲劳”等多提示角色负荷过重，“我因为工作而没有很好地照料患病的孩子”常提示角色冲突。

（二）观察

主要观察内容为被评估者有无角色适应不良的心理、生理反应。如是否经常感到疲乏、头痛和失眠等，或出现焦虑、紧张、愤怒、沮丧、失望等表情。

八、相关护理诊断

1. 无效性角色行为（ineffective role performance）。
2. 父母角色冲突（parental role conflict）。

九、常用护理诊断举例（角色紊乱）

（一）定义

个体不能履行角色行为，达到角色期望。

（二）诊断依据

1. 主要依据 存在角色感知和履行角色之间的冲突。

2. 次要依据

（1）角色感知改变。

（2）否认角色。

（3）他人对角色的感知改变。

（4）恢复履行角色的生理性能力发生改变。

（5）缺乏角色知识。

（6）日常职责形态改变。

第三节 文化评估

一、文化的定义

文化（culture）是一个社会及其成员所特有的物质和精神财富的总和，即特定人群为适应社会环境和物质环境而共有的行为和价值模式。文化是包括知识、艺术、价值观、信念与信仰、习俗、道德、法律与规范等范畴的复杂体系。

二、文化的特性

1. 民族性 文化具有鲜明的民族特性，如中国的筷子、日本的和服、欧洲的刀叉等都是存在于特定的民族范围内的文化形态。各个民族在饮食起居、穿着打扮、娱乐喜庆、生产劳动、信仰崇拜等各方面也都有其特有的风格。

2．继承性和累积性 即文化常由世代相传而被继承，由简单到复杂逐渐丰富。我国有几千年的文化，当今人们在生产、生活等多方面仍沿袭着传统习俗。

3．获得性 文化不是与生俱来的，而是后天习得的。如中国人用筷子吃饭是出生后在一定的生活环境里逐渐学会的；孝顺父母、友爱兄弟、尊敬师长、尊老爱幼等文化价值观也都是人们在后天社会化过程中逐渐养成的。

4．共享性 文化被一个群体所共享，主宰着群体中每个个体的价值观、态度、信念和行为。如回族人不食猪肉，蒙古族人爱喝奶茶等，就体现了文化的共享性。

5．复合性和双重性 所有文化现象都不是单一的，而是复合存在的，如围绕宗教可以产生宗教教义、宗教仪式、宗教建筑、宗教音乐等。此外，文化还有双重性，既含有理想成分，又含有现实成分，文化的理想成分为社会大部分成员认可的在某一特定情况下个体应恪守的行为规范，但现实中总是存在一些不被公众接受的不规范的行为。

三、文化评估在健康评估中的重要性

护士在护理实践中常需面对不同文化背景的人，不同的价值观、信念、习俗、语言等文化因素可直接影响机体的健康与保健，因此护士必须理解患者的文化背景，意识到患者与自己的文化差异，探索影响患者的各种文化因素并尽量克服自己的文化局限，从被评估者的文化立场出发，理解其思想行为，避免文化固执与偏见。护士对患者的文化背景了解得越多，对其健康及健康行为的评估就越全面、越客观、越准确，选择的护理措施、制定的护理计划就更能切合被评估者需求，更实际，也更个体化。

四、文化要素

价值观、信念与信仰、习俗为文化的核心要素，并与健康密切相关。人类学家将这些核心要素用文化构成塔来表示（图 6－1），塔顶是习俗，中间是信念与信仰，底层为价值观。习俗可通过外部行为观察，最易描述。价值观则既深沉又抽象，因而位于塔的最底层。

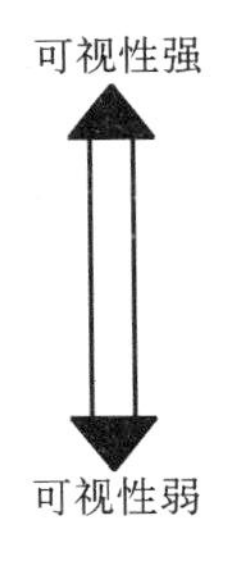

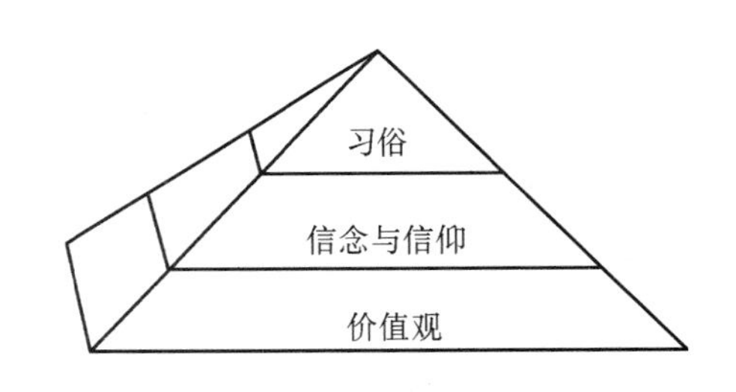

图 6－1　文化构成塔

（一）价值观

1．定义 价值观（value）是个体对生活方式与生活目标、价值的看法或思想体系，是个体在长期的社会化过程中，经后天学习逐步形成的。价值观是信念、态度和行为的基础，通过形成人的思想、观点、立场、建立目标与需要的优先顺序来指导人的行动，对人的社会生活起着重要作用。

价值观中最有代表性的是人生观、行为观、人际观、时间观、人对自然的控制观等。不同的人、集团、社会、民族有不同的价值观。如西方人的价值取向主要有成就和成功、活动与工作、博爱主义、效率和实用性、物质上的舒适、平等、自由、民主、独立、个人主义、科学与理性、重将来以及人可以控制自然等；而我国人则比较重现在，倡导个人利益服从集体利益、奉献精神、尊老爱幼、团结互助、勤劳、节俭、民主、平等、谦虚谨慎、人可以改造和征服自然等。

2．价值观与健康保健 通常价值观与健康行为是一致的。价值观对健康行为的影响表现在：①影响人们对健康问题的认识，如肥胖已被多数人群认为是一种疾病现象，而在南太平洋岛国汤加，人们则视肥胖为健康。②左右人们对解决健康问题轻重缓急的决策，如面对疼痛，注重绅士风度的英国人会尽量忍耐，不轻易求医，而意大利人则认为疼痛影响他的安宁，即便疼痛不重也会立即求医。③影响人们对治疗手段的选择，如风湿性心瓣膜病患者需换瓣时，看重未来、注重生活质量的西方人会选择尽早换瓣，而在我国，人们通常比较重眼前，能拖则拖，不到万不得已不会接受换瓣。④影响人们对医疗保密措施的选择，如是否将病情真相告诉癌症患者，不同文化背景的人有不同的方式。在美国，几乎所有情况下都将癌症告诉患者本人，我国则比较强调对癌症患者的保密。因为前者认为告之真相可使患者充分利用所剩不多的人生时光，而后者则觉得患者会经不住打击，过早离去。⑤影响人们对疾病与治疗的态度。意志顽强，持人可以改造、征服自然观者会正视疾病，积极配合医疗、护理，而不采取妥协、回避的消极态度。由于价值观与健康行为的各个环节、健康问题的认识与判断、健康措施的选择等密切相关，因此，护理实践中不能忽视对患者价值观的评估。

（二）信念与信仰

1．定义 信念（belief）是个体认为可以确信的看法，是个体在自身经历中积累起来的认识原则，是与个性和价值观相联系的一种稳固的生活理想。信仰则是人们对某种事物或思想、主义的极度尊崇与信服，并把它作为自己的精神寄托和行为准则。信仰的形成是一个长期的过程，是人们在接受外界信息的基础上沿着认知、情感、意志、信念和行为的轨道持续发展，最终融合而成的。

2．信念、信仰与健康 信念涵盖了对世界万物的感知与见解，健康领域中，对“健康”、“疾病”的定义就是一种信念。关于健康，世界卫生组织（WHO）将其定义为“健康不单是没有疾病或虚弱，而是身体、精神的健康和社会幸福的完美状态”。但不同社会、文化背景的人，对健康和疾病的理解与观念却大相径庭。

就疾病而言，英语有两种表达方法，“disease”和“illness”。“disease”指机体组织器官受到损害，其结构发生改变、功能出现异常，体格检查能发现阳性体征，实验室检查有明显的异常；“illness”则多指个体的主观感受。当人们从主观上判断其有病还是无病时，很大程度上受到文化的影响。受传统观念和世俗文化的影响，我国多数人长期以来把有无疾病作为健康与不健康的界限，将健康单纯理解为“无病、无残、无伤”，很少从心理、社会等方面综合、全面地衡量自己的健康水平。

宗教（religion）是个体信念崇拜系统，是指统治人们的那些自然力量和社会力量在人们头脑中虚幻的反映，是由对超自然神灵的信仰和崇拜来支配人们命运的一种社会意识形式。宗教提供了一系列能影响到饮食习俗、生育控制、出生、死亡等健康与疾病的价值观、信念以及以此组织信息、管理日常活动的框架。如某些宗教法要求避免烟、酒等有害物质的摄人，从而促进健康；疾病有时可被解释为是对某些行为的惩罚；糖尿病患者的饮食要求1日5餐，可能会妨碍宗教的斋戒。宗教也可能提供一种认同感、平衡感，从而促进个体力量的发展和积极生活方式的发展。

综上所述，个体对健康和疾病所持的信念可直接影响其健康行为和就医行为，不同信仰又与人的精神健康关系密切，是护理评估中不可缺少的内容之一。

（三）习俗

1. 定义 习俗（custom）也称风俗，指一个群体或民族的人们在生产、起居、饮食、沟通、婚姻与家庭、传统医药、丧葬、节日、庆典、礼仪等物质文化生活上的共同喜好、崇尚和禁忌。是世代相传、积久而成的风尚，是各民族政治、经济和文化生活的反映，并在一定程度上体现各民族的生活方式、历史传统和心理感情。在文化的各种要素中，习俗最易被观察到。

2. 与健康有关的习俗 与健康相关的习俗主要有饮食、沟通、传统医药、居住、婚姻与家庭等。习俗的评估应围绕这几方面进行，其中对居住、婚姻与家庭的评估见“家庭评估”和“环境评估”。

（1）饮食 饮食的文化烙印最为明显，是诸多民族习俗中最难以改变的部分。饮食习俗表现在：①饮食戒规：每个文化群体都有其共同认可的食物，如我国回族人不食猪肉，蒙古族人忌食海味，满族人禁食狗肉，维吾尔族忌食猪、狗、驴、马肉等。②主食差别：我国以游牧业为主的民族如蒙古族以牛羊肉和奶制品为主食；从事农业生产的民族如汉族则以谷食为主食，肉食、蔬菜为辅食，其中在主食的种类方面，北方以面食为主，南方则以大米为主。③烹调方式、进餐时间：不同民族、不同地区的人在食物的烹调方式、进食时间与餐次上亦有不同，如我国西南部分山区，食品多以腌、熏方式制作，虽味道鲜美，但亚硝酸盐含量高，食管癌发病率很高。在进食时间与餐次上，拉丁美洲人习惯在早餐与午餐之间加茶点，而美国人喜好在中餐与晚餐之间加茶点，中国北方农村农闲时一日仅用两餐，而地中海人的晚餐可推迟至10点。④对饮食与健康关系的认识：饮食与健康有着密切的联系，这已是人们的共识。但不同文化可有不同的见解，如香蕉，中国人认为可润肠、通便；美国人则认为有止泻作用。⑤其他：经济、宗教、心理、社会以及个人习惯与爱好等对饮食也有影响。

（2）沟通 沟通是人与人之间动态的、持续的相互作用过程。人们通过沟通相互了解、传达信息、交融情感、增长见识、寻求帮助。沟通包括语言和非语言沟通，两者都具有高度的文化含量。

1）语言沟通中的文化差异：语言是人类交流思想、表达感情、传递信息的最常见、最重要的工具。每个国家、民族和地区都有其特有的语种、方言、语言禁忌等。患病后的诉说和与人交流可因文化而异，不同阶层的成员，语言也有所差别。

2）非语言沟通中的文化差异：社会学家发现人们除了用语言表达思想意识外，常通过自己身体某个部位的运动或动作表达其思想感情与内心世界，并作为对口头语言的补充，这就是我们常说的“身体语言”，或“非语言沟通”，包括声音、面部表情、身体姿态、手势行为、皮肤接触等。非语言沟通也存在文化差异，如招手，中国人召唤某人时掌心朝下，手上下摇动；美国人招呼某人来时掌心朝上，食指伸出前后移动，而这在中国或许会被认为是不礼貌的手势。

(3) 传统医药　与传统医药有关的习俗是所有习俗中与健康行为关系最为密切的习俗，包括家庭疗法、民间疗法等。这些疗法通常被该民族人所信赖，既简便易行，又花费无几。几乎所有民族均有其独特的土法治疗，我国民间用硬币“刮痧”解风寒、橘皮化积食、冰糖梨祛痰、蜂蜜和番泻叶通便等都属此类。对这些习俗的评估有助于护士在不违反医疗原则的前提下选择患者熟悉而又乐于接受的护理措施。

五、文化休克

（一）定义

文化休克（culture shock）指人们生活在陌生文化环境中所产生的迷惑与失落的经历。常发生于个体从熟悉的环境到陌生的环境，由于沟通障碍、日常活动改变、孤单、风俗习惯及态度与信仰的差异而产生的生理、心理适应不良。对于住院患者，医院就是一个陌生的环境。与家人分离、缺乏沟通、日常活动改变、对疾病和治疗的恐惧等可导致住院患者发生文化休克。

（二）分期与表现

1. 陌生期　患者刚入院，对医生、护士、环境、自己将要接受的检查或治疗都很陌生，还可能会一下接触许多新名词，如备皮、X线胸部透视、磁共振等，都会使患者感到迷茫。

2. 觉醒期　患者开始意识到自己将住院一段时间，对疾病和治疗转为担忧，因思念家人而焦虑，因不得不改变自己的生活习惯而产生挫折感。此期住院患者文化休克表现最突出，可有失眠、食欲下降、焦虑、恐惧、沮丧、绝望等反应。

3. 适应期　经过调整，患者开始从生理、心理、精神上适应医院环境。

六、文化的评估

文化的评估可通过会谈、量表、观察等方法进行。

（一）价值观的评估

价值观存在于潜意识中，不能直接观察，又很难言表，人们也很少意识到其行为受潜意识中价值观的直接引导，因此，价值观的评估比较困难，目前尚无现成评估工具。评估者可通过以下问题获取有关被评估者价值观的信息：

通常情况下，什么对你最重要？

遇到困难时你是如何看待的？

一般从何处寻求力量和帮助？

你参加什么组织吗？

（二）健康信念与信仰的评估

1．健康信念的评估 Kleirmmn等人提出的健康信念评估模式应用最为广泛，见表6－1。

表6－1　Kleirmmn健康信念评估模式

1．对你来说，健康指什么？不健康又指什么？
2．通常你在什么情况下才认为自己有病并就医？
3．你认为导致你健康问题的原因是什么？
4．你怎样、何时发现你有该健康问题的？
5．该健康问题对你的身心造成了哪些影响？
6．健康问题严重程度如何？发作时持续时间长还是短？
7．你认为你该接受何种治疗？
8．你希望通过治疗达到哪些效果？
9．你的病给你带来的主要问题有哪些？
10．对这种病你最害怕什么？

2．宗教信仰的评估 对宗教信仰的评估可通过询问被评估者和其亲属一系列问题进行：

你有宗教信仰吗？何种类型的宗教信仰？

平日你参加哪些宗教活动？

住院对你在以上宗教活动参与方面有何影响？内心感受如何？有无恰当人选替你完成？需我们为你做些什么？

你的宗教信仰对你在住院、检查、治疗、饮食等方面有无特殊限制？

（三）习俗的评估

1．饮食 评估者可通过会谈的方式，从食物种类、食物烹调方式、进食与餐次、对饮食与健康关系的认识等方面评估个体的饮食习俗。常用于评估的问题如下：

你平常进食哪些食物？主食为哪些？喜欢的食物又有哪些？有何食物禁忌？

你常采用的食物烹调方式有哪些？常用的调味品是什么？

每日进几餐？都在哪些时间？

你认为哪些食物对健康有益？哪些食物对健康有害？

哪些情况会增加你的食欲？

哪些情况会使你的食欲下降？

此外，也可通过观察对个体的饮食习俗进行评估。

2．沟通

(1) 语言沟通的评估　评估者可通过观察与会谈的方法了解个体的语言沟通文化，包括：

你讲何种语言？
你喜欢的称谓是什么？
语言禁忌有哪些？

(2) 非语言沟通的评估　评估者可通过观察被评估者与他人交流时的表情、眼神、手势、坐姿等，对其非语言沟通进行评估。

(3) 传统医药　评估方法为：与患者和家属交谈，问其常采用的民间疗法有哪些以及效果如何。

（四）患者文化休克的评估

通过与患者交谈，询问其在医院期间的感受，并结合观察，了解患者有无文化休克的表现。

七、相关护理诊断

1. 精神困扰（spiritual distress）
2. 有精神困扰的危险（risk for spiritual distress）
3. 有增强精神健康的愿望（readiness for enhanced well-being）

八、常用护理诊断举例（精神困扰）

（一）定义

个体处于带给人以力量、希望和生活意义的信仰和价值观系统紊乱的状态。

（二）诊断依据

1. 主要依据　存在信仰紊乱。

2. 次要依据

(1) 对生活的意义、死亡和痛苦方面的问题有疑虑。
(2) 对信仰的可靠性有疑虑。
(3) 表现出沮丧或绝望。
(4) 选择不履行日常的宗教仪式。
(5) 对信仰有矛盾和怀疑的感觉。
(6) 表达自己没有生存下去的理由。
(7) 感到心灵空虚。
(8) 表现出与他人的情感分离。
(9) 表现出对生活、痛苦和死亡的愤怒、怨恨和恐惧。
(10) 为信仰寻求心灵上的帮助。

第四节 家庭评估

家庭是个体最重要的生活环境和关系网络，家庭中的许多问题直接或间接地影响着家庭成员的健康。因而家庭评估是了解影响个体健康因素的有效途径之一。

一、家庭的定义

家庭（family）是基于婚姻、血缘或收养关系而形成的社会共同体。狭义的家庭定义认为家庭是由有血缘或婚姻关系的人组成的群体。广义的家庭定义认为：家庭是一种重要的社会关系，它由一个或多个具有密切血缘、婚姻或朋友关系的个体组成，包括同居者（异性或同性同居）、单亲父母和他们的孩子、继父母家庭和典型的核心家庭。

1963年Burgess、Locke和Thomas提出的家庭特征如下：①因婚姻、血缘或收养关系所组成的小团体；②家庭成员通常居住在一起；③家庭成员彼此相互沟通与互动，并分别扮演家庭中的社会角色如父、母、子、女等；④家庭成员彼此分享同一文化和某些独有的家族特征。

二、家庭评估的内容

（一）家庭类型

也称家庭规模（family form），指家庭的人口组成。按规模和人口特征可分为7类，见表6-2。

表6-2 家庭类型及人口特征

类型	人口特征
核心家庭	夫妻和其婚生或领养的子女
主干家庭	核心家庭成员加上夫妻任何一方的直系亲属，如祖父母、外祖父母、叔姑姨舅
单亲家庭	夫或妻单独一方和其婚生或领养的子女
重组家庭	再婚夫妻和前夫或前妻的子女，以及婚生或领养的子女
无子女家庭	仅夫妻两人
同居家庭	无婚姻关系而长期居住在一起的夫妻和其婚生或领养的子女
老年家庭	仅老年夫妻

（二）家庭生活周期

家庭生活周期（family life cycle）指从家庭单位的产生、发展到解体的整个过程。根据Duvall模式，家庭生活周期可分为8个阶段，每个阶段都有其特定的任务，需家庭成员协同完成，否则将在家庭成员中产生相应的健康问题，见表6-3。

（三）家庭结构

家庭结构（family structure）包括权利结构、角色结构、沟通过程和价值观。

表6-3　　Duvall家庭生活周期模式

阶　段	定　义	主　要　任　务
新婚	男女结合	沟通与彼此适应，性生活协调及计划生育
有婴幼儿	最大孩子0～30个月	适应父母角色，应对经济和照顾孩子的压力
有学龄前儿童	最大孩子2.5～6岁	孩子入托、上幼儿园或上小学，抚育孩子、儿童心理的正常发展
有学龄儿童	最大孩子6～13岁	儿童身心发展，孩子上学及教育问题，使孩子社会化
有青少年	最大孩子13～20岁	青少年教养与沟通，青少年与异性交往
有孩子离家创业	最大孩子至最小孩子离家	适应孩子离家，发展夫妻共同兴趣，继续给孩子提供支持
空巢期	父母独处至退休	适应夫妻俩生活，巩固婚姻关系
老年期	退休至死亡	正确对待和适应退休、衰老、丧偶、孤独、生病和死亡等

1．权力结构　家庭权利结构（family power structure）指家庭中夫妻间、父母与子女间在影响力、控制力和支配权方面的相互关系。家庭权利结构的一般类型有：①传统权威型：由传统习俗继承而来的权威，如父系家庭以父亲为权威人物，夫妇、子女都接受这种形态；②工具权威型：由养家能力、经济权利决定的权威，可因家庭情况的变化而产生权利转移；③分享权威型：家庭成员彼此协商，根据各自的能力和兴趣分享权利；④感情权威型：由感情生活中起决定作用的一方做决定，如中国的“妻管严”即为此类型家庭权利结构的具体表现。

家庭的权利结构并非固定不变，随着家庭生活周期的改变、家庭变故、社会价值观的变化等家庭内外因素的变化，一种家庭权利结构可转化为另一种家庭权利结构。家庭权利结构是护士进行家庭评估后采取家庭干预措施的重要参考资料，确定谁是家庭中的决策者，与之协商，才能有效地提出建议，实施护理干预。

2．角色结构　家庭角色结构（family role structure）是指家庭对每个占有特定位置的家庭成员所期待的行为和规定的家庭权利与义务。每个角色都有固定的权利与义务，如父母有抚养未成年子女的义务，父母也有要求成年子女赡养的权利。家庭中每一个成员承担一个以上角色，如妻子角色，同时也可以承担母亲角色、女儿角色。家庭角色结构受家庭人口结构和价值观的影响，如在单亲家庭，父亲除承担本身角色外，还必须承担母亲角色；一些家庭认为母亲应承担看护孩子的角色，而另一些家庭则认为父亲应承担看护孩子的角色。

良好的家庭角色结构应具有以下特征：①每个家庭成员都能认同和适应自己的角色范

围；②家庭成员对某一角色的期望一致，并符合社会规范；③角色期待能满足家庭成员的心理需要，符合自我发展的规律；④家庭角色有一定的弹性，能适应角色的变化。

3．沟通过程 沟通是情感、愿望、需要以及信息和意见的交换过程，通过语言和非语言的互动来完成。家庭沟通过程（family communication process）能反映家庭成员间的相互作用与关系，家庭内部沟通良好是家庭和睦和家庭功能正常的保证。

家庭内部沟通过程良好的家庭一般具有家庭成员间能进行广泛的情感交流、互相尊重对方的感受和信念、能坦诚地讨论个人和社会问题、极少有不宜沟通的领域、家庭根据个体的成长发展水平和需求分配权利等特征。

家庭内部沟通过程障碍的特征为：家庭成员自卑；家庭成员以自我为中心，不能理解他人的需求；家庭成员在交流时采用间接和掩饰的方式；家庭内信息的传递是不直接的、含糊的、有矛盾或防御性的。

4．价值观 家庭价值观（family values）是指家庭成员对家庭活动的行为准则和生活目标的共同态度和基本信念。它通常不被人们意识到，却深深影响着每个家庭成员的思维和行为方式。如一个母亲认为与孩子建立亲密关系很重要，那么她就会花比较多的时间给孩子讲故事、做游戏等。同时，价值观在有意无意中将家庭成员紧紧联系在一起，指导家人的行为。

（四）家庭功能

家庭评估中最重要的是家庭功能的评估。家庭功能（family function）包括情感功能、社会化功能、养育功能、经济功能和卫生保健功能。

1．情感功能 情感是家庭巩固的力量，情感的滋润和支持使家庭成员彼此亲近，充分享受家庭的温馨快乐，有归属感、安全感和幸福感。

2．社会化功能 社会化是指个体通过学习群体文化和如何承担社会角色，将自己融入群体的过程。家庭是孩子社会化的主要场所。家庭为年幼的成员提供社会经验，培养其社会责任感、社会交往意识与技巧，从而能适应社会，健全人格的发展。

3．养育功能 家庭是生育子女、繁衍后代的基本单位，通过家庭的生育功能，人类种族和社会才能延续和生存。家庭具有抚养和赡养功能，此功能是延续人类社会所必需的。

4．经济功能 家庭提供和分配物质资源来满足家庭成员衣、食、住、行、育、乐等各方面的需求。

5．卫生保健功能 家庭为保护其成员健康提供精神及物质的资源等，并在家庭成员患病时提供各类与疾病康复有关的支持。家庭的卫生保健功能与家庭结构和经济状况密切相关。

（五）家庭资源

家庭为了维持其基本功能、应对压力事件或危机状态所必需的物质和精神上的支持，称作家庭资源（family resource），包括家庭内部资源和家庭外部资源两部分。

1．内部资源 包括：①家庭内经济支持：家庭对成员提供的各种财物的支持；②维护支持：家庭对成员的名誉、地位、权利和健康的维护和支持；③医疗处理：家庭为家人提供与安排医疗照顾；④感情支持：家庭对成员的关怀及精神支持，满足家人感情的需要；⑤信息支持：家庭为家人提供医疗咨询和建议及家庭内部的健康教育等；⑥结构支持：家庭住所或设施的改变，以适应患病成员的需要等，简称 FAMLIS。

2．外部资源 包括：①社会资源：亲朋好友及社会团体的关怀与支持；②文化资源：文化、传统、习俗教育等方面的支持；③宗教资源：宗教信仰、宗教团体的支持；④经济资源：来自家庭之外的收入、赞助、保险、福利等；⑤环境资源：居所的环境、社区设施、公共环境等；⑥医疗资源：医疗保健机构、卫生保健制度及卫生服务的可及性、可用性等，简称 SCREEM。

（六）家庭危机

人的一生中或多或少会面对各种各样的事件，个人或家庭的压力事件可构成对整个家庭的冲击。家庭是一个系统，可动用家庭资源以应对压力。当压力超过家庭资源或家庭资源调适不佳时，可导致家庭功能失衡，即家庭危机（family crisis）。

1．意外事件引发的危机 这类危机一般无法预料，是各类危机中最不常发生、最单纯的一种，如天灾、车祸、生病、残障、死亡等。

2．家庭发展过程中伴随的危机 此类危机系由于对家庭发展过程中的非意外事件未能很好调适所致，因此是可预见的。但其中部分是无法避免的，如结婚、生子、退休、更年期综合征、丧偶等；部分是可以预防的，如青少年子女的性行为、中年离婚、通奸等。

3．家庭结构改变造成的危机 这类危机可伴有或不伴有压力事件，具有反复发作的特点，根源隐伏于家庭结构内部，可引起家庭矛盾的突然恶化。常见于酗酒家庭、暴力家庭和通奸家庭。

三、家庭评估的方法

家庭的评估方法以会谈、观察和量表评定为主，辅以必要的体格检查。

（一）会谈

重点为被评估者的家庭类型与生活周期、家庭结构。

1．家庭类型与生活周期 询问被评估者家庭的人口组成，确定其家庭类型及所处的生活周期。

2．家庭结构

（1）权利结构 询问家庭的决策过程，如家里大事小事通常由谁做主，家庭有麻烦时，通常由谁提出意见和解决办法。

（2）角色结构 询问家庭中各成员所承担的正式角色与非正式角色，注意是否有人扮演有损自身或家庭健康的角色，如受虐者、虐待者、麻烦制造者等。了解各成员的角色行为是否符合家庭的角色期待，是否有成员存在角色适应不良。

(3) 沟通过程　可通过询问“你的家庭和睦、快乐吗？大家有想法或要求是否直截了当地提出来？听者是否认真?”等了解家庭内部沟通过程是否良好。由于角度不同，家庭成员对家庭沟通过程的评价可能不同，评估时应结合对家庭成员间的语言和非语言沟通行为的观察加以综合分析。

(4) 价值观　可通过询问以下问题进行评估：家庭最主要的日常生活规范有哪些？家庭成员的主要行为方式如何？如何看待吸烟、酗酒等生活行为？家庭是否倡导成员间相互支持、关爱、个人利益服从家庭整体利益？

(二) 观察

主要内容为观察和检查家庭沟通过程、父母亲角色行为、有无角色紧张的表现和受虐待的个体。

通过观察家庭沟通过程，可了解家庭内部的关系。在与家庭接触过程中，应观察是谁在回答问题，谁作决定，而谁一直保持沉默，以及家庭各成员的情绪。家庭关系不良可有以下现象：①在家庭成员交流过程中，频繁出现敌对性或伤害性语言；②家庭成员过于严肃，家庭规矩过于严格；③所有问题均是由某一家庭成员回答，而其他成员只是附和；④家庭成员间很少交流意见；⑤家庭内部有家庭成员被忽视。如果评估对象为家庭中某一成员，应重点观察其与其他家庭成员间的交往方式。如是否积极地表达自己的想法，是否与其他成员有充分的目光交流，是否允许他人发表意见等。

(三) 量表评定

可采用评定量表对被评估者家庭功能状况及其从家庭中可获得的支持进行测评。常用的评定量表有 Procidana 与 Heller 的家庭支持量表和 Smilkstein 的家庭功能量表，见表6-4和表6-5。

表 6-4　Procidana 与 Heller 的家庭支持量表

	是	否
1. 我的家人给予我所需的精神支持		
2. 遇到棘手的事时，我的家人帮我出主意		
3. 我的家人愿意倾听我的想法		
4. 我的家人给予我情感支持		
5. 我与我的家人能开诚布公地交谈		
6. 我的家人分享我的爱好与兴趣		
7. 我的家人能时时察觉到我的需求		
8. 我的家人善于帮助我解决问题		
9. 我与家人感情深厚		

评分方法：是=1分，否=0分，总分越高，家庭支持度越高。

表 6-5 Smilkstein 的家庭功能量表

	经常	有时	很少
1. 当我遇到困难时，可从家人得到满意的帮助 补充说明：			
2. 我很满意家人与我讨论与分担问题的方式 补充说明：			
3. 当我从事新的活动或希望发展时，家人能接受并给我支持 补充说明：			
4. 我很满意家人对我表达感情的方式以及对我情绪（如愤怒、悲伤、爱）的反应 补充说明：			
5. 我很满意家人与我共度时光的方式 补充说明：			

评分方法：经常 = 3 分，有时 = 2 分，很少 = 1 分。

评价标准：总分在 7 ~ 10 分，表示家庭功能良好；4 ~ 6 分表示家庭功能中度障碍；0 ~ 3 分表示家庭功能严重障碍。

四、相关护理诊断

1. 家庭运行中断（interrupted family processes）。
2. 家庭运行功能不全：酗酒（dysfunctional family processes：alcoholism）。
3. 有亲子依恋受损的危险（risk for impaired parent-infant/child attachment）。

五、常用护理诊断举例（家庭运行中断）

（一）定义

家庭处于功能障碍的状态。

（二）诊断依据

1. 主要依据 家庭没有能力或没做到：

（1）建设性地适应危机。

（2）家庭成员间坦诚而有效地沟通。

2. 次要依据 家庭没能力或没做到：

（1）满足所有家庭成员的生理需求。

（2）满足所有家庭成员的情感需要。

（3）满足所有家庭成员的精神需要。

（4）能表达或接受家庭成员的各种感受。

（5）适当地寻求或接受帮助。
（6）日常职责形态改变。

第五节　环境评估

一、环境的定义

人的健康有赖于生存环境的健康。狭义的环境是指环绕个体的区域，如病室、居室；广义的环境是指人类赖以生存、发展的社会条件与物质条件的总和。在护理界，环境被定义为影响人们生存与发展的所有外在情况和影响。

二、环境的组成

护理界将环境分为人体内环境与人体外环境两部分。人体内环境又称为生理心理环境，包括人体所有的组织系统，如呼吸、循环、消化、泌尿、内分泌、神经等系统以及人的内心世界。两者相互作用并与外环境不断地进行物质、信息和能量的交换，使机体能够适应外环境的改变，并维持内环境的稳定。人体的外环境包括自然环境和社会环境。本章着重介绍自然环境和社会环境的评估。

（一）自然环境

自然环境（natural environment）是一切存在于机体外环境的物理因素的总和，包括大气、水、声音、光线、温度、湿度、通风、气味、室内装饰布局以及各种与安全有关的因素，如各种机械性、化学性、温度性、放射性、过敏性、医源性损伤因素等。以上环境因素必须被控制在一定范围内，否则可威胁到人类的健康和安全，引起各种疾病。

早在1860年，南丁格尔就认识到环境、健康与护理三者的关系，认为自然因素中适宜的室温可使人感到舒适、安宁、减少身体消耗；柔和的光线可使人感到心情愉悦，而强光刺激则会使人感到刺眼和压力；空气过于干燥则让人感到口干舌燥，产生咽痛、鼻出血，且不利于排痰；湿度过高可抑制出汗，使人感到潮湿难耐；适当的声音刺激，如悦耳动听的乐曲，可使人身心愉悦；而声音过大，可使人感到烦躁不安、心率加快、血压升高，甚至引起头晕、头痛、耳鸣、心悸、失眠等。此外，环境中的有害化学物质、热辐射、放射线均对人体有害。

（二）社会环境

社会是个庞大的系统，包括制度、法律、经济、文化、教育、人口、民族、职业、生活方式、社会关系、社会支持等诸多方面。其中尤以经济、文化、教育、生活方式、社会关系、社会支持与健康直接相关，是社会环境（social environment）评估的重点。

1．经济（economics）　社会环境因素中，对健康影响最大的是经济，因为经济是保障人们衣食住行基本需求以及享受健康服务的物质基础。经济状况低下时，人们不仅为吃饱穿暖而终日劳累奔波，患病时也得不到及时应有的治疗。缺乏医疗费用的住院患者易发生患者角色适应不良。

2．教育（education） 教育水平对健康也有明显影响，良好的教育有助于人们认识疾病、获取健康保健信息、自觉改变不良生活方式和习惯，提高卫生服务的有效利用。

3．生活方式（life style） 生活方式指人们在饮食、娱乐、社交等方面的社会行为，是在经济、文化、政治等许多因素相互作用下所形成的习惯。生活方式也与个人喜好和习惯有关，不同地区、民族、社会阶层的人生活方式也可不一样。如有人喜欢晚睡晚起，有的却习惯早睡早起；一些人喜欢吃淡，一些人却喜欢吃咸。吸烟、酗酒、吸毒、赌博、娼淫等均为对健康有害的生活方式。

4．社会关系与社会支持（social relation and social support） 社会关系为社会环境中非常重要的一面。个体的社会关系网包括与之有直接或间接关系的所有人或人群，如家人、朋友、邻居、同事、领导、宗教团体成员等。对住院患者来说，同室病友、医生、护士等均为其社会关系。个体的社会关系网越健全、人际关系越融洽、越容易得到所需的信息、情感及物质等多方面的支持。社会学家将这些从社会关系网获得的支持统称为社会支持。有研究结果表明，社会关系网的健全程度和家庭社会支持的有力程度与人的身心调节与适应、自理能力、自我概念、生活质量以及对治疗护理的依从性呈正相关，而长期社会联系少、人际关系紧张的人易患身心疾病，如高血压、癌症、精神异常等。

三、环境评估的方法

（一）自然环境的评估

1．通过询问被评估者以及实地观察、取样检测等方法收集资料。主要评估内容包括：

（1）家庭环境（home environment） 包括：①居住环境：住宅的种类、居住面积，是否整洁、明亮，居住环境有无取暖设施及其使用情况，室内空气是否流通、新鲜，卫生情况如有无蜘蛛网、昆虫等，室内是否有噪音及其强度，家中是否备置冰箱保存食物、有无致敏物质存在等。②家庭安全：电器设备使用是否安全，家庭中清洁剂、杀虫剂、油漆等化学物品贮藏是否妥当，药品有无标记，使用者是否熟悉药物的剂量、用途，有无其他不安全因素存在，如楼梯窄小、门窗破损、墙面剥落、开裂、光线昏暗等。

（2）工作环境（work environment） 工作场所是否整洁、明亮、愉悦、舒适，有无烟雾、粉尘、化学物、石棉等刺激物，有无废水、废气等污染源，是否存在强噪声、放射线、高温、高压电、裸露电源、电线等危害因素，有否安全作业条例以及是否被理解执行，工作中是否采用防护措施。

（3）病室环境 病室是否光线明亮、温度和湿度适宜、干净、整洁、无尘、无异味、无臭味，噪声控制是否在允许范围内，地面是否干燥、平整、防滑，有无空调或其他取暖设备，婴儿室有无恒温设备，电源是否妥善安置及使用安全与否，用氧时有无防火、防油、防震标记，药物贮藏是否安全可靠等。

2. 通过跌倒危险因素评估表评估病室中有无引起患者跌倒的危险因素，见表6-6。

量表填写以"√"表示存在，"×"表示没有或不适用，"不详"表示资料待查，必要时注明脚注编号。当患者有表中所列的跌倒危险因素时，请填写此表并每周评估1次，直到出院。

表6-6　　跌倒危险因素评估表

科室　　病室　　床号　　姓名　　住院号　　医疗诊断

项目		日期				
1	年龄>65岁					
2	意识障碍（记忆丧失，无方向感，意识混乱）					
3	视觉、听觉退化					
4	语言障碍					
5	过去一年曾经跌倒（共1，2，3次）					
6	使用药物（镇静安眠药[1]，降压药[2]，降血糖药[3]，利尿药[4]，轻泻药[5]）					
7	主诉眩晕或有虚弱感					
8	排泄障碍（需协助如厕）					
9	活动障碍（需使用助行器[1]，步态不稳或平衡感差[2]）					
10	依从性差（不听从医护劝告，不寻求他人帮助）					
护士签名：						

（二）社会环境的评估

1. 经济　评估时可通过询问以下问题与被评估者或其亲属交谈以了解被评估者的经济状况：

能否告诉我你的经济来源有哪些？单位工资福利如何？你觉得你的收入够用吗？

家庭经济来源有哪些？是否有失业、待业人员？

医疗费用支付的形式是什么？有何困难？

2. 教育水平　评估时可直接与被评估者或其亲属交谈了解被评估者及其主要家庭成员的受教育程度，以及是否具备健康照顾所需的知识与技能。

3. 生活方式　与被评估者或其亲属交谈，询问饮食、睡眠、活动、娱乐等方面的习惯与爱好以及有无吸烟、酗酒等不良嗜好。也可直接观察被评估者或其亲属的饮食、睡眠、活动、娱乐方式与习惯，有无吸烟、酗酒等。若有不良生活方式，应进一步了解其对被评估者的影响。

4. 社会关系与社会支持　通过交谈与观察两种方法评估个体是否有支持性的社会关系网络，如家庭关系是否稳定，家庭成员是否彼此尊重，与同事、领导的关系如何，家庭成员及同事是否能提供被评估者所需的支持与帮助，被评估者在家中和单位是否有被控制的感觉，甚至感到孤立无援、失望或绝望。

对住院患者，应了解与被评估者同病室的人员数，被评估者与病友、医生、护士的关系如何，是否获得及时有效的治疗，是否得到应有的尊重与关怀，各种合理需求是否被及时满足，病室医生、护士的数量与质量是否能保证所提供的服务安全有效，工作常规和制度是否向被评估者解释并合理、灵活应用，体现“以患者为中心”的服务理念。

四、相关护理诊断

1. 有受伤的危险（risk for injury）。
2. 有窒息的危险（risk for suffocation）。
3. 有中毒的危险（risk for poisoning）。
4. 有外伤的危险（risk for trauma）。

五、常用护理诊断举例（有受伤的危险）

（一）定义

个体由于感知或生理缺陷、危险意识不够或发育阶段使个体处于受伤害的危险状态。

（二）诊断依据

1. 主要依据 个体存在易引起受伤的病理生理、治疗及情境因素。

2. 次要依据

（1）存在脑功能改变的有关疾病，如组织缺氧、眩晕或昏厥。

（2）存在视觉、听觉、温度/触觉、嗅觉等感觉功能受损。

（3）使用影响运动和感觉的药物，如镇静剂、血管扩张剂、降糖药等。

（4）居室内存在不安全因素，如不安全过道、楼梯、地板滑、电源线暴露、卫生间浴盆及便池过低、灯照不当、贮藏不当的毒物等。

（5）不熟悉环境（医院、护理院）。

（6）鞋不合适。

（7）使用辅助器械不当（拐杖、助行器、轮椅）。

第七章 辨证护理的基础理论

中医学源远流长，它是我国历代劳动人民长期同疾病作斗争的经验总结。中医学是源于人类的生产与生活实践，经过数千年发展而形成的一门具有独特理论体系，并有丰富的养生保健内容和诊疗手段的传统医学。随着社会的进步和医学经验的积淀，中医理论愈加异彩纷呈。医学理论与护理理论共同构筑了中医的理论体系。医、药、护一源三流、交织难分也初露端倪，散见于历代各家著作之中的护理经验不断地被挖掘、整理出来，并逐步系统化、理论化，同时也引入国外的护理程序和护理诊断的概念，发展成为现代的、独特的中医护理学。其基本特点是辨证护理，强调人的整体观，通过四诊、八纲及辨证施护等中医方法对个体的各种健康问题加以分析和判断，从辨证施护的角度寻找相关因素，作出护理诊断，制定相应的护理措施，体现了中医护理的特色与优势。

第一节 概 述

中医古籍浩如烟海，虽无“护理”一词，但体现护理含义的文字描述比比皆是。如《内经》关于生活起居护理的论述有：“圣人春夏养阳，秋冬养阴，以从其根”（《素问·四气调神大论》）；关于饮食护理的论述有：“毒药攻邪，五谷为养”（《素问·脏气法时论》），“肝病禁辛，心病禁咸，脾病禁酸，肾病禁甘，肺病禁苦”（《灵枢·五味》）；关于心理护理的论述有：“告之以其败，语之以其善，导之以其所便，开之以其所苦”（《灵枢·师传》）；关于病证护理的论述有：“病在脾……禁温食饱食，湿地濡衣，病在肺……禁寒饮寒食寒衣”（《素问·脏气法时论》），“病热少愈，食肉则复，多食则遗，此其禁也”（《素问·热论》）。以上《内经》有关四时、情志、饮食、起居、衣着等论述印证了中医治病确系“三分疗七分养”，其中“养”字包含了调养、养护之意，讲的主要是护理。从中反映了中医辨证施护的因时、因人、因地而异的护理观。

一、辨证护理的内涵

辨证论治是中医学的特色与精华，是中医诊断和治疗疾病的基本原则。对疾病进行辨证，是中医学独特的认识疾病的方法。按照中医辨证的原则去护理患者，称为辨证护理，也即狭义的辨证施护，是中医护理学的基本特点之一。

辨证施护是中医护理学的特点，它包含着相互联系的两个内容，即“辨证”和“施护”。所谓“辨证”就是运用中医的理论，将四诊所收集的病史、症状和体征等临床资料，通过分析、综合，辨清疾病的病因、性质、部位和邪正之间的关系，概括判断为某种证。施护是根据辨证的结果，确定相应的护理方法。辨证护理是以辨证为前提，以护理为目的。辨证是决定护理的依据，护理是落实辨证思想的手段，两者是诊治和护理疾病过程中相互联系不可分割的两个环节。

证，又称证候，它既不是症状，也不是病名，而是中医学特有的诊断学概念。症，即症状，是指疾病的具体临床表现，如发热、咳嗽、头痛等，包括主观感觉和客观体征，是辨证的依据；证是指在疾病发展过程中某一阶段各种症状所反应的病理机制的概括，包括疾病的原因（如风寒、瘀血等）、部位（如表里、脏腑等）、性质（如寒、热等）和邪正关系，是辨证所得出的结论；病是指有特定病因、发病形式、病机、发展规律和转归的一种完整的过程。在临床上，只有彻底弄清患者属于何病、何种证候，才能采取针对性的治疗和护理措施，从而求得基本矛盾的解决。

同一种疾病可因人、因时、因地的不同，或处于不同的发展阶段，所表现的证亦可不同，因而给予不同的护理，此为“同病异护”；不同的疾病，在其发展过程中出现相同的证，则采取同一种护理方法，此为“异病同护”。辨证施护作为指导临床护理的基本规范，引导人们辩证地看待病和证的关系，既要看到同一种病常可表现出多种不同的“证”，又要注意不同的病在其发展过程的某些阶段，可以出现类同的“证”。因此，在临证时，还需根据辨证结果，分别采取“同病异护”或“异病同护”。

二、辨证护理的整体观

1980 年美国护士学会将护理定义为“护理是诊断和处理人类对现存的和潜在的健康问题的反应”。其框架包括 4 个基本概念——人、环境、健康和护理。这一观念也贯穿在中医整体护理之中，倡导以中医的整体观及现代护理为指导，根据患者的身心、社会、文化需要为患者提供“同病异护”、“异病同护”、“三因制宜”的最佳护理，体现了辨证护理的基本精神。

辨证护理的基本特点是整体观念。整体就是统一性和完整性。整体观念又称为统一整体观，即内外环境的统一性和机体自身整体性的思想。

（一）人体是一个有机的整体

中医学非常重视人体自身的统一性、完整性及其与自然界的相互关系，认为人体是一个有机的整体，各个脏腑、组织、器官在结构上是不可分割的，在功能上是相互协调、相互为用的，在病理上是相互影响的。

人体是以五脏为中心，通过经络把各脏腑和皮、肉、筋、脉、骨等形体组织及眼、耳、口、鼻、舌、前后阴等五官九窍联系成一个有机的整体，共同完成各项生理活动。如心与小肠相表里，主血脉和藏神，在体合脉，其华在面，开窍于舌；肝与胆相表里，主疏泄和藏血，在体合筋，其华在爪，开窍于目；脾与胃相表里，主运化、升清和统血，在体合肉，其华在唇，开窍于口；肺与大肠相表里，主气、司呼吸，通调水道，朝百脉，主治节，在体合皮，其华在毛，开窍于鼻；肾与膀胱相表里，藏精，主水、主纳气，在体合骨，其华在发，开窍于耳及二阴。

（二）人与环境有密切的关系

人与环境的关系包括自然环境和社会环境两个方面。

1．人与自然和谐统一 中医认为人与自然是相应的，十分重视人与自然环境之间的密切联系。人类是自然界中的成员，自然界为人类的生存提供空间、环境、生物圈等物质条件。同时自然界的环境变化可以直接或间接地、显著或不太显著地影响到人的机体，例如季节气候中春温、夏热、秋凉、冬寒的变化；地域环境中高山、低谷、河流、风沙等的不同；一天昼夜晨昏中阴阳的变化都会影响到人体的机能活动。如果这些影响处于人体机能活动的生理调节阈值以内，则表现为生理性的适应；如果这类影响超过一定的范围，而人类机体无法适应外界的变化，就可能出现病理性的改变，甚至发展为疾病。这就是中医学强调的人与自然环境的统一性，此即《灵枢·岁露论》所指的“人与天地相参也，与日月相应也”。自然界有各种变化，人类只有不断地顺应自然界的变化，维护人与自然界的和谐统一，才能得到健康的保证。

2．人与社会息息相关 人体五脏的功能活动是情志（心理）活动产生的物质基础，而人的心理活动又直接受到社会环境的影响。人们在不同的社会环境中生活，各自形成一整套相对稳定的心理活动方式。在社会环境发生巨变时，其心理活动方式必须作出相应的变化和调整，以适应变化了的社会环境。假如不能作出相应的改变和调整，就势必造成心理机能的紊乱。因此应该不断地调整人的心理功能以适应社会环境的变化。

三、辨证护理的优势

中医护理的特色体现在辨证护理上，其基本特点是整体观念和辨证施护。其内容丰富，独具特色，在长期的临床实践中形成了自己的理论体系。

（一）较强的针对性

辨证护理在整体观的指导下，采用“四诊”的方法，全面收集临床资料，加以综合、分析，归纳为各种疾病的证候，根据患者不同情况采取具有针对性的护理措施。这是中医护理最具特色之处，不仅将同一种疾病视为一类，而且还将不同疾病中有相同症状表现者视为一类，并根据疾病的不同特点和证候属性提出护理原则与要求，采取同病异护、异病同护、三因制宜的方法进行护理，这些护理对促进疾病的康复具有较强的针对性。它使护理工作真正做到具体问题具体分析。

（二）较好的实用性

中医有许多独特的治疗及护理技术，如针灸、推拿、拔罐、敷贴、刮痧、放血疗法、穴位注射、穴位埋线、药线引流等，这些传统技术对于促进患者早日康复，都是行之有效的。其操作简便易行，不受条件限制，如高热患者实施刮痧降温、寒痹之证实施拔罐措施等皆适合在社区或家庭进行，且取材方便、经济实用，便于推广。

（三）广泛的适用性

辨证护理从整体出发，提供个人、家庭、社区的全程服务。从病到人，不但要护理疾病，而且对病前的预防、病后的康复保健都应当负责，同时还要注意必要的追踪检查以及对社会和家庭成员的健康督查，促进护理由疾病护理向预防、保健、康复的方面发展。对健康的内涵要求也更高，人们需要进行心理指导和卫生宣教，“不间断的无空隙的治疗、护理、保健”成为21世纪的新概念。社会的需要使医院、康复中心、保健所、护理站、老人院等并存，护理工作范围将进一步拓宽，家庭、社区将是护理工作开展的新区域。护士将从医院进入社区，为人们提供连续的（从生到死）、整体的（生理、心理、社会）、满意可及的（优质低价）、全方位的护理服务，开展照料医学及“无缝护理”，充分发挥辨证护理帮助人在躯体上、精神上恢复与维持健康的独特职能，从而改善人们的生活质量。

第二节　诊法与辨证

诊法（technique of diagnosis），是中医诊察收集病情资料的基本方法，包括望、闻、问、切4部分内容，简称“四诊”（four diagnostic methods）。医者通过目察、耳闻、鼻嗅、口问和触摸按压等以外测内的诊察方法，以发现和认识各种症状、体征的特点及其出现的原理，从而为辨证施护提供可靠的依据。

辨证（differentiation of symptoms and sings），就是分析、辨认疾病的证候。一般从整体观出发，运用中医理论，将四诊收集的病史、体征等临床资料进行综合、分析、归纳，从它们的内在联系中，推理、判断出疾病证候发生的原因、部位、性质、邪正盛衰情况以及病情变化的趋势，以确定疾病属何种证的过程。

中医的诊法和辨证方法内容丰富，本节主要介绍其基本的方面。

一、四诊

（一）望诊

望诊（inspect）是对患者的神、色、形、态、舌象以及分泌物、排泄物色质的异常变化进行有目的的观察，以诊断疾病的一种方法。

1. 望神　神是人体生命活动总的外在表现，是对人体生命现象的高度概括。神的意义有二：一是“神气”，是指脏腑功能活动的外在表现；二是“神志”，是指人的思维、意识和情志活动。神以精气为物质基础，一般精气充盛则神旺，精气虚衰则神疲，通过望神可了解人体的精气盛衰，判断病情的轻重，推测疾病的发展、转归及预后。

（1）得神　又称“有神”。主要表现为双目灵活、明亮有神、神志清楚、反应灵敏、语言清晰、面色容润、表情自然等。提示精气充盛，体健神旺，或虽病而正气未伤，预后良好。

(2) 失神　又称“无神”。主要表现为目无光彩，瞳仁呆滞，面色晦暗，精神萎靡，反应迟钝，呼吸气微，甚至神昏谵语，循衣摸床，撮空理线，或猝倒而目闭口开、手撒、遗尿，这种状态即是失神。提示精亏神衰，正气大伤，或邪气亢盛，邪陷心包，病情严重，预后较差。

(3) 假神　系指久病、重病、精气极度衰弱的患者精神突然好转的假象。如原来不欲言语，语声低弱，时断时续，突然转为言语不休，欲见亲人者；本来毫无食欲，突然索食，且食量大增者；原来精神极度衰颓，意识不清，突然精神转“佳”者；原本面色十分晦暗，忽然两颧发红如妆者，都属于假神。古人通常把它比喻为“回光返照”或“残灯复明”，提示脏腑精气衰竭已极，阴阳即将离决的危候，为临终前的预兆。

2. 望色　望色主要是指望面部的颜色与光泽。面部颜色的变化可以反映疾病的不同性质和不同脏腑的病证；面部的光泽，即面色的荣润与枯槁，可以反映脏腑精气的盛衰。我国健康人的肤色是微黄红润而有光泽。疾病过程中出现的异常色泽，称病色，可分为青、赤、黄、白、黑5种，分别反映不同的病证。这种根据患者面部五色变化进行诊察疾病的方法，称为“五色诊”，或“五色主病”。

(1) 青色　主寒证、痛证、瘀血和惊风。青为寒凝气滞，经脉瘀阻所致。若是阴寒内盛，心腹疼痛，可见面色苍白而青；若是心气不足，推动血液运行无力，使得血液运行不畅，可见久病面色青且口唇青紫；突见面色青灰，口唇青紫，肢凉脉微，多为心阳不振，心血瘀阻所致。小儿若见高烧，伴有面部青紫，尤以鼻柱、眉间及口唇四周最显著时，往往是惊风的先兆。

(2) 赤色　主热证。邪热亢盛，血流加速，脉络充盈则面色红赤。若满面通红，多属于外感发热或脏腑阳盛的实热证；若是午后两颧潮红，则属于阴虚阳亢的虚热证；如久病或重病，面色苍白却时而泛红如妆，多为戴阳证，是虚阳上越的危重证候。

(3) 黄色　主虚证、湿证。黄为脾虚、湿蕴的征象。面色淡黄，枯槁无泽，称为萎黄，多属脾胃气虚，营血不能上荣之故。面黄而虚浮者，称黄胖，多由脾虚湿蕴所致。面目一身俱黄者为黄疸：其中黄而鲜明如橘色者，为阳黄，多属湿热熏蒸；黄而晦暗如烟熏者，为阴黄，多属寒湿郁阻。

(4) 白色　主虚证、寒证、失血证。白为阳气虚衰，气血不荣所致。若㿠白而虚浮，多属阳虚水泛；面色淡白无华，唇舌色淡者，多为营血亏虚；若急性病突然面色苍白，冷汗淋漓，多属亡阳、气血暴脱的证候。

(5) 黑色　主肾虚、水饮证、瘀血证。黑为阴寒水盛或气血凝滞的病色。面黑暗淡或周身黧黑者，多为肾阳衰微；目眶周围发黑者，多属肾虚水泛的水饮病，或是寒湿下注的带下证；若面色黑而干焦，则多为肾精久耗之证；面色黧黑，肌肤甲错者，多为血瘀日久所致。

3. 望形体　主要是观察患者体形的壮、弱、肥、瘦等情况。机体外形强弱可以反映五脏功能的盛衰。形体强壮，肌肉充实，皮肤润泽，说明内脏坚实，气血旺盛；形体衰弱，肌肉瘦削，皮肤干涩，说明内脏虚弱，气血衰少；凡形体肥胖，少气乏力者，多属脾虚痰湿内盛，是形盛气虚之证，故有“肥人多湿”之说；凡形瘦肌削，面色苍黄，皮肤干焦无泽，多属阴血不足、内有虚火之证，故有“瘦人多火”之说；若久病卧床不起，骨瘦如柴者，为脏腑精气衰竭，气液干枯，属病危。

4．望姿态　主要是观察患者的行、走、坐、卧、立等动静姿态。患者的各种动静姿态和体位，都是病理变化的外在反映。一般说阳主动，阴主静，喜动者属阳证，喜静者属阴证。如患者身轻能自行转侧，面常向外，多为阳证、热证、实证；若患者身重难以转侧，面常向里，多为阴证、寒证、虚证。患者卧时仰面伸足，解衣去被，不欲近火者，多属热证；卧时蜷缩成团，喜加衣被，或向火取暖者，多属寒证。如以手护腰，弯腰曲背，行动艰难，多为腰腿痛；如站立不稳，其态似醉，并见眩晕者，多属脑部病变。

5．望头颈与五官

(1) 望头　主要观察头的形状及动态。如小儿头形过大或过小，伴有智力发育不全，多属先天禀赋不足或肾精亏损；囟门凹陷，多属虚证；囟门高突，多属实证；囟门迟闭，头项软弱不能竖立者，多为肾气不足，发育不良；头摇不能自主者，皆为风证。

(2) 望发　主要望发质和发色的变化。头发的生长与肾气和精血的盛衰关系密切。如发黄稀疏易落，或干枯不荣，多为精血不足之证；若突然出现片状脱发，显露圆形光亮头皮，称为斑秃，多属血虚受风；年少落发，伴健忘、腰膝酸软者，常属于肾虚；青年白发伴失眠健忘者，为劳神伤血所致；无其他病象而年少发白者属正常。

(3) 望目　目为肝之窍，五脏六腑之精气皆上注于目，故目的异常变化可以反映肝及其他脏腑的病变。望目除观察眼神外，还应注意外形、颜色及动态的变化。如目眦红赤，多为心火上炎；目赤肿痛，多为肝经风热；白睛黄染，属黄疸；目胞浮肿如卧蚕，多为水肿；目窠凹陷，多是津液亏耗；危重患者瞳孔散大，多为脏腑精气衰竭、心神散乱，是濒临死亡的重要体征；若见两目上视或斜视、直视者，多为肝风或动风先兆。

(4) 望耳　耳为肾之窍。如耳轮干枯焦黑，多是肾精亏耗，精不上荣所致，属危证；耳轮皮肤甲错，为久病血瘀；耳内流脓水，称为脓耳，多为肝胆湿热所致。总之，耳轮总以红润为佳，或黄或白或黑或青，都属病象。

(5) 望鼻　鼻为肺之窍。鼻流清涕，多为外感风寒；鼻流浊涕，属于外感风热；鼻久流腥臭脓涕者为鼻渊；鼻翼煽动，称为鼻煽，多见于肺热，是肺气不宣、呼吸困难的表现；久病鼻煽，喘而汗出如油，为肺肾精气衰竭之危候。

(6) 望口唇　唇为脾之外荣，应观察其颜色、润燥和形态的变化。正常人唇色红润，是胃气充足、气血调匀的表现。若唇色淡白，多属气血两亏；唇色青紫，常为寒凝血瘀；唇色深红，则为热盛；口唇干枯皲裂，多见外感燥邪，亦见于热炽津伤；若见口唇糜烂，多由脾胃蕴热上蒸所致；唇内溃烂，其色淡红，为虚火上炎；口角流涎，多属脾虚湿盛或胃中有热，或是虫积；如见口角歪斜，则为中风。

(7) 望齿、龈　齿为骨之余，龈为胃之络。应观察齿龈色泽、润枯、形态等变化。如牙齿干燥，多是胃热炽盛、津液大伤；牙齿干燥如枯骨，多为肾精枯竭；牙齿松动稀疏，齿根外露，龈肉萎缩者，称为牙宣，多属肾虚或胃阴不足；睡中咬牙龂齿，为胃热或虫积；牙龈红肿疼痛者，多属胃火上炎；牙龈出血而红肿者为胃火伤络；不红而微肿者，或为气虚，或为虚火伤络；牙龈溃烂，流腐臭血水，甚则唇腐齿落者，称为牙疳，为疫疠积毒上攻所致。

(8) 望咽喉　咽通胃腑，喉连气道，足少阴肾经循咽喉夹舌本，故望咽喉主要诊察肺、胃、肾的病变。应注意其颜色及形态的改变。如咽部深红，肿痛明显者，多属热证，多由肺胃热毒壅盛所致；若咽部嫩红，肿痛不甚者，属阴虚证，多由肾阴亏虚、虚火上炎所致；喉核红肿，形如乳头，或有黄白腐点，咽痛不适者，谓之乳蛾，属肺胃热盛所致；咽喉部红肿高突，甚者溃烂，疼痛剧烈，吞咽困难，身发寒热者，为喉痈，多因肺胃蕴热，复感外邪，热毒客于咽喉所致；咽部淡红漫肿，久久不愈，多由痰湿凝聚所致；咽部出现灰白色假膜，擦之不去，重擦出血，随即复生者，为白喉。

6．望皮肤 正常人皮肤荣润有光泽，是精气旺盛、津液充沛的征象。望诊时应注意皮肤色泽及形态的变化。如皮肤突然大片发红，色如涂丹，灼热肿胀者，名丹毒，为实热火毒所致；皮肤面目皆黄，为黄疸，多因外感湿热、疫毒，内伤酒食所致；皮肤虚浮肿胀，多属水湿泛滥；皮肤干瘪枯槁，多由津伤液耗所致；肌肤甲错，状若鱼鳞，常见于血瘀证。此外，要注意斑、疹、痈、疽、疔、疖等皮肤病证。

（1）*斑疹* 斑和疹都是全身性疾病反映于皮肤的一种症状，呈红色或紫红色点片状皮疹，压之退色。其点大成片，平铺于皮下，摸之不碍手者，谓之斑；点小如粟，高出肤面，摸之碍手（亦有不高出皮肤）者为疹。斑疹见于外感热病，内迫营血所致。

斑疹的色泽，以鲜活润泽为顺。若深红如鸡冠色，多为热毒炽盛；色紫暗者，多为热毒盛极，阴液大伤；色淡红或淡黄者，为气血不足，阳气衰微。

斑疹的形态，以分布均匀、疏密适中为顺。若稀疏松浮，为病邪轻浅；稠密紧束，压之不退色，则为热毒深重；疹点疏密不匀，或先后不齐，或出而即陷者，多为正气不足，病邪内陷的危候；内伤杂病见斑疹，一般多属血热；若斑色暗紫，其形较大，时出时陷，则多为气虚不能摄血或有瘀血之证。

（2）*痈疽疔疖* 痈疽疔疖都属于皮肤体表部位有形可见的疮疡一类的外科病证。其病变范围较大，红、肿、热、痛兼备，根盘紧束者为痈，具有未脓易消、已脓易溃、疮口易敛的特点，属阳证；若漫肿无头，皮色不变，疼痛不已者为疽，其特点为难消、难溃、难敛，溃后易伤筋骨，属阴证；若范围较小，初起如粟，根深如钉，或麻或痒或木，顶白而痛者为疔；起于浅表，形小而圆，红肿热痛不甚，脓出即愈者为疖。

7．望舌 望舌，又称舌诊，主要观察舌质、舌体和舌苔3部分。是望诊的重要内容。

舌的上面叫舌背，又称舌面，下面叫舌底。舌体，又称舌质，是舌的肌肉脉络组织，为脏腑气血之所荣。舌苔是舌面上附着的苔状物，由胃气上蒸而成。正常舌象为舌体柔软灵活，舌色淡红明润，舌苔薄白均匀，苔质干湿适中，简称“淡红舌，薄白苔”。

舌与脏腑、经络、气血、津液有着密切的联系。舌为心之苗，又为脾之外候。脏腑的精气可上达于舌，同时脏腑的病变亦可从舌象变化反映出来。一般舌尖反映上焦心肺的病变，舌中反映中焦脾胃的病变，舌根反映下焦肾的病变，舌边反映肝胆的病变。

（1）*望舌质（体）* 包括望舌色、舌形和舌态的异常变化，舌质侧重于反映脏腑气血的病变。

1）望舌色：主要是观察舌质颜色的异常变化。

淡白舌：舌色较正常浅淡。主虚证、寒证，为阳气虚弱、气血不足之象。

红舌：舌色深于正常。主热证，热则气血涌动，脉络充盈。可见于实热证，也可见于虚热证。

绛舌：舌色较红舌更深。主内热深重。外感热病，表示邪热深入营血，多见于热性病极期；内伤杂病，常见于久病、重病之人，属于阴虚火旺；舌色红绛、舌面如镜，为胃阴大伤。

青紫舌：全舌呈均匀青色或紫色。绛紫色深，干枯少津，多系邪热炽盛，阴液两伤；淡紫或青紫湿润，多因阴寒内盛；上有紫色斑点，称为瘀斑或瘀点，多为血瘀之证。

2）望舌形：主要观察舌质的形状，包括胖瘦、点刺、裂纹等特征。

胖大舌：指舌体肥大，伸舌满口。舌体胖嫩、色淡，多属脾肾阳虚，津液不化，水饮痰湿阻滞所致；舌体肿胀满口、色深红，多属心脾热盛，热毒上壅；舌肿胖、色青紫晦暗，多见于中毒。

瘦薄舌：指舌体瘦小而薄。瘦薄而色淡者，多是气血两虚；瘦薄而红绛干燥者，多是阴虚火旺，津液耗伤所致。

裂纹舌：指舌面上有明显的裂沟，多由阴液亏损不能荣润舌面所致。若舌质红绛而有裂纹，多属热盛津伤，阴精亏损；舌色淡白而有裂纹，多是血虚不润；正常人也有裂纹舌者，无临床意义。

齿痕舌：指舌边有齿印痕迹。因舌体胖大而受齿缘压迫所致，常与胖大舌同见，多属脾虚。伴舌淡胖大而湿润者，属寒湿壅盛；伴舌质淡红者，为脾虚；伴舌红而肿胀满口者，为内有湿热，痰浊壅滞。

芒刺舌：指舌乳头增生、肥大，高起如刺。若芒刺干燥，多属热邪亢盛，且热愈盛则芒刺愈多。一般舌尖生芒刺为心火亢盛，舌中生芒刺为胃肠热盛，舌边生芒刺为肝胆火盛。

3）望舌态：主要是观察舌体运动的变化。

强硬舌：指舌体强直，屈伸不利，以致言语謇涩。若外感热病，舌强而色红绛少津者，多属热入心包；若舌强不语，口眼歪斜者，多为中风或中风先兆。

痿软舌：指舌体软弱无力，不能随意伸缩回旋。多属气血虚极，筋脉失养所致。久病舌痿软而淡白无华，是气血俱虚；舌痿软而红绛少苔，是外感病后期，热极伤阴；舌红干而渐痿者，属肝肾阴亏。

颤动舌：指舌体震颤抖动，不能自主。久病舌淡白而颤动者，属血虚动风；外感热病见舌红绛而颤动者，属热极生风。

吐弄舌：舌伸于口外，不能回缩者，称为吐舌；舌反复微露出口又立即回收，或不时舔口唇四周者，称为弄舌。两者都是心脾有热，吐舌可见于疫毒攻心，或是正气已绝；弄舌多为热甚动风先兆，或是小儿智能发育不良。

歪斜舌：指伸舌时舌体偏斜于一侧。见于中风。

短缩舌：指舌体蜷短、紧缩，不能伸长。多是危重证候的反映。舌短缩，色淡白或青紫而湿润，多属寒凝筋脉；舌胖而短缩，属痰湿内阻；舌红绛干而短缩，多属热盛伤津。

（2）望舌苔　包括望苔色和望苔质两方面的变化。

1）望苔色：苔色的变化主要有白、黄、灰黑3类。

白苔：可为正常舌苔。病中多主表证、寒证。表示感受外邪，病犹在表，尚未传里，或见于里寒证。苔薄白而润，多为风寒表证；薄白而干，多为外感燥邪；苔白厚而滑腻，多为痰饮、湿浊或食积；苔白厚而干，多主痰浊湿热内蕴；舌上满布白苔，有如白粉堆积在舌上，扪之不燥，为积粉苔，由于外感秽浊不正之气，毒热内盛所致，常见于瘟疫，亦见于内痈。

黄苔：主热证、里证。苔淡黄为热轻，深黄为热重，焦黄为热结。黄苔又主里证，是表邪入里化热。苔黄而燥，为热盛伤津；苔黄而厚腻，为湿热内蕴或食积化腐；舌胖嫩而苔黄滑润者，则应考虑阳虚寒湿之体，痰饮聚久化热。

灰黑苔：主里证。灰色为浅黑色，常可发展为黑苔，故灰黑苔常同时并见。灰苔可由白苔转化而来，也可与黄苔并见。若苔灰而滑润，则多为寒湿内阻或痰饮内停；苔灰干燥，多属热炽津伤或阴虚火旺；苔黑燥裂，为热极津枯；苔黑滑润，为阳气虚衰，阴寒内盛。

2）望苔质：主要观察舌苔的厚薄、润燥、腻腐、剥脱、有根无根等形状变化。

厚薄：反映邪正的盛衰和病邪之深浅。一般以能“见底”者为薄苔，不能“见底”者为厚苔。疾病初起，病邪在表，病情较轻者，舌苔多薄；而病邪传里，病情较重，或内有宿食痰浊积滞者，则舌苔多厚。舌苔由薄转厚，表示邪气渐盛，为病进；舌苔由厚变薄，表示正气胜邪或内邪消散外达，为病退。

润燥：反映体内津液之盈亏和输布情况。正常舌苔应干湿适中而润泽。苔面干燥，是津液不能上承所致，多见于热盛津伤或阴液亏耗的病证；但也有因阳虚不能化津上承而苔燥者。苔面有过多水分，多是水湿内停之证。舌苔由燥转润，表示热退津复或饮邪始化，为病情好转；由润变燥，则表明热重津伤或津失输布，为病进。

腻腐：反映体内阳气与湿浊的消长。腻苔指舌面上覆盖着一层颗粒细腻而致密的滑黏苔垢，揩之不去，刮之难脱，多见于湿浊、痰饮等阳气被阴邪所遏的病变；腐苔是指苔质颗粒粗大，疏松而厚，形如豆腐渣堆积舌面，刮之易去，多因阳热有余，蒸腾胃中腐浊之邪上泛而成，常见于食积肠胃或痰浊内蕴。

剥落：观察舌苔的有无、消长及剥落变化，可测知胃气、胃阴之存亡。若舌苔骤然退去，不再复生，以致舌面光洁如镜，称为光剥舌，又称镜面舌，是胃阴枯竭、胃气大伤的表现；若舌苔剥落不全，剥脱处光滑无苔，称为花剥苔，也属胃的气阴两伤之证；若花剥而兼有腻苔者，示痰浊未化，正气已伤，病情较为复杂。

真假：对辨别疾病的轻重、预后有重要意义。判断舌苔真假，以有根、无根为标准。舌苔紧贴于舌面，刮之难去，苔像从舌体上长出来似的，称为有根苔，属真苔；而舌苔不着实，似浮涂在舌面，苔易刮脱，则为无根苔，属假苔。有根多为实证、热证，表示胃气尚存；无根则多见于虚证、寒证，表示胃气已衰。

(3) 舌质与舌苔的关系　在一般情况下，舌质与舌苔的变化是一致的，其主病往往是两者的综合。例如，内有实热则多见苔黄、舌红而干，病属于虚寒则多见苔白、舌淡而润。但是在疾病的发展过程中，也常有舌质与舌苔变化不一致的情况，如红绛舌本属热证，而白苔常见于寒证，但是也有红绛舌与白苔并见的。比如，在外感温热病中属于营分有热、气分有湿时，见舌色红绛、苔白滑腻；内伤杂病中属于阴虚火旺，又有痰浊食积者，也见此舌象，系因湿遏热伏所致。而燥热伤津者出现舌红绛、苔白干，则由于燥气化火迅速，病情发展快，苔色还未转黄，燥热便已入营，津液已经大伤，因此它们和一般的热证见黄苔的规律有所不同。由于舌质和舌苔从不同的方面反映着病情，所以在临床上辨别病证时，要把两方面的情况都考虑进去，并加以综合分析。

（4）舌诊的临床意义

1）判断正气的盛衰：脏腑气血之盛衰，可在舌上反映出来，如舌质红润，为气血旺盛；舌质淡白，为气血虚衰；苔薄白而润，是胃气旺盛；舌光而无苔，为胃气衰败或是胃阴大伤。

2）分辨病位的深浅：在外感病中，舌苔的厚薄常可以反映病位的深浅。如舌苔薄，多为疾病的初期，病位尚浅；苔厚，则为病邪渐入里，表示病位较深。

3）区别病邪的性质：不同性质的病邪，在舌象上能反映出不同的变化，如黄苔多是热，白苔多是寒，舌质有瘀点或瘀斑者，则是瘀血的表现。

4）推断病势的进退：由于舌苔变化，反映着正邪的消长与病位的深浅，所以观察舌苔可以推断病势的进退。这在急性热病中尤有其特殊的意义：如舌苔由白转黄、变黑，多是病邪由表入里，由轻变重，由寒化热；舌苔由润转燥，多是热盛而津伤；若舌苔由燥转润，由厚变薄，往往是津液复生，病邪渐退的表现。

（5）望舌的注意事项

1）光线：望舌时需要充足的自然光线，并且尽可能使光线直射于口内，如晚间望舌不太准，必要时还需白天复检。

2）伸舌姿势：伸舌时要求自然地将舌伸出口外，充分暴露舌体，舌尖略向下，舌面向两侧展平，不要蜷缩，也不要过分用力外伸，以免影响舌质的颜色。

3）染苔：某些食物或药物，可使舌苔染上颜色，称之为“染苔’。如乌梅、橄榄等能将舌苔染黑；黄连、核黄素等药物可将舌苔染黄；吸烟可将舌苔染灰等。临床如见到舌苔突然变化或是舌苔与病情不符时，应注意询问其饮食及服药情况，以防染苔造成假象。

8．望排出物

（1）痰涎　痰白而清稀，多为寒痰；痰黄或白而黏稠者，多属热痰；痰少而黏，难以咯出者，多属燥痰；痰白易咳而量多者，为湿痰；咳吐脓血如米粥状，气腥臭者，为热毒蕴肺，多是肺痈；痰中带血，或咳吐鲜血，多为热伤肺络。

（2）呕吐物　呕吐痰涎，其质清稀者多属寒饮；呕吐物清稀而夹有食物，无酸臭味者，多为胃中虚寒；呕吐黄绿苦水，多属肝胆郁热，胃失和降；呕吐物秽浊酸臭，多因胃热或食积所致；吐血鲜红或暗红，夹有食物残渣，多因肝火犯胃或瘀血内停。

（3）大便　大便稀溏如糜，色深黄而黏，多属肠中有湿热；大便稀薄如水样，夹有不消化食物，多属寒湿；便灰白者，可见于黄疸；便如黏冻，夹有脓血，多为痢疾，白多者病在气分，赤多者病在血分，赤白相杂者多属气血俱病。先便后血，其色黑褐的是远血，先血后便，其色鲜红的是近血。

（4）小便　小便清长而量多者，多属虚寒；小便量少而黄赤者，多属热证；小便混浊不清，多为湿浊下注；尿血者，多是热伤血络；尿有砂石者为石淋；尿滑腻如脂膏者为膏淋。

9．望小儿食指脉络　食指脉络，是浮露于食指桡侧前缘的脉络，为手太阴肺经的一个分支。望食指脉络与诊寸口脉有相似的临床意义。食指脉络分为风、气、命三关，即食指第1节部位为风关，第2节为气关，第3节为命关（图7-1）。望小儿食指脉络主要用于3岁以内小儿。

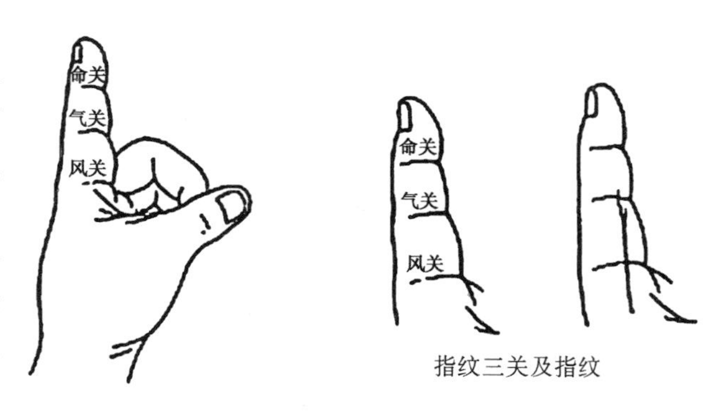

图7-1 食指三关示意图

（1）*望食指脉络方法* 医生用左手食、拇指捏住小儿食指末端，以右手拇指在小儿食指掌侧，从指端向根部推几次，用力要适中，使指纹显现更为清楚，便于观察。

（2）*望食指脉络内容* 注意观察脉络的长短、色泽、浮沉等变化，概括为：三关测轻重，浮沉分表里，红紫辨寒热，淡滞定虚实。

1）长短：一般说来，食指脉络显于风关者，是邪气入络，病邪轻浅；食指脉络透达气关者，是邪气入经，邪深病重；食指脉络达于命关者，是邪入脏腑，病情更重；若食指脉络直达指端，称为透关射甲，病情尤为重笃。

2）浮沉：食指脉络浮现明显者，多为病邪在表；沉隐不显者，多属病在里。

3）色泽：正常食指脉络纹色浅红，隐现于风关之内。如纹色鲜红者，多属外感风寒；纹色紫红者，多为热证；纹色紫黑者，多为血络郁闭，病情危重；纹色青者，多见于惊风，也可见于多种痛证；纹色浅淡者，多属虚证；纹色深暗者，多属实证。

4）淡滞：指纹浅淡而纤细者，多属虚证；指纹浓滞而增粗者，多属实证。

（二）闻诊

闻诊（listening and smelling examination）是通过听声音和嗅气味来诊察疾病的方法。听声音包括诊察患者的语声、呼吸、咳嗽、呕吐、呃逆、嗳气、呻吟等各种响声；嗅气味包括嗅患者口气、体气及排泄物的气味。

1．听声音 听声音是指听辨患者言语气息的高低、强弱、清浊、缓急变化以及咳嗽、呕吐、肠鸣等脏腑病理变化所发出的异常声响，以判断病变寒热虚实等性质的诊病方法。

（1）*语声*

1）语声强弱：一般来说，语声高亢宏亮，多言而躁动者，属实证、热证；语声低微无力，少言而沉静者，属虚证、寒证。若语声嘶哑者为音哑，语而无声者为失音，或称“喑”。音哑或失音有虚实之分：新病多属实证，系因外感风寒、风热或痰湿壅肺，肺失清肃，邪闭清窍所致，即所谓“金实不鸣”；久病见于内伤，表现为慢性或反复发作，多属虚证，系因肺肾阴虚，津液不能上承所致，即所谓“金破不鸣”。若久病重病，突见语声嘶哑，多是脏气将绝之危象；语音重浊，常见于外感，亦见于湿浊阻滞，为肺气不宣，气道不畅所致；其他如呻吟、惊呼等，常与痛、胀有关。

2）语言错乱：“言为心声”，语言错乱多属于心的病变。若神志不清，语无伦次，声高有力者，称谵语，常见于热扰心神的实证；神志不清，语言重复，时断时续，声音低弱模糊者，称郑声，属于脏气衰竭、心神散乱的虚证；若精神错乱，语无伦次，语言粗鲁，狂妄叫骂者，称狂言，常见于狂证，属痰火扰心所致；喃喃自语，见人语止，首尾不续者，称独语，常见于癫证，多是气郁痰阻或心气虚弱、精不养神的表现；如语言謇涩，并见舌强者，多属于风痰阻络之中风病。

（2）呼吸

1）气微与气粗：呼吸微弱而声低，气少不足以息，称气微，又称少气，多是肺肾气虚，属于内伤虚损；呼吸有力，声高气粗，多是邪热内盛，气道不利，属于实热证。

2）哮与喘：呼吸困难，短促急迫，甚至鼻翼煽动，或张口抬肩不能平卧者，称为喘。喘气时喉中有哮鸣音者，称为哮。喘有虚实之分：若发作急骤，喘息气粗，声高息涌，唯以呼出为快者，属实喘，常因肺有实邪、气机不利所致；若病势缓慢，喘声低微息短，呼多吸少，气不得续，动则尤甚者，属虚喘，乃肺肾气虚、摄纳无力之故。

3）叹息与短气：郁闷不舒，发出长叹的声音，称为“叹息”，多因情志抑郁，肝失疏泄所致；自觉呼吸短促而不相接续，气短不足以息的轻度呼吸困难，乃体质虚弱所致。

（3）咳嗽　咳嗽是肺失宣肃，肺气上逆的反映。闻诊时应注意其声响，以及有无痰声的变化。咳声重浊，多属实证；咳声低微气弱，多属虚证；干咳无痰或少量黏痰，属燥邪伤肺或阴虚肺燥；咳嗽有痰则应分清痰色、痰量、痰质的变化，以辨别病证的性质。

（4）呃逆　俗称打呃，是胃气上逆的表现。呃声高亢而短，响亮有力，多属实热；呃声低沉而长，气弱无力，多属虚寒。日常的打呃，呃声不高不低，无其他不适，多为食后偶然触犯风寒，或因咽食急促所致，不属病态；若久病出现呃逆，声低无力，属危证，为胃气衰败之象。

（5）嗳气　俗名打饱嗝，多见于饱食后。可由宿食不化、肝胃不和、胃虚气逆等原因引起。食后嗳出酸腐气味，多为宿食停滞，或消化不良；无酸腐气味者，则为肝胃不和或胃虚气逆所致。

2．嗅气味

（1）病体的气味　口气臭秽，多属胃热，或是消化不良，也见于龋齿、口腔不洁等；口气酸馊则多是胃有宿食；口气腐臭，多属牙疳或内痈；汗出腥膻，多为湿温或热病；腋下随汗散发阵阵臊臭，见于狐臭；有尿臊气者，为关格。

（2）排泄物与分泌物的气味　包括二便、痰液、脓液、带下等。有恶臭者多属实热证，略带腥味者多属虚寒证。如大便臭秽为热，有腥味的属寒；小便臊臭，多为湿热；矢气奇臭，多为消化不良，宿食停滞；咳吐浊痰脓血，腥臭异常者，多为热毒炽盛、瘀结成脓的肺痈。

（三）问诊

问诊（inquire）是护士通过询问患者或知情者，了解疾病的起始、发展及治疗经过、现在症状和其他与疾病有关的情况，以诊察疾病的方法。

问诊在四诊中占有重要的地位，其内容涉及范围广泛。明代医家张景岳将问诊编成“十问篇”，清代陈修园归纳为“十问歌”，便于临床参考应用，即“一问寒热二问汗，三问头身四问便，五问饮食六胸腹，七聋八渴俱当辨，九问旧病十问因，再兼服药参机变。妇女尤必问经期，迟速闭崩皆可见。再添片语告儿科，天花麻疹全占验”。

1．问寒热 寒热，即恶寒发热，是疾病中较为常见的症状。凡患者感觉怕冷，甚则加衣盖被、近火取暖，仍觉寒冷的，称为恶寒。若虽怕冷，但加衣被或近火取暖而有所缓解者，则称为畏寒。发热除指体温高于正常外，还包括患者自觉全身或某一局部发热的主观感觉，如“五心烦热”等。

（1）恶寒发热　疾病初起即有恶寒发热，多见于外感表证。恶寒重发热轻，是外感风寒的特征；发热重恶寒轻，常是外感风热的表现。寒热的轻重与正气的盛衰有密切关系，如邪轻正衰则恶寒发热常较轻；邪正俱盛则恶寒发热多较重；邪盛正衰的，恶寒重而发热轻。

（2）但寒不热　在疾病过程中，患者唯感畏寒而不发热，多属虚寒证。寒邪直中脏腑，阳气被伤，也可见恶寒或病变部位冷痛。

（3）但热不寒　患者发热不恶寒但恶热，称为但热不寒。临床常见以下几种情况：

1）壮热：患者高热不退，不恶寒反恶热，称为壮热，多见于风寒入里化热，或风热内传的里实热证。正盛邪实，里热炽盛，故热势严重，常兼有多汗、烦渴等症。

2）潮热：发热如潮有定时，按时而发或按时而热势加重（一般多在下午），即为潮热。临床常见有3种情况：一是阴虚潮热，每当午后或入夜即发热，且以五心烦热为特征，甚至有热自骨内向外透发的感觉，故又称为骨蒸潮热；二是湿温潮热，以午后热甚，身热不扬为特征；三是阳明潮热，是由于胃肠燥热内结所致，因其常于日晡阳明旺时而热甚，故又称日晡潮热。

3）微热：指发热不高，体温一般在38℃以下，或仅自觉发热。发热时间一般较长，病因病机较为复杂。其中长期低热，兼颧红、五心烦热者，多属阴虚发热；时有低热，兼面白、头晕、舌淡脉细者，多属血虚发热；长期微热，劳累则甚，兼神疲乏力、自汗气短者，多属气虚发热。

（4）寒热往来　恶寒与发热交替而作，称为寒热往来，是半表半里证的特征。若寒战与壮热交替，发有定时，每日1次或2～3日1次者，则为疟疾。

2．问汗 汗是阳气蒸化津液经腠理达于体表而成。正常汗出有调和营卫、滋润皮肤、调节体温的作用。若当汗出而无汗，不当汗出而多汗，或机体的某一局部汗出，均属异常现象。仔细问汗可辨邪正盛衰、腠理疏密和气血盈亏。

（1）有汗无汗　无汗发热恶寒，多属风寒表证；有汗发热恶风，多属风热表证；汗出量多，兼高热、烦渴饮冷，多为里实热证；里证无汗者，多因津血亏虚，化汗乏源，或阳气虚无力化汗所致。

（2）自汗　指醒时经常汗出不止，活动后更甚，多因气虚卫阳不固所致。

（3）盗汗　指入睡则汗出而黏，醒后则汗止，多因阴虚所致。

（4）绝汗　指在病情危重的情况下，出现大汗不已的症状，常是亡阳或亡阴的表现，由于两者属危重证候，故其汗出谓之绝汗，又称脱汗。若见大汗淋漓、呼吸急促、面色苍白、四肢厥冷、脉微欲绝等症，则为亡阳之汗；若汗出如油，躁扰烦渴，脉细数疾者，属亡阴之汗。

（5）战汗　先见全身战栗，几经挣扎，继之汗出者为战汗。是正邪相争，病变发展的转折点。如汗出热退，脉静身凉，是邪去正安的好转现象；若汗出而烦躁不安，脉来疾急，为邪盛正衰的危候。

（6）头汗　汗出仅限于头部，多由上焦邪热，或是中焦湿热蕴蒸所致。若见于大病之后，或老年人气喘的头额汗出，则多为虚证。如重病末期，突然额汗大出，是属虚阳上越，阴虚不能敛阳，阴津随气而脱的危象。

（7）半身汗　半侧身体出汗，或见于左侧，或见于右侧，或见于上半身，或见于下半身，都为风痰或风湿之邪阻滞经脉，或营卫不和所致。

（8）手足心汗　若手足心汗出过多，又兼见口干咽燥，便秘尿黄，脉细者，属阴经郁热熏蒸所致。

3. 问疼痛　主要询问疼痛的部位、性质、程度、时间及喜恶等。疼痛有虚实之分：实性疼痛多因六淫、血瘀、痰浊、食积或虫毒等阻滞脏腑经脉，气血运行不畅所致，即所谓“不通则痛”；虚性疼痛多因阴阳气血不足、脏腑经脉失养所致，即所谓“不荣则痛”。

（1）疼痛的部位

1）头痛：外感风、寒、暑、湿、火等邪气，以及痰浊、瘀血、亢阳、虫积等阻滞或上扰脑窍所致的头痛多为实证；气血阴津亏虚，不能上荣于头，导致脑海空虚所致者，多属于虚证。根据头痛的部位，以确定其病在何经。头项痛属太阳经，前额痛属阳明经，头两侧痛属少阳经，颠顶痛属厥阴经。

2）胸痛：胸闷痛而痞满者，多为痰饮；胸胀痛而走窜，嗳气后痛减者，多为气滞；胸痛而咳吐脓血者，多见于肺痈；胸痛喘促而伴有发热，咳吐铁锈色痰者，多属肺热；如见到胸痛、午后潮热、颧赤盗汗者，多属肺痨；胸前憋闷，痛如针刺刀绞，多属心阳不振、痰浊阻滞或气虚血瘀的胸痹；如有胸痛彻背，背痛彻心，甚则面色灰滞，冷汗淋漓，则为真心痛，多属心脉瘀阻。

3）胁痛：胁为肝胆二经分布的部位。如肝气不疏、肝胆火盛、肝胆湿热、气滞血瘀以及饮停胸胁等病变，都可以引起胁痛。

4）脘痛：胃脘疼痛，可见于寒邪犯胃、食滞胃脘、肝气犯胃等病证。

5）腹痛：腹痛隐隐，遇冷加重，或吐涎沫，多为寒证；腹痛拒按，喜冷便秘多为实证；腹痛喜按喜暖，或便溏，多为虚证；腹部胀痛，嗳腐吞酸，多为食滞；脐周疼痛，时作时止，多为虫积。

6）腰痛：因于风、寒、湿阻滞经脉或瘀血阻络而导致腰痛者，多为实证；因于肾精不足或阴阳虚损不能温煦和滋养而导致腰痛者，为虚证。

7）四肢痛：四肢疼痛，或在关节，或在肌肉，或在经络，多由风寒湿邪侵袭，阻滞气血运行所致。疼痛独见于足跟，甚则掣及腰背者，多属于肾虚。

（2）疼痛的性质

1）胀痛：指疼痛兼有胀感，是气滞疼痛的特点。如胸、胁、脘、腹胀痛，多为肝郁气滞。

2）重痛：指疼痛兼有沉重感的症状。多见于头部、四肢及腰部，多因寒湿阻滞经脉，气机不畅所致。而头沉痛也可因肝阳上亢所致。

3）刺痛：指痛如针刺，是瘀血疼痛的特点。以胸胁、胃脘、少腹出现为多。

4）绞痛：指痛势剧烈，如刀绞割。多因寒凝、瘀血、砂石等阻闭气机所致，如心血瘀阻引起的真心痛、蛔虫上窜引起的脘腹绞痛、石淋引起的小腹绞痛。

5）灼痛：指痛有灼热感而喜凉的症状。常见于两胁或胃脘部，多由于火邪窜络或阴虚阳亢所致。

6）冷痛：指痛有冷感多喜暖的症状。常见于腰脊、脘腹、四肢关节，多因寒邪阻络或阳气不足，脏腑、经络不得温煦而成。

7）隐痛：指痛不甚剧，绵绵不休。一般多是气血不足或阳虚阴寒内生，脏腑经脉失于温养所致。多见于头、脘、腰、腹部。

8）掣痛：也称引痛，指抽掣牵引作痛。多由筋脉失养或阻滞不通所致，因肝主筋，故掣痛多与肝病有关。

4．问睡眠 睡眠与人体卫气的循行和阴阳的盛衰有着密切的关系。卫气昼行阳经，夜行阴经，阳盛则寤，阴盛则寐。询问时注意睡眠时间的长短、入睡的难易程度、有无多梦等情况，以了解机体的气血阴阳盛衰等。

（1）失眠 又称不寐，是以经常不易入睡，或睡而易醒不能再睡，或时时惊醒睡不安稳，甚至彻夜不眠为特征的证候。失眠可由阴血不足，或阳热亢盛，而致心神不安，难以入睡；也可由于痰火食积诸邪干扰所致，如痰热上扰心神之失眠、食滞内停的“胃不和则卧不安”等皆是。

（2）嗜睡 亦称多寐，指睡意很浓，经常不自主地入睡。多因阳虚阴盛，痰湿困滞，清阳不升所致。若昏睡见于急性热病中，多属于邪入心包、热盛神昏、中风等证。

5．问饮食口味 问饮食而知脾胃之盛衰，问口味可知脏腑之虚实。

（1）口渴与饮水 一般地说，口渴多饮，常见于热证；大渴喜冷饮，为热盛伤津；渴喜热饮，饮量不多或口渴欲饮，水入即吐，小便不利，多为痰饮内停；口渴而不多饮，兼身热不扬，心中烦闷，多属热入营血；口干，但欲漱水不欲咽，兼面色黧黑或肌肤甲错，见于瘀血；多饮伴有小便量多，一般是消渴病。

（2）食欲与食量 食欲减退或不欲食，胃纳呆滞，多是脾胃功能失常的表现。若久病食少，兼有面色萎黄、形瘦神疲、食后腹胀，属脾胃虚弱，腐熟运化无力；纳呆少食，伴脘闷腹胀、头身困重、舌苔厚腻者，则多见于湿邪困脾；若厌食，脘腹胀痛，嗳腐食臭，多见于伤食；妇女怀孕，如厌食呕恶，多因妊娠后冲脉之气上逆，胃失和降所致；厌食油腻厚味，胁胀呕恶，见于肝胆湿热，横逆犯胃；消谷善饥，形体消瘦，多是胃火炽盛、腐熟水谷太过所致；饥不欲食，兼脘痞、干呕呃逆者，多是胃阴不足、虚火内扰所致；若消谷善饥，而大便溏泻，多属胃强脾弱；小儿有嗜食生米、泥土等异物，多是虫积的征象。

（3）口味 口苦，多见于热证，特别是肝胆湿热的病变；口甜而腻，多属脾胃湿热；口中泛酸，多为肝胃蕴热；口中酸馊，多为食积内停；口淡乏味，见于脾虚不运。

6．问二便 主要询问二便的性状、排便次数、时间以及排便时的感觉和伴随症状等。

（1）大便 大便干结，便次减少，排便时间延长，称为便秘，多是热结肠道，或津亏液少，或气液两亏所致；大便稀软不成形，甚至呈水样，便次增多，间隔时间相对缩短，称为溏泄或泄泻。多因脾失健运，小肠不能分清别浊，水湿下趋而成；大便先干后溏，多属脾胃虚弱；大便时干时稀，多为肝郁脾虚、肝脾不和；水粪夹杂，下利清谷或五更泄泻，多为脾肾阳虚、寒湿内盛；泻下如黄糜而黏滞不爽，多属湿热蕴结大肠，气机不畅；大便夹有不消化食物，吐物酸腐，泻下臭秽，多是伤食积滞；老年人大便不干不稀，而只是排便困难的，多属气虚；排便时肛门有灼热感者，多是热迫直肠或大肠湿热之故；大便滑脱不禁，肛门有下坠感，甚或脱肛者，多见于脾虚中气下陷的久泄；腹痛窘迫，里急后重，便出不爽，多见于湿热痢疾；便前下血，血色鲜红，为湿热伤络或痔疮下血；先便后血，便色黑如柏油，多为脾不统血；腹痛则泻，泻后痛减者为伤食，泻后痛不减者多是肝郁脾虚。

（2）小便　尿量过多，其病在肾，多属虚寒，常见于消渴证。小便短少，系因热盛津伤，化源不足，或汗、吐、下太过损伤津液，或肺、脾、肾功能失常，气化不利，水湿内停。小便不畅，点滴而出者为癃，小便不通，点滴不出者为闭，一般统称为癃闭，多属实证；若癃闭因肾阳不足，不能气化，或肾阴亏损，津液内虚者，多属虚证。小便次数增多，为小便频数，短赤而急迫的多属下焦湿热；量多而色清者，多属下焦虚寒，肾气不固，膀胱失约。尿频而涩少，常是阴虚内热。小便时尿道疼痛，并伴有急迫、涩滞、灼热等感觉者，多是湿热下注的淋证；小便后自觉空痛，多属肾气虚衰。不自主的排尿，或不能控制的尿滴沥，称为尿失禁，多属肾气亏虚，下元不固。若伴神志昏迷则多是危重证候；睡中不自主排尿，为遗尿，多属肾气不足的虚证。

7．问经带　对妇女的问诊，应注意询问月经、带下、妊娠、产育等方面的情况。

（1）月经　主要询问月经周期、行经天数、经量、经色、经质及伴随情况。

1）经期：正常月经周期一般为28天左右，持续时间为3~5天。若连续2个月经周期出现月经提前7天以上者，为月经先期，多因邪热迫血妄行或气虚不能摄血所致；若连续2个月经周期出现月经延后7天以上者，为月经后期，多因血海空虚或寒凝、气滞、痰湿等邪阻滞经脉所致；若经期错乱，或前或后，为经行无定期，多由肝郁气滞或脾肾虚损。

2）经量：若经量超过常量，称为月经过多，多因血热内扰或气虚冲任不固所致；若经量少于常量，称为月经过少，多因营血不足或肾精亏虚或邪阻冲任、血行不畅所致；若停经超过3个月而又未妊娠，或年满18周岁而月经尚未来潮者，称为闭经，多因气虚血少，血海空虚，或痨虫侵及胞宫，或瘀血、寒凝、痰湿阻滞胞脉所致；若不在行经期间出现不规则的阴道出血，称为崩漏，其量多势急者谓之崩，淋漓不已者谓之漏，主要是热伤冲任，迫血妄行，或瘀血阻滞，血不循经，或脾不统血，或肾虚冲任不固所致。

3）经质：正常月经的颜色是正红，质地不稀不稠，亦不夹杂血块。若经色淡红质稀，多为血少不足，属虚证；经色深红质稠，属血热内炽，为实证；若经色紫暗有块，乃寒凝血滞，暗红有块多为血瘀。

4）痛经：行经时腰腹作痛，甚至剧痛不能忍受，称为痛经。若经前或经期小腹胀痛，为气滞血瘀；经后小腹隐痛、腰酸者，属气血两虚或肾虚胞脉失养；经行小腹冷痛，得热痛减，属寒凝胞脉；小腹灼痛拒按，素有带下黄稠臭秽，多属湿热蕴结。

（2）带下　正常情况下，妇女阴道内有少量无色、无臭的分泌物，谓之带下。若分泌物过多或缠绵不绝，即为带下病。其中色白、量多淋漓者，为白带，多属脾肾阳虚、寒湿下注；白带中混有血液，赤白杂见，黏稠臭秽者，为赤白带，带下色红黏稠，似血非血，为赤带，多因肝经湿热或湿毒蕴结所致；带下色黄，黏稠臭秽者，为黄带，多属湿热下注。

8．问小儿 问小儿病，除一般问诊有关内容外，还要询问出生前后（包括孕育期和产乳期）的情况，是否患过麻疹、水痘，有无高烧惊厥史，曾做过那些预防接种，有无与传染病者的接触，采用什么喂养方法，走路、学语迟早，以及父母健康情况，有无遗传性疾病等。关于发病的原因，如有无受惊、着凉、伤食等，都需根据病情逐一细问。

（四）切诊

切诊（pulse-feeling and palpation）包括脉诊和按诊，是检查者运用指端的触觉，对患者身体某部进行触、摸、按、压，以了解病情的方法。

1．脉诊 脉诊又称切诊，是检查者运用指端的触觉切按患者脉搏、探测脉象，借以了解病情、辨别病证的诊察方法。是一种理论性极强、操作极为细致的诊病手段。由于人体的血脉贯通全身，内连脏腑，外达肌肤，运行气血，周流不休，所以，全身脏腑功能、气血、阴阳的情况都可以从脉象上反映出来。

(1) 脉诊的部位 切脉部位多选寸口，即切按患者桡动脉腕后浅表部位。

寸口，又称气口或脉口，分寸、关、尺三部。掌后高骨（桡骨茎突）的部位为关，关前（腕端）为寸，关后（肘端）为尺。两手各有寸、关、尺三部，共为六脉。

关于寸口分候脏腑，说法不一，一般认为右寸候肺，右关候脾胃，右尺候肾（命门）；左寸候心，左关候肝胆，左尺候肾。总的来说，体现了“上（寸脉）以候上（躯体上部），下（尺脉）以候下（躯体下部）”的原则。

(2) 脉诊的方法 切脉时让患者取坐位或仰卧位，手臂与心脏近于同一水平位，直腕仰掌，以使血流畅通。对成人切脉，用三指定位，先用中指在掌后高骨定关，然后用食指按在关前定寸，用无名指按在关后定尺。三指应呈弓形，指头平齐，以指腹按触脉体。布指的疏密要与患者的高矮相适应，身材高大者布指宜疏，身材矮小者布指宜密。小儿寸口部位甚短，不容三指以候寸、关、尺，可以用一指定关法。

切脉时常运用三种不同的指力以体察脉象，轻用力按在皮肤上为轻取；重用力按至筋骨为沉取；不轻不重，中等用力按到肌肉，此为中取。寸、关、尺三部，每部都有浮、中、沉三候，合称“三部九候”。

切诊时，应有一个安静的环境。若患者刚活动过，应先让其休息片刻，然后再切脉。切脉者应该呼吸均匀、平静，态度认真，每次诊脉的时间，应该不少于1分钟。

(3) 正常脉象 正常脉象，又称平脉或常脉。平脉的至数是一息脉来四至，脉象和缓有力、不浮不沉、从容有节、不快不慢。平脉主要有3个特点：一是“有神”，即脉象和缓有力；二是“有胃”（胃气），即脉来去从容而节律一致；三是“有根”，在尺部沉取，仍有一种从容不迫、应指有力的现象。

(4) 病脉与主病 疾病反应于脉象的变化，即为病脉。一般来说，除了正常生理变化范围以及个体生理特异之外的脉象，均属病脉。

1）浮脉

脉象：轻取即得，重按稍减，举之有余，按之不足。特点是脉搏显现部位表浅。

主病：表证。浮而有力为表实，浮而无力为表虚。

2）沉脉

脉象：轻取不应，重按始得，举之不足，按之有余。特点是脉搏显现部位深在。

主病：里证。沉而有力为里实，多见于气滞、血瘀、痰饮、食积等病证；沉而无力为里虚，多见于脏腑气血不足。

3）迟脉

脉象：脉来迟慢，一息不足四至（相当于每分钟脉搏在60次以下）。

主病：寒证。迟而有力为寒实，多见于阴寒内盛而正气不衰的寒实证，亦可见于邪热结聚的实热证；迟而无力为阳虚，多见心阳不振，鼓运气血无力。

4）数脉

脉象：脉来急促，一息脉来五至以上（相当于每分钟脉搏在90次以上）。

主病：热证。有力为实热，无力为虚热。

5）虚脉

脉象：三部脉举按皆无力，隐隐蠕动于指下，有一种软而空豁的感觉。又是无力脉的总称。

主病：虚证。多为气血两虚，尤见于气虚。

6）实脉

脉象：三部脉举按皆充实有力。又是有力脉的总称。

主病：实证。为邪气亢盛而正气不虚，邪正相搏，气血壅盛之象。

7）滑脉

脉象：“往来流利，如盘走珠”，指下有一种圆滑感。

主病：多见于痰饮、食积、实热等病证。亦是青壮年的常脉、妇女的孕脉。

8）涩脉

脉象：形细而行迟，往来艰涩不畅，有如轻刀刮竹。

主病：多见于气滞、血瘀、痰食内停和精伤、血少。

9）细脉

脉象：脉细如线，软弱无力，但应指明显。

主病：气血两虚，诸虚劳损，又主湿证。

10）洪脉

脉象：脉体阔大，充实有力，来的力量较去的力量为大，状若波涛汹涌。

主病：邪热亢盛。多见于外感热病的中期，即阳明热盛证。

11）弦脉

脉象：端直以长，如按琴弦。脉象特点是挺然指下，脉势较强，脉道较硬。

主病：肝胆病、痛证、痰饮等。亦见于老年健康者。

12）代脉

脉象：脉来一止，止有定数，良久复来。脉象特点是脉律不齐，表现为有规则的歇止，歇止时间较长，脉势较软弱。

主病：脏气衰微、痛证、惊恐、跌仆损伤。

13）促脉

脉象：脉来急数，时有一止，止无定数。脉象特点是脉率较快且有不规则的歇止。

主病：阳热亢盛、气滞血瘀或痰食停积等病证，亦见于脏气衰败。促而有力为实证；促而细小无力，多是虚脱之象，应加注意。正常人在情绪激动、过劳、酗酒、浓茶等情况下亦可偶见促脉。

14）结脉

脉象：脉来缓慢，时而一止，止无定数。脉象特点是脉来迟缓，脉律不齐，有不规则的歇止。

主病：阴盛气结，寒痰瘀血；亦见于气血虚衰。结而有力为实证；结而无力为虚证。正常人在情绪激动、过劳、酗酒、浓茶等情况下亦可偶见结脉。

2．按诊 按诊（palpation）是检查者对患者的肌肤、手足、脘腹及其他病变部位直接施行触摸按压，以测知局部冷热、润燥、软硬、压痛、痞块或其他异常变化，从而推断疾病的部位、性质和病情轻重等情况的一种诊病方法。按诊主要有触、摸、按、叩四法。临床上常用于脘腹、肌肤、手足等部位的检查。

（1）按脘腹

1）按脘部：脘部指胸骨以下部位，又称心下。按心下的软硬及有无压痛，可鉴别痞与结胸。心下按之硬而痛者，为结胸，属实证；心下按之濡软而不痛者，多为痞证；心下坚硬，多为水饮。

2）按腹部：腹痛喜按为虚，拒按为实。腹胀满，叩之如鼓，小便自利者，为气胀；按之如囊裹水，小便不利者，为水鼓。腹内有肿块，按之坚硬，推之不移且痛有定处者，为癥为积，多属血瘀；肿块时聚时散，或按之无形，痛无定处者，为瘕为聚，多属气滞。若腹痛绕脐，左下腹部按之累累有块，当考虑燥屎内结；腹内时有结聚，按之形如条索状，久按转移不定，多为虫积；右侧少腹部作痛而拒按，尤以重按后突然放手而疼痛更为剧烈者，多属肠痈。

（2）按肌肤 按肌表不仅能从冷暖以知寒热，更可从热的甚微辨表里虚实。一般热邪盛者身多热，阳气衰者身多寒。凡身热，按其皮肤，初按热甚，久按热反转轻的，是热在表；若久按其热更甚，热自内向外蒸发者，是热在里。轻触肌肤，可以察知有汗无汗及皮肤润燥，了解患者津液是否损伤。如皮肤润泽者，多属津液未伤；干燥或甲错者，多属津液已伤，或内有干血。重按之不能即起，凹陷成坑者，为水肿；按之凹陷，手举即起者，为气肿。

外科触按病变部位，可辨别病证的阴阳属性以及是否成脓。如疮疡按之肿硬而不热，根盘平塌漫肿者，多属阴证；按之高肿灼手，根盘紧束者，多属阳证；按之固定，坚硬而热不甚者，是脓未成；按之边硬顶软而热甚者，是脓已成；轻按即痛者，为脓在浅表；重按方痛者，脓在深部。

(3) 按手足　主要是察寒热。诊手足温凉，可判断阳气的盛衰：如手足俱冷者，多是阳虚寒盛；手足俱热，多为阳盛热炽。按掌心与掌背温凉，可测知病属外感或内伤：如手心热盛，多为内伤发热；手背热盛，多属外感发热。

(4) 按腧穴　腧穴是经络气血在身体表面聚集、输注或经过的重点部位，也是五脏六腑之气所转输的地方。它可以通过经络的联系，对机体内部脏腑的生理病理变化产生一定的反应。因此，按腧穴以了解腧穴的变化与反应，也可以作为诊察内脏疾病的依据之一。

二、辨证

(一) 八纲辨证

八纲，即表、里、寒、热、虚、实、阴、阳八个辨证的纲领。八纲辨证是将通过四诊收集的资料加以综合分析，概括病变的部位、性质以及邪正盛衰方面的情况，并将之归纳为表证、里证、寒证、热证、虚证、实证、阴证、阳证八类基本证候。也就是说，对于任何一种证候，从大体病位讲不外表或里，从基本性质来说都可区分寒或热，从邪正关系言则反映实或虚，从病证类别上都可归属于阴或阳。因此，八纲辨证是概括性的辨证纲领，是各类辨证的总纲。

1. 表里辨证　表里是辨别病变部位外内浅深、病情轻重和病势趋向的两个纲领。一般身体的皮毛、肌腠在外，属表；血脉、骨髓、脏腑在内，属里。临床辨证时，一般把外邪侵犯肌表，病位浅者，称表证；病在脏腑，病位深者，称为里证。

(1) 表证　指六淫、疫疠等外邪，从皮毛、口鼻侵入机体，病位浅在肌肤的证候，是外感病的初起阶段。具有起病急、病程短、病位浅的特点。临床表现以新起恶风寒或恶寒发热、舌淡红、苔薄白、脉浮为主，常兼见头身痛、鼻塞流涕、咽痛、咳嗽等症状。

(2) 里证　泛指病变部位在内，为脏腑、气血、骨髓受病所反映的证候。形成原因有三：一是表邪不解，内传入里；二是外邪直接入里，侵犯脏腑，即所谓“直中”为病；三是情志内伤、饮食劳倦、素体虚弱等因素，导致脏腑气血功能失调，而引发各种里证。里证包括证候的范围很广，临床表现亦多种多样，但概括起来总以脏腑的证候为主。里证一般病情较重，病位较深，病程较长，无新起恶寒发热，脉象不浮，多有舌质及舌苔的改变。

2. 寒热辨证　寒热是辨别疾病性质的两个纲领。寒与热是阴阳偏盛偏衰的具体表现，辨寒热就是辨阴阳之盛衰。阳邪致病导致机体阳气偏盛而阴液受损，或是阴液亏损而阳气偏亢，均可表现为热证；阴邪致病导致机体阴气偏盛而阳气受损，或是阳气虚衰而阴寒内盛，均可表现为寒证。

(1) 寒证　指感受寒邪，或阳虚阴盛，导致机体功能活动衰退所表现的具有冷、凉特点的证候。主要表现为恶寒或畏寒喜暖，口淡不渴，面色苍白，肢冷蜷卧，痰、涕清稀，小便清长，大便稀溏，舌淡苔白而润，脉迟或紧。

(2) 热证　指感受热邪，或阴虚阳亢，或脏腑阳气亢盛，导致机体功能活动亢进所表现的具有温、热特点的证候。主要表现为发热喜凉，口渴饮冷，面赤，烦躁不宁，痰、涕黄稠，小便短赤，大便燥结，舌红苔黄少津，脉数等。

(3) 寒证与热证的鉴别点　辨别寒证与热证，不能孤立地根据某一症状作出判断，应对疾病的全部表现进行综合观察。临床多从面色的赤白、寒热喜恶、口渴与否、四肢的温凉、二便情况以及舌、脉等变化进行辨别。

3．虚实辨证　虚实是用以概括和辨别正气强弱与邪气盛衰的两个纲领，即"邪气盛则实，精气夺则虚"。实主要是指邪气盛实，虚主要指正气不足。

(1) 虚证　指正气虚弱，脏腑功能衰退所表现的证候。多见于先天禀赋不足，或后天失养，或久病重病后以及七情劳倦所导致的阴阳、气血、津液、精髓亏虚。根据正气虚损的不同，又分为气虚、血虚、阴虚、阳虚4种主要证型。

1) 气虚证：是指机体元气不足，脏腑功能减退所表现的证候。临床表现为神疲乏力，少气懒言，语声低微，自汗畏风，舌淡，脉虚无力，活动后诸证加重等。

2) 血虚证：是指血液亏虚，脏腑、经络、组织、器官等失其濡养所表现的证候。临床表现为面白无华或萎黄，唇甲色淡，头晕眼花，心悸失眠，手足麻木，舌淡，脉细无力等。

3) 阴虚证：是指机体阴液亏损，阴不制阳，虚热内生所表现的证候。临床表现为形体消瘦，低热，午后潮热，颧红，盗汗，五心烦热，口燥咽干，舌红少苔，脉细数等。

4) 阳虚证：又称虚寒证，是指机体阳气不足，失其温煦推动，脏腑功能衰退所表现的证候。临床表现为形寒肢冷，面色㿠白，神疲乏力，口淡不渴或渴喜热饮，小便清长，大便稀溏，舌淡苔白，脉迟无力等。

(2) 实证　指邪气过盛，脏腑功能活动亢盛所表现的证候。多因外感六淫邪气，或脏腑功能失调，以致痰饮、水湿、瘀血、宿食等病理产物停留体内所致。因此，实证以邪气充盛、停积为主。大凡六淫、疫毒为病，痰阻、饮停、水泛、食积、虫积、气滞、瘀血、脓毒等病理改变，一般都属实证的范围。由于病邪的性质及所在部位的不同，其临床表现十分复杂。一般常见的有发热，胸胁脘腹胀满，疼痛拒按，精神烦躁，声高气粗，痰涎壅盛，大便秘结或下痢，小便不利或淋漓涩痛，舌苔厚腻，脉实有力等。

(3) 虚证与实证的鉴别点　辨别虚证与实证，主要从患者的形体盛衰、精神的好坏、声音气息的强弱、痛处喜按与拒按、大便干结与稀溏、舌苔的厚薄、脉象是否有力来鉴别。

4．阴阳辨证　阴阳是辨别疾病属性的一对纲领，是八纲中的总纲。它概括其他三对纲领，即表、热、实属阳，里、寒、虚属阴。由于阴、阳分别代表事物相互对立的两个方面，它无所不指，也无所定指，故疾病的性质、临床的证候尽管千变万化，一般都可归属于阴或阳的范畴。

(1) 阴证　指体内阳气虚衰，或寒邪凝滞的证候。其病属寒、属虚、属里，机体多呈衰退的表现。主要表现为精神萎靡，面色苍白或暗淡，畏寒肢冷，身重蜷卧，倦怠无力，气短声怯，纳差，口淡不渴，大便稀溏气腥，小便清长，舌淡胖嫩苔白，脉沉、迟、弱等。

(2) 阳证　指体内热邪炽盛，或阳气亢盛的证候，其病属热、属实、属表，机体多呈亢盛的表现。主要表现为身热面赤，烦躁不安，语声高亢，渴喜冷饮，呼吸气粗，喘促痰鸣，大便秘结，小便短赤涩痛，舌红绛，苔黄黑生芒刺，脉浮数、洪大、滑实而有力等。

(3) 亡阴证与亡阳证　亡阴和亡阳是疾病发展过程中，由于阴液与阳气衰竭所出现的危重证候。一般在高热大汗或发汗太过，或剧烈呕吐、失血过多等阴液或阳气迅速亡失的情况下出现。亡阴可迅速导致亡阳，亡阳之后亦可出现亡阴，只不过是先后主次的不同而已。但在临床上，应分辨亡阴亡阳的主次矛盾，才能及时正确实施抢救。

1）亡阴证：是指体内阴液严重耗损，而表现阴液衰竭的危重证候。主要表现为汗出而黏、如珠如油，口渴饮冷，呼吸急促，面赤颧红，虚烦躁扰，身热肢温，舌红而干，脉细数无力。

2）亡阳证：是指体内阳气极度衰微欲脱，而表现阳气虚脱的证候。主要表现为大汗淋漓，神情淡漠，面色苍白，肌肤不温，手足厥冷，气息微弱，口不渴或渴喜热饮，舌淡润，脉微欲绝。

八纲辨证是辨证的基础，在辨证中有执简驭繁、提纲挈领的作用，适用于临床各科、各种疾病的辨证，而其他辨证分类方法则是八纲辨证的具体深化。

八纲辨证是从八个方面对疾病本质作出纲领性的辨别。八纲之间是相互关联而不能截然分割的。表里、寒热、虚实、阴阳相互联系，彼此关系错综复杂：如表证有表寒、表热、表虚、表实之别，还有表寒里热、表实里虚等变化；在一定条件下，各证之间又可相互转化；此外病情发展到严重阶段，还会出现与疾病本质相反的假象。因此，运用八纲辨证，既要掌握八纲各自不同的证候特点，又要注意八纲的相兼、错杂、转化、真假，才能对疾病作出全面的判断。

（二）脏腑辨证

脏腑辨证，是以脏腑学说为基础，对通过四诊所获得的各种资料进行分析归纳，从而了解病性，寻求病因，推究病机及正邪盛衰的一种辨证方法。脏腑辨证以确定病变所在的脏器和分辨证候类型为特点，即首先应辨明脏腑病位，其次要辨清病性。由于脏腑辨证的体系比较完整，每一个脏腑均有其独特的生理功能、病理表现和证候特征，有利于对病位的判断，并能与病性有机结合，从而形成完整的证候诊断，所以脏腑辨证是中医辨证体系中的重要内容，是临床各科辨证的基础。

1．脏病辨证

（1）*心病辨证*　心主血脉，藏神，开窍于舌，其华在面，心与小肠相表里。心的病变主要表现为血脉运行失常和神志活动异常，如心悸、心痛、失眠、神昏、发狂等。

1）心血虚证：是指心血亏虚，心失濡养或心阴亏损，虚热内扰所表现的证候。临床表现为心悸，头晕眼花，失眠，多梦，健忘，面色淡白或萎黄，唇、舌色淡，脉细弱。多因脾虚生血之源亏乏，或劳神过度而耗血，或失血过多，或久病失养所致。

2）心阴虚证：是指心阴亏损，心神失养，虚热内扰所表现的证候。临床表现为心烦，心悸，失眠多梦，口燥咽干，形体消瘦，或五心烦热，潮热盗汗，舌红少苔，脉细数。多因思虑劳神过度而暗耗心阴，或热病耗伤阴液，或肝肾阴亏累及于心所致。

3）心气虚证：是指心气不足，鼓动无力所表现的证候。临床表现为心悸，气短，神疲乏力，活动后诸症加重，或自汗，舌淡苔白，脉虚。多因素体虚弱，或久病失养，或年高脏气虚弱所致。

4）心阳虚证：是指心阳虚衰，鼓动、温运无力，虚寒内生所表现的证候。临床主要表现为心悸怔忡，心胸憋闷而痛，气短自汗，形寒肢冷，面色㿠白，或面唇青紫，舌淡胖或紫暗，苔白滑，脉弱或结代。

5）心火亢盛证：是指心火内炽，扰乱心神所表现的证候。临床表现为发热口渴，心烦失眠，甚或狂乱，便秘尿黄，面赤，舌尖红绛，苔黄，脉数。或见口舌生疮、赤烂疼痛；或见小便短赤、灼热涩痛；或见吐血、衄血。

6）心脉痹阻证：是指瘀血、痰浊、寒邪、气滞等因素阻滞心脉所表现的证候。临床表现为心悸怔忡，心胸憋闷或刺痛，痛引肩背内臂，时作时止，舌紫暗或见瘀点、瘀斑，脉细涩或结代。

7）痰迷心窍证：又名痰蒙心神，是指痰浊蒙闭心神所表现的证候。临床表现为神情痴呆，举止失常，意识模糊，甚则昏不知人；或神情抑郁，表情淡漠，喃喃自语；或突然昏仆，不省人事，口吐涎沫。兼见面色晦暗，胸脘痞闷，舌淡嫩，苔白腻，脉滑。

8）痰火扰心证：又名痰火扰神证，是指火热痰浊之邪侵扰心神所表现的以神志异常为主的证候。临床表现为发热，面赤气粗，胸闷口苦，咯吐黄痰，喉中痰鸣，狂躁谵语，舌红，苔黄腻，脉滑数；或见心烦失眠，或见神志错乱，哭笑无常，狂躁妄动，甚至打人毁物。

（2）肺病辨证　肺居胸中，上连气道喉咙，开窍于鼻，在体合皮，其华在毛。经脉起于中焦，下络大肠，与大肠相表里。肺主气，司呼吸，主宣发肃降，通调水道。肺的病变主要体现在呼吸功能失常，水液代谢输布失职以及卫外机能不固等方面。

1）肺气虚证：是指肺气不足，呼吸无力，卫外不固所表现的证候。临床表现为咳喘无力，动则尤甚，气短，咳痰清稀，声音低微，神疲体倦，面白无华，或自汗畏风，易于感冒，舌淡，脉细弱。

2）肺阴虚证：又名肺虚热证，是指肺阴不足，虚热内生，肺失清肃所表现的证候。临床表现为干咳无痰，或痰少而黏，不易咯出，或痰中带血，口燥咽干，声音嘶哑，形体消瘦，午后潮热，五心烦热，盗汗，舌红少津，脉细数。

3）风寒犯肺证：是指风寒之邪侵袭肺表，肺卫失宣所表现的证候。临床表现为咳嗽，咳痰清稀色白，鼻塞流涕，喉痒，胸闷气喘，微有恶寒发热，或见身痛无汗，舌尖红，苔薄白，脉浮紧。

4）燥邪犯肺证：又称肺燥证。是指燥邪侵犯肺卫，肺系津液耗伤所表现的证候。临床表现为干咳无痰，或痰少而黏，不易咳出，或痰中带血，唇、舌、咽、鼻干燥欠润，或见鼻衄，咳血，便干溲少，舌燥少津，脉浮数或细数；或微发热恶风寒，无汗或少汗，脉浮紧。

5）风热犯肺证：是指风热之邪侵犯肺系，肺卫失宣所表现的证候。临床表现为咳嗽，痰少而黄，气喘，鼻塞，流浊涕，发热微恶风寒，或咽喉肿痛，舌尖红，苔薄黄，脉浮数。

6）痰热壅肺证：又称痰热阻肺证。是指痰热互结，壅闭于肺，肺失清肃所表现的实热证候。临床表现为咳嗽，咳痰黄稠而量多，气喘息粗，甚则鼻翼煽动，或喉中痰鸣，或痰中带血，或咳脓血痰有腥臭味，发热，胸痛，烦躁不安，口渴，小便黄，大便秘结，舌红苔黄腻，脉滑数。

7）寒痰阻肺证：是指寒痰或痰浊停聚于肺，肺失宣降所表现的证候。临床表现为咳嗽，痰多，色白易咳，胸闷，气喘，或喉间有哮鸣声，或恶寒肢冷，舌质淡，苔白滑或白腻，脉弦滑。

（3）*脾病辨证*　脾位居中焦，与胃相表里。脾主肌肉、四肢，开窍于口，其华在唇，外应于腹。脾主运化，主升清，主统血。脾的病变主要体现在运化、升清功能失职以及脾不统血等方面。

1）脾气虚证：是指脾气不足，运化失职所表现的虚弱证候。临床表现为食少纳呆，脘腹胀满，食后胀甚，口淡无味，便溏，少气懒言，四肢倦怠，面色萎黄，形体消瘦，舌淡苔白，脉缓弱无力。

2）脾虚气陷证：又称中气下陷证。是指脾气虚弱，升举无力而反下陷所表现的证候。临床表现为脘腹有坠胀感，食后更甚，或便意频数，肛门重坠，或久泻不止，甚则脱肛，或内脏下垂，或小便混浊如米泔。伴见头晕目眩，少气懒言，肢体倦怠，面白无华，食少便溏，舌淡苔白，脉缓弱。

3）脾不统血证：是指脾气虚弱，不能统摄血液，而致血溢脉外所表现的证候。临床表现为各种慢性出血，如便血、尿血、肌衄、鼻衄以及妇女月经过多、崩漏等，伴有食少，便溏，神疲乏力，少气懒言，面色无华，舌淡，脉细弱。

4）寒湿困脾证：是指寒湿内盛，脾阳受困所表现的证候。临床表现为脘腹痞闷或痛，口腻纳呆，泛恶欲吐，口淡不渴，腹痛便溏，头身困重，或小便短少，肢体肿胀，或妇女白带量多，舌体淡胖，苔白腻或白滑，脉濡缓或沉细。

5）脾阳虚证：又称脾虚寒证。是指脾阳虚衰，失于温运，阴寒内生所表现的证候。临床表现为食少腹胀，腹痛绵绵，喜按喜暖，畏寒怕冷，四肢不温，面色㿠白，大便稀溏，或肢体浮肿，小便短少，舌淡胖，苔白滑，脉沉迟。

6）湿热蕴脾证：又称脾经湿热证。是指湿热蕴结，脾失健运所表现的证候。临床表现为脘腹胀满，恶心欲吐，厌油腻，口黏而甜，渴不多饮，肢体困重，便溏不爽，或面目肌肤发黄，或皮肤发痒，或身热起伏，汗出热不解，舌红苔黄腻，脉濡数。

（4）*肝病辨证*　肝位于右胁，胆附于肝，肝胆互为表里。肝开窍于目，在体合筋，其华在爪。肝主疏泄，性喜条达而恶抑郁，主藏血，调节血量。肝的病变主要反映在疏泄失常，气机逆乱，精神情志变异，以及肝经循行部位经气受阻等多方面异常。

1）肝郁气滞证：又称肝气郁结证。是指肝失疏泄，气机郁滞所表现的证候。临床表现为情志抑郁，善太息，胸胁或少腹胀痛，或咽部有梗阻感，或颈部瘿瘤。妇女可见乳房胀痛，痛经，月经不调，舌苔薄白，脉弦。

2）肝火上炎证：又称肝火炽盛证。是指肝经火气上逆所表现的实热证候。临床表现为头晕胀痛，面红目赤，口苦咽干，急躁易怒，失眠多梦，胁肋灼痛，或呕吐苦水，或耳鸣耳聋，便秘尿黄，舌红苔黄，脉弦数。

3）肝血虚证：是指因肝藏血不足，导致肝所系组织器官失养所表现的证候。临床表现为头晕目眩，面白无华，爪甲不荣，两目干涩，视物模糊或夜盲，或肢体麻木，关节拘急，肌肉瞤动，妇女月经量少或闭经，舌淡，脉细。

4）肝阴虚证：是指肝阴不足，阴不制阳，虚热内扰所表现的证候。临床表现为头晕眼花，两目干涩，视物模糊，咽干口燥，面部烘热或颧红，五心烦热，潮热盗汗，咽干口燥，或胁肋隐痛，舌红少苔乏津，脉弦细数。

5）肝阳上亢证：是指阴不潜阳或肝阳鸱张引起肝阳亢盛、上扰头目所表现的证候。临床表现为头胀痛，眩晕，耳鸣，面红，烦躁易怒，失眠多梦，头重脚轻，腰膝酸软，舌红，脉弦细数。

6）肝风内动证：凡病变过程中出现动摇、眩晕、抽搐等症状者，为肝风内动。一般常见有肝阳化风、热极生风与血虚生风3种。

①肝阳化风证：是指肝阳亢逆无制而出现的风动证候。临床表现为眩晕欲仆，头胀头痛，头摇，项强肢麻，言语不利，行走不稳，舌红，脉弦。若猝然昏到，不省人事，口眼歪斜，半身不遂，舌强语謇，喉中痰鸣，则为中风。

②热极生风证：是指热邪亢盛引起抽搐等动风的证候。临床表现为高热，烦渴，躁扰不安，神昏谵语，手足抽搐，项强，甚至角弓反张，舌红绛苔黄燥，脉弦数。

③血虚生风证：是指肝血亏虚，筋脉失养所表现的风动证候。多由急慢性失血，或久病血虚所引起。临床表现为眩晕，面白无华，爪甲不荣，肢体麻木、震颤，手足拘急，肌肉瞤动，皮肤瘙痒，舌质淡，脉细弱。

（5）*肾病辨证*　肾位于腰部，左右各一。肾与膀胱互为表里。肾在体为骨，主骨生髓充脑，开窍于耳，司二阴，其华在发。肾主藏精，主管人体的生长、发育与生殖，主水，主纳气。肾的病变体现在生长发育生殖障碍、水液代谢失常、呼吸功能减退，以及所系器官功能异常等方面。

1）肾阳虚证：是指肾脏阳气虚衰，机体失其温煦所表现的证候。临床表现为腰膝酸软，畏寒肢冷，下肢尤甚，头晕耳鸣，面色㿠白，精神萎靡，男子阳痿，女子宫寒不孕，小便清长，夜尿多，或五更泄泻，舌淡胖嫩，脉沉弱。

2）肾阴虚证：是指肾阴亏虚，失于滋养，虚热内扰所表现的证候。临床表现为腰膝酸软，眩晕耳鸣，齿松发落，潮热盗汗，五心烦热，形体消瘦，咽干口燥，午后颧红，小便短黄，男子精少不育，女子经闭不孕，或见崩漏，舌红少苔，脉细数。

3）肾气不固证：是指肾气亏虚，失于封藏固摄所表现的证候。临床表现为腰膝酸软，神疲乏力，耳鸣失聪，小便频数清长，或余沥不尽，或遗尿，或小便失禁，夜尿多，男子滑精早泄，女子带下清稀，或胎动易滑，舌淡苔白，脉沉弱。

4）肾虚水泛证：是指肾阳虚衰，气化无权，水液泛滥所表现的证候。临床表现为全身浮肿，腰以下尤甚，腹胀满，小便短少，耳鸣，腰膝酸软，舌淡胖，苔白滑，脉沉迟。

5）肾精不足证：是指肾精亏损，生长生殖功能低下所表现的证候。临床表现为男子精少不育，女子闭经不孕，性功能减退；小儿发育迟缓，身材矮小，智力和动作迟钝，囟门迟闭，骨骼痿软；成人则见早衰，发脱齿摇，耳鸣耳聋，健忘恍惚，足痿无力，舌淡，脉弱。

2．腑病辨证

（1）*胃阴虚证*　是指阴液亏虚，胃失濡润、和降所表现的证候。临床表现为胃脘隐痛或嘈杂，饥不欲食，或干呕呃逆，脘痞不适，口燥咽干，大便干结，小便短少，舌红少苔，脉细数。

(2) 胃热炽盛证　是指火热壅滞于胃，胃失和降所表现的证候。临床表现为胃脘灼痛，吞酸嘈杂，渴喜冷饮，或消谷善饥，或牙龈肿痛，齿衄，口臭，便结尿黄，舌红苔黄，脉滑数。

(3) 食滞胃脘证　是指饮食停滞胃脘不能腐熟所表现的证候。临床表现为脘腹胀满疼痛，嗳腐吞酸，或呕吐酸腐馊食，吐后腹痛得减，厌食，矢气臭如败卵，大便酸腐臭秽，舌苔厚腻，脉滑。

(4) 阳明腑实证　是指里热炽盛，腑气不通所表现的证候。临床表现为发热，或日晡潮热，口渴汗出，脐腹胀满硬痛，大便秘结，或热结旁流，大便恶臭，小便短黄，甚则神昏谵语，舌红苔黄厚而燥，脉沉有力。

(5) 大肠湿热证　是指湿热蕴结大肠，阻滞气机所表现的证候。临床表现为腹痛、腹胀，腹泻不爽，或暴泻如水，或下痢脓血，里急后重，肛门灼热，小便短赤，或发热口渴，舌红苔黄腻，脉滑数。

(6) 肠燥津亏证　是指津液亏损，肠失濡润，传导失职所表现的证候。临床表现为大便干燥如羊屎，艰涩难下，甚或数日一行，或腹胀作痛，口干或口臭，纳差，舌红少津，苔黄燥，脉细涩。

(7) 小肠实热证　是指心火下移于小肠，小肠里热炽盛所表现的证候。临床表现为心烦口渴，口舌生疮，小便赤涩，尿道灼痛，舌红苔黄，脉数。

(8) 胆郁痰扰证　是指痰热内扰，胆郁失宣所表现的证候。临床表现为胆怯易惊，失眠多梦，烦躁不安，胸胁闷胀，目眩口苦，纳呆呕恶，厌油腻，小便黄赤，或阴囊湿疹，舌淡红苔白腻，脉弦或弦数。

(9) 膀胱湿热证　是指湿热蕴结膀胱所表现的证候。临床表现为尿急，尿频，尿涩痛，排尿灼热，尿黄混浊，或尿血，或尿有砂石，可伴有发热、腰痛，舌红苔黄腻，脉数。

（三）卫气营血辨证

卫气营血辨证是用于外感温热病的一种辨证方法。温病学家将温热病发展过程概括为卫、气、营、血 4 个不同阶段，用以说明病位的深浅、病情的轻重和疾病的传变规律。

温热病是感受温热之邪所引起的急性发热性疾病的总称，其特点是发病急速、病情多变。在病理方面，热势偏盛，易于化燥伤阴，甚至耗血动血。在病变过程中，易于出现神昏谵语、斑疹、吐衄；病的后期，易动风痉厥。

温热病多起于卫分，渐次传入气分、营分、血分，这是病情发展的一般规律。一般卫分证主表，邪在肺与皮毛，为温热病的初期；气分证主里，病在胸、膈、胆、胃、肠等脏腑，为邪正剧争的亢盛期；营分证为邪热陷入心营，病在心与心包络，病情深重；血分证则为病变的后期，邪热已深入心、肝、肾等脏，易耗血、动血，病情更为严重。

1. 卫分证　卫分证是指温热病的初期阶段。为温热病邪侵袭肌表，卫气功能失调，肺失宣肃所表现的证候。临床表现为发热，微恶风寒，常伴头痛、咳嗽、口微渴、无汗或少汗、咽喉肿痛等症，舌尖边红，苔薄白或微黄，脉浮数。

2. 气分证　气分证是指温热病邪内传脏腑，正盛邪炽的化热阶段。其特点是发热不恶寒，口渴，苔黄。由于邪犯脏腑的不同，故其病理变化与临床证候也不一样。气分热盛多为邪热入胃、胃热炽盛所致，表现为大热，大汗，大渴，喜冷饮，面赤，心烦，舌红苔黄，脉洪大；热结肠道者多为邪热入里与肠中糟粕互结、耗伤津液所致，表现为日晡潮热，大便燥结，腹满硬痛，拒按，舌苔黄燥，脉沉实。

3. 营分证 营分证是温热病邪内陷心营的深重阶段。营行脉中，内通于心，故营分证以营阴受损、心神被扰的病变为主。其特点是身热夜甚，舌红绛，心烦不寐，或有神昏。如热伤营阴则表现为身热夜甚，心烦不寐，口不渴，甚或谵语，斑疹隐隐，舌质红绛，脉细而数。

4. 血分证 血分证是温热病的最危重阶段。心主血，肝藏血，热入血分，势必影响心肝两脏，而邪热久留，使真阴耗损，病久及肾，故血分证以心、肝、肾的病变为主。

（1）血热妄行证 是指血分热炽、灼伤血络而导致出血的证候。临床表现为在营分证的基础上，又出现躁扰不安，斑疹透露，血色鲜红或深红带紫，吐衄，便血，尿血，舌质深绛，脉细数。亦有前证又兼有全身壮热、口渴引饮、多汗等气分见证者，为气血两燔。

（2）肝热动风证 是指血热灼伤肝经，筋脉失养所致的证候。临床表现为高热，烦渴，躁扰不安，神昏谵语，手足抽搐，项强，舌红绛、苔黄燥，脉弦数。

（3）血热伤阴证 是指血分热盛，阴液耗伤所表现的证候。临床表现为低热不退，身热夜甚，五心烦热，口咽干燥，形瘦神倦，大便干结，舌红少苔，脉细而数。

第三节 常见中医症状评估

一、发热

发热是一种常见的临床症状，包括由多种原因引起的人体体温升高，或体温正常而病人自觉有发热感的表现，是机体正气与病邪相争，阴阳失调的现象。

【病因病机】

外感发热主要是四时气候不正，感受风、寒、暑、湿、燥、火等6种外邪引起的外感热病。发热是邪正相争的表现，其发病特点是较快、较急、变化较多，而且与季节时令关系较密切。

引起内伤发热的病因主要是情志不舒、饮食失调、劳倦过度、久病伤正。其病机可归为虚、实两类：气、血等郁结壅遏而致发热为实；由于气、血、阴、阳亏虚，阴阳失去平衡而致发热为虚。内伤发热者，一般病情较长。

1. 外感发热 风寒暑湿燥火六淫之邪侵袭肌表，伤及肺卫，邪正相争，致使营卫不和，阳气蒸越于外，而发热。

2. 内伤发热

（1）肝郁发热 情志不和，肝气郁结，气郁化火而致发热。这种发热与情绪有关，亦称为“五志之火”。

(2) 瘀血阻滞　由于情志、劳倦、外伤等原因导致瘀血内停，阻滞经络，气血壅遏不通而致发热。

(3) 中气不足　由于过度劳累，饮食失调，久病失于调理，以致脾胃气虚，中气不足而致发热。

(4) 血虚失养　由于久病血虚，或脾虚不能生血，或失血过多，以致阴血不足，无以配阳而致发热。

(5) 阴精亏虚　由于素体阴虚，或热病耗伤阴液，或误用、过用温燥之品，导致阴精亏虚、阴衰阳胜，水不制火，阳气偏胜而致病，即所谓“阴虚则内热”。

(6) 阳气虚衰　由于寒证日久，或久病伤气，气损及阳，或脾肾阳气亏虚，以致火不归元，虚阳外浮而发热。

【临床表现】

1. 外感发热

(1) 风寒表证　恶寒重，发热轻，头身疼痛，咳嗽，无汗，脉浮紧，舌苔薄白。

(2) 风热表证　发热重，恶寒轻，头痛，咳嗽，口干咽燥，微汗或无汗，舌边尖红，舌苔薄白或微黄，脉浮数。

2. 内伤发热

(1) 肝郁发热　时觉身热心烦，热势常随情绪波动而起伏，常伴有精神抑郁或烦躁易怒，胸胁胀闷，喜叹息，口苦而干，苔黄，脉弦数，妇女则常伴有月经不调，经来腹痛，或乳房发胀等。

(2) 瘀血发热　午后或夜间发热，或自觉身体某处发热，口干咽燥而不欲饮，躯干或四肢有固定痛处或肿块，甚或肌肤甲错，面色萎黄或暗黑，唇舌紫暗或有瘀点、瘀斑，脉象细涩等。

(3) 气虚发热　发热常在劳累后发作或加重，热势或高或低，常伴有倦怠乏力，气短懒言，自汗，易于感冒，食少便溏，舌质淡，苔薄白，脉细弱。

(4) 血虚发热　发热多为低热，常伴有头晕目眩，心悸失眠，面白无华，唇甲色淡，身倦乏力，舌质淡，脉细弱。

(5) 阴虚发热　午后发热，或夜间发热，手足心热，烦躁，少寐多梦，两颧潮红，盗汗，口干咽燥，大便干结，尿少色黄，舌质干红或有裂纹，苔少甚或无苔，脉细数等。

(6) 阳虚发热　发热而欲近衣，常伴有形寒怯冷，四肢不温，少气懒言，头晕嗜卧，腰膝酸软，纳少便溏，面色㿠白，舌质淡胖，或有齿痕，苔白润，脉沉迟无力等。

【护理评估要点】

1. 辨外感与内伤　依据病因、起病缓急、证候、兼证等辨别外感与内伤。外感发热因感受外邪而起，起病较急而病程较短，发热初期大多伴有恶寒，其恶寒得衣被而不减，初起常兼有头疼身痛、鼻塞、流涕、咳嗽、脉浮等；内伤发热由内因引起，起病缓慢而病程较长，呈间歇性，多为低热，或自觉发热，或五心烦热，而体温并不升高，表现高热者较少，不恶寒，或虽有怯冷，但得衣被则温，多兼见头晕、神疲、自汗、盗汗、脉弱无力等症。

2. 分虚实 依据病史、症状、脉象等辨明证候的虚实，由气郁化火、血瘀所致的内伤发热属实；由中气不足、血虚失养、阴精亏虚及阳气虚衰所致的内伤发热属虚。

3. 根据发热特点辨病性 临床应根据患者的发热特点及兼症详细区别内伤发热的类型：发热为阵阵微热或情绪激动时易发热，伴有肝气郁结症状者，多属肝郁发热；午后或夜间发热，肌肤甲错，或某一局部发热，舌质紫暗或有瘀点、瘀斑者，多为瘀血发热；低热、汗出恶风、早上或上午较甚者，或劳则发热，多属气虚发热；以低热为主，又伴血虚证候或有出血史者，多属血虚发热；发热为午后潮热、面部烘热或五心烦热者，属阴虚发热；发热伴阳虚症状者，多属阳虚发热。

【相关护理诊断】

1. 体温过高 与感受外邪、邪正相争、气血郁结、壅遏化热、气血亏虚、阴阳失衡有关。

2. 体液不足 与汗出过多、津液耗伤、脏腑亏虚、气不化津有关。

3. 营养失调 低于机体需要量：与病情缠绵，脾虚气弱有关。

4. 活动无耐力 与发热久治不愈，脏腑功能失调，气虚血弱有关。

二、咳嗽

咳嗽（cough）是肺系疾病的主要症状之一，分而言之，有声无痰者谓之咳，有痰无声者谓之嗽。一般多为痰、声并见，难以截然分开，故以“咳嗽”并称。咳嗽的病位主要在肺，但与肝、脾、肾三脏关系密切。

【病因病机】

咳嗽的病因有外感、内伤两大类。外感咳嗽为六淫外邪侵袭肺系；内伤咳嗽由脏腑功能失调，内邪干肺所致。无论邪从外入，或邪自内生，均可引起肺失宣肃，肺气上逆而作咳。

1. 外感 六淫外邪从口鼻或皮毛入侵，使肺气被束，肺失宣肃，气逆于上而咳。风为六淫之首，其他外邪多随风邪而侵袭人体，如风寒、风热、风燥等合邪为患。

2. 内伤 由脏腑功能失调，累及于肺所致。

（1）肺脏虚弱 素体亏虚，或久病不愈，耗伤肺气，肺不能主气，清肃之令不行，肺气上逆而咳。

（2）肝火犯肺 情志不舒，肝失条达，气郁化火，气火循经犯肺而作咳。

（3）痰湿蕴肺 脾不健运，痰浊内生，上贮于肺，壅塞肺气，肺气上逆作咳；痰湿蕴肺，遇感引触，蕴久化热，则为痰热咳嗽。

总之，外感咳嗽以风寒、风热、风燥为主，为外邪壅塞肺气，以邪实为主；内伤咳嗽多属邪实与正虚并见，其中痰湿、痰热、肝火多为邪实正虚，阴津亏耗咳嗽则属虚，或虚中夹实。其病理因素主要为痰与火。外感咳嗽与内伤咳嗽常相互影响，如外感咳嗽迁延失治，久咳不愈，损伤脏腑，可转化为内伤咳嗽；内伤咳嗽，脏腑虚损，营卫不固，易于感受外邪，引发咳嗽加剧。

【临床表现】

1．外感咳嗽

（1）风寒束肺　咽痒作咳，咳嗽声重，咯痰稀薄色白，常伴有鼻塞、流清涕、头痛无汗、恶寒发热、肢体酸楚、舌苔薄白、脉浮或浮紧等表寒证。若从热化，则痰和鼻涕由白转黄。

（2）风热犯肺　咳嗽频剧，气粗，咯痰不爽，咳时汗出，常伴有鼻流黄涕、口渴咽痛、头痛、恶风、身热、尿黄、舌红苔黄、脉浮数或浮滑等风热表证。多发于春季。

（3）风燥伤肺　喉痒干咳频作，连声作呛，无痰，或痰少而黏连成丝，不易咳出，或痰中带血丝，常伴有咽喉干痛、鼻咽干燥，或有恶风发热、舌红苔薄黄而干、脉浮数或细数等燥邪与风热并见的表现。多发于秋季。

2．内伤咳嗽

（1）痰湿蕴肺　咳嗽反复发作，咳声重浊，痰多，痰出咳减，痰黏滞或稠厚成块，色白或带灰色，易于咳出，晨起或食后咳甚，进甘甜油腻食物加重，常伴有胸闷体倦、纳少便溏、苔白腻、脉濡滑等。

（2）痰热郁肺　咳嗽气息粗促，或喉中有痰声，痰多质黏色黄，咯吐不爽，或有腥气，或吐血痰，常伴有胸胁胀满、咳时引痛、面赤，或有身热、口干欲饮、舌红、苔薄黄腻、脉滑数等。

（3）肝火犯肺　上气咳逆阵作，痰滞咽喉，咳之难出，量少质黏，常伴有胸胁胀痛、咳时引痛、面赤咽干、舌红、苔薄黄少津、脉弦数等。

（4）肺阴亏耗　干咳，咳声短促，或痰少黏白，不易咳出，或痰中带血，或咯血，常伴有五心烦热、夜寐盗汗、形瘦神疲、舌质红、少苔、脉细数等。

【护理评估要点】

1．辨表里，分虚实　因外邪侵袭所致者为外感咳嗽，多为新病，起病急，病程短，常伴有发热、头痛、恶寒等卫表失和的表证，属实证。因饮食不当、情志失调、久病虚损等内伤因素所致者为内伤咳嗽，起病缓，病程长，伴脏腑虚损或功能失调症状。其中咳而声低气怯者，属虚证；咳而洪亮有力者，属实证。

2．根据咳嗽特点辨病性　咳嗽急剧、声重，或咽痒则咳，痰白而稀薄，苔白脉浮者，多为风寒束肺证；咳嗽频剧，喉燥咽痒，痰黄而稠，苔黄脉数者，多为风热犯肺证；喉痒干咳频作，伴有口鼻咽喉干燥，秋季多见者，多为风燥伤肺证；咳嗽气粗，痰多质黏或黄，苔黄腻脉滑数者，多为痰热郁肺证；咳声重浊，晨起咳嗽加剧，饮食肥甘、生冷则咳重，痰出咳减，苔白腻脉濡滑者，多为痰湿蕴肺证；干咳，咳声轻微短促，舌红苔少者，多为肺阴亏虚证；因情志郁怒诱发咳嗽者，多为肝火犯肺证。

【相关护理诊断】

1．清理呼吸道无效 与病邪犯肺，肺失宣肃有关。
2．气体交换受损 与痰黏难咳，痰阻气道有关。
3．疼痛 胸痛：与邪阻肺络，络脉不通有关。
4．便秘 与痰热或阳明热盛、移热大肠，肺失宣肃、大肠传导失司有关。
5．体温过高 与诸邪犯肺，阴阳失衡有关。
6．活动无耐力 与久咳不愈，损伤脏腑，化生不足，气虚血弱有关。

三、喘促

喘促（dyspnea with rapid and short breath），又称气喘，是指呼吸困难，甚至张口抬肩，鼻翼煽动，不能平卧。是临床常见的一种症状，可发生于多种疾病之中。

【病因病机】

喘证病因复杂，可分为外感与内伤两方面。外感为六淫乘袭，内伤可由饮食、情志、劳欲、久病所致。病理性质有虚实两端，有邪者为实，因邪壅于肺，宣肃失司；无邪者为虚，因肺不主气，肾失摄纳。

1．外邪侵袭 外感风寒或风热之邪，壅塞肺气，肺气不得宣肃，上逆作喘。若表寒未解，内已化热，或肺热素盛，寒邪外束，热不得泄，则热为寒郁，肺失宣降，亦可作喘。

2．饮食不当 恣食肥甘、生冷，或嗜酒无度，脾失健运，痰浊内生，上干于肺，壅阻肺气，发为喘促。

3．情志不调 情怀不遂，忧思气结，肺气闭阻，或郁怒伤肝，肝气上逆于肺，均可使肺气不得肃降，升多降少，气逆而喘。

4．劳欲、久病 久病肺虚，咳伤肺气，肺气虚衰，气失所主而发喘促；肺气不足，血行不畅，气虚致瘀，使喘促加重。若久病不愈，由肺及肾，或劳欲伤肾，不能助肺纳气，出多入少，逆气于上而为喘。若肾阳虚衰，肾不化水，水邪泛滥，凌心射肺，肺气上逆，亦可作喘，表现虚中夹实之候。

总之，凡因外邪、痰浊、肝郁气逆等，邪壅肺气，宣肃失司而喘者均属实喘，病位在肺；肺肾吐纳失常而致喘者多属虚喘，病位在肺肾，且重点在肾。

【临床表现】

1．实喘

（1）*风寒束肺* 喘息，呼吸气促，胸部胀闷，咳嗽，痰多稀薄色白，常伴有恶寒发热，头痛，鼻塞流涕，口不渴，无汗，苔薄白而滑，脉浮紧。

（2）*表寒里热* 喘逆上气，咳而不爽，痰稠黏，常伴有形寒身热，有汗或无汗，息促鼻煽，烦闷口渴，舌红，苔薄白或黄，脉浮数或滑等表寒肺热夹杂的症状。

（3）*痰浊阻肺* 喘而胸满窒闷，甚则胸盈仰息，咳嗽痰多黏腻色白，常伴有呕恶，纳呆，口黏，苔白腻，脉滑等。

（4）肝气乘肺　每遇情志刺激而诱发，发时表现为突然呼吸短促，憋气，但喉中痰声不著，常伴有胸闷胸痛，咽中如窒，或失眠，心悸，苔薄，脉弦。

（5）水凌心肺　喘咳气逆，倚息难以平卧，咯痰稀白，常伴有心悸，面目肢体浮肿，尿少，怯寒肢冷，面唇青紫，舌胖暗，苔白滑，脉沉细。

2．虚喘

（1）肺气虚　喘促短气，气怯声低，遇劳则喘，咳痰稀薄，或呛咳痰少，质黏，常伴有自汗恶风，烦热口干，易于感冒，舌质淡红或舌红苔剥，脉软弱或细数。

（2）肾气虚　喘促日久，静息时亦气急喘促，动则喘甚，呼多吸少，气不得续，常伴有形瘦神疲，跗肿，面白唇青，汗出肢冷，畏寒自汗，腰膝酸软，咳甚则尿失禁，舌淡苔白或黑润，脉微细或沉弱。

【护理评估要点】

1．辨外感与内伤，分实证与虚证　发病急，病程短，伴有表证，因于外邪侵袭所致者，为外感喘促，属实证；病程较久，反复发作，外无表证者，因于饮食不当、情志失调、劳欲过度、久病虚损等内伤因素所致者，为内伤喘促。其中，呼吸短促难续，深吸为快，气怯声低，病势徐缓，时轻时重，遇劳则甚者，属虚证；呼吸深长有余，呼出为快，气粗声高，脉数有力者，属实证。

2．根据喘息特点辨病位　实喘者有邪，喘咳气急，气粗声高，病在肺；虚喘者无邪，喘促难续，气怯声低，病在肺肾。遇劳则喘者，多为肺虚；静息亦喘，动则更甚者，多为肾虚。

【相关护理诊断】

1．气体交换受损　与外邪壅肺、肺失宣降，肺不主气、肾失摄纳有关。

2．低效性呼吸型态　与邪壅于肺、宣降失司，气无所主、肾失摄纳有关。

3．体温过高　与邪气干肺，阴阳失衡有关。

4．自理缺陷　与久病不愈，脏腑虚损有关。

四、呕吐

呕吐（vomiting）是指胃气上逆，迫使胃内容物从口而出的病证。前人以有物有声谓之呕，有物无声谓之吐，无物有声谓之干呕。临床呕吐常多兼见，难以截然分开，故统称为“呕吐”。本证以呕吐食物、痰涎、水液诸物，或干呕无物为主要表现。一日数次不等，持续或反复发作。常兼有脘腹不适、恶心纳呆、泛酸嘈杂等症状。

【病因病机】

胃主受纳和腐熟水谷，其气主降，以下行为顺。胃气之和降，有赖于脾气的升清和肝气的疏泄。诸邪犯胃，胃气上逆，则发生呕吐。

1．外邪侵袭　感受风、寒、暑、湿、火热之邪或秽浊之气，侵犯胃腑，胃失和降，水谷随气逆而上，即发生呕吐。

2．饮食所伤 饮食不节，冷热失调，饥饱无常，或过食生冷油腻、不洁等食物，停滞不化，伤及胃腑，胃气不降，上逆为呕。

3．情志失调 恼怒伤肝，肝失条达，横逆犯胃，胃气上逆；忧思伤脾，脾失健运，食停难化，胃失和降，均可发生呕吐。

4．脾胃虚弱 劳倦久病，耗伤中气，或脾胃素虚，中阳不振，纳运失常，胃气不降则吐；或胃阴不足，胃失润降，不能受纳水谷，亦可发生呕吐。

总之，呕吐的病机关键为胃气上逆。病理性质有虚实之分，有邪者属实，无邪者属虚，虚实可互为转化与兼夹。

【临床表现】

1．实证

（1）外邪犯胃 突然呕吐，起病较急，常伴有发热恶寒，头身疼痛，胸胁满闷，不思饮食，苔白腻，脉濡缓。

（2）饮食停滞 呕吐酸腐，常伴有脘腹胀满，嗳气厌食，得食愈甚，吐后反快，大便秽臭或溏薄，苔厚腻，脉沉滑。

（3）痰饮内阻 呕吐清水痰涎，常伴有脘闷不食，头眩心悸，或呕而肠鸣有声，苔白腻，脉滑。

（4）肝气犯胃 呕吐泛酸，常伴有嗳气频作，胸胁胀满，烦闷不舒，急躁易怒，每因情志不遂而呕吐吞酸益甚，舌边红，苔薄腻，脉弦。

2．虚证

（1）脾胃虚寒 饮食稍有不慎，即易呕吐，时作时止，常伴有脘腹痞闷，胃纳不佳，食入难化，口淡不渴，面色㿠白，倦怠乏力，四肢不温，大便溏薄，舌质淡，脉濡弱。

（2）胃阴不足 呕吐反复发作，但呕量不多，或仅唾涎沫，时作干呕，常伴有口燥咽干，胃中嘈杂，似饥而不欲食，舌红少津，脉细数。

【护理评估要点】

1．分虚实 起病缓慢，病程较长，因于劳倦过度、久病失调等所致呕吐者，属虚证；发病急，病程短，因于外邪入侵、饮食不当、情志不调等所致呕吐者，属实证。

2．根据呕吐特点辨病性 有感受外邪病史，突然呕吐，伴头身疼痛，或有寒热者，多为外邪犯胃证；呕吐酸腐，嗳气厌食，吐后反快，苔厚腻，脉沉滑者，多为饮食停滞证；呕吐清水痰涎，伴有头眩心悸，苔白腻，脉滑者，多为痰饮内阻证；因情志因素诱发呕吐者，多为肝气犯胃证；素有肢冷便溏，饮食稍有不慎，即易呕吐，舌质淡，脉濡弱者，多为脾胃虚寒证；干呕时作，伴有口燥咽干，舌红少津，脉细数者，多为胃阴不足证。

【相关护理诊断】

1．恶心 与外邪、饮食、肝气等伤胃，脘腹满闷，或脾胃虚弱，泛酸嘈杂有关。

2．营养失调　低于机体需要量：与呕吐不止，脾胃受损，生化乏源有关。

3．体液不足　与呕吐频作，津液耗伤有关。

4．活动无耐力　与呕吐日久，脾胃受损，生化不足，气虚血弱有关。

五、头痛

头痛（headache）是指由于外感与内伤，致使脉络拘急或失养，清窍不利所引起的以患者自觉头部疼痛为特征的一种病证。可为跳痛、刺痛、胀痛、昏痛、隐痛，或头痛如裂等；或左或右，以偏头痛居多，或呈全头痛。每次发作可持续数分钟、数小时或数天，甚或持续数周者，逐渐加重或反复发作。

【病因病机】

头为“诸阳之会”、“清阳之府”，又为髓海所在。凡五脏精华之血、六腑清阳之气，皆上注于头，而脑依赖于肝肾精血及脾胃运化水谷精微，输布气血以濡养，故脏腑发生病变，均可直接或间接地影响头部而发生头痛。引起头痛的病因可分为外感和内伤两类。

1．外感头痛　多因感受风、寒、湿、热等外邪，外邪自表侵袭于经络，上犯颠顶所引起。由于风邪外袭，上先受之，而风为百病之长，多夹时令之气而发病，故头痛以风邪所致者最为多见。若夹寒邪，寒凝血滞，脉络受损，而为头痛；若夹热邪，风热上炎，侵扰清空，气血逆乱而为头痛；若夹湿邪，湿蒙清窍，清阳不升，浊阴不降，亦可引起头痛。

2．内伤头痛　内伤头痛发病与肝、脾、肾三脏有密切关系。因于肝者，或因郁怒而肝失疏泄，郁而化火，或因肝阴不足，肝阳上亢，上扰清空，均致头痛；因于脾者，多因劳倦过度，或久病脾胃虚弱，生化不足，或失血之后，营血亏虚，不能上荣于脑，或饮食不节，脾失健运，痰湿内生，阻遏清阳，皆致头痛；因于肾者，多由禀赋不足，或房劳过度，肾精亏乏，脑髓空虚，形成头痛。

此外，外伤跌仆以及久病入络，脉络瘀阻，气滞血瘀，脉络失养，亦可发生头痛。

【临床表现】

1．外感头痛

（1）风寒头痛　头痛发于感受风寒之后，起病较急，其痛如裂，痛连项背，常伴有恶风寒，遇风尤剧，喜裹头，口不渴，苔薄白，脉浮等。

（2）风热头痛　头痛而胀，甚则头痛如裂，常伴有恶风发热，面红目赤，口渴欲饮，便秘溲赤，舌质红，苔黄，脉浮数等。

（3）风湿头痛　头痛如裹，常伴有肢体困重，胸闷纳呆，小便不利，大便或溏，苔白腻，脉濡。

2．内伤头痛

（1）肝阳头痛　多午间痛起，且痛在两颞。多为头胀痛而眩，或跳痛，常伴有头晕目眩，心烦易怒，夜眠不宁，胁痛，面红口苦，苔薄黄，脉弦有力。

（2）肾虚头痛　头痛而空，痛在颠顶和前额，常伴有眩晕耳鸣，腰膝酸软，遗精带下，少寐，舌红少苔，脉细无力等。

（3）血虚头痛　头痛而晕，时痛时止，常伴有面色苍白少华，心悸失眠，遇劳则重，神疲乏力，面色㿠白，舌质淡，苔薄白，脉沉细而弱。

（4）痰浊头痛　头痛昏蒙，常伴有胸脘满闷，呕恶痰涎，舌苔白腻，脉滑或弦滑。

（5）血瘀头痛　头痛经久不愈，痛有定处，痛如锥刺，或有头部外伤史，舌紫暗有瘀斑、瘀点，脉细或细涩。

【护理评估要点】

1. 辨外感与内伤，分实证与虚证　发病较急，病势较剧，表现掣痛、跳痛、灼痛、胀痛、重痛，痛无休止，每因外邪而头痛者，为外感头痛，属实证；起病缓慢，病势较缓，病程较长，表现为隐痛、空痛、昏痛，病势悠悠，遇劳则剧，时作时止者为内伤头痛，属虚证。

2. 根据头痛特点辨病性　头痛时作，痛连项背，遇风尤剧，苔白脉浮者，多为风寒头痛；头痛而胀，甚则头痛如裂，恶风发热，舌红苔黄脉浮数者，多为风热头痛；头痛如裹，肢体困重，苔白腻脉濡者，多为风湿头痛；头胀痛而目眩，伴有肝胆气郁化火者，多为肝阳头痛；头痛而空，痛在颠顶和前额，伴有肾虚者，多为肾虚头痛；头痛而晕，伴有血虚者，多为血虚头痛；头痛昏蒙，伴有痰浊内停症状者，多为痰浊头痛；头痛经久不愈，痛有定处，痛如锥刺，或有头部外伤史者，多为血瘀头痛。

3. 根据头痛的部位辨别经络所属　痛在前额属阳明经头痛；痛在后脑属太阳经头痛；痛在两侧连及耳部属少阳经头痛；痛在颠顶属厥阴经头痛等。

4. 辨头痛的诱因　过劳痛作者属气虚；肝火者因情志波动而加重；肝肾阴虚者每因失眠而病作或加重。

【相关护理诊断】

1. 疼痛　头痛：与外感六淫、上犯颠顶，内伤诸疾、脑失所养，瘀血内停、脉络不通有关。

2. 睡眠型态紊乱　与头痛反复发作、痛无休止，脏腑虚损、髓海失养有关。

3. 活动无耐力　与头痛反复发作，气血亏虚有关。

4. 有受伤的危险　与头痛如裂、痛势绵绵，脏腑亏虚、脑失所养有关。

六、自汗、盗汗

自汗和盗汗（spontaneous perspiration and night sweat）是不因外界环境影响，表现为在头面、颈胸或四肢、全身出汗的一类病证。自汗表现为昼日汗出溱溱，动则益甚，常伴有气虚不固的症状；盗汗表现为睡眠中汗出津津，醒后汗止，常伴有阴虚内热的症状。中医认为“汗为心之液”，由精气所化，有“血汗同源”之说，因而对自汗、盗汗症状，颇为重视。

【病因病机】

出汗是人体的一种生理现象，但是在感受外邪，且邪气在表时，出汗又是机体驱邪的一种防御性反应。引起自汗、盗汗的病因病机主要有以下5个方面：

1．肺气不足 素体虚弱，或病后体虚，或久患咳喘，耗伤肺气。肺气不足，则肌表疏松，卫表不固，腠理开泄而致自汗。

2．营卫不和 由于体内阴阳的偏盛、偏衰，或表虚之人微受风邪，以致营卫不和，卫外失司，而致汗出。

3．心血不足 思虑过度，损伤心脾，或血证之后，血虚失养，均可导致心血不足。因汗为心之液，血不养心，汗液外泄太过，引起自汗或盗汗。

4．阴虚火旺 烦劳过度，亡血失精，或邪热耗阴，以致阴精亏虚，虚火内生，阴津被扰，不能自藏而外泄为汗。

5．邪热郁蒸 由于情志不舒，肝气郁结，肝火偏旺，或嗜食辛辣厚味，或素体阳热偏盛等，以致肝火或湿热内盛，邪热郁蒸，津液外泄而致汗出增多。

总之，自汗、盗汗的基本病机为阴阳失调，腠理不固所致汗液外泄失常。一般说来，自汗多属气虚不固，盗汗多属阴虚内热。自汗日久可以伤阴，盗汗日久可以伤阳，出现气阴两虚，或阴阳两虚之证。但因肝火、湿热等邪热郁蒸所致者，则属实证。病程久者，或病变重者，则会出现虚实错杂的情况。邪热郁蒸，病久伤阴，则见虚实兼夹之证。

【临床表现】

1．肺卫不固 汗出恶风，稍劳尤甚，常伴有面色少华，体倦乏力，易于感冒，苔薄白，脉细弱。

2．营卫不和 汗出恶风，或半身、某局部出汗，常伴有周身酸楚，时寒时热，脉缓，苔薄白等。

3．心血不足 自汗或盗汗，常伴有心悸少寐，神疲气短，面色不华，舌质淡，脉细。

4．阴虚火旺 夜寐盗汗，或有自汗，常伴有五心烦热，或兼午后潮热，两颧泛红，口渴，舌红少苔。

5．邪热郁蒸 蒸蒸汗出，汗液黏滞或衣服黄染，常伴有面赤烘热，烦躁，口苦，小便色黄，舌苔薄黄，脉弦数。

【护理评估要点】

1．辨虚实 自汗、盗汗多属虚证，自汗多为气虚不固，盗汗多为阴虚内热，但因于肝火、湿热等邪热郁蒸所致者，则属实证。

2．根据汗出特点辨病性 汗出恶风，稍劳尤甚者，多为肺卫不固证；汗出恶风，周身酸楚，时寒时热者，多为营卫不和证；汗出伴有心悸少寐，面色不华者，多为心血不足证；夜寐盗汗，伴有五心烦热症状者，多为阴虚火旺证；汗出而黏，伴有肝经湿热症状者，多为邪热郁蒸证。

【相关护理诊断】

1．体液不足 与汗出过多，津液耗伤有关。

2．活动无耐力 与病程迁延，气阴两虚或阴阳两虚有关。

七、黄疸

黄疸（jaundice）以身黄、目黄、尿黄为主症，以白睛发黄最为突出。黄疸有阳黄、阴黄之分，急黄乃阳黄之重证。

【病因病机】

黄疸多因感受外邪、饮食所伤、脾胃虚寒以及积聚转化等而发病。分述如下：

1．感受外邪 外感暑湿、湿热或疫毒之邪，由表及里，内蕴中焦，湿热交蒸，不能泄越，以致脾胃运化失健，肝胆疏泄失常，胆汁外溢，浸淫肌肤，下流膀胱而身目小便俱黄。或外感寒湿，或感受湿邪，湿从寒化，阻遏中焦，肝胆气机不畅，胆液外泄而成黄疸。

2．饮食不节 嗜酒过度或饥饱失常，过食肥甘厚腻，皆能损伤脾胃，导致脾胃运化失健，湿浊内生，郁而化热，湿热熏蒸肝胆，胆汁泛溢肌肤而发黄。

3．脾胃虚寒 素体脾胃虚弱，或劳倦太过，或病后脾阳受损，可致脾虚不能运化水湿，寒湿内生，阻滞中焦，胆液不循常道，泛溢肌肤而发黄。

4．积聚转化 积聚日久不消，瘀血阻滞胆道，胆汁外溢而发黄；或黄疸缠绵不愈，肝脾失调，湿邪壅遏，气机不畅，气滞血瘀，加重黄疸。

总之，黄疸的病机关键是湿。可以湿从外受，亦可湿自内生。若因中阳偏盛，湿热郁滞而发，则为“阳黄”；若因中阳不足，湿从寒化则为“阴黄”；若因湿热夹时邪疫毒伤人者，肝胆热毒炽盛，传入营血，邪陷心包，蒙蔽神明，则骤发“急黄”，其病势尤为暴急，具有传染性。

【临床表现】

1．阳黄

（1）热重于湿 身目俱黄，黄色鲜明，常伴有发热口渴，或心中懊侬，腹部胀满，口干而苦，恶心欲吐，小便短少黄赤，大便秘结，舌苔黄腻，脉弦数。

（2）湿重于热 身目俱黄如橘，无发热或身热不扬，常伴有头重身困，胸脘痞满，纳呆，厌食油腻，恶心呕吐，腹胀，小便不利，大便溏垢不爽，舌苔厚腻微黄，脉弦滑。

（3）急黄 发病急骤，黄疸迅速加深，其色如金，常伴有高热烦渴，神昏谵语，胁痛腹满，呕吐频作，尿少便结，或衄血便血，或皮下瘀斑，或有腹水，舌质红绛，苔黄而燥，脉弦滑数。

2．阴黄 身目发黄，其色晦暗，黄如烟熏，常伴有纳少脘闷，神疲畏寒，大便溏薄，口淡不渴，舌质淡，苔腻，脉濡缓或沉迟。

【护理评估要点】

1．辨阴阳 发病较急，病程较短，身目俱黄，黄色鲜明，因于湿热蕴蒸，胆汁外溢肌肤所致黄疸者，属阳黄；发病缓慢，病程较长，黄而晦暗，因寒湿阻遏，脾阳不振，胆汁外溢所致黄疸者，属阴黄。

2．根据黄疸特点辨病性　平素胃火偏旺，阳盛热重之人，身目俱黄，黄色鲜明，苔黄腻脉弦数者，病在胃，湿从热化，为阳黄；平素脾阳不足，阴盛寒重之人，身目发黄，其色晦暗如烟熏，病在脾，湿从寒化者，多为阴黄；发病急骤，黄疸迅速加深，其色如金，伴有高热烦渴，神昏谵语者，多为急黄。

【相关护理诊断】

1．身体意象紊乱　与肝胆疏泄失常，胆汁外溢，身目发黄有关。

2．有皮肤完整性受损的危险　与胆汁溢于肌肤而引起皮肤瘙痒抓挠有关。

3．焦虑　与病情缠绵，久治不愈有关。

八、泄泻

泄泻（diarrhea）指大便次数增多，粪便稀薄，甚至泻下如水。古人以大便溏薄而势缓者为泄，大便清稀如水而直下者为泻。以夏秋两季多见。

【病因病机】

泄泻病变的主脏在脾胃，并涉及到大、小肠，肝，肾。病因有感受外邪、饮食不节、情志失调和脏腑虚弱等，其中脾胃功能失调是导致泄泻的重要因素。

1．感受外邪　外感六淫，均可致泄泻，而以湿邪最为多见。脾喜燥恶湿，外感湿邪，最易困脾，脾失健运，水谷混杂而下，则成泄泻。而寒邪或暑热之邪，亦可直接客于胃肠，使脾胃运化功能失常，水谷精微不化而变为湿浊，下注大肠，发生泄泻，但仍多为湿邪相兼而致病。

2．饮食所伤　饮食过量，宿食内停，或恣食肥甘，湿热内蕴，或多食生冷，饮食不洁，损伤脾胃，使脾胃失于运化，升降失调，精微、湿浊合污而下，即可发生泄泻。

3．情志失调　恼怒伤肝，忧思气结，脾运受制，运化失常，水谷不化，下趋肠道，而成泄泻。

4．久病体虚　长期饮食失调，劳倦内伤，久病缠绵，使脾胃虚衰，运化无权，水谷停滞，清浊混杂而下遂成泄泻。

总之，泄泻之病机属脾虚湿盛，湿盛可以困遏脾运，脾虚又可生湿，两者互相影响，互为因果。因湿盛而致脾病者，多为暴泻；因脾虚失运，湿邪壅滞者，多为久泻。其病理性质有虚实之分，暴泻多属于实，久泻多偏于虚。实泻多因感受外邪，大肠传导功能失职而起；虚泻多由脾虚，失于运化或肾虚关门不利，火不生土所致。少数可由脾土受肝木所克伐造成。

【临床表现】

1．实证

（1）寒湿泻　泻下清稀，甚则如水样，常伴有腹痛肠鸣，脘闷食少，苔白腻，脉濡缓等。若兼外感风寒，常伴有恶寒发热，头痛，肢体酸痛，苔白腻，脉浮等风寒在表的症状。

(2) 湿热泻 腹痛即泻，泻下急迫，或泻而不爽，粪色黄褐而臭，常伴有肛门灼热，或烦热口渴，小便短赤，舌苔黄腻，脉濡数或滑数。

(3) 伤食泻 腹痛肠鸣，泻下粪便，臭如败卵，泻后痛减，大便伴有不消化之物，常伴有脘腹痞满，嗳腐酸臭，不思饮食，舌苔厚腻或垢浊，脉滑实。

(4) 肝郁泻 每因抑郁恼怒，或情绪紧张之时，即发生腹痛泄泻，便后腹痛略减，痛作再泻，常伴有胸胁胀闷，嗳气食少，腹中雷鸣，攻窜作痛，矢气频作，舌淡红，脉弦等。

2. 虚证

(1) 脾虚泻 大便不实，时溏时泻，迁延反复，每因稍进油腻或劳累之后，则便次增多，甚则夹有不化之物，常伴有饮食减少，食后脘腹胀闷不舒，面色萎黄，肢倦乏力，舌淡，苔白，脉细弱。

(2) 肾虚泻 泄泻多在黎明之前（五更），又称“五更泻”，表现为脐腹隐痛，肠鸣即泻，泻后则安，便下清稀，常伴有面色㿠白，腰膝酸软，形寒肢冷，舌淡苔白，脉沉细。

【护理评估要点】

1. 辨寒热，分虚实 大便清稀，完谷不化，属寒证；大便色黄褐而臭，泻下急迫，肛门灼热，属热证。病程较长，腹痛不甚，喜温喜按，神疲肢冷，属虚证；泻下腹痛，痛势急迫拒按，泻后痛减，属实证。

2. 辨泻下之物 大便清稀，或如水样，气味腥秽者，多属寒湿之证；大便稀溏，其色黄褐，气味臭秽，多属湿热证；大便溏垢，臭如败卵，完谷不化，多为伤食。

3. 根据泄泻特点辨病性 泻下清稀，甚则如水样，伴有表证者，多为寒湿泻；腹痛即泻，泻下急迫，或泻而不爽，粪色黄褐而臭，伴有肛门灼热，或烦热口渴，小便短赤，舌苔黄腻，脉濡数或滑数，多为湿热泻；腹痛肠鸣，泻下粪便臭如败卵，嗳腐酸臭，多为伤食泻；每因情绪变化而诱发腹泻者，多为肝郁泻；大便时溏时泻，稍进油腻之物而加重，则大便次数增多，多为脾虚泻；泄泻多在黎明之前，肠鸣则泻，泻后则安，伴有肾阳虚衰者，多为肾虚泻。

【相关护理诊断】

1. 体液不足 与泄泻过频，津伤液脱有关。

2. 营养失调 低于机体需要量：与久泻脾虚，生化乏源有关。

3. 有皮肤完整性受损的危险 与外感或内伤湿邪，湿热交结，排泄物刺激肛周皮肤有关。

4. 活动无耐力 与久泻脾虚，运化失权，气血虚弱有关。

九、便秘

便秘（constipation）是指大肠传导功能失常，导致大便秘结，排便周期延长；或周期不长，但粪质干结，排出艰难；或粪质不硬，欲大便而艰涩不畅的病证。

【病因病机】

饮食入胃，经过胃之腐熟、脾之运化，吸收其精微之后，所剩糟粕，由大肠传送排出，成为大便。如果胃肠功能正常，则大便通畅。便秘的病因是多方面的：外感寒热之邪、内伤饮食情志、气血阴阳不足等皆可形成便秘。

1．素体阳盛，肠胃积热　凡阳盛之体，或饮酒过多，或过食辛辣厚味，或过食辛热温补之品，以致热毒内盛，或热病之后，余邪留恋，或肺热下移于大肠，导致肠胃积热，耗伤津液，肠道干涩燥结，形成热秘。

2．情志失和，气机郁滞　忧愁思虑过多，情志不舒，或久坐少动，每致气机郁滞，腑气通降失常，传导失职，糟粕内停，不得下行而大便秘结。

3．气血不足，下元亏损　劳倦、饮食内伤，或病后产后以及年老体弱之人，气血两亏，气虚则大肠传送无力，血虚则津枯不能滋润大肠，甚至损及下焦阴血，以致本元亏虚。真阴亏损，则肠道失润而便行干槁，真阳亏损，则不能蒸化津液，温润肠道，两者都能使大便排出困难，秘结不通。此乃病及于肾。

4．阳虚体弱，阴寒内生　凡阳虚体弱，或常食寒凉生冷，伐伤阳气，或高年体衰，真阳亏损，脾肾阳气虚弱，温煦无权，阴寒内结，糟粕不行，凝积肠道而成冷秘。

总之，本证基本病机为大肠传导功能失常，但与脾胃及肾脏的关系甚为密切。按病因可分为热、气、虚、冷秘4种。

【临床表现】

1．实证

（1）*热秘*　大便干结，常伴有腹胀腹痛，面赤身热，口干口臭，心烦不安，小便短赤，舌红苔黄，脉滑数。

（2）*气秘*　大便秘结，欲便不得，或便而不爽，肠鸣矢气，常伴有腹中胀痛，胸胁胀闷，嗳气频作，食少纳呆，舌苔薄腻，脉弦。

2．虚证

（1）*气虚秘*　粪质并不干硬，虽有便意，但临厕努挣乏力，便难排出，挣则汗出气短，便后疲乏，常伴有面白神疲，肢倦懒言，舌质淡或淡嫩，苔薄，脉虚弱。

（2）*血虚秘*　粪便秘结，常伴有面色无华，头晕目眩，心悸，唇舌色淡，脉细涩。

（3）*阳虚秘*　大便干或不干，排出困难，腹中冷痛，得热则减，腰膝冷痛，四肢不温，喜热怕冷，常伴有小便清长，面色㿠白，舌淡苔白，脉沉迟。

【护理评估要点】

1．分虚实　起病缓，病程长，症状虽轻，但治疗后不易收效者，多为虚证；起病急，病程短，症状虽重，但治疗效果明显者，多为实证。

2．根据便秘特点辨病性　大便干结，腹胀腹痛，口臭唇疮，苔黄燥，脉滑实者多为热秘；大便秘结，欲便不得，或便而不爽，肠鸣矢气，脉弦者多为气秘；临厕努挣乏力，甚则汗出气短，而大便并不干硬，舌嫩苔薄，脉虚者多为气虚便秘；大便干结，面色无华，头眩心悸，舌淡脉细涩者多为血虚便秘；大便干或不干，腹中冷痛，得热则减，尿清肢冷，多为冷秘。

【相关护理诊断】

1．便秘 与外感寒热之邪，内伤饮食、情志及气血阴阳不足等致大肠传导失司有关。

2．活动无耐力 与气血阴阳不足，临厕努挣乏力或便后疲乏有关。

2．有皮肤完整性受损的危险 与便时努挣太甚，肛门裂伤有关。

十、心悸

心悸（palpitation）是指患者自觉心中悸动、惊惕不安，发作性心慌，心跳剧烈，甚则不能自主的一种症状。心搏或快速，或缓慢，或心跳过重，或忽跳忽止，呈阵发性或持续不止，每因情志波动或劳累过度而发作。心悸包括惊悸和怔忡两方面，因惊而悸者，称为“惊悸”；若无外因，悸不因惊而发者，谓之“怔忡”。其中，惊悸多与情志刺激有关，时作时止，病情较轻，可自行缓解；怔忡多与久病体虚有关，无精神因素亦可发生，常持续心悸，发作无定时，不能自控，活动后加重，病情较重。惊悸日久不愈，亦可形成怔忡；怔忡患者又易受外惊所扰，而使心悸加重。

【病因病机】

心悸的形成，常与心虚胆怯、心血不足、心阳衰弱、水饮凌心、瘀血阻络等因素有关。现将临床常见的病因病机分述如下：

1．心虚胆怯 平素心虚胆怯之人，突受惊恐，如耳闻巨响，目睹异物，或遇险临危，致使心惊神摇，不能自主，渐至稍惊则心悸不已。

2．心血亏虚 禀赋不足，脏腑虚弱，或久病失调，失血过多，或思虑伤脾，气血生化乏源，均可导致心血不足，心失所养而发为心悸。

3．阴虚火旺 年老体虚或房劳过度损伤肾阴，虚火妄动，上扰心神，而致心悸。

4．心阳不足 大病久病之后，气血不足，延及心阳，心阳衰微不能温养心脉，故心悸不安。

5．水饮凌心 脾肾阳虚，不能蒸化水液，停聚而为饮，饮邪上犯，心阳被遏而引起心悸。

6．瘀血阻络 心阳不振，血行不畅，或风寒湿邪搏于血脉，内犯于心，以致心脉痹阻，营血运行不畅，亦能引起惊悸、怔忡。

总之，心悸按病理性质可分为虚、实两端。虚者为气血阴阳亏虚、心神失养所致；实者多由痰火扰心、水饮凌心、瘀血阻络，气血运行不畅所引起。虚实之间可以相互夹杂或转化。

【临床表现】

1．实证

（1）水饮凌心　表现为心悸眩晕，常伴有胸闷痞满，气短喘促，形寒肢冷，小便短少，或下肢浮肿，渴不欲饮，恶心吐涎，舌苔白滑，脉弦滑。

（2）心血瘀阻　心悸怔忡，胸闷不舒，心痛时作，心中刺痛，痛引肩背内臂，常伴有气短喘息，或两颧暗红，面唇紫暗，舌紫暗有瘀斑，脉细涩或结代。

2. 虚证

（1）心虚胆怯　见于平素心虚胆怯之人，属惊恐伤神。表现为心悸，善惊易恐，常伴有坐卧不安，少寐多梦而易惊醒，食少纳呆，恶闻巨响，舌苔薄白，脉动数或虚弦。

（2）心血不足　心悸气短，常伴有头晕目眩，健忘失眠，面色不华，倦怠乏力，食少纳呆，舌质淡红，脉细弱。

（3）阴虚火旺　心悸易惊，常伴有心烦少寐，兼手足心热，耳鸣腰酸，盗汗，口咽干燥，舌红，脉细数。

（4）心阳不振　心悸不安，常伴有胸闷气短，动则尤甚，面色㿠白，形寒肢冷，舌淡苔白，脉虚弱或沉细无力。

【护理评估要点】

1. 分虚实　起病缓，病程长，因心虚胆怯、心血不足、心阳不振、阴虚火旺等所致心悸者多属虚证；病程短，起病急，因水饮凌心、瘀血阻络等所致心悸者多属实证。

2. 根据心悸特点辨病性　心悸眩晕，气短喘促，苔白脉弦滑者，多为水饮凌心证；心悸怔忡，心中刺痛，伴有气短喘息，或两颧暗红，舌紫暗有瘀斑，脉细涩者，多为心血瘀阻证；心悸，善惊易恐，少寐多梦而易惊醒，苔薄白，脉动数者多为心虚胆怯证；心悸气短，伴有血虚者，多为心血不足证；心悸易惊，伴有心烦少寐、手足心热等阴虚证者，多为阴虚火旺证；心悸不安，胸闷气短，动则尤甚，伴有阳虚者，多为心阳不振证。

【相关护理诊断】

1. 疼痛　心痛：与瘀血阻滞，心脉失畅有关。

2. 睡眠型态紊乱　与心悸频作、心神不宁，气血亏损、心失所养有关。

3. 低效性呼吸型态　与心肾阳虚，水气凌心致气短喘促有关。

十一、不寐

不寐（insomnia），俗称失眠，以经常不能获得正常睡眠为特征，表现为入眠困难、寐而易醒、醒后不易再入眠、时寐时醒等，甚则彻夜不眠。

【病因病机】

形成不寐的原因很多，思虑劳倦、心肾不交、阴虚火旺、心胆气虚以及胃中不和等因素，均可导致不寐。分述如下：

1. 思虑劳倦，损伤心脾　心伤则阴血暗耗，神不守舍；脾伤则食少纳呆，生化之源不足，营血亏虚不能上奉于心以致心神不安。

2. 阳不入阴，心肾不交　素体虚弱，或久病之人，肾阴耗伤，不能上奉于心，水不济火，则心阳独亢；或五志过极，心火内炽，不能下交于肾，心肾失交，热扰神明，神志不宁，因而不寐。

3．阴虚火旺，肝阳扰动 情志所伤，肝失条达，气郁不舒，郁而化火，火性上炎，或阴虚阳亢扰动心神，神不安宁以致不寐。

4．心虚胆怯，心神不安 心虚胆怯，决断无权，遇事易惊，心神不安，而致不寐。多见体弱心胆素虚之人；或因暴受惊骇，情绪紧张，终日惕惕，渐至心虚胆怯而不寐者。

5．胃气不和，夜卧不安 饮食不节，肠胃受伤，宿食停滞，壅遏于中，酿为痰热，痰热上扰，以致不得眠。

【临床表现】

1．实证

(1) 心火炽盛　心烦不寐，躁扰不宁，常伴有口干舌燥，小便短赤，口舌生疮，舌尖红，苔薄黄，脉数有力或细数。

(2) 肝郁化火　失眠多梦，甚至彻夜不眠，常伴有急躁易怒，胸胁满闷，不思饮食，目赤口苦，便秘溲赤，舌红苔黄，脉弦而数。

(3) 痰热内扰　失眠，头昏而重，常伴有胸闷心烦，泛恶口苦，恶食嗳气，吞酸，目眩，苔腻而黄，脉滑数。

2．虚证

(1) 阴虚火旺　心烦不寐，常伴有心悸不安，头晕，耳鸣，健忘，心烦，手足心热，口干少津，腰膝酸软，遗精盗汗，舌红，脉细而数。

(2) 心脾两虚　多梦易醒，常伴有心悸健忘，头晕目眩，神疲乏力，四肢倦怠，面色萎黄，纳少，腹胀便溏，舌淡苔薄，脉细无力。

(3) 心胆气虚　失眠多梦，易于惊醒，常伴有心悸胆怯，遇事善惊，气短倦怠，自汗，舌淡，脉弦细。

【护理评估要点】

1．分虚实 按病理性质，不寐又可分为虚、实两方面，临床以虚证多见。病程长，起病缓，因心脾两虚、心血不足、阴虚火旺、心虚胆怯等导致心神失养所致不寐者，多属虚证；起病急，病程短，由心火内炽、肝郁化火、宿食内滞、痰热内扰等引起心神不安所致不寐者，多属实证。

2．根据不寐特点辨病性 心烦不寐，口舌生疮，舌尖红者，多为心火炽盛证；不寐伴有肝郁症状者，多为肝郁化火证；失眠头重，痰多胸闷，多为痰热内扰证；心烦不寐，伴有阴虚者，多为阴虚火旺证；多梦易醒，心悸健忘，伴有脾虚症状者，多为心脾两虚证；失眠多梦，易于惊醒，伴有心悸胆怯者，多为心胆气虚证。

【相关护理诊断】

1．睡眠型态紊乱 与心神受扰或心神失养有关。

2. 焦虑 与入眠困难，久治不愈，甚至彻夜难眠有关。

3. 活动无耐力 与久病脏腑功能失调，气血虚弱有关。

十二、水肿

水肿（edema）是指体内水液潴留，泛溢肌肤，引起眼睑、头面、四肢、腹背，甚至全身浮肿，严重者可伴有胸水、腹水等。水肿初起，大都从眼睑开始，继而波及头面、四肢和全身；亦有从下肢开始，继而全身浮肿。如病势严重，可伴有胸、腹水而致胸闷腹满、气喘、不能平卧。

【病因病机】

水不自行，赖气以动，故水肿一证，是全身气化功能障碍的一种表现。如外邪侵袭、饮食起居失常或劳倦内伤等，均可导致肺不通调、脾失健运、肾失开合，终至膀胱气化无权，三焦水道失畅，水液停聚，泛溢肌肤，而成水肿。

1. 风邪外袭，肺失通调 风邪外袭，内舍于肺，肺失宣降，水道不通，以致风遏水阻，风水相搏，泛溢肌肤，发为水肿。

2. 湿毒浸淫，内归脾肺 肌肤因痈疡疮毒，未能清解消透，疮毒内归脾肺，导致水液代谢受阻，溢于肌肤，亦成水肿。

3. 水湿浸渍，脾气受困 久居湿地，或冒雨涉水，水湿之气内侵，或平素饮食不节，多食生冷，均可使脾为湿困，失其健运，水湿不运，泛于肌肤，而成水肿。

4. 湿热内盛，三焦壅滞 湿热久羁，或湿郁化热，中焦脾胃失其升清降浊之能，三焦为之壅滞，水道不通，而成水肿。

5. 饮食劳倦，伤及脾胃 饮食不节，劳倦太过，脾气亏虚，运化失司，水湿停聚不行，横溢肌肤，而成水肿。

6. 房劳过度，内伤肾元 生育不节，房劳过度，肾精亏耗，肾气内伐，不能化气行水，遂使膀胱气化失常，开合不利，水液内停，形成水肿。

综上所述，水肿乃肺、脾、肾三脏功能失调所致，“其本在肾，其标在肺，其制在脾”。

【临床表现】

1. 阳水

（1）*风水泛滥* 眼睑及颜面浮肿，继及四肢、全身皆肿，来势迅速，常伴有发热恶风、肢节酸楚、小便不利等风邪袭表的症状。偏于风热者，伴有咽喉肿痛，舌质红，脉浮滑数等风热在表的症状；偏于风寒者，伴有恶寒，咳嗽气急，苔薄白而腻，脉浮滑或紧等风寒在表的症状。

（2）*湿毒浸淫* 眼睑浮肿，延及全身，小便不利，常伴有身发疮痍，甚则溃烂，恶风发热，烦热口渴，胸脘痞闷，舌质红，苔薄黄，脉浮数或滑数。

（3）*水湿浸渍* 全身浮肿，按之没指，小便短少，常伴有身体困重，胸闷，腹胀，纳呆，泛恶，苔白腻，脉沉缓。

(4) 湿热壅盛　遍体浮肿，肿势多剧，皮肤绷急光亮，胸脘痞闷，腹大胀满，烦热口干，小便短赤，大便干结，舌质红，苔黄腻，脉沉数或濡数。

2．阴水

(1) 脾阳虚衰　全身水肿，腰以下为甚，按之凹陷难复，常伴有面色㿠白，神疲肢冷，脘腹胀闷，纳呆，小便量少，便溏，舌质淡，苔白腻，脉沉缓。

(2) 肾气衰微　面浮身肿，腰以下尤甚，按之凹陷不起，常伴有心悸气促，腰冷酸楚，尿少或小便清长，四肢厥冷，怯寒神疲，面色灰滞或㿠白，舌质淡胖，苔白，脉沉细或沉迟无力。

【护理评估要点】

1．辨阴阳　水肿在辨证上以阴阳为纲。病程短，起病急，浮肿多在头面，皮肤光亮而薄，呈凹陷性水肿，按之易复，受风邪、水气、湿毒、湿热诸邪所致，证属表、热、实证，属阳水，其病在肺脾；病程长，病势缓，浮肿以下肢为甚，皮肤萎黄无泽，亦呈凹陷性，按之难复，证属里、寒、虚证，属阴水，其病在脾肾。阳水和阴水在一定条件下可相互转化。

2．根据水肿特点辨病性　先见眼睑及颜面浮肿，继则四肢、全身皆肿，来势迅速，伴有风邪袭表的症状者，多为风水泛滥证；眼睑头面浮肿，延及全身，伴有风邪夹湿毒者，多为湿毒浸淫证；四肢或全身浮肿，下肢为甚，按之没指，伴有水湿内聚，湿盛脾虚者，多为水湿浸渍证；遍体浮肿，肿势多剧，皮肤绷急光亮，伴湿热症状者，多为湿热壅盛证；身肿，腰以下为甚，按之凹陷难复，伴脾阳虚者，多为脾阳虚衰证；面浮身肿，腰以下为甚，按之凹陷不起，伴肾虚者，多为肾气衰微证。

【相关护理诊断】

1．体液过多　与全身气化功能障碍，水液泛溢肌肤有关。

2．身体意象紊乱　与水液潴留，泛溢肌肤有关。

3．低效性呼吸型态　与水湿内停，凌心犯肺有关。

4．有皮肤完整性受损的危险　与水液潴留，泛溢肌肤有关。

5．有感染的危险　与正气不足，外邪易袭有关。

第八章
心　电　图

第一节　心电图导联

心脏在机械收缩之前，首先产生电激动。心脏电激动所产生的微小电流可通过人体组织传导至体表，如果在体表不同部位放置两个电极，分别用导线连接至心电图机（精密的电流计），就可以将体表两点间的电位变化描记下来，形成一条连续的曲线，称为心电图（electrocardiogram，ECG）。这种放置电极的方法及其与心电图机的连接方式即为导联。电极位置和连接方法不同，可组成不同的导联。

一、常规心电图导联

（一）肢体导联

1．标准导联　标准导联（standard leads）属双极肢体导联，反映两个肢体之间的电位差变化，分别用Ⅰ、Ⅱ、Ⅲ三个罗马字作为标记（表8－1、图8－1）。

表8－1　标准导联连接法

导联符号	正极（探查电极）	负极
Ⅰ	左上肢	右上肢
Ⅱ	左下肢	右上肢
Ⅲ	左下肢	左上肢

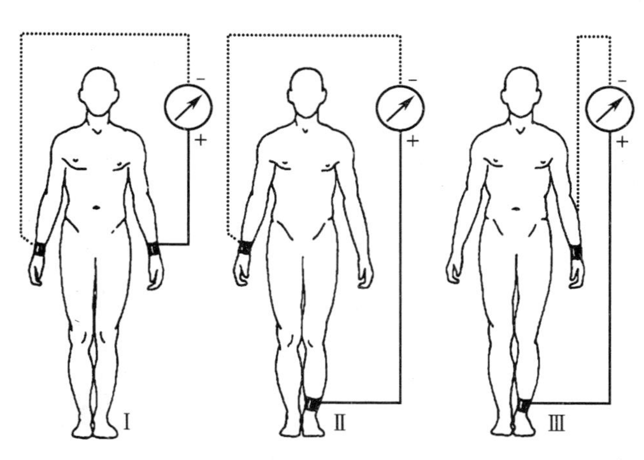

图8－1　标准导联连接方式示意图

2．单极肢体导联与加压单极肢体导联

（1）单极肢体导联　将左上肢、右上肢和左下肢的3个电极各通过5 000Ω电阻，然后并联起来组成无干电极或称中心电端（central terminal），该处电位接近零电位且较稳定。将心电图机的负极连接中心电端，正极（探查电极）分别连接右上肢、左上肢、左下肢，即构成单极肢体导联，分别称为右上肢单极导联（VR）、左上肢单极导联（VL）和左下肢单极导联（VF）（图8－2）。

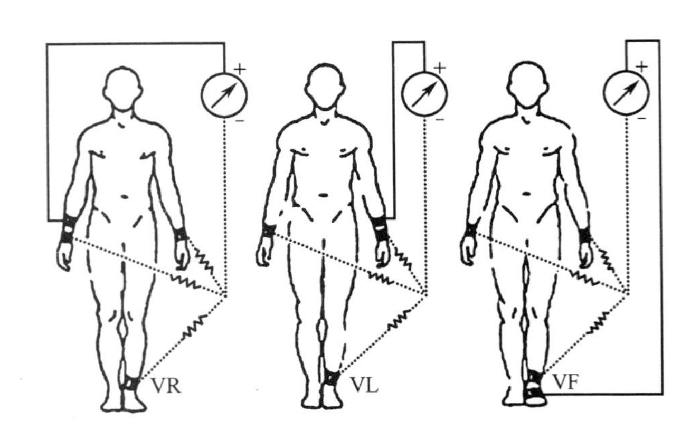

图 8-2　单极肢体导联连接方式示意图

(2) 加压单极肢体导联　若在描记某一个单极肢体导联心电图时，将该肢体与中心电端的连线断开，这样可使探查电极所反映的具体电压升值 50%，波幅增大而便于观测。这种连接方式即为目前广泛应用的加压单极肢体导联。加压单极肢体导联属单极导联，基本上代表检测部位的电位变化（表 8-2、图 8-3）。

表 8-2　加压单极肢体导联连接法

导联名称	导联符号	正极（探查电极）	负极
加压单极右上肢导联	aVR	右上肢	左上肢 + 左下肢
加压单极左上肢导联	aVL	左上肢	右上肢 + 左下肢
加压单极左下肢导联	aVF	左下肢	右上肢 + 左上肢

注：表中 a 代表加压 50%，V 代表电压，R、L、F 分别代表右上肢、左上肢和左下肢。

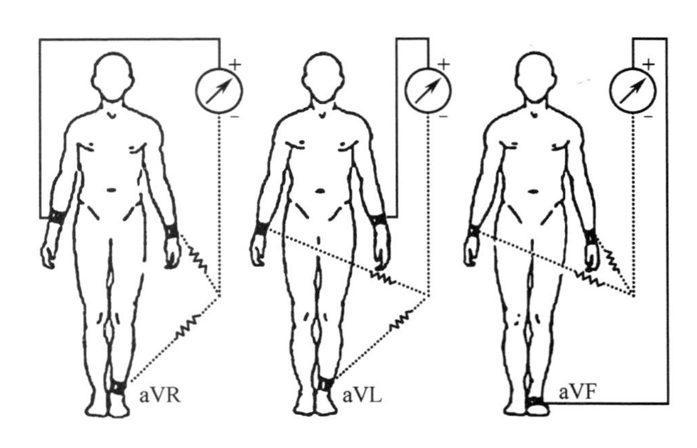

实线表示 aVR、aVL、aVF 导联检测电极与正电极连接，虚线表示其余二肢体电极同时与负极连接构成中心电端

图 8-3　加压单极肢体导联连接方式示意图

（二）胸导联

胸导联（precordial or chest leads）属单极导联，探查之正电极分别放置于心前区不同部位，负极则与中心电端连接（表 8－3、图 8－4）。

表 8－3　常用心前区导联连接法

导联符号	正极（探查电极）	负极
V_1	胸骨右缘第 4 肋间	中心电端
V_2	胸骨左缘第 4 肋间	中心电端
V_3	V_2 与 V_4 连线中点	中心电端
V_4	左锁骨中线平第 5 肋间	中心电端
V_5	左腋前线与 V_4 同一水平	中心电端
V_6	左腋中线与 V_4 同一水平	中心电端

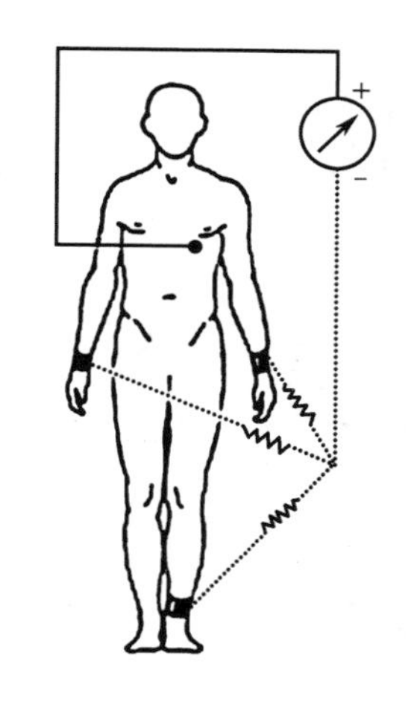

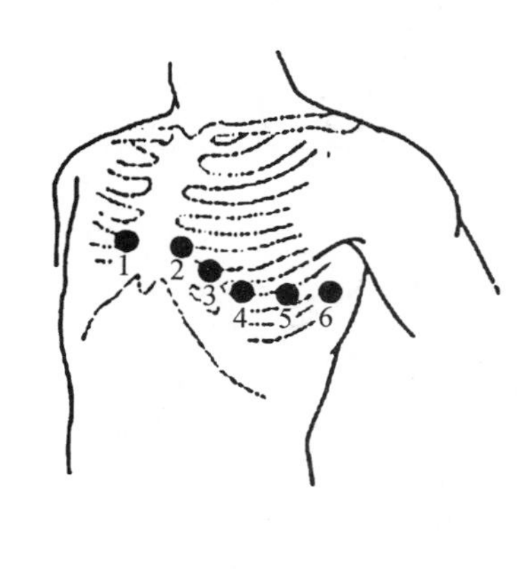

图 8－4　心前区导联连接方式示意图

上述常规 12 导联心电图检查，基本能满足心电图诊断的需要。在特殊情况时，如疑有后壁心肌梗死，需加做 V_7（左腋后线 V_4 水平处）、V_8（左肩胛线 V_4 水平处）、V_9（左脊柱旁线 V_4 水平处）；如疑有右位心、右室心肌梗死和右心室肥大时，可加做 V_{3R} ~ V_{5R}，电极放置于右侧胸壁与 V_3 ~ V_6 对称处。

二、监护导联

是一种双极导联，多在心脏监护病房、危重症监护病房、手术及麻醉中观察心脏情况时使用。通常采用简化的心电图导联来代替标准体表心电图导联系统，用粘贴式纽扣电极片代替标准的银－氯化银电极夹，但所描记的心电图不能按常规心电图的标准去分析 ST－T 改变和 QRS 波形形态。目前推荐胸前综合监护导联，包括正电极、负电极和接地电极 3 个电极，且标有不同颜色加以区分。其放置方法有以下几种：

1. 综合 Ⅰ 导联　负极在右锁骨中点下缘，正极置于左锁骨中点的下缘，接地电极置于右侧胸大肌下方。此导联不影响常规心电图描记，但 QRS 波振幅较小。综合Ⅰ导联的波形类似标准Ⅰ导联（图 8－5A）。

2．综合Ⅱ导联 负极在右锁骨中点下缘，正极放于左腋前线第 4～6 肋间，接地电极置于右侧胸大肌下方。心电图波形与 V_5 导联相似，波幅较大，但电极脱落机会较多（图8－5B）。

3．综合Ⅲ导联 负极置于左锁骨中点外下方，正极置于左锁骨中线肋弓上缘，接地电极置于右侧胸大肌下方。心电图波形近似于标准Ⅲ导联（图 8－5C）。

4．CM_5 导联 负极置于胸骨右缘第 2 肋间隙，正极置于左腋前线第 5 肋间隙，接地电极置于右腋前线第 5 肋间隙处（图 8－5D）。

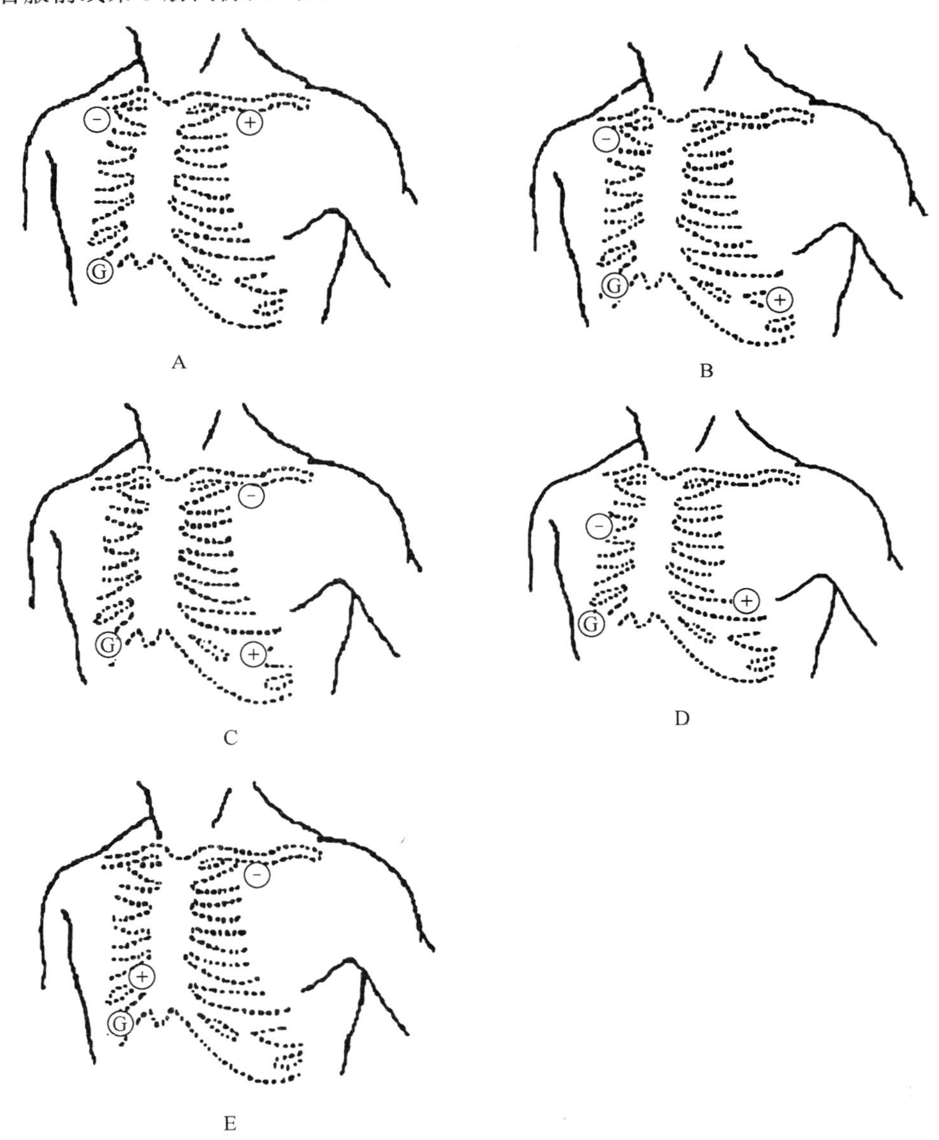

图 8－5 监护导联连接方式示意图

5．MCL$_1$ 导联 负极在左锁骨中点下外侧，正极置于胸骨右缘第4肋间隙，接地电极置于右侧胸大肌下方或右肩（图8－5E）。

三、导联轴

某一导联正负两极之间的假想连线，称为该导联的导联轴，方向由负极指向正极。

将右上肢、左上肢和左下肢设想为一个以心脏为核心的等边三角形的3个顶点，中心电端位于三角形的中心。这样，6个肢体导联就可以获得6个方向各异的导联轴。标准导联与加压单极肢体导联的导联轴都位于同一平面（额面）。如将6个肢体导联的导联轴分别平行移动，使各导联轴均通过等边三角形中心点，即组成额面六轴系统（hexaxial system）。它对测定额面心电轴以及判断肢体导联心电图波形有很大帮助（图8－6）。

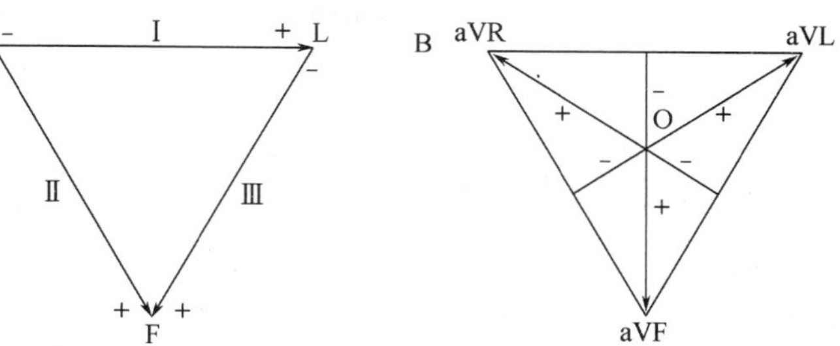

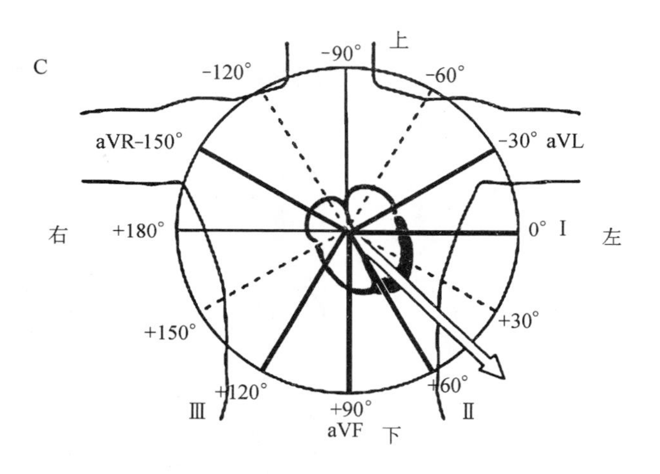

A．标准导联的导联轴；B．加压单极肢体导联的导联轴；C．肢体导联额面六轴系统

图8－6 肢体导联的导联轴及额面六轴系统示意图

心前区各导联均以中心电端为中心，探查电极侧为正，其对侧为负，构成心前区导联轴系统。6个心前区导联的导联轴分别从人体水平面的不同部位探查心电活动，对于判断心前区导联心电图波形有一定帮助（图8－7）。

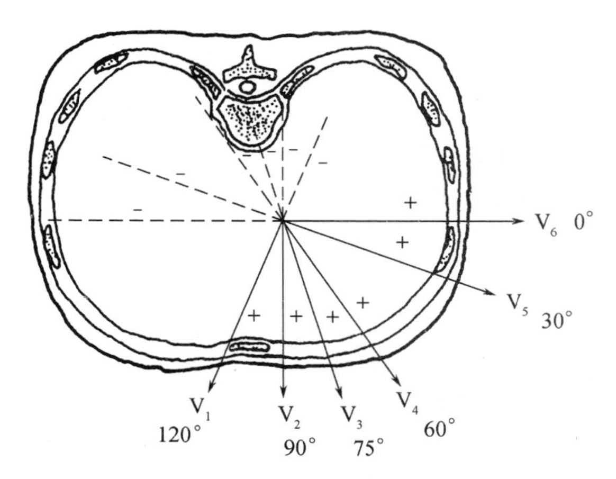

图8－7 心前区导联的导联轴系统示意图

第二节 心电图产生原理

一、心肌细胞的电位变化规律

心肌细胞的生物电变化是由细胞膜对其两侧的 K^+、Na^+、Cl^-、Ca^{2+} 等带电离子的选择性通透及各种离子的定向流动引起的，表现为细胞膜内外的电位变化（图 8-8）。

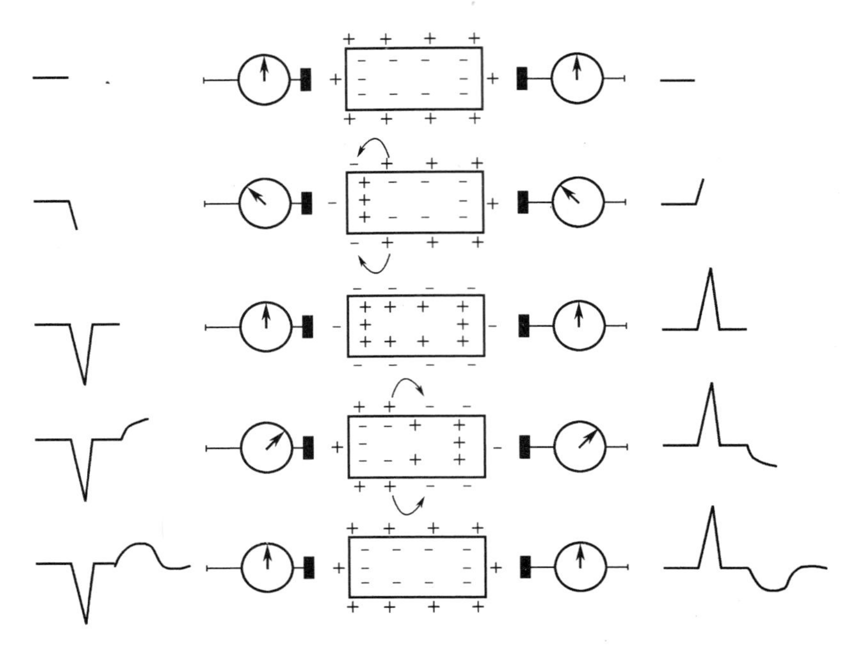

图 8-8 心肌细胞除极和复极过程以及细胞外电变化示意图

（一）极化阶段

当心肌细胞在静息状态时，细胞膜外聚集着带正电荷的阳离子，膜内聚集着同等数量的带负电荷的阴离子。这种在静息时膜外带正电荷、膜内带负电荷的相对恒定状态，称为极化状态（polarization）。此时，细胞膜表面和内外均无电流活动。若将细胞膜外的两端连导线至电流计，则指针不动，为一条电平线。

（二）除极阶段

当心肌细胞某个部位受到一定强度的刺激时，离子跨过细胞膜，引起细胞内外电荷的交换，膜电位由极化状态下的内负外正状态迅速逆转为内正外负状态。这一转变即为心肌细胞的除极（depolarization）过程。由于已除极部位膜外带负电荷，邻近未除极部位的细胞膜外仍带正电荷，两者之间形成一对电偶（dipole）。沿着除极方向总是电源（正电荷）在前，电穴（负电荷）在后，电流从未除极部位流向已除极部位，并沿着一定的方向迅速扩展，直至整个心肌细胞完全除极。若探查电极面对除极方向（即面对电源），描记出向上的波形；若探查电极背对除极方向（即面对电穴），描记出向下的波形；若探查电极置于细胞中部，则描记出先正后负的双向波形。

除极过程非常迅速，历时 2～3ms，故描记出高而窄的波形。除极完毕后，细胞膜外暂无电位变化，电流曲线回至等电位线。

（三）复极阶段

心肌细胞除极之后，再经过多种离子的后续移动及离子泵的耗能调整，使细胞膜逐渐恢复到静息时的极化状态，这个过程称为复极（repolarization）。此时细胞内外两侧的电位差不仅由外负内正状态变为外正内负状态，且各种离子的分布也基本回复到除极前的分布情况。复极过程与除极过程方向一致，但因沿复极方向总是电穴（负电荷）在前，电源（正电荷）在后，故描记的复极波方向与除极波相反。复极过程较除极过程缓慢，历时约 300ms，描记出的曲线为圆体。复极完毕后，细胞膜外恢复到正电位，电位差消失，电流曲线回至等电位线。

体表心电图记录的不是单一心肌细胞的电位变化，而是参与心脏除极与复极过程的所有心肌细胞的综合电位变化。因此必须进一步了解心电向量的概念。

二、心电向量基本概念

（一）心电向量

既有一定大小又有一定方向的物理量，称为向量。如前所述，心肌细胞在除极与复极时可产生电偶。电偶两极的电荷数目聚集得越多，则两极间的电位差（电动势）就越大。电偶的大小就是电偶电动势的大小。电偶的方向是由电穴指向电源。电偶既有数量大小，又有方向，因此称为心电向量（vector）。心电向量常用箭头来表示，箭头的方向代表电偶的方向，箭杆的长度代表电偶电动势的大小。

除（复）极时产生的心电向量分别称为除（复）极向量。除极向量的方向与除极方向一致，而复极向量的方向与复极方向相反。

（二）瞬间综合心电向量

心脏在除极或复极的过程中，每个瞬间都有许多心肌细胞同时发生除极或复极，产生许多个大小方向各不相同的心电向量。这许多向量可按心电向量综合法合成“瞬间心电综合向量”。心电向量综合法规定：若两个向量方向相同，则综合向量为两者之和，其方向与原来的方向相同；若方向相反，则综合向量为两者之差，其方向与较大的向量一致；若两个向量互成角度，则综合向量以平行四边形法则求得（图 8－9）。

心脏的除极或复极过程可以看成是由无数个依次发生的瞬间综合向量组成的。

三、正常心脏激动的传导

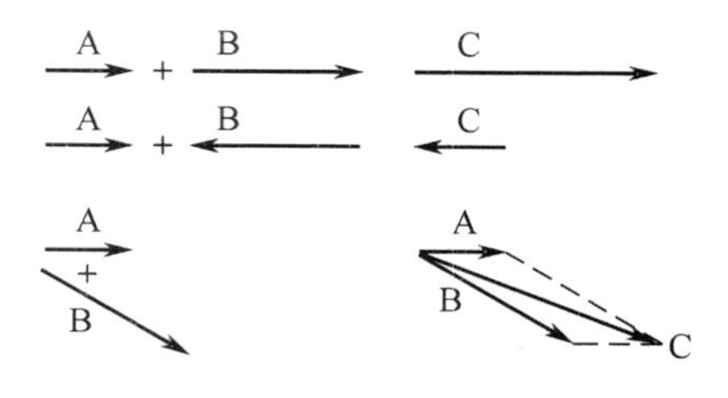

图 8-9 向量的综合方法

心脏的除极或复极顺序与心脏的传导系统密切相关。心脏起搏传导系统由窦房结、结间束（包括前、中、后结间束）、房间束、房室结、希氏束（His bundle）、左右束支以及浦肯野纤维（Pukinje fiber）构成。

正常心脏的激动起源于窦房结，兴奋心房的同时，激动沿结间束→房室结→希氏束→左、右束支→浦肯野纤维顺序传导，最后兴奋心室（图 8-10）。这种先后有序的电激动的传播，引起一系列电位变化，形成了心电图上的相应波段（图 8-11）。

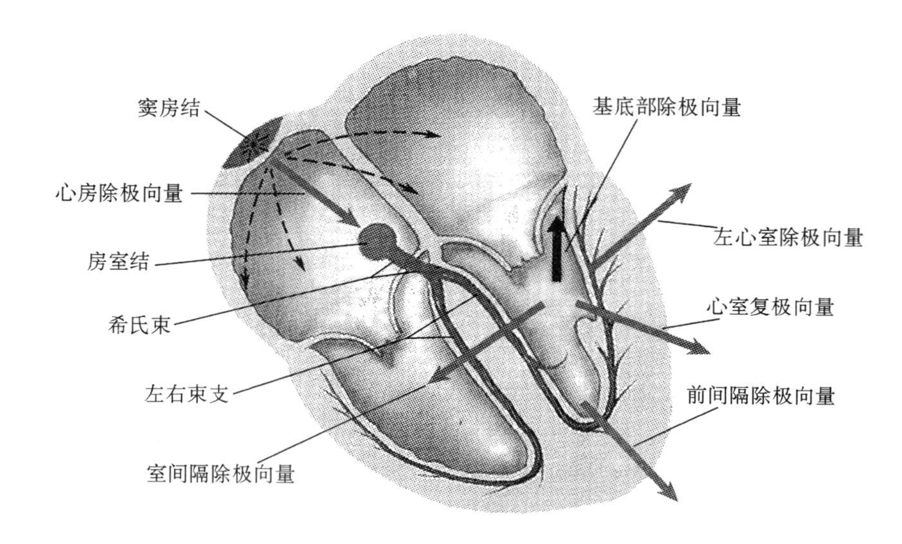

图 8-10 心脏的起搏传导系统及心脏除极向量的扩展示意图

四、心电图各波段的形成与命名

（一）心电图各波段的形成

1. P 波 反映心房除极过程的电位与时间变化。由于窦房结位于右心房上部，因此起源于窦房结的电激动首先引起右心房除极，产生一较小的向前下稍偏左的瞬间综合心电向量；继而左、右心房同时除极，产生一较大的向左下偏前的瞬间综合心电向量；最后左房除极，其瞬间综合心电向量指向左后稍偏下。把心房各瞬间综合心电向量综合起来，可形成一向左下偏前的综合心电向量，因此 P 波在Ⅰ、Ⅱ、aVF 导联直立，而 aVR 导联的 P 波倒置，此即窦性 P 波。

2. Ta 波 反映心房的复极过程。同一导联上的 Ta 波与 P 波方向相反。Ta 波振幅很小，与其他波段又有重叠，在心电图上较难辨认。

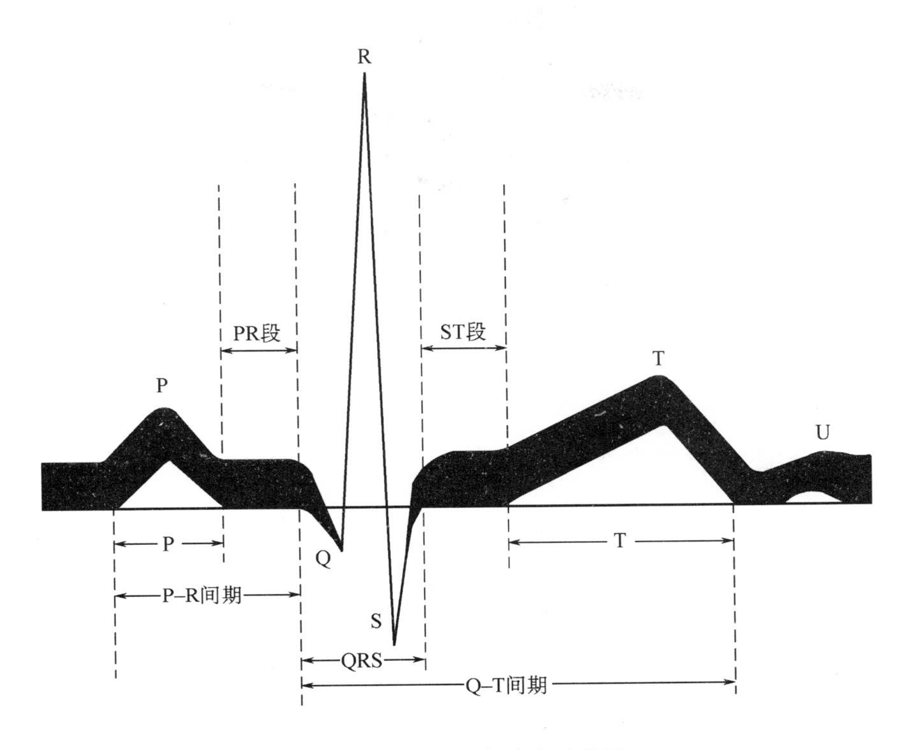

图 8－11　心电图各波段示意图

3．P－R 段　反映心房复极过程及房室结、希氏束、束支的电活动，是从 P 波终点至 QRS 波起点间的线段。

4．P－R 间期　代表激动从窦房结通过心房、房室交界区到心室开始除极的时间，是从 P 波起点至 QRS 波群起点的时间，包括 P 波和 P－R 段在内。

5．QRS 波群　反映心室除极过程的电位与时间变化。心室除极，随房室结和房室束将激动下传到心室而开始。心室除极共需时 0.06～0.10s，大致可分为 4 个阶段（图 8－10）。

（1）室间隔除极　由于左束支分支较早，故激动首先到达室间隔的左侧面，心肌从室间隔左侧向右侧除极，产生一较小的向右前的瞬间综合心电向量。

（2）前尖部除极　激动随后使室间隔右侧、左右心室心尖部除极。由于左心室心尖部较厚，产生的心电向量也大，故出现一较大的向左前稍偏下的瞬间综合心电向量。

（3）左心室除极　左右心室游离壁几乎同时由心内膜向心外膜除极。较薄的右心室壁很快除极完毕，较厚的左心室壁则仍继续向左方除极，产生一个很大的向左下稍偏后的瞬间综合心电向量。

（4）基底部除极　最后除极的部位是肺动脉圆锥部和左心室的基底部，产生一较小的向左上的瞬间综合心电向量。

若将心室在除极过程中所产生的各瞬间综合心电向量综合起来，可形成一向下偏后的综合 QRS 向量。因此，V_1、V_2 导联记录出主波向下的 QRS 波群，V_5、V_6 导联记录出主波向上的 QRS 波群，V_3、V_4 导联记录出向上波和向下波相等的波形。

6．T 波 反映心室晚期复极的电位与时间变化。心室复极方向是从温度较高、压力较小、供血较好的心外膜向心内膜方向进行的，所产生的各瞬间综合心电向量均指向外膜侧。正常心室复极综合向量指向左下前，与综合 QRS 向量的方向大致相同，故 T 波常与 QRS 主波方向一致。心室复极时间过程缓慢。

7．ST 段 反映心室早期缓慢复极的电位与时间变化，是从 QRS 波群终点至 T 波起点间的线段。由于心肌复极早期的电位变化速度慢、幅度小，因此在心电图上不能形成具体波形，只表现略高于或略低于基线的平段。

8．Q－T 间期 代表心室除极与复极过程的总时间，是从 QRS 群波起点至 T 波终点间的时间。

9．U 波 发生机制不明，多认为是心肌激动的后继电位。

（二）心电图各波段的命名

正常心电图每一心动周期中，随着时间的变化出现一系列的波段，分别称为 P 波（P wave）、QRS 波（QRS wave）、T 波（T wave）、U 波（U wave）和 P－R 段（P－R segment）、P－R 间期（P－R interval）、ST 段（ST segment）、Q－T 间期（Q－T interval）。

QRS 波群变化复杂，其命名如下：QRS 波群在参考水平线以上第一个出现的正向波称为 R 波；在 R 波前的负向波称为 Q 波；在 R 波后的第一个负向波称为 S 波；S 波后的正向波称为 R’波；R’波后的负向波称为 S’波。依此类推 R”、S”波等的定义。如 QRS 波群只有负向波，则称为 QS 波。如果在参考水平线同侧一个波的描记线可见两个或两个以上转折点，则称为切迹或顿挫（图 8－12）。

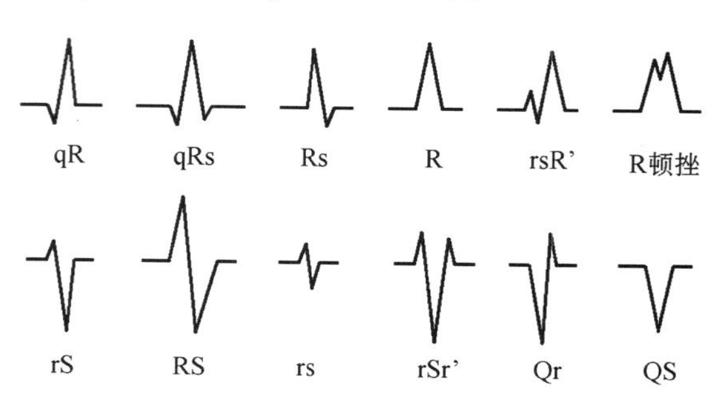

图 8－12 QRS 波群命名示意图

各波的大小，以英文字母的大小写形式来表示：波形大（波幅≥0.5mV），书写时用大写字母 Q、R、S 表示；波形小（＜0.5mV）则用小写字母 q、r、s 表示；同一导联中，若波幅小于最高波幅的 1/2，记为小写英文字母。

第三节 正常心电图

一、心电图测量

心电图直接描记在由纵线与横线交织的小方格纸上。小方格的各边长均为 1mm（图 8－13）。小方格的纵向距离代表电压，用以计算各波振幅的高度或深度。当输入的定准电压为 1mV 使曲线移位 10mm 时，每两条横线间（1 小格）代表 0.1mV。小方格的横向距离代表时间，用以计算各波和各间期所占的时间。若按 25mm/s 的走纸速度来描记心电图时，每两条纵线间（1 小格）代表 0.04s。

若改变走纸速度或定准电压，则每小格代表的时间或电压值亦改变。

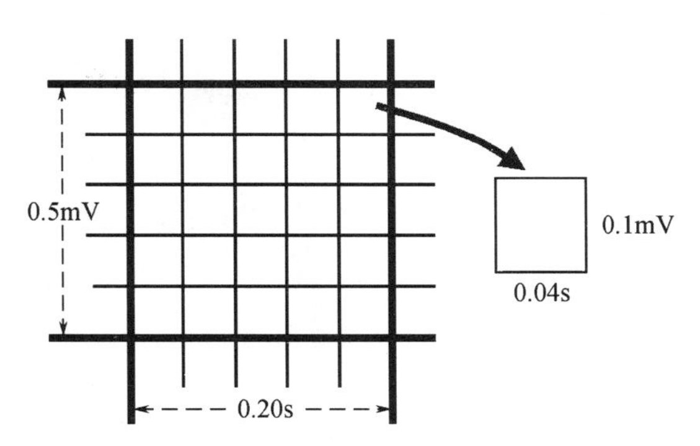

图 8-13　心电图记录纸示意图

（一）各波段振幅的测量

测定正向波的高度，应自参考水平线的上缘垂直地测量到该波的顶点；测量负向波的深度应自参考水平线的下缘垂直地测量到波的底端；若为双向波，则以正负相加的代数和计算。P 波起始前的水平线是测量 P 波振幅的参考水平线；QRS 起始部是测量 QRS 波群、ST 段、T 波和 U 波振幅统一采用的参考水平线（图 8-14）。

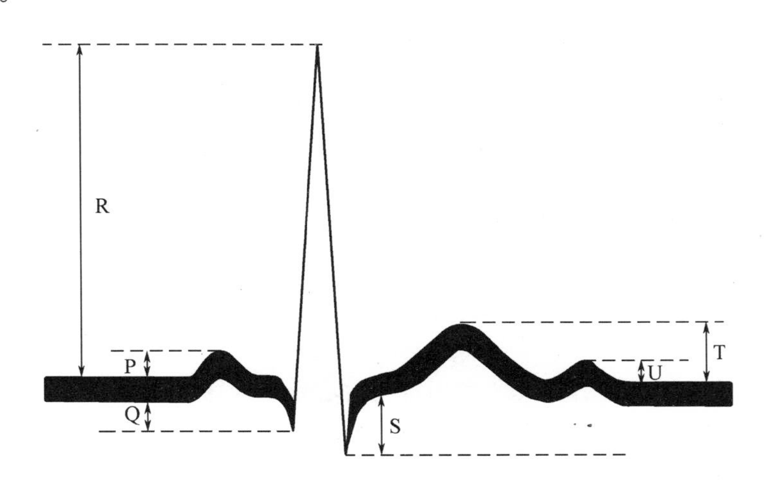

图 8-14　心电图各波振幅测量方法示意图

测量 ST 段移位时，以 QRS 起始部作为参考水平线，通常取 J 点（S 波的终点与 S-T 段的起点交界处）后 60ms 或 80ms 处为测量点。当 ST 段上升，应测出该点 ST 段上缘距对照基线上缘的直线距离；当 ST 段下移时，应测量该点 ST 段下缘距对照基线下缘的直线距离。在报告 ST 段测量结果时，应说明 ST 段测量点及 ST 段移位类型（水平型、下垂型、上斜型）。

（二）各波段时间的测量

测量各波的时间应从该波起始部的内缘（凸面起点）量至波形终末部分的内缘（凸面终点）。正向波的时间从基线下缘测量，负向波的时间应从基线上缘测量。测量时应选择波幅最大、波形清晰的导联（图 8-15）。室壁激动时间（VAT）是从 QRS 波群的起点到过 R 波顶峰垂直线之间的水平距离。若 R 波有切迹或有 R’波，则以最后的 R 波峰为准。

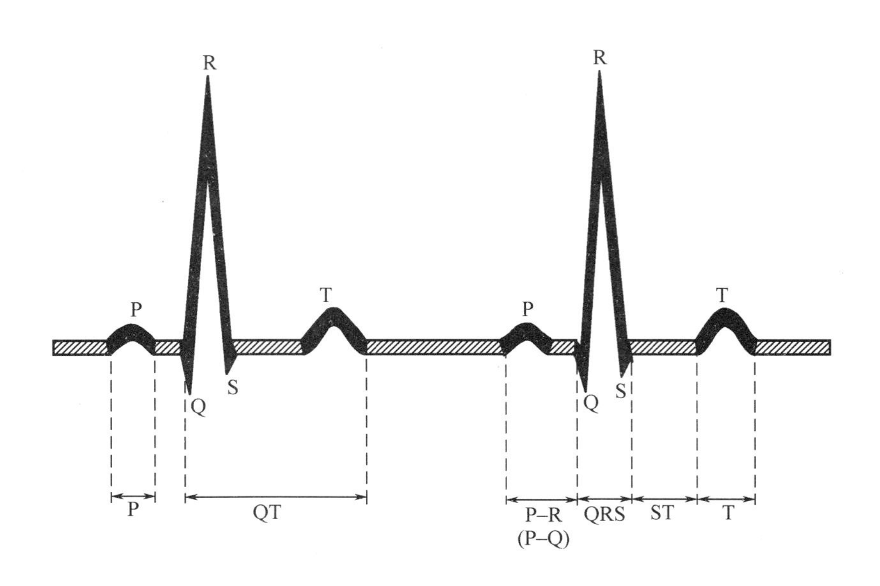

图 8－15　心电图各波段时间测量方法示意图

（三）心率的计算

1．心律规则时心率的计算　心律规则时只需测定一个 R－R（或 P－P）间期的秒数，然后被 60 除，即可求出。其计算公式为每分钟心率＝60/R－R 或 P－P 间期（s）或按 R－R 或 P－P 间距查表。

2．心律不规则时心率的计算　心律不规则时心率的计算有两种方法：①数 30 大格（共 6s）内的 QRS 或 P 波数，乘以 10；②测量 5 个以上 R－R 或 P－P 间隔，以其平均值去除 60，即得每分钟心室率或心房率。

3．估算心率　根据 R－R 或 P－P 间距的大格数（每格 0.2s）可大约估算心率值。一般规律如下：心率＝300/大格数。

（四）平均心电轴的测量

平均心电轴（cardiac electric axis）一般指平均 QRS 电轴（mean QRS axis），它是心室除极过程中各瞬间综合向量的综合。正常平均心电轴在额面上的投影指向左下，正常范围为 0°～＋90°。一般采用平均心电轴与导联Ⅰ正侧段所成的角度表示平均心电轴的偏移程度。

1．目测法　根据Ⅰ、Ⅲ导联 QRS 波主波方向可快速地初步判断平均心电轴是否正常（表 8－4、图 8－16）。

2．计算法　分别测算Ⅰ、Ⅲ导联的 QRS 波振幅的代数和，然后将这两个数值分别在Ⅰ、Ⅲ导联轴上画出垂直线，求得两垂直线的交叉点。电偶中心与该交叉点相连即为心电轴，该轴与Ⅰ导联轴正侧的夹角即为平均心电轴的角度（图 8－17）。也可将测算的Ⅰ、Ⅲ

导联 QRS 波振幅的代数和值直接查表求得。

表 8－4 以目测法判断心电轴的方法

Ⅰ导联主波	Ⅲ导联主波	心电轴
向上	向上	正常
向上	向下	左偏
向下	向上	右偏
向下	向下	不确定

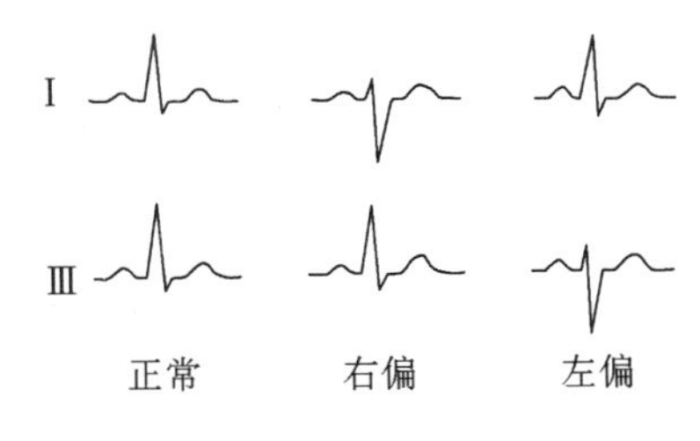

图 8－16 心电轴的简单目测法示意图

（五）心脏循长轴转位

心脏循长轴转位是指从心尖部向心底部观察，心脏沿其长轴发生顺时针或逆时针方向的转动。可通过心前区导联中过渡区波形（指 V_3 或 V_4 导联的波形，其正向波与负向波之比约等于 1）出现的位置来判断（图 8－18）。V_5、V_6 导联出现过渡区波形，提示心脏顺钟向转位；V_1、V_2 导联出现过渡区波形，提示心脏有逆钟向转位。顺钟向转位常见于右心室肥大，逆钟向转位常见于左心室肥大。但需要指出，钟向转位图形并非都是心脏在解剖上转位的结果，正常人的心电图也常可见到这种转位图形。

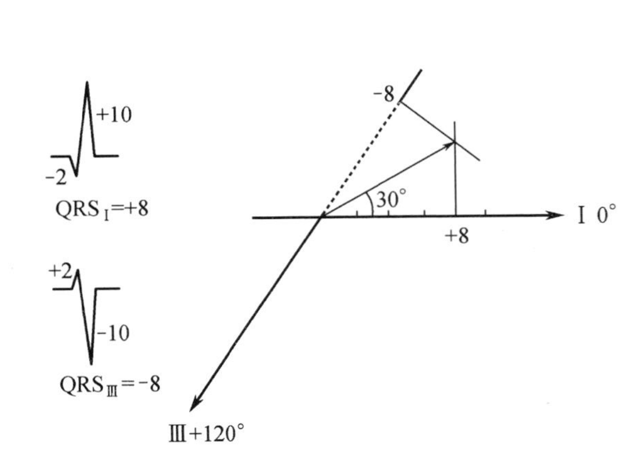

图 8－17 振幅计算法测量心电轴示意图

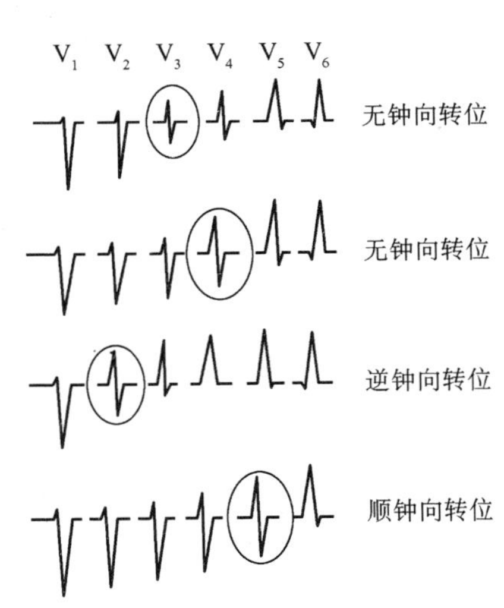

图 8－18 心脏的钟向转位示意图

二、正常心电图的波形特点与正常值

（一）P 波

1．位置 任何导联的 P 波一定出现在 QRS 波群之前。

2．形态 光滑呈圆钝形，可有轻度切迹。P 波方向在 aVR 导联倒置，Ⅰ、Ⅱ、aVF、

$V_4 \sim V_6$导联直立，Ⅲ、aVL、$V_1 \sim V_3$可呈倒置、双向或低平。

3．时间和振幅 时间<0.12s，振幅< 0.25mV。V_1导联P波为双向时，其负向波称为V_1导联P波终末电势（Ptf V_1），正常人Ptf V_1< -0.04mm·s（负向波的振幅与时间的乘积）。

（二）P-R间期

成人P-R间期的正常范围为0.12~0.20s。P-R间期随年龄、心率变化，年龄越大或心率越慢，P-R间期越长。

（三）QRS波群

1．形态

（1）肢体导联 一般Ⅰ、Ⅱ、aVF导联的QRS波主波向上，aVR导联的QRS波主波向下，Ⅲ、aVL导联变化较多。

（2）胸导联 自V_1至V_6的移行规律是R波逐渐增高，S波逐渐变浅。其中V_1、V_2导联多呈rS型，R/S<1，V_5、V_6导联多呈qR型或Rs型，R/S>1，V_3、V_4导联多呈过渡区波形，R/S≈1。

2．时间 正常成人为0.06~0.10s，最宽不超过0.11s。

3．振幅

（1）肢体导联 aVL导联的R波不应超过1.2mV，aVF导联的R波不应超过2.0mV，aVR导联的R波不应超过0.5 mV，I导联的R波+Ⅲ导联的S波不应超过2.5 mV，Ⅱ导联的R波+Ⅲ导联的R波不应超过4.0 mV。

（2）胸导联 V_1导联的R波不应超过1.0 mV，V_1导联的R波+V_5导联的S波不应超过1.2 mV，V_5导联的R波不应超过2.5 mV，V_5导联的R波+V_1导联的S波在男性中不应超过4.0 mV，女性中不应超过3.5 mV。

6个肢体导联的QRS波群振幅（正向波与负向波振幅的绝对值相加）一般不应都小于0.5mV，6个胸导联的QRS波群振幅（正向波与负向波振幅的绝对值相加）一般不应都小于0.8mV，否则称为低电压。

4．室壁激动时间（VAT） 是心室激动波从心室肌的内膜面到达外膜面的时间，可借以了解心室肌是否肥厚。正常人V_1导联的室壁激动时间不超过0.03s，V_5导联则不超过0.05s。

5．Q波 除aVR导联外，其他导联Q波的振幅不超过同导联R波的1/4，时间<0.04s，而且无切迹。但V_1、V_2导联可能呈QS型，不一定是异常表现。超过正常范围的Q波称为异常Q波。

（四）ST段

在任何导联，ST段下移不应超过0.05 mV。ST段上移，在肢体导联和$V_4 \sim V_6$导联不应超过0.1 mV，在$V_1 \sim V_3$导联不应超过0.3 mV。

（五）T波

1．形态 T波钝圆，占时较长，为前肢较长、后肢较短的波形。正常情况下，T波方向常和 QRS 波群的主波方向一致。在Ⅰ、Ⅱ、V_4 ~ V_6 导联直立，aVR 导联倒置，其他导联可直立、倒置或双向。

2. 振幅　在以 R 波为主的导联中，T 波振幅不应低于同导联 R 波的 1/10。胸导联 T 波可高达 1.2 ~ 1.5mV。

（六）Q－T 间期

Q－T 间期一般为 0.32 ~ 0.44s，与心率有密切关系。心率增快，Q－T 间期缩短；反之，则延长。为纠正心率对 Q－T 间期的影响，所以常用校正的 Q－T 间期，即 $Q-Tc=Q-T/\sqrt{R-R}$。正常 $Q-Tc \leqslant 0.44s$。

（七）U 波

U 波出现在 T 波后 0.02s 左右，其方向多与 T 波一致，不应高于同导联 T 波。在 V_2 ~ V_4 导联较清楚，其振幅可高达 0.2 ~ 0.3 mV。一般不予以测量。

三、小儿心电图特点

小儿心电图变化较大，总体变化趋势为自起初的右心室占优势型转变为左心室占优势型的过程。小儿心电图的特点如下：

1. 心率较成人快　新生儿 120 ~ 140 次/分钟；1 ~ 5 岁 90 ~ 120 次/分钟；6 ~ 9 岁 80 ~ 100 次/分钟；10 岁以后可大致保持在成人的心率水平即 60 ~ 100 次/分钟。由此导致小儿的 P－R 及 Q－T 间期也相应较成人短。

2. 胸导联电压振幅较高　小儿胸壁薄，导电好，故其胸导联电压较高。诊断心室肥厚的电压标准明显高于成人，如 3 ~ 14 岁小儿 V_5 导联的 R 波 > 3.5mV，V_5 导联的 R 波 + V_1 导联的 S 波 > 5.0mV，方认为左心室高电压；诊断低电压时肢体各导联波幅的算术和应 < 0.8mV。

3. 婴幼儿常呈右心室占优势的 QRS 图形特征　可出现：①电轴右偏；②右心室肥厚的部分表现，如在正常小儿可见 V_1 导联 R/S > 1；③右心室室壁激动时间 > 0.03s；④下壁及侧壁导联 q 波加深等。随着年龄增长，R 波由右胸导联为主逐渐过渡到以左胸导联为主。

4. T 波变异性较大　新生儿的肢体导联及右胸导联常出现 T 波低平、倒置。

第四节　异常心电图

一、心房、心室肥大

心房、心室肥大包括房室肥厚和/或扩大，常见于器质性心脏病。房室肥厚和房室扩大的心电图改变大致相似，主要表现为心房、心室除极向量增大和除极时间延长。其心电图改变常与下列因素有关：①心肌纤维增粗，除极面积增大，致使心肌除极所产生的电压增高；

②心腔扩大，使之与胸壁距离缩短，引起相应体表的电压增高；③心肌增厚、心腔扩大以及由心肌细胞变性所致传导功能低下，使心肌除极与复极时间相应延长；④心肌肥厚、劳损以及相对性供血不足，导致心肌复极异常。

心电图诊断房室肥大有相当程度的假阴性和假阳性。也就是说，已有心房、心室肥大者心电图可无改变，而某些心电图符合心房、心室肥大诊断标准者，事实上并无心房、心室肥大。因此，诊断心房、心室肥大时，需要紧密结合其他临床资料，才能得出正确结论。

（一）心房肥大

窦房结位于右心房上腔静脉入口外侧壁的心内膜下，正常激动先传到右心房，然后循房间传导束传入左心房，故右心房比左心房早除极，除极结束也较左心房早。反映心房除极过程的P波，其起始部分代表右心房除极，中间部分代表右、左心房都在除极，终末部分代表左心房除极。心房肥大在心电图上主要表现为P波的形态、时间及振幅的异常。

1．左心房肥大（left atrial enlargement） 正常情况下，左心房最后除极。左心房肥大使左心房的除极延迟，从而延长了整个心房的除极时间，因此，心电图主要表现为P波时间增宽。左心房肥大的心电图（图8－19）特征为：

（1）P波增宽≥0.12s，常呈双峰型，峰间距离≥0.04s，以Ⅰ、Ⅱ、aVL导联明显。

（2）V_1导联P波常呈正负双向，$PtfV_1 \leq -0.04mm \cdot s$。

左心房肥大多见于风湿性心脏病二尖瓣狭窄，所以又称“二尖瓣型P波”。高血压、肥厚性心肌病、慢性左心衰等亦较常见。

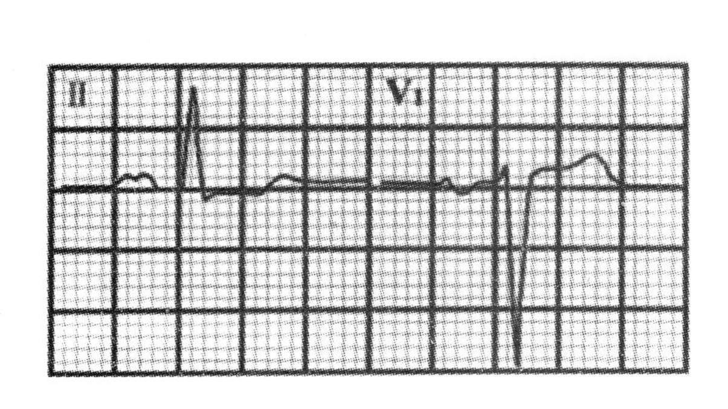

图8－19 左心房肥大心电图

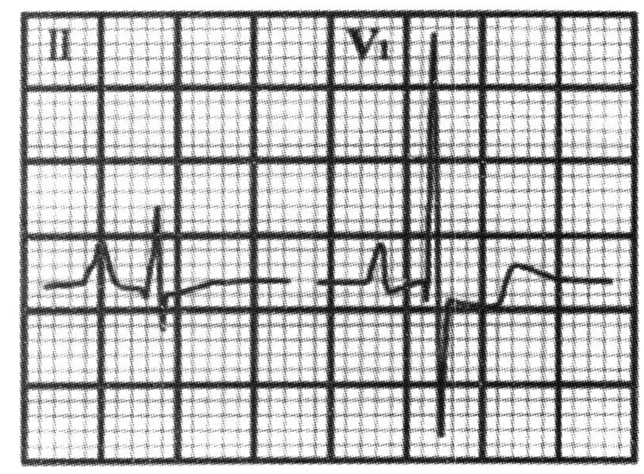

图8－20 右心房肥大心电图

2．右心房肥大（right atrial enlargement） 正常情况下右心房除极早于左心房，当右心房扩大，其除极时间也延长，但不应延长到左心房除极完毕，因此，整个P波时间并不延长，主要表现为P波振幅增高。右心房肥大的心电图（图8－20）特征为：

（1）肢体导联P波高尖，振幅≥0.25mV，以Ⅱ、Ⅲ、aVF导联最明显。

（2）V_1、V_2导联P波直立≥0.15mV，如P波呈双向时，其振幅的算术和≥0.20mV。

（3）P波时间正常，＜0.12s。

右心房肥大可见于各种原因引起的肺动脉高压、肺动脉狭窄等，因多见于肺源性心脏病，又称“肺型P波”。

3．双心房肥大（bi-atrial enlargement） 双心房肥大的心电图特征为兼有左、右心房肥大的心电图表现，即P波高大、增宽，呈双峰型，振幅≥0.25mV，时间≥0.12s。双心房肥大多见于较严重的先天性心脏病。

（二）心室肥大

一般肥厚扩大侧的心室除极电压增加，导致的心电图改变有以下特点：①反映肥大侧的电压增高，除极时间显著延长；②由于心室肥厚导致心脏位置改变，包括心电轴偏向肥厚侧和心脏的钟向转位；③因劳损和心肌相对缺血造成继发性的复极顺序改变等。

1．左心室肥大（left ventricular hypertrophy，LVH） 左心室位于心脏的左后方，且正常成人左右心室壁厚度之比约3:1～4:1（左心室壁厚度为9～12mm，右心室壁厚度仅2.5～3mm），故正常心室综合向量主要以左心室占优势。左心室肥大将进一步强化“左心室占优势”的图形特点，心电图表现为相应导联QRS波群电压增高、时间延长，并可因心肌供血不足等因素而出现ST－T及U波改变。左心室肥大的心电图（图8－21）特征为：

（1）QRS波群电压增高或左心室高电压：①肢体导联aVL导联的R波＞1.2mV，或aVF导联的R波＞2.0mV，或Ⅰ导联的R波＞1.5mV，或Ⅰ导联的R波＋Ⅲ导联的S波＞2.5mV。②胸导联V_5、V_6的R波＞2.5mV，或V_5导联的R波＋V_1导联的S波＞3.5mV（女）～4.0mV（男）。

（2）可出现额面心电轴左偏。

（3）V_5导联的VAT＞0.05s，QRS时限达0.10～0.11s，但一般＜0.12s。

（4）ST－T改变，在R波为主的导联如V_5、V_6、aVL、aVF，出现ST段下移＞0.05mV，T波低平、双向或倒置。

当QRS波群电压增高同时伴有ST－T改变者，称为左心室肥大伴劳损。

以上心电图特征是指左心室肥大时可能出现的各种心电图表现，并非全部具备才能诊断为左心室肥大。在心电图诊断中，QRS波群电压增高，是左心室肥大的一个重要特征。在一项左室高电压的基础上，结合其他阳性指标之一，一般可以成立左心室肥大的诊断。符合条件越多及超过正常范围越大者，诊断的可靠性越大。如仅有QRS波群电压增高，而无其他任何阳性指标者，诊断左心室肥大应慎重，需结合病史。

左心室肥大多见于高血压、冠状动脉粥样硬化性心脏病、风湿性心脏病及某些先天性心脏病等。

2．右心室肥大（right ventricular hypertrophy，RVH） 正常右心室壁厚度仅有左心室壁的1/3。轻度的右心室肥大所产生的心电向量不能抵消占优势的左心室所产生的心电向量。只有当右心室肥大达到一定程度时，才能影响或改变正常以左心室占优势的心室除极特征，心电图上表现出特异的QRS波群及ST－T的变化。由此可见心电图对右心室肥大的诊断并不敏感。右心室肥大的心电图（图8－22）特征为：

（1）QRS波群形态及电压的改变或右心室高电压：①V_1导联R/S≥1；②V_1导联的R

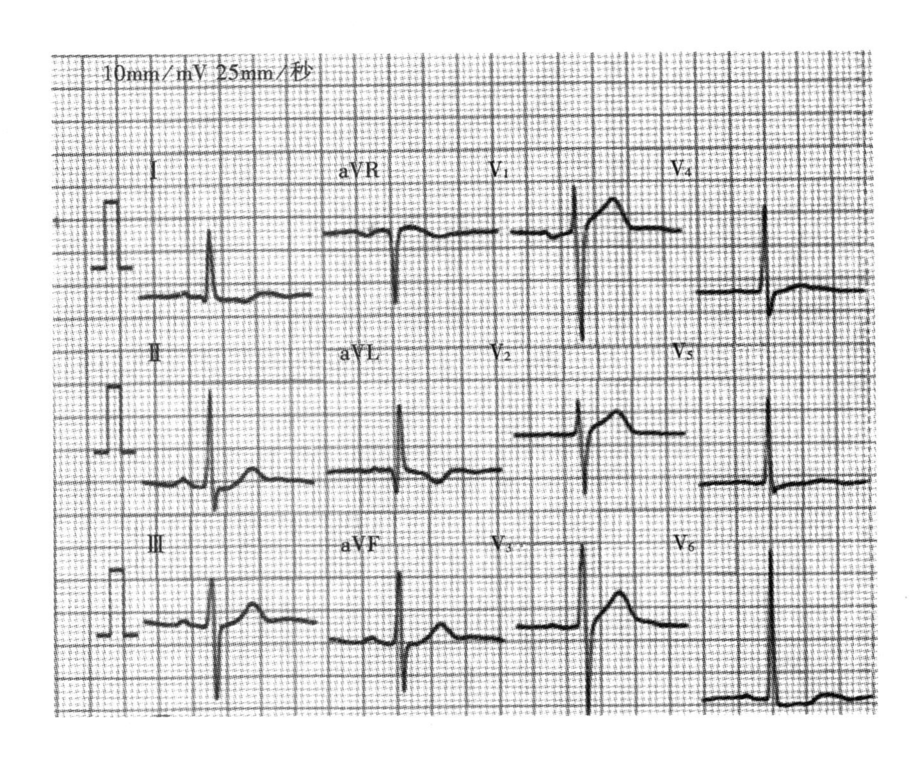

图 8－21　左心室肥大心电图

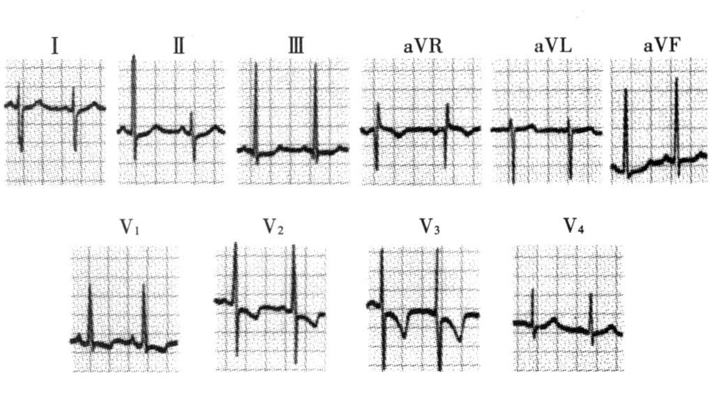

图 8－22　右心室肥大心电图

波＞1.0mV 或 V_1 导联的 R 波＋V_5 导联的 S 波＞1.2 mV；③aVR 导联的 R 波＞0.5 mV 或R/S≥1。

（2）额面心电轴右偏≥＋90°，显著肥大者可＞＋110°。

（3）QRS 波群时限多正常，V_1 导联的 VAT＞0.03s。

（4）ST－T 改变，V_1～V_3 导联的 ST 段压低，伴 T 波双向或倒置。

当右心室高电压同时伴有ST－T 改变者，称为右心室肥大伴劳损。

上述指标中，QRS 波群形态及电压的改变和心电轴右偏是诊断右心室肥大的可靠指标，其他各项仅具参考意义。一般阳性指标越多，诊断的可靠性越大。心电图诊断右心室肥大的准确性较高，敏感性较低，一旦出现典型的右心室肥大心电图表现，提示右心室肥大已相当显著。

右心室肥大多见于肺源性心脏病、风湿性心脏病二尖瓣狭窄、先天性心脏病房间隔缺损等。

3．双侧心室肥大（bilateral ventricular hypertrophy）　双侧心室肥大多见于各种心脏病

晚期或某一侧心室肥厚发展而来的全心肥厚。心电图诊断双室肥大的敏感性差。双侧心室肥大的心电图（图 8－23）表现为：

（1）显示“正常”心电图　系由于双侧心室电压同时增高，互相抵消所致。

（2）单侧心室肥大心电图　只反映一侧心室肥大，而另一侧心室肥大的图形被掩盖。由于左心室壁原来就较右心室壁厚，因此双侧心室肥大时显示左心室肥大较右心室肥大多见。

（3）双侧心室肥大心电图　常以一侧心室肥大心电图改变为主，另一侧心室肥大的诊断条件较少。

1）心电图胸导联出现右心室肥大图形特征时，同时伴有下列一项或几项改变：①电轴左偏；② V_5 导联的 R 波电压异常增高；③ V_5 导联的 R 波 + V_1 导联的 S 波 > 4.0mV。

2）心电图心前导联出现左心室肥大图形特征时，同时伴有下列一项或几项改变：①显著心电轴右偏；② V_1 导联的 R/S > 1，V_1 导联的 R 波 > 1.0 mV；③aVR 导联的 R 波 > 0.5mV；④ V_1 导联的 VAT > 0.03s。

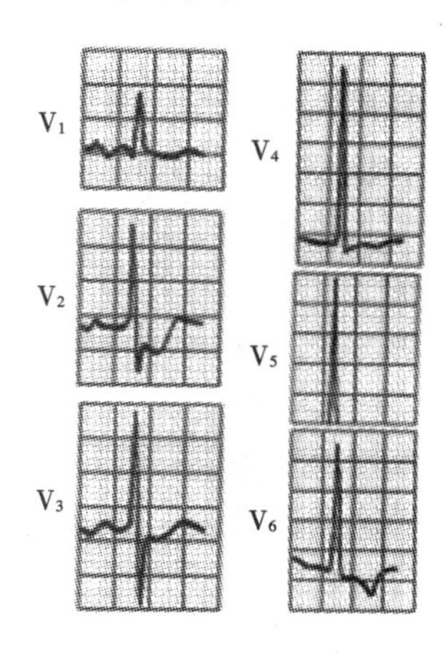

图 8－23　双心室肥大心电图

二、心肌缺血

当心肌血供下降时，细胞代谢减慢，能量产生不足，直接影响心肌的正常除极和复极（以复极所受影响最早最大），心电图上主要表现为 T 波与 ST 段的一系列改变。心肌缺血（myocardial ischemia）的心电图改变类型取决于缺血的严重程度、持续时间和缺血发生的部位。

（一）心肌缺血的心电图类型

1. T 波改变　正常情况下，心外膜复极早于心内膜，因此心室复极过程从心外膜开始向心内膜方向推进。发生心肌缺血时，复极过程发生改变，心电图上出现 T 波改变（图8－24）。

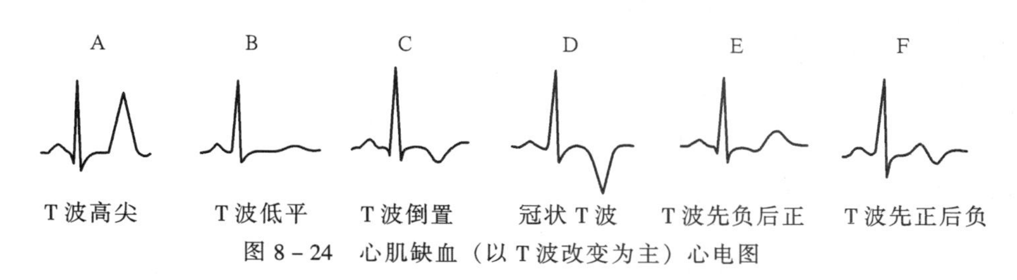

图 8－24　心肌缺血（以 T 波改变为主）心电图

（1）T 波高大直立　当心内膜下心肌缺血时，该处心肌复极速度较正常时更加延迟，使原来存在的与心外膜复极向量相抗衡的心内膜复极向量减小或消失，致使 T 波向量增加。由于该向量方向指向缺血处的探查电极，因此在相应的导联上常表现出高大直立的 T 波。

（2）T 波倒置　心外膜下心肌缺血时（包括透壁性心肌缺血），引起心肌复极顺序的逆转，即心肌复极先从心内膜下心肌开始，再向心外膜下心肌扩展，从而使复极方向与正常相反，此时面向缺血区的导联表现出T波倒置，甚至对称或倒置逐渐加深。由于这种倒置深尖、双肢对称的T波多在冠状动脉供血不足时出现，又称为冠状T波。

(3) T波低平或双向　心脏双侧对应部位心内膜下心肌均缺血，或心内膜和心外膜下心肌同时缺血时，心肌上述两种心电向量的改变可综合出现，部分相互抵消，心电图上可以表现为T波低平或双向等。

2. ST段改变　当持续心肌缺血时，心肌细胞的除极速度亦会减慢，表现为除极尚未结束时复极即已开始，心电图上出现ST段移位。当心内膜下心肌缺血时，ST段多表现为下移≥0.05mV，而当心外膜下心肌缺血时（包括透壁性心肌缺血），多表现为ST段抬高>0.1~0.3 mV（图8-25）。

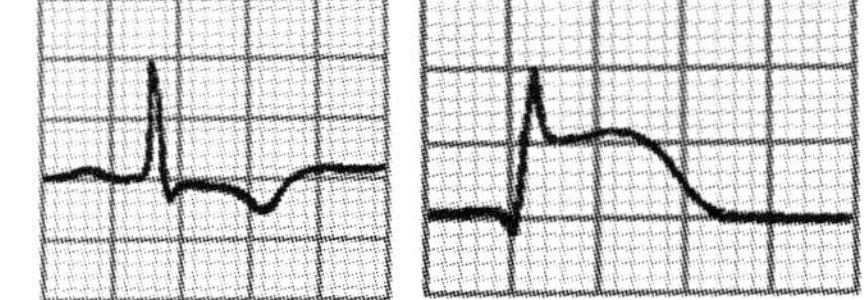

图8-25　心肌缺血（以ST段改变为主）心电图

近年研究认为：心电图上不同的ST段表现常与心肌损伤的程度有关，且发生机制不同。一般心肌缺血时如典型心绞痛，大量钾离子自细胞外进入细胞内，导致细胞内钾离子增加，细胞内外钾离子浓度差异升高，细胞膜出现“过度极化”状态，与周围极化程度相对较低的未损伤心肌形成“损伤电流”，使缺血部位导联上表现为ST段压低。当发生心肌严重缺血时如变异型心绞痛，细胞膜部分丧失维持细胞膜内外钾离子浓度差的能力，使缺血细胞钾离子外溢，导致细胞内外钾离子浓度差降低，细胞膜极化不足，与周围极化程度相对较高的未损伤心肌形成“损伤电流”，使缺血部分导联上表现为ST段抬高。

（二）临床意义

心肌缺血的心电图可仅仅表现为ST段改变或者T波改变，也可同时出现ST-T改变。临床发现约一半的冠状动脉粥样硬化性心脏病患者未发作心绞痛时，心电图可以正常，而仅于心绞痛发作时记录到ST-T改变。约10%的冠状动脉粥样硬化性心脏病患者在心绞痛发作时心电图可以正常或仅有轻度ST-T改变。

急性冠状动脉供血不足时，临床上多有心绞痛，偶尔可无症状，心电图表现为一过性缺血或心律失常，缺血部位导联显示ST段压低（水平型或下斜型≥0.10mV）和/或T波倒置（图8-26）。变异型心绞痛多引起暂时性ST段抬高，常伴有高耸T波和对应导联的ST段下移，这是急性严重心肌缺血的表现；如ST段持续抬高，提示将可能发生心肌梗死。持续和较恒定的缺血型ST改变（水平型或下斜型≥0.05mV）和/或T波低平、负正双向和倒置，多见于慢性冠状动脉供血不足。

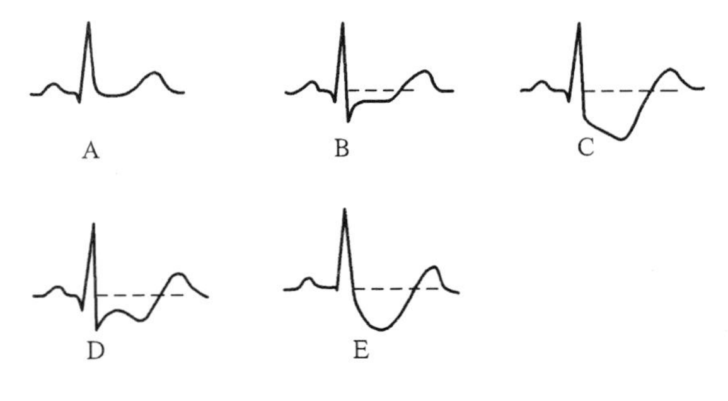

A. 平抬型；B. 弓背型；C. 上斜型；D. 凹面向下型；E. 单向曲线型

图8-26　缺血型ST段下降类型图

在此必须强调的是：心电图上ST-T的

改变只是非特异性心肌复极异常的共同表现，在作出心肌缺血或“冠状动脉供血不足”的心电图诊断之前，必须结合临床资料进行鉴别诊断。除冠状动脉粥样硬化性心脏病外，不同病因的心肌炎、心包炎、心肌损害或其他器质性心脏病，也可出现类似的 ST－T 改变；低钾、高钾等电解质紊乱、药物影响、心室肥大、束支传导阻滞、预激综合征等也可引起继发性 ST－T 改变。

三、心肌梗死

绝大多数心肌梗死（myocardial infarction）是在冠状动脉粥样硬化基础上发生的，因严重而持久的缺血所引起的心肌坏死，属于冠状动脉粥样硬化性心脏病的严重类型。心电图的特征性改变及其演变是确定心肌梗死诊断和判断病情的主要依据。

（一）基本图形

急性冠状动脉闭塞后，依靠该支冠状动脉供血的那部分心肌由于得不到血液供应而发生一系列变化，心电图可先后出现缺血、损伤和坏死 3 种类型的图形（图 8－27）。

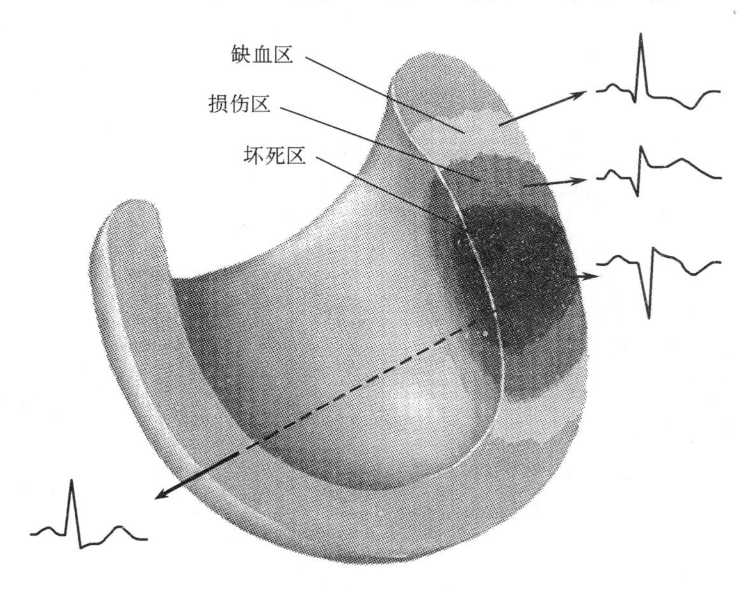

图 8－27 心肌梗死病变的分布及相应的坏死、损伤、缺血综合图形

1.“缺血型”改变 当急性冠状动脉闭塞后，立即产生心肌缺血。心电图主要表现为 T 波改变：①通常缺血最早出现于心内膜，因而面向缺血区域的导联，T 波多呈典型的直立、巨大、高耸及前后两肢对称，少数可仅有 T 波相对增高，两肢不一定对称；②T 波对称性倒置，呈冠状 T 波。这是急性心肌梗死最早期的表现。

2.“损伤型”改变 如果缺血比较严重或持续时间较长，则会造成心肌损伤。由于心肌的除极过程仍无明显改变，心电图表现为 ST 段逐渐抬高，并与 T 波融合，形成弓背向上高于基线的单向曲线。此种改变于心肌供血改善后仍可恢复。“损伤型”改变的发生机制，目前有两种解释，即损伤电流学说与除极受阻学说。

（1）损伤电流学说　心肌细胞受到损害后，钾离子漏出引起心肌细胞极化不全或不能极化，使细胞膜外正电荷分布较少而呈相对负电位，而正常心肌由于充分极化使细胞膜外正电荷分布较多而呈相对正电位，两者之间因有电位差而产生“损伤电流”。将电极放于损伤区，即描记出低电位的基线。当全部心肌除极完毕时，健康心肌和受损心肌之间的电位差不再存在，于是等电位的ST段就高于除极前低电位的基线，形成ST段“相对”抬高。ST段明显抬高可形成单向曲线（mono-phasic curve）。

（2）除极受阻学说　正常细胞完全除极后，细胞膜外呈负电位，而受损心肌产生保护性除极受阻，即除极不完全，细胞膜外仍呈正电位。这样在受损心肌与健康心肌之间会出现电位差，电流由损伤心肌流向健康心肌，使面对损伤区的导联出现ST段抬高。

3．“坏死型”改变　当心肌长时间严重缺血时，导致心肌坏死，心电图表现为面向坏死区的导联出现异常Q波（时间≥0.04s，电压≥同导联R波的1/4）或QS波。

由于坏死的心肌细胞丧失了电活动，但其余健康心肌仍照常除极，故产生一个与梗死部位相反的心电综合向量，方向背离坏死区域。于是在面向梗死区的导联上即出现Q波，而对应导联表现为R波。实验证明，只有坏死灶大于15mm或坏死层从内膜向外膜发展超过室壁厚度的1/3～1/2时，方才呈现Q波。

上述3种心电图改变都是经过动物实验证实的。在临床上不可能将电极直接置于受损程度不同的心肌表面，而是放在胸壁或肢体上描记，因此往往记录到3种改变的混合图形，即异常Q波、ST段抬高及T波倒置。其中缺血型T波改变较常见，但对心肌梗死诊断的特异性较差；损伤型ST段改变对急性心肌梗死诊断的特异性较强，但也可见于变异性心绞痛等其他情况；典型的坏死型Q波被认为是心肌梗死较可靠的诊断依据。临床心电图检查中，若以上3种改变同时出现，则心肌梗死的诊断基本确立。

（二）心肌梗死的图形演变及分期

心肌梗死按心电图的表现可分为Q波性与无Q波性，临床上称Q波性心肌梗死为透壁性心肌梗死，无Q波性心肌梗死为非透壁性心肌梗死或心内膜下心肌梗死。这里仅介绍急性Q波性心肌梗死的心电图演变及分期（图8－28）。

1．早期（超急性期）　开始于梗死后数分钟到数小时内，此时仅为冠状动脉急

部位/导联/分期	前壁梗死				下壁梗死			
	aVL	aVF	V_2	V_5	aVL	aVF	V_2	V_5
正常								
早期								
急性期								
亚急性期								
陈旧期								

图8－28　急性心肌梗死图形演变与分期

性供血不足，出现心肌缺血和损伤的心电图改变。心电图表现为：①高尖 T 波，是心肌梗死最早的改变；②ST 段上斜型抬高，有时可与高耸直立的 T 波相连形成单向曲线；③不出现异常 Q 波。若治疗及时有效，有可能避免发展为心肌梗死或使心肌梗死的范围缩小。

2. 急性期 出现于梗死后数小时至数天内，少数可持续数周，是一个发展变化的过程。心电图表现为：①出现异常 Q 波；②ST 段呈弓背向上抬高，抬高显著者可呈单向曲线，继而逐渐下降至基线或接近基线；③直立的 T 波逐渐降低，可演变为缺血型冠状 T 波，并逐渐倒置达最深。

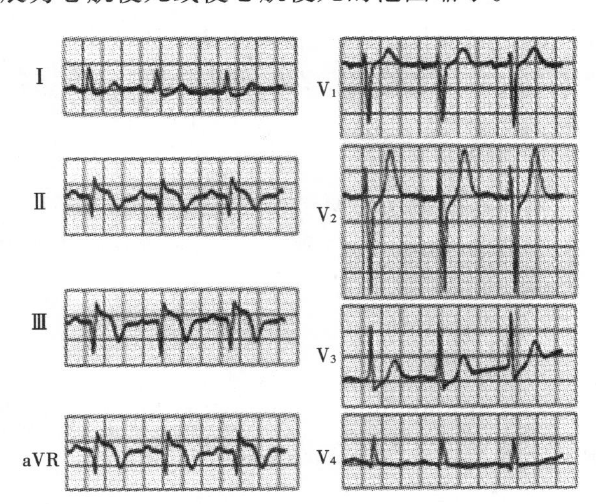

图 8－29 急性下壁心肌梗死心电图

3. 亚急性期（近期或演变期） 发生在梗死后数周至数月，心电图表现为：①ST 段基本恢复到基线；②坏死型 Q 波持续存在；③倒置的 T 波逐渐变浅，直至恢复正常或倒置的 T 波趋于恒定不变。

4. 陈旧期（愈合期） 发生在梗死 3～6 个月之后，心电图表现为：ST 段和 T 波不再变化，仅残留有异常 Q 波或 QS 波，此期异常 Q 波或 QS 波常常是曾患过心肌梗死的唯一证据。一般梗死后患者的异常 Q 波将持续存在，但也有部分病例由于各种原因使坏死型 Q 波变小甚至消失。

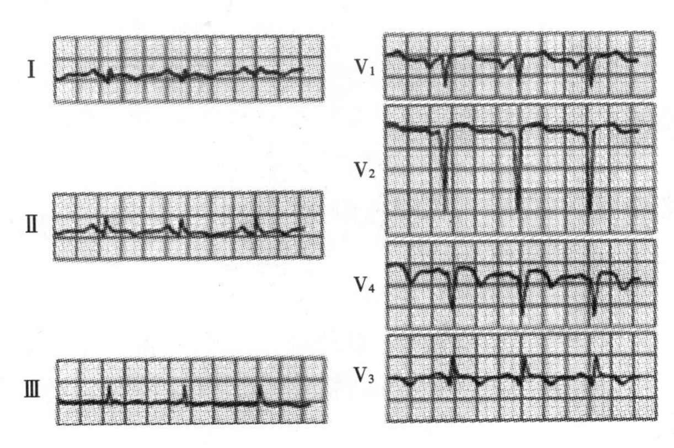

图 8－30 急性前壁心肌梗死心电图

（三）心肌梗死的定位诊断

一般根据心电图出现异常 Q 波或 ST 段移位的导联来确定心肌梗死的部位（见表 8－5、图 8－29、图 8－30）。

表 8－5 常见心肌梗死的定位诊断

梗死部位	I	Ⅱ	Ⅲ	aVR	aVL	aVF	V_1	V_2	V_3	V_4	V_5	V_6	V_7	V_8	V_3R	V_4R
前间壁	±				±		+	+	+	±						
前壁	±				±			±	+	+	±					
侧壁	±				±					+	+					
高侧壁	+				+											
广泛前壁	±				±		+	+	+	+	+	±				
下壁		+	+			+										
后壁													+	+		
右室壁															+	+

注：＋为该导联中出现坏死型 Q 波或 ST 段的移位，± 为该导联中可能出现坏死型 Q 波或 ST 段的移位。

为了提高心电图诊断急性心肌梗死的能力，提高其敏感性和特异性，应注意以下问题：①每次描记的心电图与以前描记的心电图仔细对比；②对疑诊者，应加描记 $V_{7\sim9}$、$V_{3R}\sim V_{5R}$，即描记 18 导联心电图；③除仔细观察 QRS 波群和 ST 段变化外，还应注意 PR 段（Pta 段）和 P 波变化，PR 段抬高或明显压低反映心房梗死；④决不能因为 1～2 次心电图正常而排除急性心肌梗死，应多次反复描记，注意发病 12～24 小时心电图可出现一过性伪正常化。

四、心律失常

正常心脏激动起源于窦房结，并沿传导系统下传，使房室顺序协调地收缩和舒张，完成心脏泵血的功能。当各种原因使心脏激动的起源或/和传导出现异常，称为心律失常（cardiac arrhythmias）。

（一）分类

心律失常的发生与心肌细胞的自律性、传导性、兴奋性改变紧密相关。根据其发生机制，心律失常可分为 3 大类：

1．激动起源异常

（1）*窦性心律失常*　指窦房结起搏点本身激动的程序与规律异常。如窦性心动过速、窦性心动过缓、窦性心律不齐、窦性停搏等。

（2）*异位节律*　指心脏激动全部或部分起源于窦房结以外的部位。包括：①被动性异位心律：如逸搏（房性、房室交界性、室性）、逸搏心律（房性、房室交界性、室性）等；②主动性异位心律：如期前收缩（房性、房室交界性、室性）、阵发性心动过速（房性、房室交界性、室性）、扑动与颤动（心房、心室）等。

2．激动传导异常

（1）*传导障碍*　指激动沿正常传导途径下传时发生传导延缓或传导中断。如窦房传导阻滞、房内传导阻滞、房室传导阻滞（一度、二度和三度）、室内传导阻滞等。

（2）*异常传导途径*　指激动通过房室之间附加的传导束（旁路）下传，使部分心肌提前激动。如预激综合征。

3．激动起源异常和激动传导异常同时存在　最常见的是并行心律。

心律失常对心脏泵血程度的影响取决于心律失常的种类、心率快慢、房室收缩的协调性以及心脏的基础情况等。为便于临床处理，心律失常又被分为窦性心律失常、快速性心律失常、缓慢性心律失常 3 类。

（二）窦性心律和窦性心律失常

窦房结为正常心脏的起搏点，凡是起源于窦房结的心律称为窦性心律（sinus rhythm）。成人正常窦性心律的心电图（图 8－31）特征为：①P 波呈钝圆形，在Ⅰ、Ⅱ、aVF 导联直立，aVR 导联倒置；②P 波有规律出现，频率为 60～100 次/分钟，婴幼儿可达 130～150 次/分钟；③P－R 间期 0.12～0.20s；④P－P 间距固定，同一导联上 P－P 间距相差 <0.12s。

1．窦性心动过速（sinus tachycardia）　窦性心动过速的心电图（图 8－32）特征为：

①具有窦性心律的特点；②心率 > 100 次/分钟。

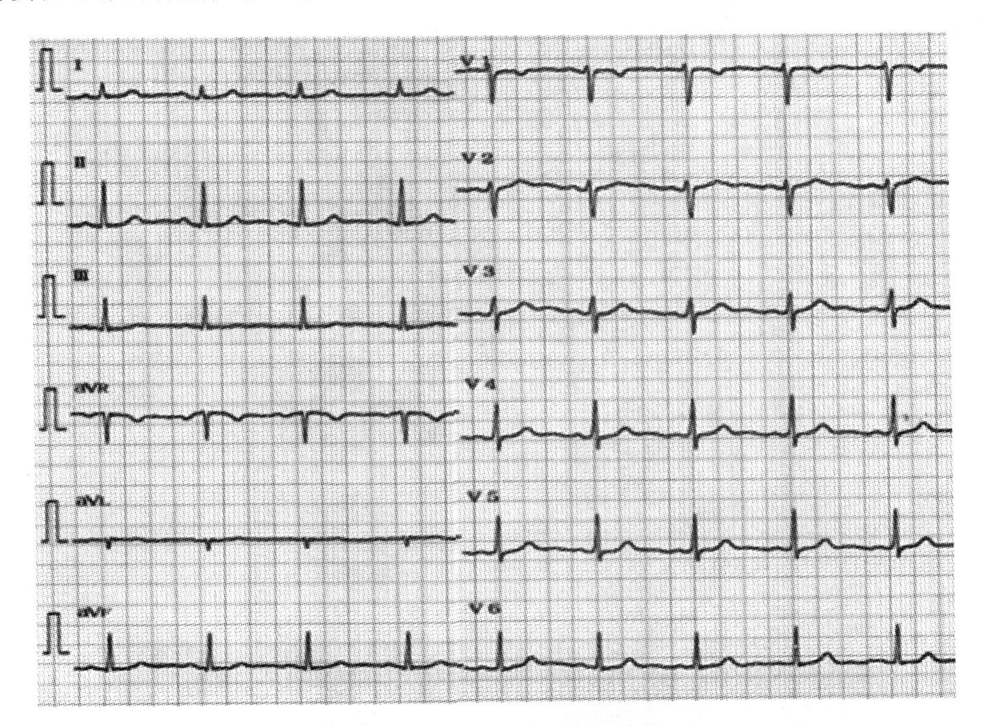

图 8-31　正常窦性心律心电图

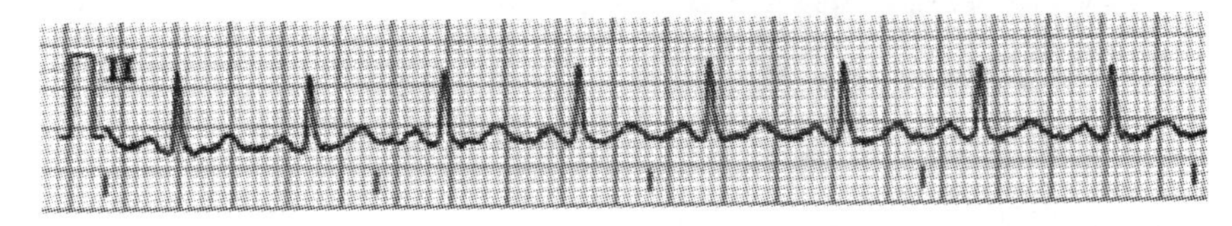

图 8-32　窦性心动过速心电图

窦性心动过速常见于运动、激动、疼痛等生理情况；发热、贫血、急性失血、甲状腺功能亢进、休克、心功能不全以及应用阿托品、肾上腺素等病理情况。

2. 窦性心动过缓（sinus bradycardia）　窦性心动过缓的心电图（图 8-33）特征为：①具有窦性心律的特点；②心率 < 60 次/分钟。

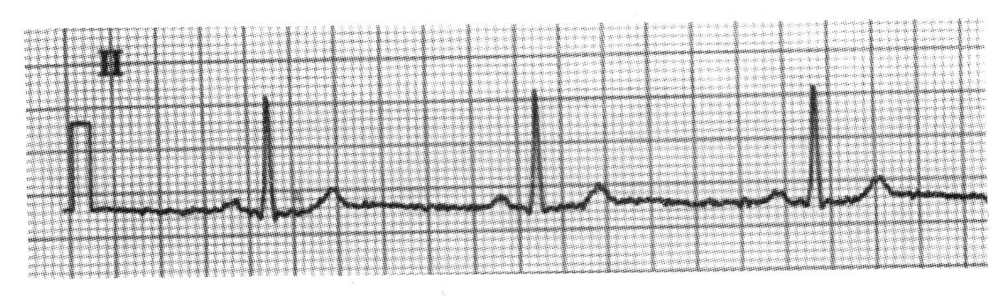

图 8-33　窦性心动过缓心电图

窦性心动过缓常见于老人、运动员、睡眠等生理情况；病态窦房结综合征、颅内压增高、梗阻性黄疸、甲状腺功能低下、洋地黄过量以及应用β-受体阻滞剂等病理情况。

3. 窦性心律不齐（sinus arrhythmia） 窦性心律不齐的心电图（图8-34）特征为：①具有窦性心律的特点；②同一导联两个P-P间期相差>0.12s。

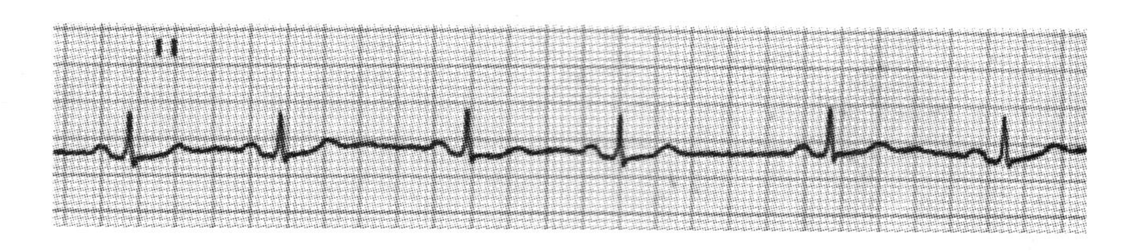

图8-34 窦性心律不齐心电图

窦性心律不齐常见于儿童和青少年，多数窦性心律不齐与呼吸有关，表现为吸气时心率较快，呼气时变慢，深呼吸时更明显，屏气时消失，称为呼吸性窦性心律不齐。亦可见于自主神经功能失调、更年期综合征等生理情况，器质性心脏病及洋地黄中毒等病理情况。

4. 窦性停搏（sinus arrest） 窦性停搏的心电图（图8-35）特征为：①具有窦性心律的特点；②规律的P-P间距中突然出现P波脱落，形成长P-P间距，且长P-P间距与正常P-P间距不成倍数关系。

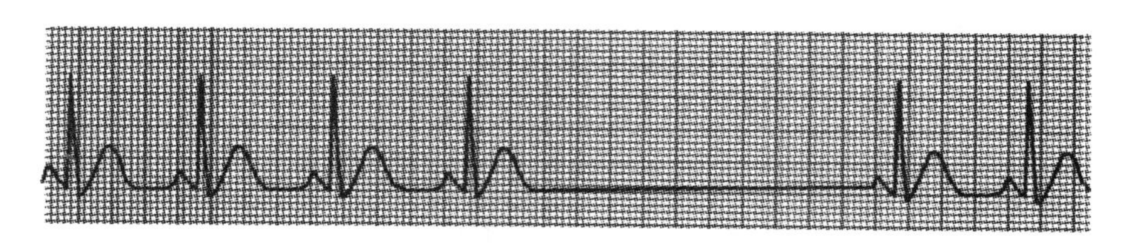

图8-35 窦性停搏心电图

窦性停搏可见于迷走神经张力增大、颈动脉过敏等生理情况；急性心肌梗死，急性心肌炎，洋地黄、奎尼丁药物使用过量等病理情况。

5. 病态窦房结综合征（sick sinus syndrome，SSS） 病态窦房结综合征的心电图特征为：①持续的窦性心动过缓，心率<50次/分钟，且不易用阿托品等药物纠正；②多发的窦性停搏或严重的窦房结阻滞；③在显著的窦性心动过缓基础上，常出现室上性快速性心律失常，如房性心动过速、心房扑动、心房颤动等，故亦称为慢-快综合征；④若病变同时累及房室交界区，则窦性停搏时可长时间不出现交界性逸搏，或伴有房室传导阻滞，称为双结病变。

病态窦房结综合征常见于起搏传导系统退行性病变以及冠状动脉粥样硬化性心脏病、心肌炎、心肌病等。

（三）快速性心律失常

1. 期前收缩（extrasystole） 期前收缩是临床上最常见的心律失常。其发生系由于窦房结以下的某一个异位起搏点自律性增高，在窦房结激动尚未抵达其位置之前，过早发出激动。根据异位起搏点的位置可分为房性、房室交界性及室性 3 种，其中以室性期前收缩最为多见。

期前收缩与其前正常搏动的间距称为联律间期（coupling interval），期前收缩之后的长间歇称为代偿间歇（compensatory pause）。室性期前收缩由于异位节律点距离窦房结较远，异位激动不易逆行侵入窦房结，故不干扰窦房结固有节律，联律间期与代偿间歇之和恰好等于正常心动周期的两倍，称为代偿间歇完全；房性期前收缩由于异位节律点距离窦房结较近，异位激动常常可逆传侵入窦房结，干扰窦房结固有节律，使窦房结以此时为起点提前发出激动，其联律间期与代偿间歇小于正常心动周期的两倍，称为代偿间歇不完全。房室交界性期前收缩的代偿间歇多完全。

（1）*室性期前收缩*（premature ventricular contraction）　室性期前收缩的心电图（图 8－36）特征为：①QRS 波群提早出现，其前无 P 波或无相关 P 波；②QRS 波群宽大畸形，时间 >0.12s，T 波方向常与 QRS 主波方向相反；③代偿间歇完全，即期前收缩前后的两个窦性 P 波间距等于正常 P－P 间距的 2 倍。

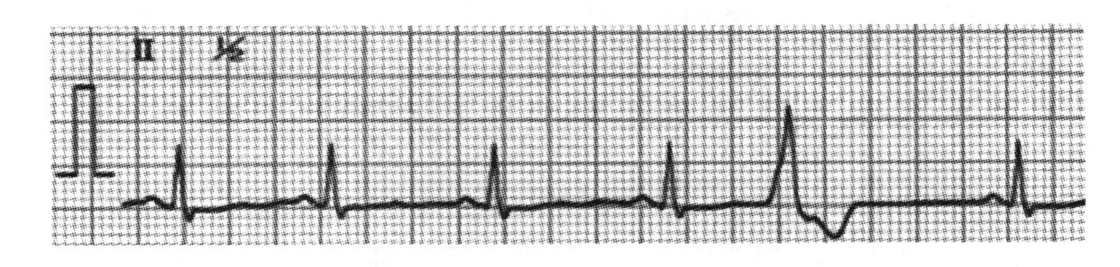

图 8－36　室性期前收缩心电图

若在两次正常窦性搏动之间插入一个室性过早搏动，其后没有代偿性间歇，称为间位性室性期前收缩或插入性室性期前收缩；若在每次正常窦性搏动之后均出现一个室性期前收缩，称为室性期前收缩二联律；每两次正常窦性搏动之后出现一个室性期前收缩，称为室性期前收缩三联律，依此类推（图 8－37、图 8－38）。

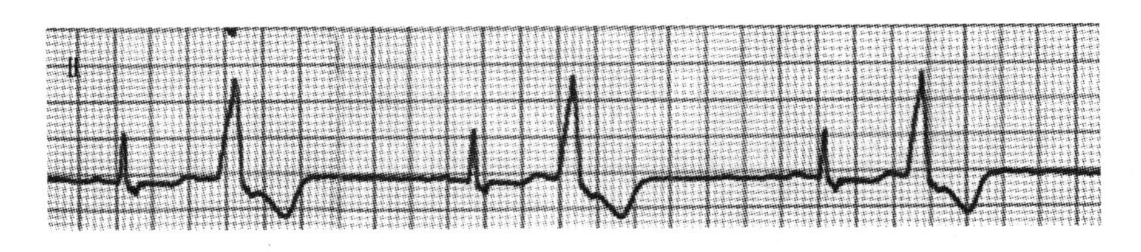

图 8－37　室性期前收缩二联律心电图

如果室性期前收缩系由两个以上的心室异位起搏点引起者，称为多源性室性期前收缩（图 8－39）。其心电图表现为在同一导联上提前出现的 QRS 波群具有多种形态，并且联律间期互不相同（同一异位起搏点引起的室性期前收缩常有固定的联律间期）。若联律间期固定，而形态各异，则为多形性期前收缩，其临床意义与多源性室性期前收缩相似（图 8－40）。

（2）*房性期前收缩*（premature atrial contraction）　房性期前收缩的心电图（图 8－41）特征为：①提前出现的 P’波，形态与窦性 P 波略不同；②P’－R 间期 >0.12s；③提前出现的

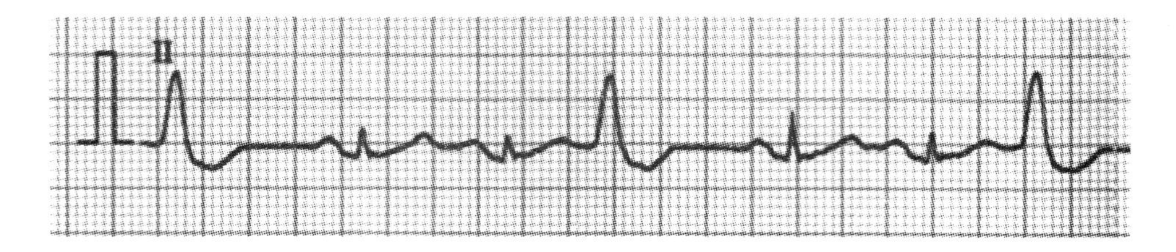

图 8－38　室性期前收缩三联律心电图

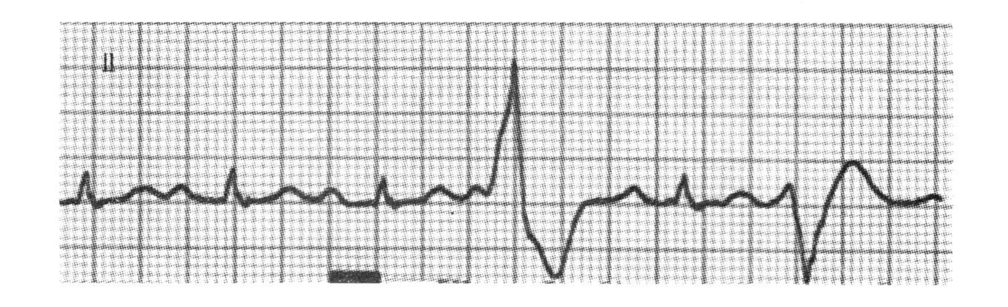

图 8－39　多源性室性期前收缩心电图

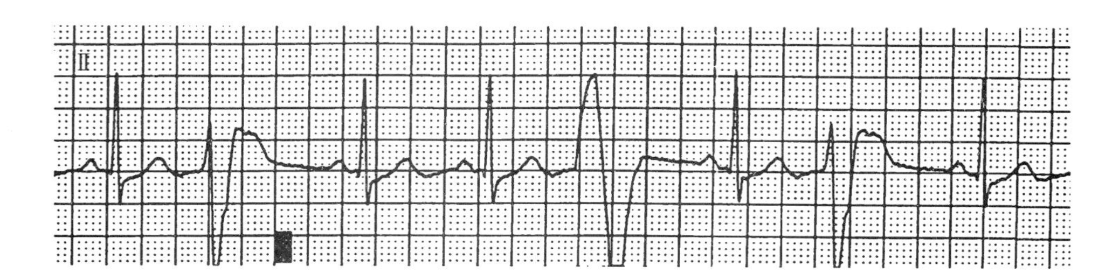

图 8－40　多形性室性期前收缩心电图

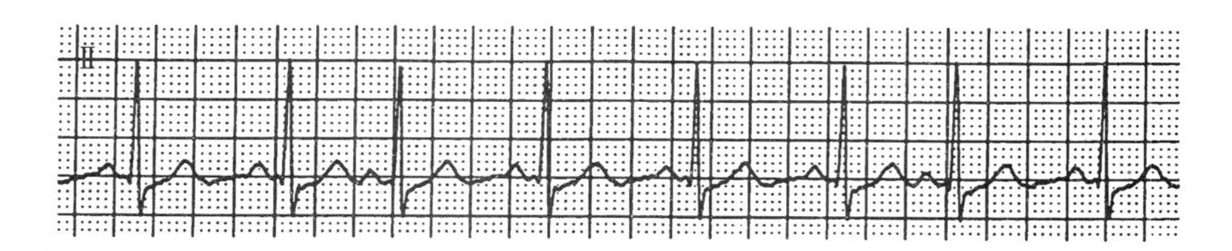

图 8－41　房性期前收缩心电图

QRS 波群形态多正常；④代偿间歇多不完全。

（3）房室交界性期前收缩（premature junctional contraction）　房室交界性期前收缩的心电图（图 8－42）特征为：①提前出现的 QRS 波群，形态多正常；②逆行P'波可出现于 QRS 波群之前（P'－R 间期 < 0.12s）、之后（R－P' 间期 < 0.20s）或与 QRS 相重叠而不易辨认；③代偿间歇多完全。

房性期前收缩与房室交界性期前收缩如在下传左、右束支时出现不同步现象，可因室内

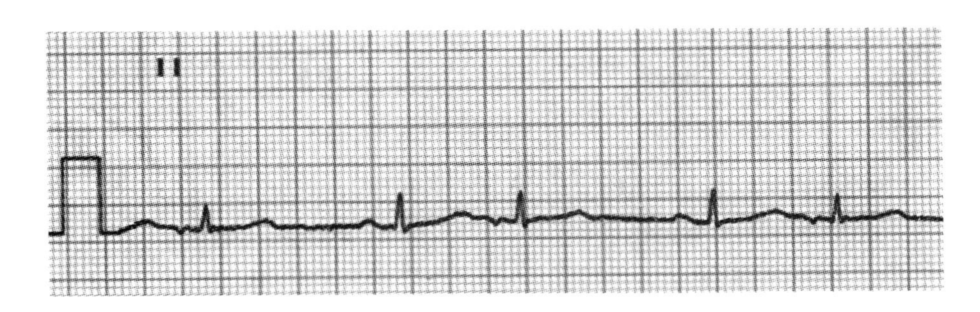

图 8－42　房室交界性期前收缩心电图

差异性传导而产生 QRS 波增宽变形，其余心电图特征不变。

期前收缩可见于情绪激动、饱餐、体力过劳、过量饮酒或吸烟等生理情况，但多见于器质性心脏病如急性心肌梗死、心肌炎、风湿性心脏病等病理情况。此外，急性感染、心脏手术、麻醉、低温、体外循环、低血钾、洋地黄过量等情况亦可见到。

心脏病基础上出现的期前收缩大多为病理性。风湿性心脏病、冠状动脉粥样硬化性心脏病、甲状腺功能亢进出现房性期前收缩，多预示要发生房颤；急性心肌梗死、心肌炎急性期患者出现期前收缩，可能是发生严重心律失常的先兆；心功能不全者出现期前收缩，可增加猝死的危险性。频发（>5 次/分钟)、联律、成对、连续出现、多形性、多源性室性期前收缩，期前收缩的 QRS 波群形态宽而矮、有顿挫（时间 >0.18s，电压 <1.0mV)，R on T 或 R on P 性室性期前收缩多为病理性，且多为更严重心律失常的先兆（图 8－43、图 8－44)。

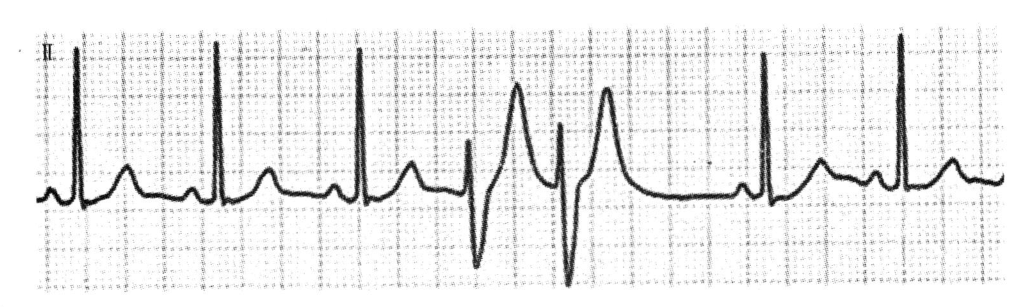

图 8－43　成对室性期前收缩心电图

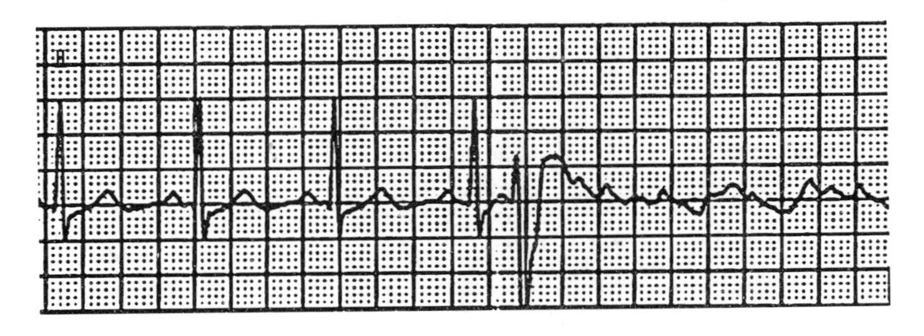

图 8－44　R on T 性室性期前收缩引发心室颤动的心电图

2．阵发性心动过速（paroxysmal tachycardia） 心脏的异位起搏点自律性增高时，连续出现3次或3次以上的期前收缩称为阵发性心动过速。其特点是突发骤止、频率较快，常有复发的倾向，每次发作一般持续数秒、数分钟至数小时，少数可持续数天、数周甚至数月。根据异位节律起源部位的不同，可分为房性、房室交界性和室性3种。其中房性和房室交界性阵发性心动过速在心电图上常难以区别，且异位起搏点均位于房室束（希氏束）以上，故统称为阵发性室上性心动过速。

（1）阵发性室上性心动过速（paroxysmal supraventricular tachycardia，PSVT） 阵发性室上性心动过速的心电图（图8－45）特征为：①连续3个或3个以上快速匀齐的QRS波群，形态及时限正常，当伴有室内差异传导时，QRS波群变宽；②心率160～250次/分钟，节律绝对规则；③P'波往往不易辨认；④常伴有继发性ST－T改变。

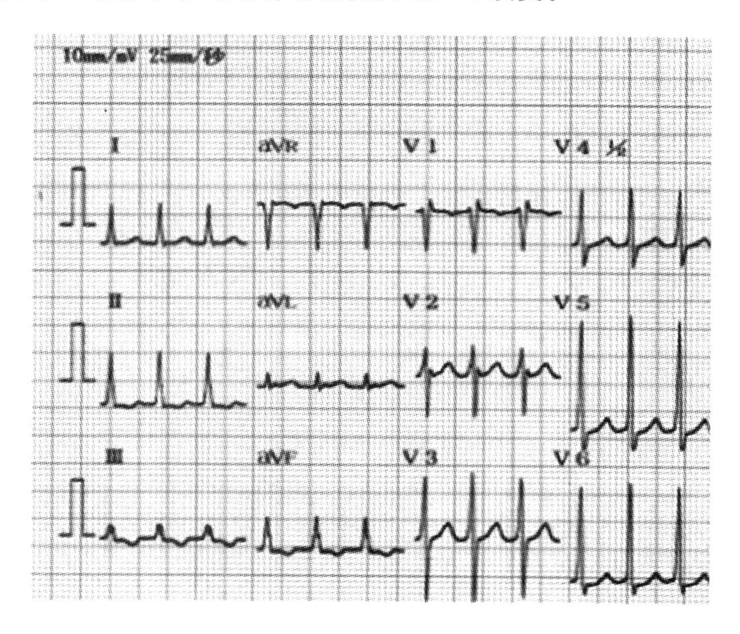

图8－45 阵发性室上性心动过速心电图

阵发性室上性心动过速可发生在健康人或原有预激综合征心电图表现者，亦可见于风湿性心脏病、心肌梗死或甲状腺功能亢进等。其临床意义取决于基本病因、心率和持续时间。无器质性心脏病者发生的阵发性室上性心动过速，一般不引起严重后果。但持久发作、频率过快或原有心脏病患者，可出现血压下降、眩晕、心绞痛、晕厥、心力衰竭等。

（2）阵发性室性心动过速（paroxysmal ventricular tachycardia，PVT） 阵发性室性心动过速的心电图（图8－46）特征为：①连续3个或3个以上快速、宽大畸形的QRS波群，时限常大于0.12s；②心室率140～220次/分钟，节律可稍不规则；③常没有P波，如能发现P波，其频率比QRS波群频率慢，且P－R间期不固定，形成房室脱节；④常伴有继发性ST－T改变；⑤偶尔心房激动夺获心室（QRS波群提前出现，形态似窦性心律）或发生室性融合波（QRS波群形态介于窦性心律与室性异位心律之间），亦支持阵发性室性心动过速的诊断。

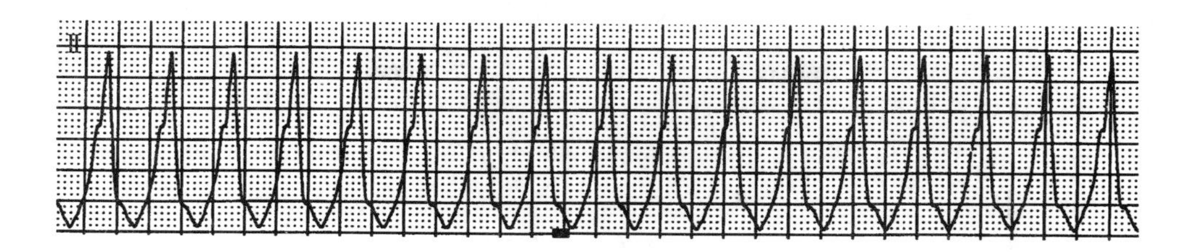

图 8-46 阵发性室性心动过速心电图

阵发性室性心动过速是一种严重的心律失常，多见于严重器质性心脏病患者，如冠状动脉粥样硬化性心脏病、急性心肌梗死、风湿性心脏病、心肌病、药物中毒（如洋地黄）、电解质紊乱等。偶尔发生于无器质性心脏病者。其临床症状的轻重与发作时心室率、发作持续时间长短、心脏原来的功能状况有关，常可发展为致命的室扑或室颤，对心脏功能影响严重，易出现严重的休克或急性泵衰竭甚至死亡。

PVT 与 PSVT 伴有室内差异传导的心电图表现酷似，但两者临床意义与处理截然不同，因此鉴别两者很重要（表 8-6）。

表 8-6

表 8-6 PSVT 伴室内差异传导与 PVT 的鉴别要点

项　　目	PSVT 伴室内差异传导	PVT
心室率（次/分钟）	160～250	140～220
规律性	绝对规则	轻度不规则
P 波与 QRS 波关系	1:1，偶 2:1 或 3:2	50%房室分离或逆向 P 波
心室夺获	无	有，为诊断依据
室性融合波	无	有，为诊断依据
QRS 额面心电轴	常右倾	常左倾
刺激迷走神经	停止发作或无效	无效

（3）扭转型室性心动过速（torsade de pointes，TDP）　扭转型室性心动过速的心电图特征为：呈室性心动过速特征，表现为一系列宽大畸形的 QRS 波群围绕基线不断扭转其主波的正负方向，呈周期性改变，频率为 180～250 次/分钟（图 8-47）。

图 8-47 扭转型室性心动过速心电图

临床上常见的病因有先天性长 Q-T 间期综合征、严重的房室传导阻滞、严重低钾血症、药物毒性反应（如奎尼丁、胺碘酮）。扭转型室性心动过速是一种严重的室性心律失常，常反复发作，预后凶险，易转为室颤。临床上表现为反复发作心源性晕厥。

3．扑动与颤动（flutter and fibri11ation） 扑动与颤动是一种频率比阵发性心动过速更为快速的异位心律。根据异位心律的起源与节律不同，可分为心房扑动（atrial flutter）及颤动（atrial fibri11ation）、心室扑动（ventricular flutter）及颤动（ventricular fibrillation），扑动和颤动间常相互转换。

（1）心房扑动与心房颤动

1）心房扑动的心电图（图8－48）特征为：①P波消失，代之以形态、间距及振幅绝对规整呈锯齿样的扑动波（F波），频率250～350次/分钟；②房室传导比例多为2:1、3:1或4:1，心室律规则（有时传导比例不固定，此时心室律可不规则）；③QRS波形态和时限正常。

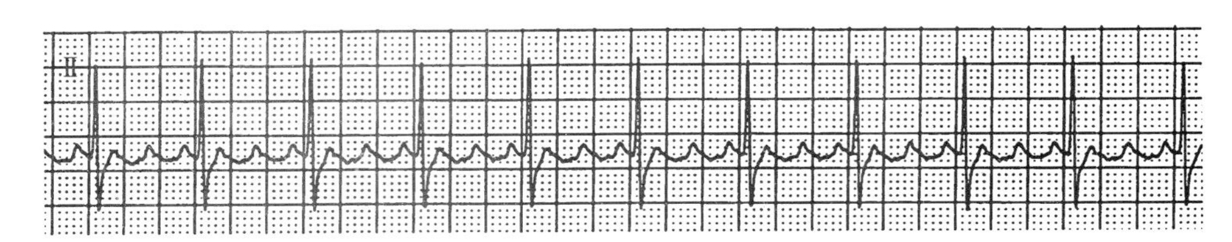

图8－48 心房扑动心电图

2）心房颤动的心电图（图8－49）特征：①P波消失，代之以大小、形态不一的颤动波（f波），频率350～600次/分钟；②心室律绝对不规则；③QRS波群形态和时限正常。

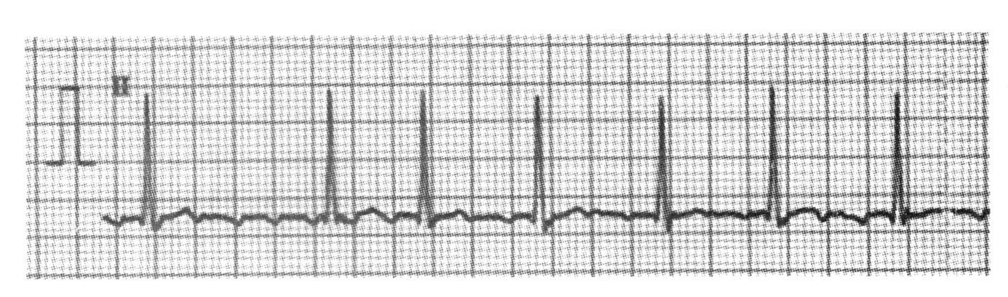

图8－49 心房颤动心电图

心房扑动与心房颤动主要见于器质性心脏病，常见病因如风湿性心脏病二尖瓣狭窄、冠状动脉粥样硬化性心脏病和甲状腺功能亢进等。少数心房颤动无原因可寻，称为特发性心房颤动。心房扑动和心房颤动虽然可引起心排出量下降，但一般不严重。

（2）心室扑动与心室颤动

1）心室扑动的心电图（图8－50）特征：P、QRS与T波不能分辨，代以匀齐、宽大、连续的正弦波，其频率为200～250次/分钟。

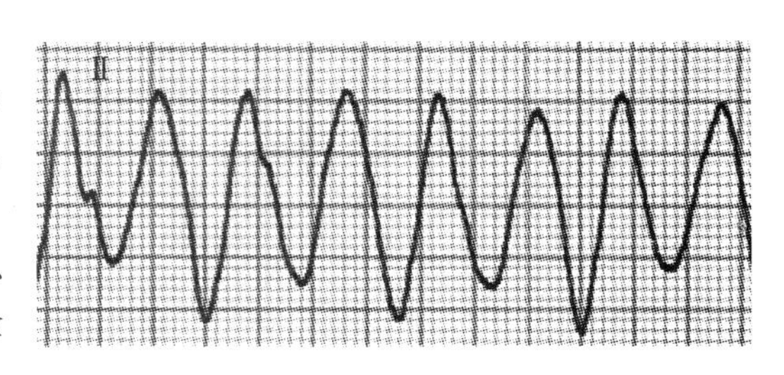

图8－50 心室扑动心电图

2）心室颤动的心电图（图8－51）特征：P、QRS与T波消失，代以形态、频率及振幅完全不规则的连续波动，频率200～500次/分钟。

心室扑动与心室颤动多见于严重的心肺功

能障碍、电解质紊乱、药物中毒、各种疾病的终末期等。心室扑动尤其是心室颤动，心室完全失去收缩能力，呈蠕动状态，相当于心室停搏，患者迅速出现意识丧失、呼吸停止、心音及大动脉搏动消失、血压无法测及，是一种极为严重的致死性心律失常，应立即抢救。

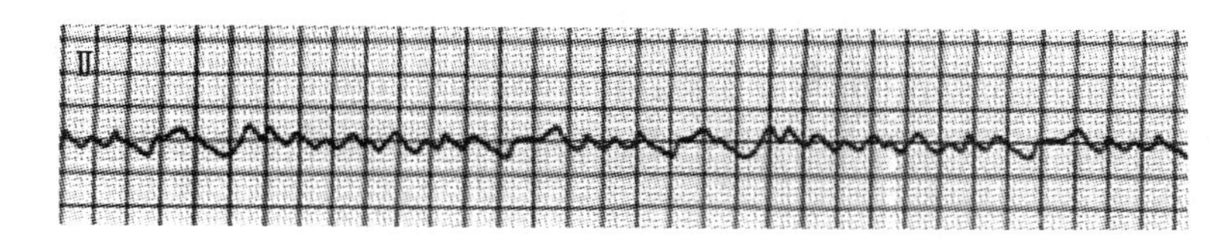

图 8-51　心室颤动心电图

（四）缓慢性心律失常

1．逸搏与逸搏心律　当高位起搏点出现停搏或节律明显减慢，或激动因传导障碍不能下传时，作为一种保护性措施，下级起搏点被迫发放一个或多个冲动，激动心房或心室，从而减轻或避免由于心室长时间停搏造成的不良后果。逸搏及逸搏心律属于被动性异位心律，仅发生 1~2 个称为逸搏，连续 3 个以上称为逸搏心律。按异位节律起源部位的不同，可分为房性、房室交界性和室性 3 种。

（1）*房性逸搏与逸搏心律*　心电图表现为长间歇后出现的 P′-QRS-T 波群，符合房性期前收缩的特点。房性逸搏连续出现 3 次或 3 次以上，表现为慢而整齐的节律，频率在 50~60 次/分钟，称房性逸搏心律。

（2）*房室交界性逸搏与逸搏心律*　心电图表现为长间歇后出现的 P′-QRS-T 波群，符合房室交界性期前收缩的特点。交界性逸搏连续出现 3 次或 3 次以上，表现为慢而整齐的节律，频率在 40~50 次/分钟，称交界性逸搏心律（图 8-52）。

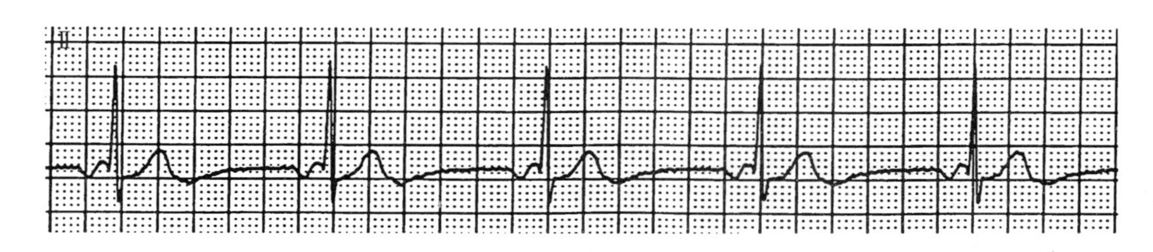

图 8-52　交界性逸搏心律心电图

（3）*室性逸搏与逸搏心律*　心电图表现为长间歇后出现的 QRS-T 波群，符合室性期前收缩的特点。室性逸搏连续出现 3 次或 3 次以上，表现为缓慢而略不整齐的节律，频率在 20~40 次/分钟，称室性逸搏心律（图 8-53）。若心室率 < 22 次/分钟，则称为室性自主心律。

临床上房室交界性逸搏最为多见，室性逸搏次之，房性逸搏较少见。逸搏与逸搏心律一般不会单独存在，多在严重的窦性心动过缓、显著的窦性心律不齐、二度以上的窦房或房室传导阻滞，期前收缩的长间歇后或连续房性期前收缩未下传的情况下伴发。一般多有器质性心脏病的基础，若节律过慢，可出现头晕、心慌等供血不足的表现。

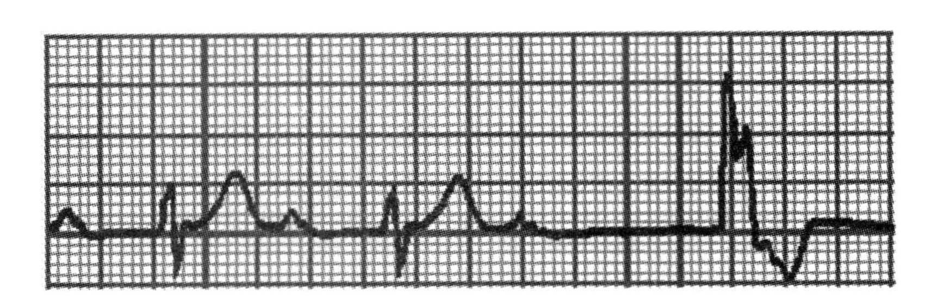

图 8－53　室性逸搏心电图

2．房室传导阻滞（atrioventricular block，AVB）　当激动从心房向心室传导的过程中发生障碍，造成传导延缓或中断，称为房室传导阻滞，是最常见的一种传导阻滞。其阻滞部位可发生在房室结、房室束或房室束分叉水平以下。按阻滞的程度可分为三度：第一度为传导时间延长；第二度为部分阻滞，即部分激动不能下传；第三度则为完全性传导阻滞，即心房下传的激动完全不能抵达心室。

（1）*一度房室传导阻滞*　一度房室传导阻滞的心电图（图 8－54）特征：①P－R 间期≥0.21s；②每个 P 波后均有一相关的 QRS 波群。P－R 间期可随年龄、心率而有明显变化，故诊断标准需相应调整。

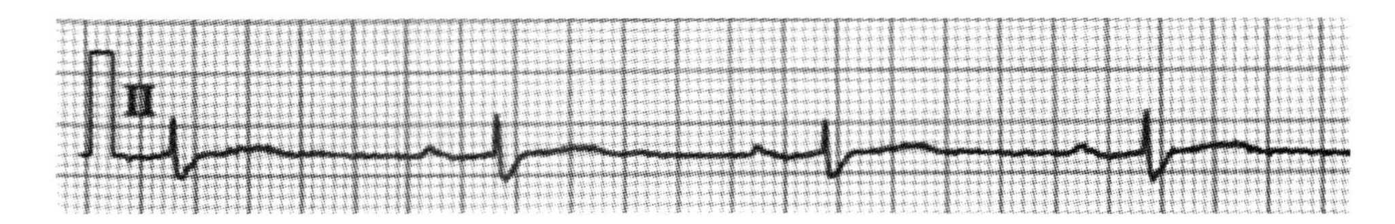

图 8－54　一度房室传导阻滞心电图

（2）*二度房室传导阻滞*　二度房室传导阻滞的心电图主要表现为部分 P 波后出现 QRS 波群脱落。按脱落的特点分为两型：

1）二度Ⅰ型房室传导阻滞：亦称莫氏Ⅰ型（Mobitz Ⅰ）。心电图表现为 P 波规律地出现，P－R 间期逐渐延长，R－R 间距逐渐缩短，直至一个 P 波后脱漏一次 QRS 波群，漏搏后传导阻滞得到一定恢复，P－R 间期又趋缩短，之后又复逐渐延长，直至再次心搏脱落，如此周而复始地出现，又称为文氏（wenckebach）现象（图 8－55）。

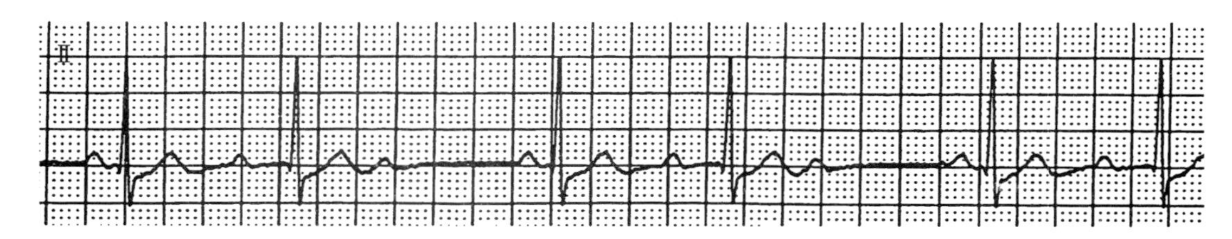

图 8－55　二度Ⅰ型房室传导阻滞心电图

2）二度Ⅱ型房室传导阻滞：亦称莫氏Ⅱ型（Mobitz Ⅱ）。心电图表现为 P－R 间期固定不变（可正常亦可延长），部分 P 波后无 QRS 波群，呈 2:1、3:2、3:1、4:3 等房室传导（图 8－56）。凡连续出现两次或两次以上的 QRS 波群脱漏者，称为高度房室传导阻滞，如呈 3:1、4:1 传导的房室传导阻滞。该型易发展成完全性房室传导阻滞。

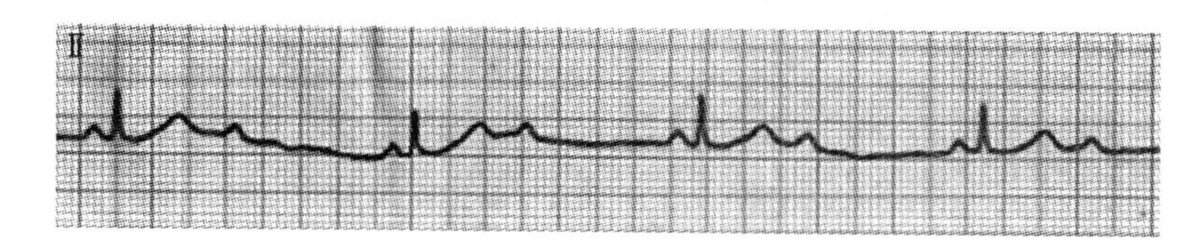

图 8－56 二度Ⅱ型房室传导阻滞心电图

（3）*三度房室传导阻滞* 即完全性房室传导阻滞。心电图表现为 P－P 间距和 R－R 间距各自保持固有的规律性，P 波与 QRS 波群互不相关（P－R 间期不固定），P 波频率大于 QRS 波频率（图 8－57）。

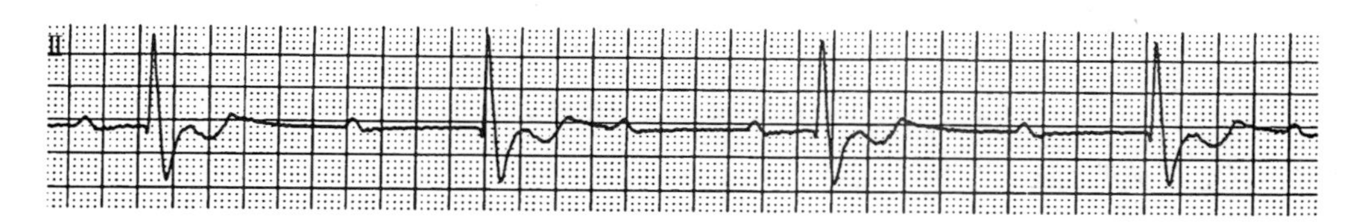

图 8－57 三度房室传导阻滞心电图

一般一度或二度Ⅰ型房室传导阻滞与迷走神经张力增高有关，可见于正常人。二度Ⅱ型以上的房室传导阻滞多见于病理情况，如心肌病变、急性心肌梗死、冠状动脉粥样硬化性心脏病、药物中毒及传导系统退行性变等。一般阻滞部位越低，阻滞程度越重，危险性越大。

3．房室束支传导阻滞 当左或右侧房室束支因炎症、缺血、变性等病变影响或功能障碍使激动传导发生阻滞时，称为束支传导阻滞（bundle branch block，BBB）。当一侧束支传导阻滞时，激动需自健侧经心肌传向患侧使之除极，因此除极顺序发生变化，传导速度亦减慢，故 QRS 波群形态和时间发生异常改变。此外，复极过程也受到影响，而产生继发性的 ST－T 变化。根据阻滞部位的不同分为左束支、右束支、左束支分支阻滞等。

（1）*右束支传导阻滞*（right bundle branch block，RBBB） 心电图（图 8－58）特征：①QRS 波时间≥0.12s。②QRS 波群形态改变：V_1、V_2 导联 QRS 呈 rsR’型，或呈宽大并有切迹的 R 波，此为最具特征性的改变；V_5、V_6、Ⅰ导联出现宽而粗钝的 S 波。③继发性 ST－T 改变：V_1、V_2 导联 ST 段压低，T 波倒置；Ⅰ、V_5、V_6 导联 ST 段抬高，T 波直立。

若图形符合上述特征，但 QRS 波群时间＜0.12s，称为不完全性右束支传导阻滞。

（2）*左束支传导阻滞*（left bundle branch block，LBBB） 左束支传导阻滞的心电图（图 8－59）特征为：①QRS 波群时间≥0.12s，V_5、V_6 导联 AVT≥0.06s。②QRS 波群形态改变：V_1、V_2 导联呈宽而深的 QS 波或 r 波低小的 rS 波，Ⅲ、aVF、aVR 导联呈类似改变；I、aVL、V_5、V_6 导联 R 波增宽、顶峰粗钝或有切迹。③心电轴可有不同程度的左偏。④继发性 ST－T 改变：以 R 波为主的导联 ST 段下降，T 波倒置或双向；以 S 波为主的 V_1、V_2 导联 ST 段呈

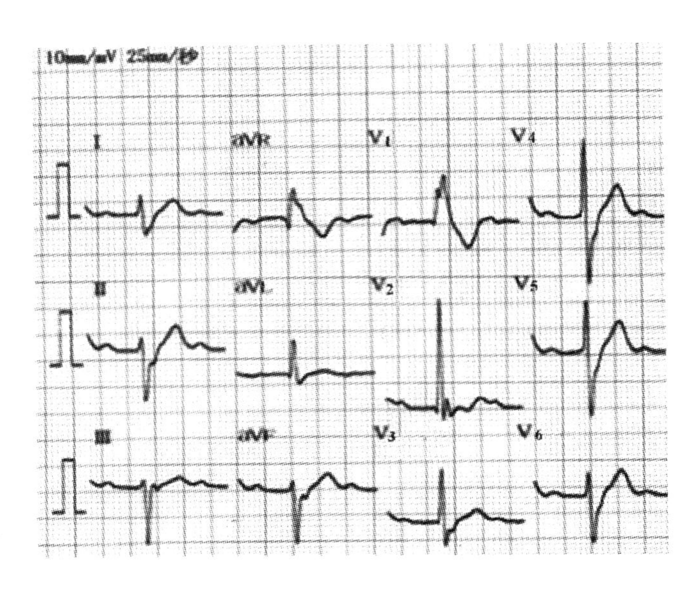

图 8 - 58　右束支传导阻滞心电图

上斜型抬高，T 波直立。

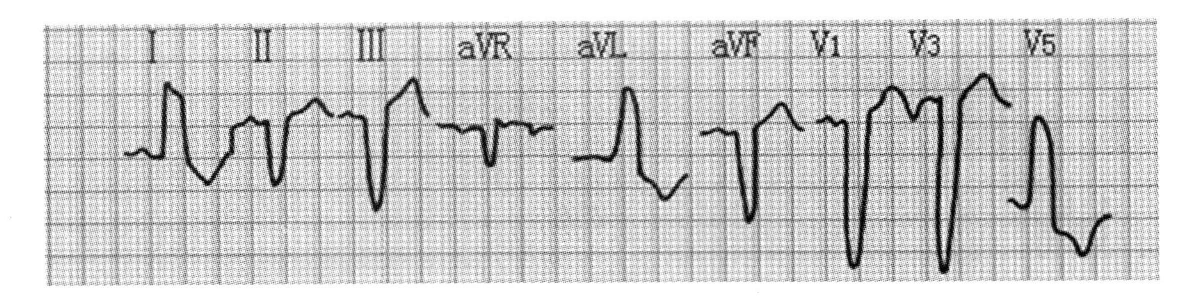

图 8 - 59　左束支传导阻滞心电图

若图形符合上述特征，但 QRS 波群时间 < 0.12s，称为不完全性左束支传导阻滞。

右束支起源于希氏束，主干部细而长，分支较晚，较左束支易发生阻滞，故可见于少数健康人。左束支短而粗，由双侧冠状动脉分支供血，不易发生传导阻滞，如有发生，多提示心脏有病理性损害，如冠状动脉粥样硬化性心脏病、高血压性心脏病、心肌病以及风湿性心脏病等。

(3) *左前分支传导阻滞*（left anterior fascicular block，LAFB）　左前分支传导阻滞的心电图（图 8 - 60）特征为：①心电轴显著左偏，以 ≥ - 45°有较肯定诊断价值；②Ⅱ、Ⅲ、aVF 导联 QRS 波群呈 rS 型，Ⅲ导联 S 波大于Ⅱ导联 S 波，aVL 导联的 R 波大于 I 导联的 R 波，aVL 导联呈 qR 型；③QRS 时间正常或稍长，一般不超过 0.11 秒。

（五）预激综合征

预激综合征（preexcitation syndrome）是指在正常房室传导途径之外，心房和心室之间还

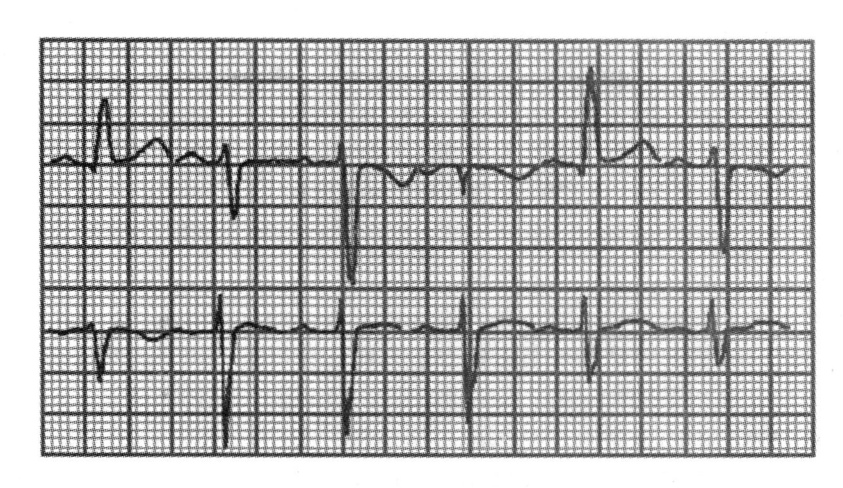

图 8-60　左前分支传导阻滞心电图

存在着 1 支或多支附加旁路或旁道，使室上性激动抢先抵达心室并提前激动一部分心室肌。常见附加旁路有 3 条，由此引起不同的心电图表现。

1. WPW 综合征（Wolff-Parkinson-While syndrome）　又称经典预激综合征。其解剖学基础为 Kent 束，又称房室旁道，为存在于房、室之间的旁路肌束，是一种先天性异常。WPW 综合征的心电图（图 8-61）特征：①P-R 间期 < 0.12s；②QRS 波群增宽，时限≥0.12s；③QRS 起始部有粗钝预激波（delta 波）；④P-J 间期一般正常；⑤多有继发性 ST-T 改变。

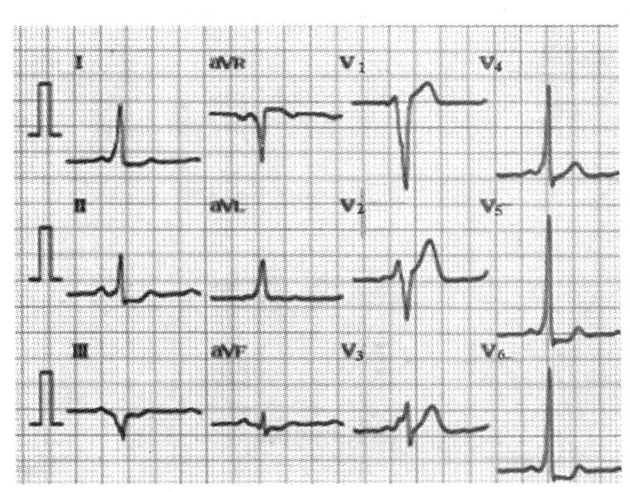

图 8-61　WPW 综合征心电图

2. LGL 综合征（Lown-Ganong-Levine syndrome）　又称短 P-R 综合征。其解剖学基础为 James 束，又称房室结内旁道，由窦房结发出，沿后结间束下行，连接于房室结下端，接近于房室束的起始部。LGL 综合征的心电图特征为：①P-R 间期 < 0.12s；②QRS 波群时限正常，起始部无预激波（delta 波）。

3. Mahaim型预激综合征 此种类型少见。其解剖学基础为Mahaim束，起源于房室结（结室束）或希氏束（束室束），止于室间隔。Mahaim型预激综合征的心电图特征为：①P－R间期正常或延长；②QRS波增宽，时限≥0.12s，起始部有粗钝预激波（delta波）。

预激综合征大多发生在没有器质性心脏病的健康人，其主要危害是常可引发房室折返性心动过速。WPW综合征如合并心房颤动，还可引起快速的心室率，甚至发生室颤。

（六）起搏心电图

人工心脏起搏术，简称心脏起搏，是利用低能量的电源刺激心脏，使其产生激动，用以治疗严重心动过缓。心脏起搏器系统由脉冲发生器和电极导管组成，起搏类型可分为体外起搏和体内起搏，前者多用于临时起搏，后者用于永久性埋藏式起搏。

识别和分析起搏心电图的第一步是辨认起搏电信号（脉冲信号）。心电图的表现为一条垂直于基线的急陡的电位偏移，代表起搏器释放出的电压，其时限很短，振幅和形态随电极种类差别很大，其后紧跟着心房或心室的相应起动波。

1. 心室起搏心电图 心室起搏心电图的特征为：脉冲信号后紧跟着宽大（＞0.12s）畸形的QRS波群，T波方向与QRS主波方向相反。

右心室和左心室起搏分别有其特征性的改变：右心室起搏时，QRS波群呈左束支传导阻滞型图形，这是因为右室早于左室除极；左心室起搏时，QRS波群呈右束支传导阻滞型图形，这是因为左室早于右室除极（图8－62）。

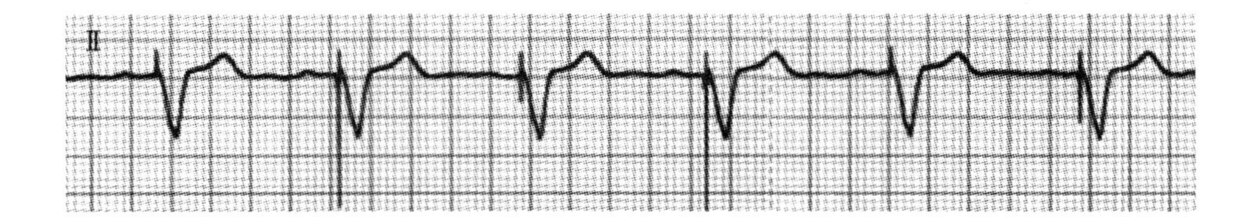

图8－62 心室起搏心电图

2. 心房起搏心电图 心房起搏心电图的特征为：脉冲信号后紧随心房应激的畸形P波，后随正常的P－R间期和正常的QRS－T顺序波（图8－63）。

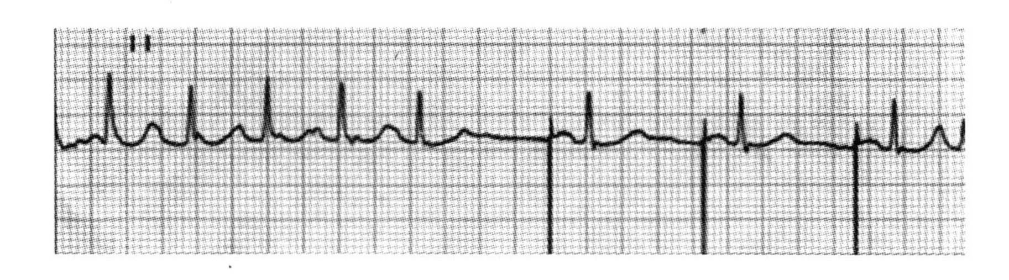

图8－63 心房起搏心电图

（七）心律失常的诊断

心电图是诊断心律失常最简便、较精确的方法。一般宜选择 P 波与 QRS 波较为清楚的导联循序进行分析。对于较复杂的心律失常，可选 P 波较明显的Ⅱ导联及 V_1 导联作较长的一段记录进行分析，必要时可加快记录速度来检查。

分析心律失常的心电图，主要是分析 P 波、QRS 波群及其两者的关系，然后再结合临床资料得出结论。步骤简述如下：①观察 P 波形态、节律，确定其属性（窦性 P 波或异位 P 波）；②测量 P－P 间距，计算心房率，注意有无提前出现的 P' 波或有无 P 波缺失；③观察 QRS 波群的形态、时限是否正常，确定其属性（室上性或室性）；④测量 R－R 间距，计算心室率，注意有无提前出现的 QRS 波群或有无 QRS 波群的脱漏；⑤测量 P－R 间期，检查 P 波与 QRS 波群的顺序关系及规律。

五、电解质紊乱对心电图的影响

心脏正常状态的维持依赖于细胞内外各种电解质，尤其是钾、钙、钠、镁离子的相对恒定，体内发生电解质紊乱，必然会影响心肌的除极和复极过程，并可反映在心电图上。需要强调的是，心电图虽有助于电解质紊乱的诊断，但由于受其他因素的影响，心电图改变与血清中电解质水平并不完全一致。如同时存在各种电解质紊乱时又可相互影响，加重或抵消心电图改变，故需密切结合病史和临床表现进行判断。

（一）低钾血症

血清钾浓度过低时，心肌细胞动作电位 3 位相延迟，复极延缓，可导致 ST－T 发生相应改变，并出现 U 波；心肌兴奋性、自律性增高，超常期延长，传导性降低，易出现心律失常。低钾血症的心电图（图 8－64）特征为：

1．ST－T 段变化，表现为 T 波低平或倒置，ST 段压低≥0.5mV。

2．U 波增高，可达 0.1mV 或超过同一导联上 T 波的振幅，出现 T－u 融合呈双峰状。

3．Q－T 间期一般正常或轻度延长，表现为 Q－T－u 间期延长。

4．出现各种心律失常，以窦性心动过速、期前收缩、阵发性心动过速等为常见。

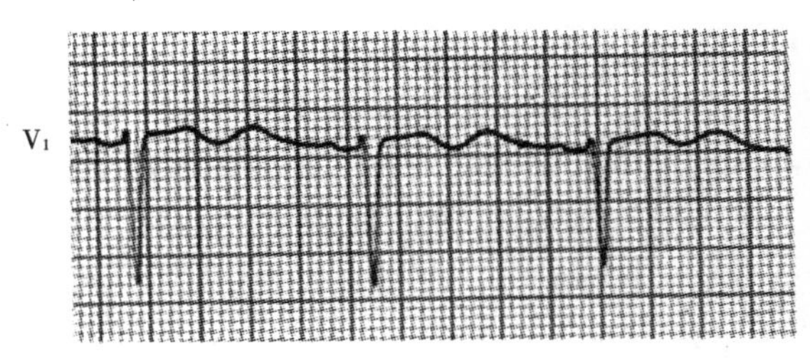

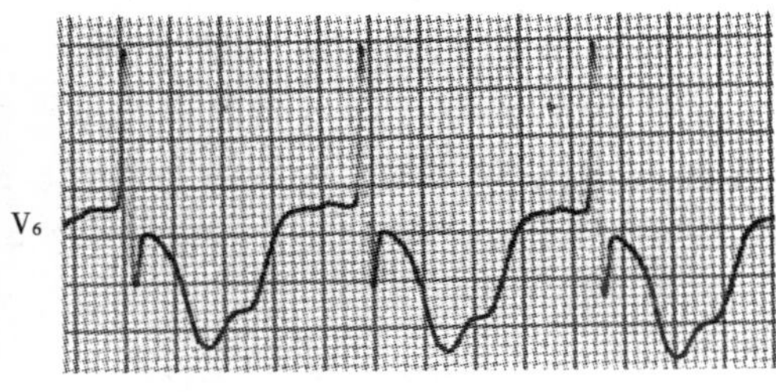

图 8－64 低钾血症心电图

低钾血症见于钾盐丢失过多，如呕吐、腹泻、长期应用利尿剂、大量放腹水；钾盐摄入不足，如禁食；长期应用皮质激素、胰岛素及葡萄糖，家族性周期性麻痹等。

（二）高钾血症

血清钾浓度过高时，心肌动作电位0位相除极速度和幅度降低，致使兴奋性和传导性降低或消失，故高血钾可致房内、房室交界区或室内传导延缓或阻滞，其中以心房最为显著。高钾血症的心电图（图8-65）特征为：

1. T波高尖，基底变窄，两支对称，呈“帐篷状”，以Ⅱ、Ⅲ、V_2、V_3、V_4最为明显，此为高血钾时最早出现和最常见的心电图变化。

2. QRS波群时限增宽，P波低平，严重者P波消失。

3. ST段下移。

4. 出现各种心律失常，如窦性心动过缓、房室交界性或室性逸搏心律、室内传导阻滞、窦性静止，严重者出现室性心动过速、心室颤动。

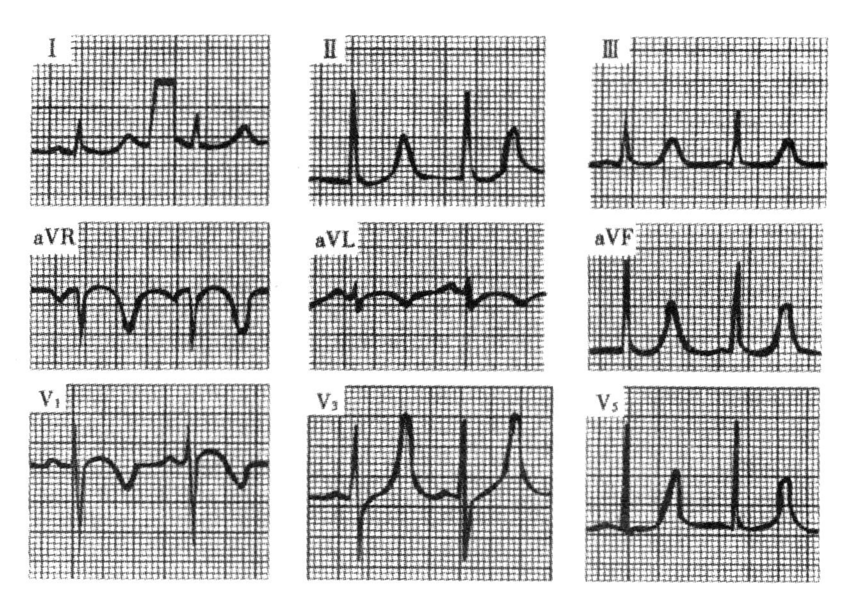

图8-65 高钾血症心电图

不同浓度的血钾与心电图改变关系密切：血钾浓度升高至5.5mmol/L时，T波高尖呈“帐篷状“，Q-Tc缩短；血钾浓度升至6.5mmol/L时，T波继续增高，QRS波开始增宽；血钾浓度升至7.0mmol/L时，P波增宽，P-R间期延长，QRS波继续增宽；血钾浓度升至8.5mmol/L时，P波可消失，QRS波明显增宽，ST段下移，可出现房室交界区心律；血钾浓度升至12.0mmol/L时，可出现室性心动过速、室颤、心室停搏。

高钾血症见于钾排出障碍，如肾衰竭；钾摄入过多，如输库存血过多或输液补钾；内生钾增多，如大面积烧伤、挤压综合征、脱水、酸中毒、缺氧状态等。

（三）低钙血症

血清钙浓度降低时，动作电位 2 相延长，致使动作电位时间和有效不应期延长，对静息电位并无明显影响。低钙血症的心电图（图 8-66）特征为：

1．ST 段平坦、延长，致使 Q-T 间期显著延长。

2．直立 T 波变窄、低平或倒置。

3．很少发生心律失常。

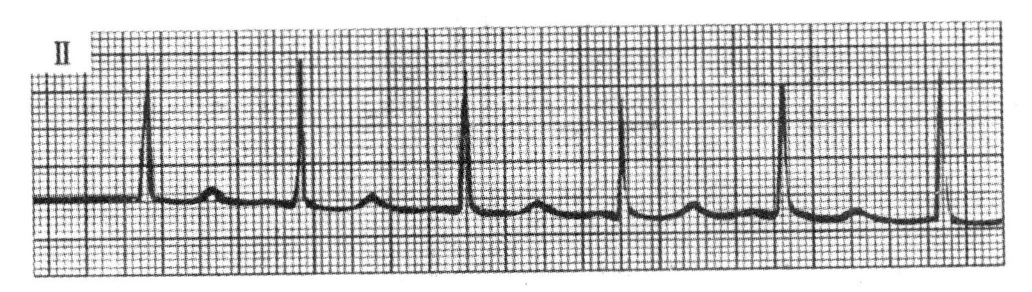

图 8-66 低钙血症心电图

低钙血症见于钙摄入或吸收减少，如维生素 D 缺乏、吸收不良综合征、钙摄入不足；钙丢失过多，如严重呕吐、腹泻；内分泌疾病，如甲状腺功能减退、甲状旁腺术后等。

（四）高钙血症

血清钙浓度过高时，动作电位 2 相缩短，致使动作电位时间及有效不应期缩短。高钙血症的心电图（图 8-67）特征为：

1．ST 段缩短或消失。

2．Q-T 间期缩短。

3．少数可见 U 波增高、T 波低平或倒置。

4．偶见窦性心动过速、期前收缩、阵发性心动过速等，严重者可发生室颤。

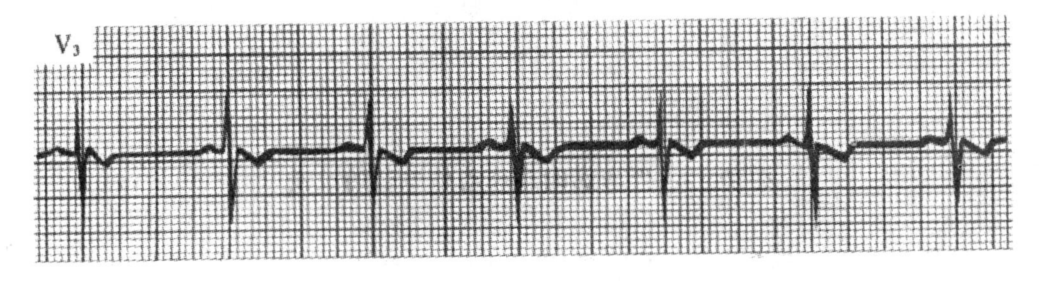

图 8-67 高钙血症心电图

高钙血症可见于钙摄入或吸收增高，如静脉注射或滴注钙剂过多、过快，维生素 D 过量；原发或继发甲状旁腺功能亢进；骨转移癌、多发性骨髓瘤等。

六、药物对心电图的影响

洋地黄类药物、抗心律失常药物，可影响心肌的除极和复极过程，从而使心电图发生相应改变。当药物对心肌发生毒性作用而临床上又无明显表现时，心电图却可较早反映出来。了解这些药物引起的心电图改变，对掌握药物剂量、决定是否继续使用或停止使用药物等具有重要意义。

（一）洋地黄类药物

洋地黄制剂应用于临床已有200年的历史，至今仍然是治疗心力衰竭和室上性心动过速的重要药物。其药理作用为增强心肌收缩力（从而缩短复极时间），加速心内膜复极，增加心肌兴奋性，以及增加心脏对迷走神经的反应性等作用。此类药物的安全范围狭窄，治疗剂量与中毒剂量十分接近，且个体差异很大，用药后容易出现中毒反应，故在用药后要监测心电图变化。洋地黄引起的心电图改变，有治疗剂量和中毒剂量之分，前者引起的心电图改变称为洋地黄效应或洋地黄作用，后者则称为洋地黄中毒或洋地黄过量。

1．洋地黄效应（digitalis effect）或作用 洋地黄效应或作用的心电图（图8-68）特征为：

（1）ST-T改变 在以R波为主的导联上，T波低平、负正双向或倒置，伴有ST段下斜型压低，ST段与T波融合呈“鱼钩型”。

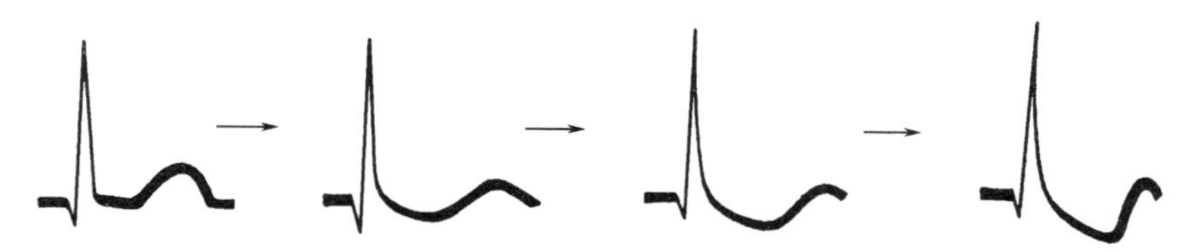

洋地黄引起ST-T变化，逐渐形成特征性ST-T改变（鱼钩型）

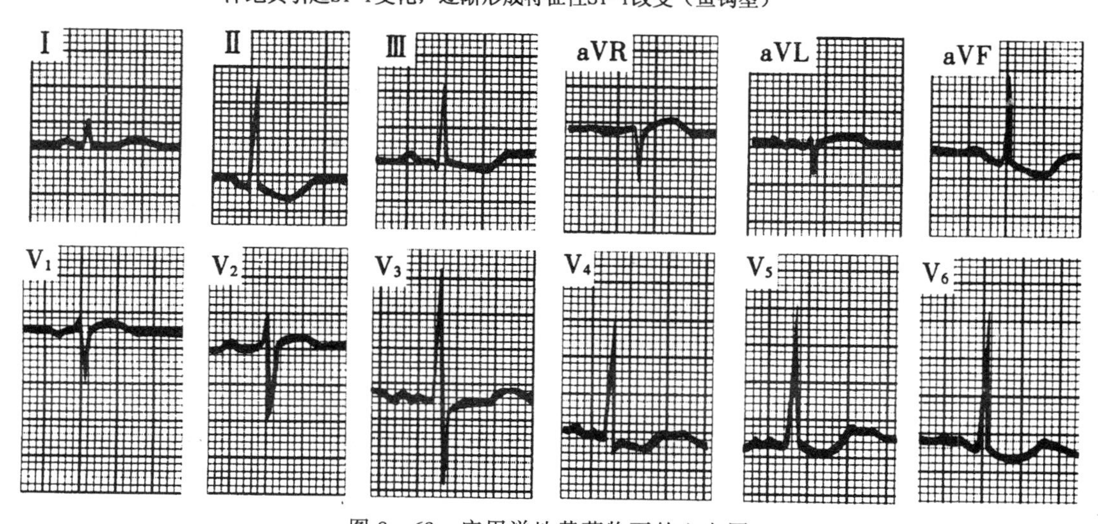

图8-68 应用洋地黄药物下的心电图

（2）Q－T间期缩短

使用洋地黄后心电图出现的“鱼钩型”ST－T改变仅说明患者在接受洋地黄治疗，并不代表洋地黄化，也不代表洋地黄过量或中毒。类似于洋地黄效应的ST－T改变，亦可见于未接受洋地黄治疗的冠状动脉供血不足、心室肥大、心肌炎或心肌病患者。为避免诊断发生混淆，在使用洋地黄之前应描记一次心电图，以便前后对照。

2．洋地黄中毒（digitalis toxicity）或过量　主要表现为各种心律失常，常见的心律失常有室性期前收缩二联律或三联律、频发性及多源性室性期前收缩，严重时可出现室性心动过速，甚至室颤。此外，还可出现消化系统、神经系统等异常表现。

（二）普萘洛尔

普萘洛尔的药理作用为通过阻断儿茶酚胺对β－受体的兴奋作用而减慢心率，延缓房室传导，减弱心肌收缩力，降低血压。普萘洛尔所致心电图改变的特点为可出现窦性心率减慢，P－R间期延长，Q－T间期缩短。长期服用可引起窦房或房室传导阻滞。

（三）胺碘酮

胺碘酮的药理作用为减缓窦房结4相自动除极而降低自律性，亦可延长心房肌、心室肌及心脏传导系统各部位的动作电位时间及延长有效不应期。胺碘酮所致的心电图改变特点为可出现窦性心率减慢，T波增宽、圆钝、切迹，Q－T间期延长。

第五节　心电图的描记、分析和临床应用

一、常规心电图操作标准

心电图形描记的具体要求为基线稳定，波形清晰，不应当有干扰、伪差、基线漂浮等。

1．环境的要求

（1）室内保持温暖，以免因寒冷而引起肌电干扰。

（2）使用交流电源的心电图机必须接地线，以免交流电干扰。

（3）心电图机旁不要摆放其他电器用具。

（4）诊察床的宽度不宜过窄，以免肌体紧张而引起肌电干扰。

2．病人准备

（1）受检者休息片刻，取平卧位进行检查，除急症外一般应避免于饱餐后或吸烟后检查。

（2）简要地对受检者说明心电图检查对人体无害也无痛苦，嘱其四肢平放，肌肉松弛，平静呼吸，记录过程中不能移动四肢及躯体，必要时需屏气记录胸导联心电图。

3．皮肤处理　将受检者两手腕曲侧腕关节上方约3cm处，及两内踝上部约7cm处，涂抹导电胶或盐水，也可用酒精仔细擦净电极板下皮肤上的油脂，以消除皮肤阻力，减少发生

伪差。

4. 电极安置 分别将导联电极按规定连接肢体与胸部。其中肢体导联线较长，末端接电极板处有颜色标记，按红色电极接右上肢、黄色电极接左上肢、绿色端电极接左下肢、黑色端电极接右下肢（地线）顺序安置电极。这样即可记录出6个肢体导联的心电图。胸导联线相对较短，导线末端接电极处的颜色排列依次为红、黄、绿、褐、黑、紫，通常分别代表V_1～V_6导联。但它们亦可任意记录各胸前导联心电图，关键取决于其电极安放的相应部位。要特别注意防止左、右上肢接错。

5. 描记心电图

（1）接通电源及地线（当使用蓄电池或充电电源时，可不用地线），如有外部交流电干扰，可按下抗交流电干扰键（HUM）。但尽量不要使用该键，更不要同时使用去肌颤滤波（EMG），因其可使心电图波幅下降15%以上，导致心电图波形失真。

（2）常规记录走纸速度一般选择25mm/s，标准灵敏度1mV = 10mm（即增益，指输入1mV电压时，描笔偏转幅度10mm）。记录笔应调节在记录纸的中心线上。在记录过程中，如发现某些导联心电图振幅超出图纸范围时，可减低电压，如选择灵敏度1mV = 5mm减低电压。

（3）导联切换，依次记录Ⅰ、Ⅱ、Ⅲ、aVR、aVL、aVF及V_1～V_6导联心电图，婴幼儿可做9个导联（肢体导联6个，胸导联V_1、V_3、V_5）。除心律不齐应适当加长V_1或Ⅱ导联外，一般各导联记录3～5个心室波即可。如见有急性下壁心肌梗死图形，应及时加做右胸导联（V_{3R}～V_{5R}）及V_7～V_9导联。

（4）如记录中遇基线不稳及干扰时，应检查导联线与心电图机的连接或电极是否松脱。还要注意胸部电极不能吸附太紧以及吸附时间太久，以免产生血疱。

（5）心电图记录结束后，立即在心电图纸的前部注明受检者的姓名、性别、年龄、记录时间（年、月、日、小时，甚至分钟）、病区及床号等，同时标记各导联，如电压减半时需注明。

二、心电图的诊断步骤

1. 一般浏览 确认定准电压、走纸速度、有无导联记录或标记错误，判别和排除伪差或干扰，如肌肉震颤、基线漂移、交流电干扰。

2. 判断心脏位置 主要通过心电轴偏移的度数及是否有钟向转位大致判断心脏在胸腔中的位置。

3. 确定主导心律 寻找并分析P波的形态和出现规律，确定主导心律是否为窦性心律（若不是应分析是哪一种异位心律起主导作用），然后分别测量心房率或心室率。

4. 分析P波与QRS波群及相互关系 注意各导联P波与QRS波群的形态、时间、振幅的变化，并通过P波与QRS波的出现顺序，P－R间期的时间及是否固定等判断有无心律失常。

5. 观察ST－T改变及其改变类型 主要观察ST段的移位情况和移位形态，T波的形态改变，以及出现改变的导联及导联数。

6．得出结论 根据测算结果，系统而重点地列出心电图特征，至少应考虑心脏在心律、传导、房室肥大和心肌 4 个方面有无异常。然后紧密结合病史、临床表现及其他检查资料，得出具体、明确的心电图诊断。

三、心电图的临床应用

心电图的主要应用范围包括以下几个方面：①分析与鉴别各种心律失常；②查明各种原因所引起的心肌病变，尤其对心肌梗死的定性、定位、定期的判断具有极为重要的临床价值；③反映心房、心室肥大的情况，对各种心脏疾病的诊断提供有价值的资料；④判断某些药物对心肌影响的程度，以及对心律失常治疗的效果，为临床用药提供依据；⑤对其他疾病和电解质紊乱的辅助诊断，如心包炎、血钙和血钾过低或过高；⑥手术麻醉以及各种危重病患的心电监护。

第九章 实验室检查

第一节 概　　述

一、实验诊断在健康评估中的作用

实验诊断（laboratory diagnosis）是临床重要的辅助检查，它运用物理学、化学、生物学等学科的实验技术，对患者的血液、尿液、粪便以及其他排泄物、分泌物、脱落物、穿刺物等标本进行检测，其结果可直接或间接反映机体功能状态或病理变化，对协助疾病诊断、判断预后和制定治疗方案等具有重要的意义。

（一）现代实验诊断的主要内容

1．临床一般检查　是临床各科室经常用于筛查疾病的检查。多用定性或定量分析的方法，检查来自血液及各种体液标本的理化性状及用显微镜检查标本中的有形成分。

2．临床血液学检查　主要是针对原发于血液系统疾病的专门检查，以及对非造血组织疾病所致的血液学变化进行检查。

3．临床生物化学检查　是对血液及各种体液中生化物质以及治疗药物等浓度的定量检查。

4．临床病原生物学及血清学检查　是对各种病原体及其抗原抗体的检测，其检查结果有确诊疾病的作用。

5．临床免疫学检查　指除病原血清学检查之外的各种特异性或非特异性免疫功能的检查。

6．临床遗传学检查　主要是针对遗传性疾病染色体及基因的检查，未包括在本章范畴内。

（二）现代实验诊断的特点

1．优点　标本微量化、检测自动化、报告电脑化，测定结果重复性高。

2．局限性　主要有：①标本受采集、转运等中间环节的影响；②同一项检查可因各种检测原理、方法以及仪器、试剂不一而得出不同的结果，使临床诊断敏感性和特异性的高低不同；③检测结果在生理变化与病理变化之间常有重叠，因而单独一次实验检测难以全面反映机体复杂的动态变化；④同一项检查结果异常可见于多种疾病，而同一种疾病又可出现多种检查项目的异常。因此，在确定检查结果的临床意义时，必须要有动态的观点，并综合全部临床资料进行具体分析，才能作出合理的解释。

（二）实验诊断与临床护理的关系

现代实验诊断学是临床诊断学的重要组成部分，也是健康评估的重要内容之一。实验诊断与临床护理有着十分密切的关系。一方面，大部分实验室检查的标本需护士去采集；另一方面实验室检查的结果作为客观资料的重要组成部分，又可协助和指导护士观察、判断病情，作出护理诊断。护士应熟悉下列各项与临床常用实验室检查有关的事项：

1. 检验目的，即为什么要对患者进行该项目的检验，其主要的临床价值是什么？
2. 标本采集方法和主要干扰因素，包括熟悉直接采集标本的方法、影响检验结果正确性的主要因素及其避免干扰的措施，以及教育患者如何正确配合医护人员采集好标本。
3. 检验参考值　需特别注意那些对疾病诊断、治疗、护理产生重大影响的参考值。
4. 检验项目的临床意义及其与护理的关系。

二、检验标本的采集和处理

高质量检验标本是获得准确可靠检验结果的首要环节。要获得高质量的标本，直接的责任人除患者本人和检验人员以外，也包括护士。

（一）标本采集的基本要求

1．完整性　尽可能保持离体标本在被检者体内当时的生理或病理的固有状态，从而保持各种细胞、虫卵等有形成分和蛋白质、葡萄糖等无形成分的质和量基本不变。但事实上，任何标本，一旦离开人体即会发生细胞溶解破坏、蛋白质分解、细菌污染标本等改变。因此，在标本采集时或采集后，常需按检验项目的特点进行各种处理，以达到保持标本完整性的目的。

2．新鲜　任何检验标本都要求新鲜，这是保持标本完整性的主要方法。衡量标本是否新鲜的尺度，是从标本采集到检验完毕所间隔的时间。间隔时间越短，检验结果越可靠。各种标本允许间隔的最长时间，视不同的检验项目和标本来源而不同。

（二）血液标本的采集

血液标本在各种检验标本中采用率最高，是诊断血液系统疾病的主要依据，可直接或间接提供有关全身各组织器官的生理或病理状态的许多重要信息。

1．采血部位　常用的有：①皮肤穿刺采血：又称毛细血管或末梢采血。一般使用采血针，在消毒后的指端或耳垂等部位采集血液，凡是需血量较少（通常约10滴以下）的检验用血可用此种方法。皮肤穿刺采血的主要缺点是易发生溶血、凝血和混入组织液。②静脉采血：是目前最常用的采血方法。多在手臂表浅静脉采血，采血时压脉带的结扎时间要短，否则会使血液成分的浓度增高或减低。

2．血标本种类　主要有：①全血：主要用于对血细胞成分的检查。②血浆：加有抗凝剂的全血经离心、分离血细胞后，所得到的液体部分称为血浆。主要用于凝血因子测定和少数生物化学检查，如内分泌激素的测定。③血清：不加抗凝剂的全血经过一定时间自然凝固后所分离的液体部分称为血清。主要用于临床生物化学和免疫学检验。

3．不合格血标本及其预防措施 不合格的血标本主要有：①高脂肪血标本，离心后的血清或血浆看上去呈乳白色混浊，表明血中含有高浓度的脂肪物质，多因患者进食后不久采集所致。含脂肪标本可干扰多种生化物质的检验，有效的预防措施为空腹采血。②溶血标本：指由于各种原因所致的红细胞破坏，外观呈红色或粉红色的血标本。除了病理性原因外，体外溶血的主要原因为容器不干净、血液遇水、标本被强力震荡等。红细胞破坏后，释放出的物质可严重干扰检验结果。因此，采血时注射器和容器必须干燥，抽血后将血液沿容器壁徐徐注入，可防止标本发生溶血。

4．不同血标本的采集方法 不同的测定项目需要不同的血标本。主要的措施有：①空腹：要求患者从采血前 12 小时开始，不再进食食物。此种标本主要适用于大部分生化检测项目，如葡萄糖、胆固醇或三酰甘油测定。②定时：要求在规定的时间段内采集标本，如口服葡萄糖耐量试验。又如药物浓度峰值或低谷时间的血标本，在使用某种特定药物后，血液中的药物浓度达到最高或最低时（后者常指在下一次服药前）采集的标本。适用于用药患者药物血浓度的监测。③冰浴：将血标本置于冰浴水中，用以减缓各种成分的代谢改变，如血氨测定、血气测定等。④保温：将血标本保持于体温或 37℃环境中，如冷凝集素测定等。⑤避光：血标本用锡纸包裹或用避光的容器采集，以避免血中某些成分遇光分解，引起测定值的减低，如胆红素、维生素 B_{12}测定等。

（三）尿液标本的采集

尿液虽然是人体排泄物之一，但其检验结果的准确性仍取决于尿液标本采集方法。

1．容器 容器要干净，最好使用一次性专用的有盖塑料容器。使用药瓶等其他容器需洗净晾干后使用，否则各种非标本物质可干扰测定的结果。

2．避免污染 不可混有粪便。女性患者避免混入阴道分泌物或经血；男性患者避免混入前列腺液和精液。

3．时间 室温下，尿液在 30 分钟内开始分解；冷藏条件下，4 小时开始分解。因此从标本收集到检验完成所间隔的时间，夏天不应超过 1 小时，冬天不应超过 2 小时，以免细菌污染和原有的各种成分改变。

4．标本种类 包括：①晨尿：一般留取早晨第一次尿，以使尿液在膀胱内存留 8 小时以上，各种成分浓缩，有利于尿液有形成分的检出。②随机尿：为患者任何时间自然排泄的尿液标本，此类标本最适合门诊、急诊患者。但易受多种因素影响，尿中病理成分浓度较低。③定时尿：适用于一日之内尿液成分波动较大，用随意尿标本难以确定其参考值范围的多种化学物质的检测，如午餐后 2 小时尿，主要用于尿中尿胆原等的检验；12 小时尿要求前一天晚上 8 时，先排尽当时余尿后再开始留尿，收集直至第二天早晨 8 时之内的全部尿液，主要用于尿中有形成分计数。24 小时尿标本的采集方法同 12 小时尿，主要用于蛋白、糖、肌酐、尿酸、尿 17－羟皮质类固醇、尿 17－羟酮皮质类固醇、电解质等化学物质的检验。④尿培养：用清洁、无菌容器收集中段尿，主要用于细菌培养和药物敏感试验。

5．标本保存　尿标本如不能及时检验，需作适当保存，否则各种物质易破坏。常用方法有：①冷藏：以4℃较好，注意避免结冰，否则尿中的盐类结晶容易析出沉淀，干扰检验结果；②化学法：根据检测内容，可选用甲醛、甲苯、浓盐酸、冰乙酸等防腐剂。

尿标本成分如发生分解或明显腐败时，外观可发生改变：①尿颜色加深：由于尿中代谢物氧化还原所致；②尿混浊度增加：多为尿中细菌繁殖或（和）结晶沉淀；③尿臭味加重：为尿中细菌繁殖，分解尿素产生氨所致。

（四）粪便标本的采集

1．标本量　一般检验至少留取大拇指样大小的粪便量或半匙量稀液便。做血吸虫毛蚴孵化、计数寄生虫虫卵或成虫等应留取全部粪便。

2．部位　关键是采集病理性粪便成分，选取含有脓、血、黏液处的粪便，但不能只取脓液、黏液或血液。若无明显脓血黏液应在粪便的多个部位各取一点后再混合以提高检出率。

3．容器　必须用干净、不透水的一次性容器。做细菌学检验，则使用经灭菌后封口的容器。

4．无污染　粪便标本不应混入其他物质，如混入尿液可使原虫死亡，混入污水等杂物可明显混淆检验结果。

5．温度　检查阿米巴滋养体的标本，应25℃保温并立即送镜检。

6．无其他干扰因素　如用化学法做粪便隐血试验，应在试验前3天禁食肉类、动物血、铁剂或维生素C等。

7．标本来源　粪便标本宜采用自然排便法。如无法自然排便，而用肛门指检、开塞露通便或灌肠得到的粪便，不宜用作标本，如使用，则需加以说明。

8．送检时间　粪便标本采集后应尽早送检，一般不应超过1小时。

（五）脑脊液标本的采集

脑脊液经无菌腰椎穿刺采集，所得脑脊液分别置于已编序的3只无菌试管内，每管1～2ml，第一管做细菌学检查，第二管做化学和免疫学检查，第三管做一般检查和显微镜检查。标本采集后必须立即送检，一般不能超过1小时，以免放置过久细胞破坏、葡萄糖分解形成凝块等影响检查结果。

患者于腰椎穿刺采集脑脊液后，应俯卧或仰卧4～6小时，但不用枕头，以免术后低颅压引起头痛。

（六）浆膜腔积液标本的采集

浆膜腔主要包括人体的胸腔、腹腔和心包腔等。当浆膜腔内过多液体积聚时，分别称为胸水、腹水和心包腔积液。标本由医生经无菌胸穿、腹穿或心包穿刺获得。主要用于判断积液的性质，如区分炎症性或非炎症性、良性或恶性、病原体及其种类。

经无菌穿刺采集的浆膜腔液标本分管留取，每管1～2ml，第一管做细菌学检查，第二管做化学及免疫学检查，第三管做细胞学检查，第四管不加抗凝剂，以观察有无凝集现象。

浆膜腔积液标本留取量多少不一，但渗出液因含纤维蛋白原较高易发生凝固，采集后应立即送检。如做生化检查，应同时采血做相应项目测定，以资对照。采集关节滑膜液前，患者应禁食6小时，使血液与滑膜液之间葡萄糖成分得以平衡。

（七）精液标本的采集

主要采集方法为被检者手淫法。

1．标本采集时间 必须禁欲（即无性交、手淫、遗精）4～7天后才能采集。一般在第1次采集后间隔1～2周，再复查2～3次，方能作出正确判断。

2．送检温度 采集后，应立即保温（20℃～40℃）送检，不可超过2小时，否则精子活动力减低。

（八）前列腺液标本的采集

前列腺液标本由医生经按摩前列腺采集，做微生物培养的标本需无菌操作。

（九）阴道分泌物标本的采集

阴道分泌物标本由妇产科医生采集。患者在标本采集前24小时内无性交、无盆浴或阴道灌洗、局部用药等（停用外用药2～3天）。应及时送检，特别是检查阴道滴虫，如时间延长滴虫死亡，影响检出率。阴道分泌物检查主要用于诊断女性生殖道炎症，特别是各种阴道炎、性病，以及判断性激素水平。

（十）痰液标本的采集

痰液标本的采集看似容易，实际上要取得真正的痰液标本，并非“一唾而就”。真正的痰液是指气管、支气管的分泌物或肺泡内的渗出物，不包括口腔的唾液、鼻咽部的分泌物以及食物等其他物质。一般采用自然咳痰法，此法要求患者于早晨起床后，先漱口，然后再用力从呼吸道深部咳出1～2口痰，用内壁无吸水性的洁净容器存放，室温2小时内，冷藏24小时内送检。用于特殊检验的标本收集方法包括：①细胞学检查，取上午9～10点新鲜痰液；②细菌学检查，需用无菌容器留取，做漂浮或浓集法检查结核杆菌，应留24小时痰液；③检查24小时痰量，应将痰咳于无色广口瓶中，并加少许石炭酸防腐。④取痰困难者，用特殊方法取痰或在咽部直接刮取标本。

（十一）血液气体分析标本的采集

1．采血部位 一般为动脉血管，常选用易于触及、表浅和相对固定的动脉，如桡动脉、肱动脉、股动脉等。

2．动脉血采集法 先将1ml无菌注射器用1000U/ml浓度的肝素湿化抗凝，然后排尽注射器内的气体，进针，让动脉血自动流入注射器，直至血量达2/3注射器容积时止，再将注射器和针头从血管处抽出，并立即将针头插入小橡皮塞或软木塞以杜绝空气混入标本，随后双手搓动注射器，使肝素与血液彻底混匀。

3．注意事项 血气分析标本采集和（或）保存不当，可致检测结果严重偏差，故必须注意：合理的采血部位；严格隔绝空气进入标本；患者应处于安静状态；用肝素充分抗凝；抽血后立即送检，宜在10分钟内完成测定，如不能及时测定，则标本置于冰水中或4℃冷藏，于2小时内完成检测；正在给氧的患者，如病情许可应停止吸氧30分钟后采血，否则应注明给氧浓度与氧流量。

三、影响检验结果的因素

在判断检验结果的异常是否确实由疾病引起之前，必须首先排除可能干扰检验结果的非疾病因素。

（一）生理因素

包括被检测者的年龄、性别、月经周期、妊娠、情绪、采血时间，以及体位、运动和环境变化等。在检测技术日益发展的今天，由生理因素引起的检验结果变异比检测过程中技术因素产生的变异更大。生理变异可分为两大类，一类是不能控制的，如年龄和性别，对检验结果的影响是长期效应；另一类是能够控制的，如情绪和运动等，对检验结果的影响多为短期效应。晨起空腹采集标本，可将上述因素对标本的影响减少到最低程度。

此外，由于一日之内激素分泌的周期性变化，如生长激素在入睡后不久分泌最高，胰岛素在早晨分泌较高，对激素标本的采集时间常有严格的规定和控制。

（二）饮食因素

1．标本采集前的影响 进食不久即采集血液检测，可见葡萄糖、铁、脂肪、碱性磷酸酶活性等浓度增高。进食后产生的血液中高脂肪物质可影响多种检测结果。因此，许多生化项目的检测特别要求从前一天晚上8时起禁食，次日空腹采血。

2．特殊饮料和进食习惯 包括饮酒或咖啡、吸烟、节食，及高蛋白、高脂、高糖等饮食嗜好，可使尿液中多种物质的浓度发生变化，从而影响检测结果。

（三）药物因素

主要是药物的体内作用对检验结果的影响。标本采集前尽可能暂停各种药物，以免干扰检验。

（四）其他因素

对标本的准确标签编号、恰当的保存和转运等，均是减少检测结果假阳性或假阴性的重要措施之一，值得特别注意。

怀疑检验结果与临床不符时，应及时向检验科室反馈信息，进行复查，必要时重新采集标本。

第二节 血液一般检查

血液一般检查包括血红蛋白测定、红细胞计数、白细胞计数及其分类。通过这些检查可以发现血细胞的变化，有助于某些疾病的诊断，是常用的检查方法。

一、红细胞计数和血红蛋白测定

【标本采集方法】

血液分析仪法：用乙二胺四乙酸二钠（EDTA－Na_2）抗凝静脉血 1ml；手工法：用非抗凝毛细血管血 20μl。

【参考值】

	红细胞计数	血红蛋白
成年男性	（4.0～5.5）×10^{12}/L	120～160g/L
成年女性	（3.5～5.0）×10^{12}/L	110～150g/L
新生儿	（6.0～7.0）×10^{12}/L	170～200g/L

【临床意义】

1．红细胞和血红蛋白增多

（1）相对性增多　由于某些原因使血浆中水分丢失，血液浓缩，致红细胞和血红蛋白含量相对增多。见于剧烈呕吐、大面积烧伤、严重腹泻、大量出汗等，也见于尿崩症、甲状腺功能亢进等。

（2）绝对性增多　①生理性增多：见于高原居民、新生儿、剧烈运动、冷水浴等。②病理性增多：见于紫绀型先天性心脏病、阻塞性肺气肿、肺源性心脏病、真性红细胞增多症等。

2．红细胞和血红蛋白减少

（1）生理性减少　见于生长发育迅速的儿童、老年人、妊娠中后期。

（2）病理性减少　见于各种原因所致的贫血，如缺铁性贫血、再生障碍性贫血、溶血性贫血和失血性贫血等。

二、白细胞计数和白细胞分类计数

测定单位容量（每升）血液中白细胞的数目，称为白细胞计数。取血液在玻片上涂成血膜，经染色后，在显微镜下按白细胞形态特征，计算出各种白细胞的比值（百分数），并观察其形态的变化，对疾病有辅助诊断意义。检查方法包括血液分析仪和显微镜法两种。

【标本采集方法】

同红细胞计数。

【参考值】

白细胞数：成人（4～10）×10^9/L；新生儿（15～20）×10^9/L；6个月～2岁（11～12）×10^9/L。白细胞分类计数见表9－1。

表9－1　白细胞分类计数

细胞名称	百分数（%）	绝对值（×10^9/L）
中性粒细胞		
杆状核	0～5	0.04～0.05
分叶核	50～70	2～7
嗜酸性粒细胞	0.5～5	0.05～0.5
嗜碱性粒细胞	0～1	0～0.1
淋巴细胞	20～40	0.8～4
单核细胞	3～8	0.12～0.8

【临床意义】

1．中性粒细胞（neutrophil，N）　占白细胞总数的50%～70%，其增高和减低直接影响白细胞总数的变化。中性粒细胞由原始粒细胞分化而成，成熟后暂时存在骨髓中，其数量约为血液中中性粒细胞的15～20倍。该细胞胞浆内含有蛋白酶、脂肪酶、过氧化酶及溶菌酶等，能吞噬某些细菌。当机体遭受感染等损害时，中性粒细胞在骨髓内加快形成，并大量释放到血流中。

（1）中性粒细胞增多

1）生理性增多：见于新生儿、妊娠、分娩、剧烈运动、严寒、高温等，多为一过性。

2）病理性增多：见于：①急性感染：为引起中性粒细胞增多最常见的原因，尤其是化脓性感染，如流行性脑脊髓膜炎、肺炎、阑尾炎等；②严重的组织损伤：见于大手术、急性心肌梗死、严重外伤、大面积烧伤及严重的血管内溶血后12～36小时内；③急性大出血：急性大出血后1～2小时内白细胞数及中性粒细胞百分数明显增高，内脏出血者较外部出血者显著，故可作为消化道大量出血、脾破裂出血的早期诊断指标；④急性中毒：安眠药、重金属中毒、糖尿病酮症酸中毒、尿毒症等；⑤恶性肿瘤：急性或慢性粒细胞白血病及胃癌、肝癌等非造血系统恶性肿瘤。

（2）中性粒细胞减少

1）感染性疾病：见于伤寒、副伤寒、流行性感冒、麻疹、病毒性肝炎、疟疾等。

2）血液系统疾病：见于再生障碍性贫血、非白血性白血病（aleukemic leukemia）、粒细胞缺乏症、恶性组织细胞病、巨幼细胞性贫血、严重缺铁性贫血、阵发性睡眠性血红蛋白尿等。

3）理化损伤：是引起白细胞减少的常见原因，如使用氯霉素、抗肿瘤药物、抗结核药物、抗甲状腺药物、降血糖药物、免疫抑制剂等，以及物理因素如放射线作用。

4）自身免疫性疾病：如系统性红斑狼疮等。

5）单核－吞噬细胞系统功能亢进：如脾功能亢进、淋巴瘤等。

2．嗜酸性粒细胞（eosinophil，E）

（1）嗜酸性粒细胞增多　见于：①变态反应性疾病：支气管哮喘、荨麻疹、药物过敏反应；②寄生虫病：肺吸虫病、蛔虫病、钩虫病、血吸虫病、丝虫病等；③血液病：慢性粒细胞白血病、嗜酸性粒细胞白血病、淋巴瘤等；④皮肤病：剥脱性皮炎、银屑病、湿疹等；⑤某些恶性肿瘤：尤其是肿瘤转移或有坏死灶的恶性肿瘤嗜酸性粒细胞可有中度增高；⑥传染病：急性传染病嗜酸性粒细胞大多减少，唯猩红热急性期反而增多。

（2）嗜酸性粒细胞减少　见于伤寒、副伤寒、应激状态、休克、长期应用肾上腺糖皮质激素后。

3．嗜碱性粒细胞（basophilia，B）

（1）嗜碱性粒细胞增多　见于嗜碱性粒细胞白血病、慢性粒细胞性白血病、骨髓纤维化、慢性溶血及脾切除后等。

（2）嗜碱性粒细胞减少　其临床意义较小。

4．淋巴细胞（lymphocyte，L）　按其来源和功能可分为两类。一类为胸腺依赖淋巴细胞，简称T细胞。T细胞在胸腺淋巴组织内分化成熟，参与细胞免疫；另一类为骨髓依赖淋巴细胞，简称B细胞。B细胞在骨髓等淋巴组织内分化成熟，当抗原存在时，可转变为能合成免疫球蛋白的浆细胞，产生特异性抗体参与体液免疫。

（1）淋巴细胞增多

1）生理性增多：见于婴幼儿。

2）病理性增多：见于：①感染性疾病：主要为病毒感染，如麻疹、风疹、传染性单核细胞增多症、传染性淋巴细胞增多症、水痘、流行性腮腺炎、病毒性肝炎、流行性出血热等。也可见于百日咳杆菌、结核杆菌、布氏杆菌、梅毒螺旋体等感染时。②血液病：急、慢性淋巴细胞白血病、淋巴瘤等。③急性传染病恢复期；④移植排斥反应：见于移植物抗宿主反应或移植物抗宿主病。

（2）淋巴细胞减少　主要见于应用肾上腺皮质激素、烷化剂及长期接触放射线、免疫缺陷病、丙种球蛋白缺陷症等。

5．单核细胞（monocyte，M）

（1）单核细胞增多

1）生理性增多：出生后2周的婴儿可达15％或更多，儿童亦较成人稍多。

2）病理性增多：见于：①感染性疾病：如疟疾、黑热病、结核病、亚急性感染性心内膜炎等；②血液病：单核细胞白血病、骨髓增生异常综合征、恶性组织细胞病等。

（2）单核细胞减少　无临床意义。

三、网织红细胞计数

网织红细胞（reticulocyte，Ret）是晚幼红细胞脱核后至完全成熟红细胞之间的过渡型细胞。网织红细胞计数可直接反映骨髓造血功能，除对贫血的诊断和鉴别诊断有重要参考价值外，还可作为贫血治疗效果和病情的观察指标。

【标本采集方法】

毛细血管采血或抗凝全血，采用活体染色显微镜检查法。

【参考值】

百分数：成人0.005～0.015（或0.5%～1.5%）；新生儿0.03～0.07（或3%～7%）；绝对值：(24～84) $\times 10^9$/L。

【临床意义】

1. 网织红细胞增多　提示骨髓红细胞系增生旺盛。见于增生性贫血，如溶血性贫血，尤其是急性大量溶血时，网织红细胞计数可高达0.40以上；急性失血性贫血，网织红细胞也明显增加。缺铁性贫血或巨幼细胞性贫血，治疗前网织红细胞仅轻度增高或正常，给予铁剂或维生素 B_{12}、叶酸治疗后，可逐渐增高，至7～10天达高峰，治疗2周后逐渐恢复正常。

2. 网织红细胞减少　提示骨髓造血功能低下。见于再生障碍性贫血，典型病例常低于0.005。也可见于骨髓病性贫血，如急性白血病，因骨髓中异常细胞浸润，红细胞增生受到抑制。

四、红细胞比容测定

一定量的抗凝血经规定速度和时间离心沉淀后，测得的红细胞体积与全血体积之比，即红细胞在全血中所占体积的百分比，称为红细胞比容（hematocrit，Hct）。该数值与红细胞数量和大小有关。

【标本采集方法】

血液分析仪法：EDTA－Na_2 抗凝血；微量毛细管法：毛细血管血或抗凝血0.5ml；温氏法：草酸盐抗凝血2ml。

【参考值】

男性0.40～0.50（或40%～50%）；女性0.37～0.48（或37%～48%）。

【临床意义】

红细胞比容测定可反映红细胞的增多或减少。

1. 红细胞比容增高　红细胞比容相对性增多见于各种原因所致的血液浓缩，临床上常测定脱水病人的红细胞比容，了解血液浓缩程度，作为计算输液量的参考。红细胞比容绝对性增多见于真性红细胞增多症。

2．红细胞比容减低 主要见于各种贫血。由于贫血类型不同，红细胞体积大小也有不同，其红细胞计数与红细胞比容的减低不一定平行。因此必须将红细胞数、血红蛋白量及红细胞比容三者结合起来，计算红细胞各项平均值才有参考意义。

五、红细胞平均值

红细胞平均值是指红细胞平均体积（mean corpuscular volume，MCV）、红细胞平均血红蛋白量（mean corpuscular hemoglobin，MCH）、红细胞平均血红蛋白浓度（mean corpuscular hemoglobin concentration，MCHC）3种平均值，是根据红细胞计数、血红蛋白测定和红细胞比容结果计算出来的，对贫血的鉴别有一定的价值。

【标本采集方法】

血液分析仪法：EDTA－Na_2抗凝血，MCV由仪器直接测出，MCH、MCHC由仪器计算得出。手工法：由已测得的RBC、Hb和Hct经下列公式计算得出：MCV＝Hct/RBC；MCH＝Hb/RBC；MCHC＝Hb/Hct。

【参考值】

MCV：80～100fl；MCH：26～32pg；MCHC：320～360g/L（32%～36%）。

【临床意义】

主要用于贫血形态学分类。

1．大细胞性贫血 MCV＞100fl，MCH＞32pg，MCHC32%～36%。见于叶酸及（或）维生素B_{12}缺乏引起的巨幼细胞贫血。

2．正常细胞性贫血 MCV80～100fl，MCH26～32pg，MCHC32%～36%。见于再生障碍性贫血、急性失血性贫血、溶血性贫血、骨髓病性贫血。

3．单纯小细胞性贫血 MCV＜80fl，MCH＜26pg，MCHC32%～36%。见于慢性炎症性贫血、肾性贫血。

4．小细胞低色素贫血 MCV＜80fl，MCH＜26pg，MCHC＜32%。见于缺铁性贫血、铁幼粒红细胞性贫血、珠蛋白生成障碍性贫血、慢性失血性贫血。

六、红细胞沉降率测定

红细胞沉降率是指红细胞在一定条件下沉降的速度，简称血沉率。血沉率受多种因素影响，当各种因素使红细胞形成缗线状聚集时，红细胞沉降速度增快。促使红细胞缗线状聚集的因素有：①血浆中各种蛋白的比例改变：血浆中纤维蛋白原、球蛋白、胆固醇、甘油三酯含量增加或白蛋白含量减少时，使红细胞表面的负电荷减少，细胞相互聚集，形成缗线状，致血沉加快。②红细胞数量和形状改变：红细胞减少时，阻力减少，血沉加快；红细胞增多时则血沉减慢。红细胞直径越大血沉越快。球形红细胞不易聚集成缗线状，血沉减慢。

【标本采集方法】

取静脉血1.6ml，以3.8%枸橼酸钠0.4ml抗凝。

【参考值】

成年男性每小时0～15mm；成年女性每小时0～20mm。

【临床意义】

1．血沉增快

（1）生理性增快　见于12岁以下的儿童或60岁以上的老年人、妇女月经期或妊娠3个月以上。

（2）病理性增快　①炎症性疾病：急性细菌性炎症时，血中急性时相蛋白增多，如α_1－抗胰蛋白酶、α_2－巨球蛋白、C反应蛋白、结合珠蛋白、纤维蛋白原等，这些物质能促使红细胞聚集，使血沉加速。风湿热、结核病活动期，血沉明显加快，病情缓解血沉逐渐回复正常，故临床上常用血沉作为观察风湿热、结核病有无活动性的参考指标。②组织损伤及坏死：较大的组织损伤，如急性心肌梗死、肺梗死可使血沉加快，心绞痛时血沉正常，故血沉测定可作为与心肌梗死鉴别的参考。③恶性肿瘤：恶性肿瘤时血沉常增快，恶性肿瘤治疗明显有效时，血沉渐趋正常，复发或转移时可增快；良性肿瘤血沉多正常。④各种原因所致的高球蛋白血症：如慢性肾炎、肝硬化、多发性骨髓瘤、巨球蛋白血症、系统性红斑狼疮、淋巴瘤等。⑤其他：贫血、动脉粥样硬化、糖尿病、肾病综合征。

2．血沉减慢　临床意义较小，见于球形红细胞增多症、纤维蛋白原含量严重缺乏者等。

七、血液分析仪检测参数及其临床意义

血液分析仪类型有很多，从全自动型（全血直接吸入）到半自动手工稀释型有数十种。根据其基本原理主要有电阻型、光电型和离心式3种，目前国内大多使用的是以电阻式原理为基础的血细胞计数仪。

现代血液分析仪精密度较高、重复性好，对于患病者，血液分析仪能通过多种方式检测出异常。但血液分析仪不可完全替代人工用传统显微镜对各种细胞形态的识别能力，因此，异常的标本还需通过显微镜检查才能确诊。

【标本采集方法】

EDTA－Na_2抗凝静脉血1～2ml。

【参考值】

1．白细胞参数

（1）白细胞计数　参考值同前。

(2) 白细胞分类计数

1) 淋巴细胞：体积在35~90fl。参考值：18.7%~47%，绝对值（1.0~3.3）$\times 10^9$/L。

2) 中间型细胞：包括单核细胞、嗜酸性粒细胞、嗜碱性粒细胞。体积在90~160fl。参考值：3.5%~7.9%，绝对值（0.2~0.7）$\times 10^9$/L。

3) 中性粒细胞：体积在160~450fl。参考值：46.0%~76.5%，绝对值（1.8~6.4）$\times 10^9$/L。

2. 红细胞参数 包括RBC、Hb、Hct、MCV、MCH、MCHC。参考值同前。

3. 血小板参数

(1) 血小板计数（platelet count，PLT或plt） （100~300）$\times 10^9$/L。

(2) 血小板平均体积（mean platelets volume MPV） 指外周血中血小板的平均体积。参考值：6.5~12fl。

(3) 血小板体积分布宽度（platelet volume distribution width，PDW） 是反映血小板体积异质性的参数，以变异参数（CV%）表示。参考值：16.3%~19.3%。

【临床意义】

1. 白细胞参数 白细胞计数与白细胞分类计数临床意义如前。

2. 红细胞参数 红细胞参数的临床意义如前。

3. 血小板参数

(1) 血小板计数 临床意义见本章第五节。

(2) 血小板平均体积

1) MPV增加：见于：①血小板破坏增加而骨髓代偿功能良好者；②造血功能抑制解除后，MPV增加是造血功能恢复的首要表现。

2) MPV减低：见于：①骨髓造血功能不良，血小板生成减少；②白血病；③MPV随血小板数持续下降，示骨髓造血功能衰竭。

(3) 血小板体积分布宽度 PDW增高见于巨幼红细胞贫血、急性白血病化疗后、慢性粒细胞白血病、脾切除术后、血栓性疾病等。

八、血细胞体积分布直方图

血液分析仪以细胞体积（以升为单位）为横坐标，以不同体积的细胞数量相对百分率（%）为纵坐标，在坐标中连续绘制出随体积不断增大相对应的细胞数量百分比的曲线，此曲线为细胞体积直方图。

1. 白细胞体积直方图 是表示各类不同体积白细胞出现频率的分布图。

(1) 正常白细胞直方图 仪器在35~450fl之间分析白细胞，显示明显的3个细胞分布区，一般左峰为小细胞，主要为淋巴细胞；右峰为大细胞，包括中性粒细胞分叶核、杆状核和晚幼粒；两峰之间的较平坦区为中间细胞群，包括单核细胞、嗜酸性粒细胞和嗜碱性粒细胞。

(2) 异常白细胞直方图 当某类白细胞数量显著增多或原始、幼稚白细胞增高，可出现异常直方图，如曲线峰高低和宽度大小的变化。直方图异常者应进一步做血涂片显微镜检查。

2．红细胞直方图　是反映红细胞体积大小或相当于红细胞大小范围内的粒子分布图。在某些贫血的诊断和鉴别诊断中，红细胞直方图有其特殊的价值。

（1）正常红细胞直方图　红细胞分布在36～360fl之间，呈一条光滑的正态分布曲线，其峰值即红细胞平均体积MCV。

（2）异常红细胞直方图　小细胞性贫血曲线峰左移；大细胞性贫血曲线峰右移；红细胞大小不均，则曲线峰底变宽；贫血治疗有效的直方图常呈双峰形。

3．血小板直方图　是反映血小板或相当于血小板大小的粒子分布图。

（1）正常血小板直方图　血小板分布在2～20fl之间，呈一条光滑的左偏态曲线，通常以30fl作为最大值。

（2）异常血小板直方图　血小板体积偏小则血小板直方图主峰左移，血小板体积偏大则主峰右移；出现双峰，在左侧可能是电磁波的干扰，在右侧可能是小红细胞等碎片的干扰。

第三节　溶血性贫血的常用实验室检查

溶血性贫血是由于各种原因使红细胞生存时间缩短、破坏增多或加速，而骨髓的代偿造血功能不足以补偿其损耗时所发生的一类贫血。如红细胞在血液中被破坏，称为血管内溶血；如在单核－吞噬细胞系统中被破坏，则称为血管外溶血。

溶血性贫血的诊断首先要通过溶血性贫血的一般检查确定有无溶血。溶血的证据包括：①红细胞破坏增加：游离血红蛋白增加，间接胆红素及尿胆原增加，血清结合珠蛋白减少，出现血红蛋白尿或含铁血黄素尿，血片中可见红细胞畸形、破坏增多等；②红细胞寿命缩短：^{51}Cr标记红细胞的寿命缩短；③红细胞代偿性增生：网织红细胞计数增高、外周血出现幼红细胞、骨髓幼红细胞明显增生。确定溶血后，某些特殊检查可提示或确定溶血性贫血的原因。

一、溶血性贫血的一般检查

（一）^{51}Cr标记红细胞寿命测定

用^{51}Cr（chromium）标记红细胞测定红细胞的半衰期。

【参考值】

半衰期：25～32天。

【临床意义】

溶血性贫血时红细胞半衰期小于15天，此项检查是确诊溶血性贫血最直接而确实的证据。由于测定方法复杂，目前尚不能普遍开展。

（二）血浆游离血红蛋白测定

【标本采集方法】

抗凝静脉血 2ml。注意严格防止标本溶血。

【参考值】

血浆游离血红蛋白 < 50mg/L。

【临床意义】

血管内溶血时血浆游离血红蛋白增高，血管外溶血时血浆游离血红蛋白正常。常见于葡萄糖-6-磷酸脱氢酶缺乏症、阵发性睡眠性血红蛋白尿、自身免疫性溶血性贫血、珠蛋白生成障碍性贫血等。

（三）血清结合珠蛋白测定

血浆中游离血红蛋白需与结合珠蛋白（haptoglobin，HP）结合后被输送到肝脏分解，通常每升血液中的结合珠蛋白的含量可以结合 1.3g 游离血红蛋白，形成稳定的大分子复合物，以防止血红蛋白自肾小球滤出，从尿中丢失。

【标本采集方法】

抗凝静脉血 2ml。

【参考值】

0.5～1.5g/L。

【临床意义】

1．结合珠蛋白减少 见于：①各种溶血性贫血，包括血管内或血管外溶血，以血管内溶血减低为显著；②肝细胞损害、传染性单核细胞增多症、先天性无结合珠蛋白血症等。

2．结合珠蛋白增多 见于感染、结核病、恶性肿瘤、系统性红斑狼疮、风湿性或类风湿性关节炎、组织损伤等。

（四）血浆高铁血红素清蛋白测定

严重的血管内溶血产生大量游离血红蛋白，血红蛋白分解、氧化后的高铁血红素即与清蛋白结合形成高铁血红素清蛋白。

【标本采集方法】

抗凝静脉血 2ml。

【参考值】

阴性。

【临床意义】

阳性结果提示有严重血管内溶血。

（五）尿含铁血黄素测定（Rous 试验）

血管内溶血时，大部分血红蛋白随尿排出，小部分血红蛋白被肾小管上皮细胞吸收并代谢成含铁血黄素（hemosiderin），当这些细胞脱落随尿排出时，本试验阳性。

【标本采集方法】

晨尿 15ml。

【参考值】

阴性。

【临床意义】

阳性反应主要见于慢性血管内溶血，如阵发性睡眠性血红蛋白尿。

二、溶血性贫血的特殊检查

（一）红细胞渗透脆性试验

红细胞在低渗氯化钠溶液中，会逐渐膨胀甚至破裂而溶血。红细胞渗透脆性试验（erythrocyte osmotic fragility test）是测定红细胞对不同浓度低渗氯化钠溶液的抵抗力。

【标本采集方法】

静脉血 1ml，用 3.8% 枸橼酸钠抗凝。

【注意事项】

防止标本溶血。

【参考值】

开始溶血：0.42%～0.46%氯化钠溶液；完全溶血：0.28%～0.32%氯化钠溶液。

【临床意义】

1. 红细胞渗透脆性增高 见于遗传性球形细胞增多症、自身免疫性溶血性贫血等。

2．红细胞渗透脆性减低 见于缺铁性贫血、海洋性贫血、肝硬化等疾病。

（二）自身溶血试验及纠正试验

血液在37℃孵育48小时后的溶血试验，称为自身溶血试验（autohemolysis test），纠正试验（correction test）为加入ATP或葡萄糖作为纠正物，并以氯化钠溶液作为对照，观察溶血是否能被纠正。本试验是溶血性贫血的筛选试验之一，反映了红细胞的代谢功能，有助于红细胞膜和酶缺陷的鉴别。

【标本采集方法】

静脉血5ml。

【注意事项】

防止标本溶血。

【参考值】

正常红细胞经孵育48小时后，平均溶血率＜4.0%；加入葡萄糖或ATP后，溶血率＜0.6%。

【临床意义】

1．遗传性球形细胞增多症 在低渗盐水中溶血显著增强，但因其红细胞并无酶的缺陷，故加入葡萄糖或ATP后溶血得到明显纠正。

2．先天性非球形细胞溶血性贫血Ⅰ型 即葡萄糖－6－磷酸葡萄糖脱氢酶缺乏症。低渗盐水中正常或溶血稍增强，加入葡萄糖或ATP后溶血部分纠正。

3．先天性非球形细胞溶血性贫血Ⅱ型 即丙酮酸激酶缺乏症。低渗盐水中溶血显著增强，因酶缺乏不能酵解葡萄糖以产生ATP，故加入葡萄糖后溶血不能纠正，加ATP后溶血明显纠正。

（三）酸溶血试验

酸溶血试验（acid serum hemolysis test）又称Ham试验。阵发性睡眠性血红蛋白尿（paroxysmal nocturnal hemoglobinuria，PNH）患者的红细胞膜对补体敏感，在酸化血清中易破坏而溶血。

【标本采集方法】

新鲜静脉血5ml。

【注意事项】

防止标本溶血。

【参考值】

阴性。

【临床意义】

阳性主要见于 PNH，具有特异性，可作为诊断依据。

(四) 蔗糖水溶血试验

蔗糖水溶血试验（sucrose lysis test）同酸溶血试验相似，也属于检测补体敏感型红细胞的一种试验。蔗糖溶液离子强度低，经温孵育后可加强补体与红细胞的结合，使对补体敏感的红细胞膜上形成小孔，遂使蔗糖进入红细胞而导致溶血。

【标本采集方法】

枸橼酸钠或草酸盐抗凝血或去纤维蛋白血 1ml。

【参考值】

阴性（溶血率 < 5%）。

【临床意义】

本试验在 PNH 患者常呈阳性，且较酸溶血试验敏感，但特异性不强。再生障碍性贫血、自身免疫性溶血性贫血、遗传性球形细胞增多症等也可呈轻度阳性反应。本试验常用作 PNH 诊断的筛选试验，如呈阳性再做酸溶血试验以确诊。

(五) 抗人球蛋白试验

抗人球蛋白试验（antihuman globulin test），又称 Coombs 试验。抗人球蛋白抗体是完全抗体，可与多个不完全抗体相结合，使红细胞发生可见的凝集现象（阳性）。此试验包括：①直接抗人球蛋白试验，阳性表明红细胞表面已结合有不完全抗体；②间接抗人球蛋白试验，阳性表明血清中存在不完全抗体。本试验是诊断自身免疫性溶血性贫血的重要试验。

【标本采集方法】

静脉血或脐带血 3ml。

【参考值】

直接、间接抗人球蛋白均阴性。

【临床意义】

1. 直接抗人球蛋白阳性　见于新生儿溶血病、自身免疫性溶血性贫血；也见于系统性红斑狼疮、淋巴瘤以及青霉素型药物诱发的免疫性溶血反应。

2．间接抗人球蛋白阳性 常用于 Rh 或 ABO 妊娠免疫性新生儿溶血病母体血清中存在不完全抗体的检测。

（六）冷热溶血试验

血清溶血素在 0℃～4℃时，与红细胞结合，并吸附补体，但不溶血；当温度增高至 30℃～37℃时则发生溶血，此谓冷热溶血试验（Donath－Landsteiner test）。

【标本采集方法】

取患者和正常对照者静脉血各 5ml，注意保温。

【参考值】

阴性。

【临床意义】

阳性见于 PNH。某些病毒感染如传染性单核细胞增多症、流行性腮腺炎偶可见阳性。

第四节　骨髓细胞学检查

一、骨髓细胞学检查的临床意义

骨髓细胞学检查主要用于造血系统疾病以及其他全身性疾病的诊断、鉴别诊断、疗效评价和预后判断等。

1．诊断造血系统疾病 骨髓细胞学检查是目前对多种造血系统疾病的诊断最有价值的检查方法，对各型白血病、多发性骨髓瘤、再生障碍性贫血、巨幼细胞性贫血、血小板减少性紫癜等均有直接的诊断作用。在疾病的治疗过程中，动态观察骨髓变化，亦有利于疗效评价和预后判断。

2．诊断其他非造血系统疾病 骨髓细胞学检查能对某些原虫感染，如疟疾、黑热病以及脾功能亢进等进行明确诊断。

二、骨髓细胞学检查方法及结果分析

【标本采集方法】

骨髓细胞学检查标本需经骨髓穿刺术取得，虽取材创伤不大，但有明显出血倾向者，特别是甲型血友病患者，不宜做此项检查。骨髓细胞学检查结果是否正确与标本的制作有着密切关系。必须按要求，认真采集标本。

1. 采集部位　一般采用扁骨，6~8月婴儿选择胫骨穿刺较为理想。常用以下几个部位：

（1）髂后上棘　此部位骨髓液丰富，穿刺理想，操作安全，为临床首选穿刺部位。

（2）髂前上棘　此部位骨髓液丰富，骨质薄易穿刺，危险性小，是临床常用穿刺部位，但易受血液稀释的影响。

（3）脊椎棘突　骨髓液丰富，但面积小，骨质稍硬。

（4）胸骨　骨髓液最丰富，但危险性大，因其后方有主动脉，一般不作首选穿刺部位。对可疑多发性骨髓瘤和骨髓癌转移者，可在疼痛部位或可疑部位做定位穿刺。

2. 注意事项

（1）标本吸取量　0.1~0.2ml即可，过多易被血液稀释，导致采集骨髓的失败。

（2）涂片要求　玻片干净，无油污。穿刺涂片时动作要快，因骨髓液中含有较多的纤维蛋白原，易凝固。每次应涂片3片以上，以备其他染色选用。

（3）送检　应同时附末梢血片2~3片和病历摘要一份送检。

【检查内容和方法】

1. 低倍镜检查　挑选取材满意、涂片厚薄适宜、细胞分布均匀且染色良好的涂片进行检查，检查内容包括确定骨髓增生程度、评估巨核细胞系统增生情况及寻找有无异常细胞（如转移癌细胞、尼曼－匹克细胞）等。

2. 油镜检查　检查内容包括分类计数200个或500个有核细胞，按各系列、各发育阶段细胞分类和计算百分数；观察各系统细胞形态有无异常；观察有无寄生虫等。

3. 骨髓象分析　通过比较，作出描述性判断。

【结果分析】

1. 骨髓增生程度　骨髓内有核细胞量的多少，反映了骨髓的增生情况，通常以骨髓中有核细胞绝对量或相对量来体现。骨髓增生程度分级，见表9－2。

2. 正常骨髓象特点

（1）粒红比例（myeloid∶erythroid，M∶E）　粒细胞系百分数与红细胞系百分数的比值。正常人M∶E约为2~4∶1。

（2）各系细胞比例　①粒细胞系统：占有核细胞的40%~60%，其中，原粒细胞＜2%，早幼粒细胞＜5%，杆状核粒细胞多于分叶核粒细胞，细胞形态无明显异常；②红细胞系统：占有核细胞的20%左右，其中原红细胞＜2%，早幼红细胞＜5%，细胞形态无明显异常；③巨核细胞系统：巨核细胞7~35个/（1.5cm×3cm）血片，其中，原巨核细胞0~5%，幼巨核细胞0~10%，易见血小板；④其他细胞：淋巴细胞占有核细胞的20%（小儿可达40%），单核细胞及浆细胞各＜4%，大多为成熟阶段细胞，且细胞形态无异常。可见少量内皮细胞、网状细胞等。

（3）无异常细胞及寄生虫。

表 9-2 骨髓增生程度分级及其临床意义

增生程度	有核细胞:成熟红细胞	有核细胞($\times 10^9$/L)	有核细胞/低倍镜	有核细胞占全部细胞百分数(%)	常见病因
极度活跃	1:1	700	>200	>50	各型白血病
明显活跃	1:10	200~300	100左右	10~20	各种白血病、增生性贫血
活跃	1:20	60	50左右	1~10	正常骨髓、各种贫血
减低	1:50	20	20左右	<1	再生障碍性贫血(慢性型)
极度减低	1:200	10	10左右	<0.5	再生障碍性贫血(急性型)

3. 各系列细胞比例改变的临床意义

(1) 粒细胞系与红细胞系比例

1) 粒红比例正常：见于：①正常骨髓象；②粒、红两系平行减少或增多，前者如再生障碍性贫血，后者如红白血病；③粒、红两系细胞基本不变化的造血系统疾病，如多发性骨髓瘤、骨髓转移癌、特发性血小板减少性紫癜等。

2) 粒红比例增高：指粒红比例大于5:1。见于：①急性或慢性粒细胞白血病；②急性化脓性感染、中性粒细胞性类白血病反应；③纯红细胞性再生障碍性贫血。

3) 粒红比例减低：指粒红比例小于2:1。见于：①粒细胞系减少，如粒细胞缺乏症；②红细胞系增多，如各种增生性贫血。

(2) 粒细胞系统

1) 粒系细胞增多：见于：①各型粒细胞白血病，急性粒细胞白血病以原粒细胞及早幼粒细胞增多为主，慢性粒细胞白血病以中性晚幼粒及杆状核粒细胞增多为主；②大部分急性炎症和感染性疾病、中性粒细胞性类白血病反应等，以中性晚幼粒及杆状核粒细胞增多为主。

2) 粒系细胞减少：见于再生障碍性贫血、粒细胞缺乏症或粒细胞减少症等。

(3) 红细胞系统

1) 红系细胞增多：见于：①各类增生性贫血，如溶血性贫血、失血性贫血、小细胞低色素性贫血，以中幼红及晚幼红细胞增多为主；②巨幼细胞贫血，以巨幼红细胞增多为主；③急性红白血病，以原红及早幼红细胞增多为主，并常伴有幼红细胞巨幼样变。

2) 红系细胞减少：见于再生障碍性贫血。

(4) 淋巴细胞系统

1) 淋巴细胞绝对性增多：见于急性和慢性淋巴细胞白血病、恶性淋巴瘤、传染性淋巴细胞增多症、传染性单核细胞增多症、病毒性感染、淋巴细胞性类白血病反应等。

2) 淋巴细胞相对性增多：见于再生障碍性贫血、粒细胞缺乏症或粒细胞减少症。

(5) 单核细胞系统 单核细胞增多见于：①血液系统疾病，如急性单核细胞白血病、急性粒-单核细胞白血病、恶性组织细胞病、淋巴瘤等；②感染性疾病，如结核病、布氏杆菌病、原虫感染、感染性心内膜炎等；③风湿性疾病，如系统性红斑狼疮、类风湿性关节炎；

④其他，如恶性肿瘤、肝硬化、药物反应等。

（6）巨核细胞系统

1）巨核细胞增多：见于特发性血小板减少性紫癜、慢性粒细胞白血病、真性红细胞增多症、原发性血小板增多症、脾功能亢进、巨核细胞白血病等。

2）巨核细胞减少：见于再生障碍性贫血、急性白血病及其他骨髓浸润或破坏的疾病，以及急性感染、化学物或药物中毒、放射病等。

（7）浆细胞系统　浆细胞增多见于多发性骨髓瘤、浆细胞白血病、巨球蛋白血症、再生障碍性贫血、某些慢性细菌性感染、结缔组织病、粒细胞缺乏症等。

第五节　血栓与止血检查

正常止血机能，主要依赖于血管壁、血小板、凝血因子、抗凝血因子、纤维蛋白溶解系统的完整性以及各系统之间的协调与平衡。

一、血管壁和血小板功能检测

（一）毛细血管抵抗力试验

毛细血管抵抗力试验（capillary resistance test，CRT）又称毛细血管脆性试验或束臂试验。该试验是在上臂用压脉带，维持压力达100mmHg，持续5分钟，使静脉回流受阻，毛细血管壁负荷增加，观察前臂肘下内侧4cm处、直径5cm圆圈内新出血点的数目，以判断血管壁的完整性及其脆性。

【参考值】

正常人不超过10个新出血点。

【临床意义】

新出血点的数目超过正常为阳性。见于：①遗传性出血性毛细血管扩张症、过敏性紫癜等；②原发性或继发性血小板减少症、血小板增多症、先天性和获得性血小板功能缺陷症；③血管性血友病（Von Willebrand disease，VWD）。

（二）出血时间测定

将皮肤毛细血管刺破后，血液自然流出到自然停止所需的时间称为出血时间（bleeding time，BT）。

【参考值】

Ivy法（现已少用）：2～6分钟，超过7分钟为异常；测定器法（推荐使用）：6.9±2.1

分钟，超过9分钟为异常。

【临床意义】

BT主要反映血小板的数量、功能以及血管壁的通透性和脆性的变化。BT延长见于：①血小板显著减少，如原发性或继发性血小板减少性紫癜；②血小板功能异常，如血小板无力症、巨大血小板综合征；③毛细血管壁异常，如维生素C缺乏症、遗传性出血性毛细血管扩张症；④严重缺乏血浆某些凝血因子，如vWD、弥散性血管内凝血；⑤药物影响，如服用乙酰水杨酸、双嘧达莫（潘生丁）等。

（三）血小板计数

血小板计数（platelet count，PC或plt）是计数单位容积内外周血液中血小板的含量。

【标本采集方法】

末梢血或EDTA抗凝静脉血。血小板易于黏附和聚集，采血时应使用塑料试管，并注意避免溶血或血块形成。

【参考值】

（100～300）$\times 10^9$/L。

【临床意义】

1．血小板减少 血小板数低于100×10^9/L，称为血小板减少。引起血小板减少的原因有：

（1）血小板生成障碍 如再生障碍性贫血、放射性损伤、急性白血病、骨髓纤维化等。

（2）血小板破坏或消耗增多 如原发性血小板减少性紫癜、系统性红斑狼疮、弥散性血管内凝血、血栓性血小板减少性紫癜。

（3）血小板分布异常 如肝硬化，血液被稀释如输入大量库存血或血浆时。

2．血小板增多 血小板数超过400×10^9/L，称为血小板增多。主要见于：

（1）原发性增多 见于骨髓增生性疾病，如慢性粒细胞白血病、真性红细胞增多症和原发性血小板增多症。

（2）反应性增多 如急性感染、急性溶血、某些恶性肿瘤。

（四）血小板黏附试验

血小板黏附（platelet adhesion test，PAdT）试验又称血小板黏附功能试验。该试验有多种测定方法，如玻球法、玻璃滤器法和玻珠柱法。每一种试验都需计数受检血液试验前、后血液中血小板数的差值，由此可计算出试验前血小板数的比率，即为血小板黏附率（%）。

【标本采集方法】

玻球法：用枸橼酸钠抗凝静脉血5ml；玻璃滤器法和玻珠柱法：用静脉全血。

【参考值】

45.3%～79.8%。

【临床意义】

1．PAdT 增高　见于血栓性疾病，如心肌梗死、心绞痛、脑血管病变、糖尿病、深静脉血栓形成、妊娠高血压综合征、肾小球肾炎、高脂血症等。

2．PAdT 减低　见于血管性血友病、血小板无力症、尿毒症、肝硬化、骨髓增生异常综合征、急性白血病、服用抗血小板药物等。

（五）血小板聚集试验

血小板聚集试验（platelet aggregation test，PAgT）是在体外富血小板血浆中加入致聚剂，然后用血小板聚集仪测定，并绘制曲线。

【标本采集方法】

枸橼酸钠抗凝静脉血 2ml。

【参考值】

血小板聚集率参考值见表 9－3。

表 9－3　血小板聚集率参考值

	ADP（1.0mmol/L）	ADP（0.5mmol/L）	肾上腺素（0.4mg/L）	胶原（3mg/L）	瑞斯托霉素（1.5g/L）
2'A（%）	52.7±14.5	31.6±11.5	37.0±12.9	43.5±19.4	73.8±17.0
4'A（%）	60.7±17.8	34.6±15.3	61.0±18.9	70.9±19.6	87.5±11.4
MA（%）	62.7±16.1	37.4±14.3	67.8±17.8	71.7±19.3	87.5±11.0
TMA（s）	211.3±72.5	146.2±87.5	296.4±70.5	250.2±34.5	239.4±30.9
$T_{50\%}$（s）	35.1±12.1	26.6±19.7	109.4±53.8	110.5±16.8	58.0±23.5
Dt（s）	57.0±21.5	76.8±24.2	76.9±48.6		
S（度）	60.6±8.8	49.7±13.1	43.8±9.7	56.0±13.9	63.4±10.7

【临床意义】

1．增高　反映血小板聚集功能增强，临床意义同血小板黏附试验。

2．减低　反映血小板聚集功能减低，临床意义同血小板黏附试验。

（六）血块收缩试验

血块收缩试验（clot retraction test，CRT）属于血小板功能的诊断筛选试验。

【标本采集方法】

静脉血 1ml。

【参考值】

2 小时开始收缩，18～24 小时完全收缩。

【临床意义】

1．减低 见于特发性血小板减少性紫癜、血小板增多症、血小板无力症、红细胞增多症、低（无）纤维蛋白原症、多发性骨髓瘤、原发性巨球蛋白血症等。

2．增高 见于先天性或获得性因子ⅩⅢ缺乏症等。

二、凝血和抗凝血功能检测

参与凝血过程的有关因子统称为凝血因子，包括 12 个经典的凝血因子、激肽系统的激肽释放酶原（PK）、高分子量激肽原（HMWK）。除因子Ⅳ外，其他均为蛋白质；除因子Ⅲ外，其他均存在于血浆中。

凝血因子止血的途径包括：①外源性凝血途径：当组织和血管内皮损伤后，释放出组织因子（tissue factor，TF），首先启动外源性凝血途径。TF 与 FⅦ或激活的 FⅦa 形成复合物（TF－FⅦa），该复合物可激活 FⅩ和内源凝血途径中的 FⅨ。TF 广泛存在于各种组织中，因其含有大量磷脂，一旦进入血液可明显促进凝血反应过程。②内源性凝血途径：当血管壁损伤，内皮下组织暴露，血液中的 FⅫ被内皮下胶原激活，再依次激活 FⅪ、FⅨ，然后形成 FⅨ－Ca^{2+}－FⅧa－PF_3 复合物，使 FⅩ激活为 FⅩa。③共同凝血途径：激活的 FⅩa 与 PF_3、Ca^{2+}、FⅤa 组成复合物，即凝血酶原酶，它将凝血酶原（FⅡ）激活为凝血酶（FⅡa)。FⅡa 使纤维蛋白原（Fg）转变为纤维蛋白单体（Fb）。

体液中含有多种抗凝物质，主要有：①抗凝血酶Ⅲ（antithrombinⅢ，ATⅢ），在肝素的介导下灭活凝血酶等，其抗凝作用占体内总抗凝血作用的 50%～67%；②蛋白 C 系统：在凝血酶和血栓调节蛋白作用下，蛋白 C 转变为活化蛋白 C，又在蛋白 S（proteinS，PS）协同下，灭活 FⅤa、FⅧa，同时激活纤溶系统。

（一）凝血时间测定

凝血时间测定（clotting time，CT）是将静脉血放入玻璃试管中，观察自采血开始至血液凝固所需的时间。本试验反映了内源凝血系统自因子Ⅻ被负电荷表面（玻璃）激活至纤维蛋白形成的过程，主要反映内源性凝血过程第一期有无异常。

【标本采集方法】

静脉血 3ml。

【参考值】

试管法：4～12分钟；硅化试管法：15～32分钟。

【临床意义】

1．CT延长　见于：①凝血因子Ⅷ、Ⅸ、Ⅺ明显减少，如甲、乙型血友病、因子Ⅺ缺乏症；②凝血酶原、纤维蛋白原严重减少，如纤维蛋白原减少症、严重肝损伤等；③继发性或原发性纤溶活力增强；④应用肝素、口服抗凝药或循环抗凝物质增加，如类肝素物质增多等。

2．CT缩短　见于高凝状态。

（二）活化部分凝血活酶时间测定

活化部分凝血活酶时间（activated partial thromboplastin time，APTT）测定是在血浆中加入APTT试剂和Ca^{2+}后，观察其凝固时间。本试验是反映内源凝血系统各凝血因子总的凝血状况的筛选试验。

【标本采集方法】

枸橼酸钠抗凝静脉血2ml，置入塑料试管，充分混匀，注意防止溶血、凝血。

【参考值】

手工法：32～43秒，较正常对照值延长10秒以上为异常。

【临床意义】

同凝血时间（CT）测定。此外，APTT是监测肝素应用的首选指标。

（三）血浆凝血酶原时间测定

血浆凝血酶原时间（prothrombin time，PT）测定是在被检血浆中加入Ca^{2+}和组织因子，观测血浆的凝固时间。本试验是反映外源性凝血系统较为灵敏和常用的筛选试验。

【标本采集方法】

同APTT测定。

【参考值】

1．凝血酶原时间　11～13秒，测定值超过正常对照值3秒以上为异常。

2．凝血酶原时间比值（prothrombin ratio，PTR）　即被检者血浆凝血酶原时间（秒）/正常人凝血酶原时间（秒），参考值为1.0±0.05。

3．国际标准化比值（international normalized ratio，INR）　即PTR^{ISI}，参考值为1.0±

0.1。国际敏感性指数（international sensitivity index，ISI）越小，组织凝血活酶的敏感性越高。

【临床意义】

1．PT延长 见于：①先天性凝血因子Ⅰ、Ⅱ、Ⅴ、Ⅶ、Ⅹ缺乏；②后天性凝血因子缺乏，如严重肝病、维生素K缺乏、纤溶亢进、弥散性血管内凝血、使用抗凝剂等。

2．PT缩短 见于高凝状态，如弥散性血管内凝血早期、心肌梗死、脑血栓形成、急性血栓性静脉炎等。

3．INR 是临床监测口服抗凝剂的首选指标。

（四）血浆纤维蛋白原测定

【标本采集方法】

抗凝静脉血3ml。

【参考值】

2～4g/L。

【临床意义】

1．纤维蛋白原增高 见于急性心肌梗死、急性感染、急性肾炎、糖尿病、休克、大手术后、妊高征、恶性肿瘤以及血栓前状态等。

2．纤维蛋白原减低 见于原发性纤溶症、重症肝炎、弥散性血管内凝血和肝硬化等。

（五）血浆抗凝血酶测定

血浆抗凝血酶测定包括抗凝血酶Ⅲ（antithrombin Ⅲ activity，AT－Ⅲ:A）活性和抗凝血酶抗原（antithrombin Ⅲ antigen，AT－Ⅲ:Ag）测定。

【标本采集方法】

同APTT。

【参考值】

活性：108.5%±5.3%；抗原：0.29±0.06g/L。

【临床意义】

1．增高 见于血友病、白血病、再生障碍性贫血等急性出血期以及口服抗凝药物等。

2．减低 见于先天性或获得性AT－Ⅲ缺乏（血栓性疾病、弥散性血管内凝血和肝病等）。

（六）血浆蛋白 C 测定

血浆蛋白 C 测定包括蛋白 C 活性（protein C activity，PC:A）测定和蛋白 C 抗原（protein c antigen，PC:Ag）测定。

【标本采集方法】

同 APTT。

【参考值】

活性：100.2% ± 13.2%；抗原：102.5% ± 20.1%。

【临床意义】

PC:A 和 PC:Ag 减低，见于先天性或获得性 PC 缺乏症，后者如弥散性血管内凝血、肝病、手术后、口服抗凝剂、急性呼吸窘迫综合征。

（七）血浆肝素定量测定

【标本采集方法】

同 APTT。

【参考值】

0 IU/ml。

【临床意义】

用于血栓性疾病防治及血液透析时肝素用量的监测。血浆肝素浓度以 0.2 ~ 0.5IU/ml 为宜。

（八）狼疮抗凝物质测定

包括 Lupo 试验Ⅱ和 Lucor 试验。

【标本采集方法】

同 APTT。

【参考值】

Lupo 试验Ⅱ：31 ~ 44 秒；Lucor 试验：30 ~ 38 秒；Lupo 试验Ⅱ与 Lucor 试验比值：1.0 ~ 1.2。

【临床意义】

阳性见于有狼疮抗凝物质的疾病，如系统性红斑狼疮（SLE）、某些血栓形成性疾病、自发性流产等。

三、纤维蛋白溶解功能测定

体内或体外的凝血块可以被溶解，是由于体内的纤溶系统的作用。血管内皮细胞合成和释放的组织型纤溶酶原激活物、肾小球或内皮细胞合成和释放的尿激酶型纤溶酶原激活物以及凝血、抗凝血过程，均可启动纤溶系统，使纤溶酶原（plasminogen，PLG）激活为纤溶酶（plasmin，PL），PL可溶解体内或体外的纤维蛋白凝血块，并可产生纤溶降解产物，如D-二聚体（D-dimer，DD）等碎片。

（一）优球蛋白溶解时间测定

血浆优球蛋白中含有Fg、PLG和纤溶酶原激活物等成分。受检血浆置于醋酸溶液中，使优球蛋白沉淀，经离心除去纤溶抑制物，将沉淀的优球蛋白溶于缓冲液中，再加入Ca^{2+}溶液或凝血酶，Fg转变成纤维蛋白凝块，观察凝块的溶解时间，即为优球蛋白溶解时间（euglobulin lysis time，ELT）。本试验可作为纤溶性疾病的筛查方法之一，粗略反映纤溶活性情况。

【标本采集方法】

枸橼酸钠抗凝静脉血2ml，注意采血时压脉带不要使用过紧，时间小于5分钟。

【参考值】

加钙法：129.8±41.1分钟；加酶法：157.5±59.1分钟。

【临床意义】

1. ELT缩短（小于70分钟） 表明纤溶活性增强，见于原发性和继发性纤溶亢进，后者常见于手术、应激状态、创伤、休克、羊水栓塞、急性白血病、恶性肿瘤广泛转移和晚期肝硬化等。

2. ELT延长 表明纤溶活性减低，见于血栓前状态、血栓性疾病和应用抗纤溶药物等。

（二）血浆纤溶酶原活性测定

血浆纤溶酶原活性测定（assay of plasma plasminogen activity，PLG:A）是采用发色底物法测定。

【标本采集方法】

同APTT。

【参考值】

发色底物法：75% ~ 140%。

【临床意义】

1. 增高 提示纤溶活性减低，见于血栓前状态和血栓性疾病。
2. 减低 提示纤溶活性增高，见于原发性纤溶、继发性纤溶和先天性 PLG 缺乏症。

（三）血浆硫酸鱼精蛋白副凝固试验

血浆硫酸鱼精蛋白副凝固试验（plasma protamine paracoagulation test，3P）的原理为在受检血浆中加入硫酸鱼精蛋白溶液，如果血浆中存在可溶性纤维蛋白单体与纤维蛋白降解产物的复合物，则可被加入的鱼精蛋白解离，被解离的纤维蛋白单体又可重新聚合成可见的纤维状物，即为 3P 试验阳性。

【标本采集方法】

同 APTT。

【参考值】

阴性。

【临床意义】

1. 阳性 见于弥散性血管内凝血早、中期，假阳性可见于恶性肿瘤、大手术后、败血症、肾小球疾病等。
2. 阴性 除正常人外，可见于晚期弥散性血管内凝血和原发性纤溶症。

（四）血浆凝血酶时间测定

受检血浆中加入“标准化”凝血酶溶液，测定开始出现纤维蛋白丝所需的时间，即为血浆凝血酶时间测定（thrombin time，TT）。是外源性凝血系统较为灵敏和最常用的筛选试验。

【标本采集方法】

同 APTT。

【参考值】

16 ~ 18 秒；延长超过正常对照 3 秒以上为异常。

【临床意义】

TT 延长见于低（无）纤维蛋白原血症、异常纤维蛋白原血症、弥散性血管内凝血、系统性红斑狼疮和肝脏疾病等。

（五）血浆纤维蛋白（原）降解产物测定

血浆纤维蛋白（原）降解产物［fibrin（ogen）degradation products，FDP］测定是采用胶乳凝集法根据受检血浆的稀释度计算出血浆 FDP 的含量。

【标本采集方法】

同 APTT。

【参考值】

阴性或小于 5mg/L。

【临床意义】

FDP 阳性或增高见于原发性纤溶症、溶栓治疗、肝硬化、恶性肿瘤、弥散性血管内凝血、急性早幼粒细胞白血病、肺梗死、肝或肾脏疾病、器官移植排斥反应等。

（六）血浆 D－二聚体测定

血浆 D－二聚体（D－dimer，DD）是纤维蛋白被纤溶酶降解后产生的碎片 D 的二聚体。目前认为血浆 D－二聚体是诊断弥散性血管内凝血的重要指标。

【标本采集方法】

枸橼酸钠抗凝静脉血 2ml。

【参考值】

胶乳凝集法：阴性；ELISA 法：小于 200μg/L。

【临床意义】

增高见于继发性纤溶症，如弥散性血管内凝血；原发性纤溶症为阴性或不增高，此为两者鉴别的重要指标。

第六节　血型鉴定与交叉配血试验

血型（blood group）是人体血液的一种遗传性状。各种血液成分包括红细胞、白细胞、血小板及某些血浆蛋白在个体之间均具有抗原成分的差异。由若干个相互关联的抗原抗体组成的血型体系，称为血型系统。血型除应用于输血外，已扩展到器官移植、法医、遗传和考古等诸领域。

一、血型鉴定

（一）ABO 血型鉴定

根据红细胞表面是否具有 A 和（或）B 抗原；血清中是否存在抗 A 和（或）抗 B 抗体，ABO 血型系统可分为 4 型。红细胞上具有 A 抗原，血清中有抗 B 抗体为 A 型；红细胞上有 B 抗原，血清中有抗 A 抗体为 B 型；红细胞上有 A 和 B 抗原，血清中不含抗 A 和抗 B 抗体者为 AB 型；红细胞上不具有 A 或 B 抗原，而血清中有抗 A 和抗 B 抗体者为 O 型。血型鉴定结果见表 9－4。

表 9－4 血型鉴定结果

血型	红细胞表面的抗原	血清中的抗体
A	A	抗 B
B	B	抗 A
AB	AB	无
O	无	抗 A 及抗 B

A 和 B 血型物质除存在于红细胞和组织细胞表面外，还广泛存在于各种体液和分泌物中，以唾液中含量最丰富，因此，通过检查各种组织和体液中的血型物质也可帮助确定血型。

A、B 血型均存在亚型，但以 A 亚型最多见。其中最重要的是 A_1 和 A_2 亚型。A_1 亚型的血清中含有抗 B 抗体，A_2 亚型的血清中除含抗 B 抗体外，还有少量的抗 A_1 抗体；A 抗原中有 A_1 和 A_2 两种主要亚型，故 AB 型中也有 A_1B 和 A_2B 两种主要亚型。

【标本采集方法】

静脉血，避免标本溶血。

【参考值】

ABO 血型鉴定见表 9－5。

表 9－5 红细胞 ABO 血型鉴定

标准血清＋被检者红细胞		标准红细胞＋被检者血清		被鉴定血的血型
抗 A 血清	抗 B 血清	A 型红细胞	B 型红细胞	
+	−	−	+	A 型
−	+	+	−	B 型
+	+	−	−	AB 型
−	−	+	+	O 型

【临床意义】

1. 输血 输血已广泛应用于临床，是治疗和抢救的重要措施。输血前必须准确鉴定供血者与受血者的血型，输入血型不合的血液，可致输入的红细胞发生迅速破坏，引起严重溶血反应，甚至危及生命。

2．新生儿溶血病（hemolytic disease of newborn，HDN） 是母亲与胎儿的血型不合引起血型抗原免疫所致的一种溶血性疾病。典型的病例为O型血的母亲孕育A型或B型血的胎儿，胎儿血型抗原刺激母体产生免疫性抗体（IgG），由此抗体导致新生儿的红细胞遭破坏而发生新生儿溶血。

3．器官移植 ABO抗原是一种强移植抗原，受者与供者ABO血型必须相符才能移植，否则容易引起急性排斥反应，导致移植失败。

4．其他 ABO血型检查还可用于亲子鉴定、法医学鉴定，以及某些疾病相关性的调查等。

（二）Rh血型鉴定

1940年Landsteiner和Wiener用恒河猴（Rhesus monkey）的红细胞免疫家兔，所得抗血清能与85%的白人红细胞发生凝集反应，证明人的红细胞与恒河猴的红细胞具有相同的抗原，命名为Rh抗原。

目前发现的Rh系统抗原主要有C、c、D、E和e等5种，其中以D的抗原性最强，对临床影响最大，若仅用D抗体作Rh系统血型鉴定时，临床上称含D抗原的红细胞为Rh阳性，否则为Rh阴性。Rh系统的抗体主要是由Rh血型不合输血或通过妊娠产生的免疫性抗体，这些抗体均为IgG，可以通过胎盘而引起新生儿溶血病。Rh血型系统的抗体主要有5种，即抗D、抗C、抗c、抗E、抗e。其中以抗D抗体最常见，临床意义较大。

【临床意义】

1．Rh血型系统所致的溶血性输血反应 Rh阴性的受血者接受了Rh阳性血液输入后便可产生免疫性Rh抗体，如再次接受Rh阳性血液，即出现溶血性输血反应，如果将含Rh抗体的血液输给另外一个Rh阳性的人，也可以致敏受血者的红细胞而产生溶血。

2．新生儿Rh溶血病 母亲与胎儿的血型不合，典型的病例为胎儿之父为Rh阳性（DD或Dd），母为Rh阴性（dd），胎儿为Rh阳性（Dd）。胎儿的红细胞如经胎盘进入母体，即可刺激母体产生免疫性抗Rh抗体，此抗体可以通过胎盘进入胎儿血液循环，与胎儿红细胞表面的Rh抗原结合，即可引起胎儿红细胞破坏而造成溶血。第一胎因产生的Rh抗体很少，故极少发生溶血；但第二次妊娠后，再次受到抗原的刺激，产生的抗体增多而常引起新生儿溶血病。

二、交叉配血试验

输血前必须进行交叉配血试验（cross-match compatibility test），其目的主要是检查受血者与供血者是否存在血型抗原与抗体不合的情况，以避免血型鉴定错误而导致输血后严重溶血反应。试验方法为供血者红细胞与受血者血清反应（主侧）和受血者红细胞与供血者血清反应（次侧）两者合称交叉配血。

【标本采集方法】

供血者和受血者静脉血。

【临床意义】

交叉配血结果和输血判断见表9-6。

表9-6 交叉配血结果和输血判断

主 侧	次 侧	输血判断
凝集（溶血）	凝集（溶血）	不能输血
凝集（溶血）	不凝集（不溶血）	不能输血
不凝集（不溶血）	不凝集（不溶血）	可输血
不凝集（不溶血）	凝集（溶血）	紧急时可少量输血

第七节 尿液检验

尿液是血液中部分物质经肾小球滤过、肾小管和集合管的重吸收及排泌的终末代谢产物，尿液检查不仅可以直接了解泌尿系统的生理功能和病理变化，对其他系统疾病的诊断、治疗及预后亦具有重要意义，是临床最常用的检查项目。

一、尿液一般检验

（一）一般性状检查

【标本采集方法】

1. 尿量 标本采集时视不同检查目的加入甲醛、甲苯等防腐剂，然后连续收集24小时尿。

2. 颜色、气味、酸碱度 新鲜晨尿或随时尿。

3. 尿比密 晨尿100ml。

【注意事项】

标本尽快送检，避免尿成分变性、腐败或细菌污染。

【参考值】

1. 尿量 成人24小时1000～2000ml。

2. 颜色 正常新鲜的尿液呈淡黄至深黄色，清澈透明，尿颜色受尿色素、尿胆原、尿胆素、酸碱度、摄入食物或药物的影响。

3. 气味 尿液气味来自尿内的挥发性酸和酯类，久置后有氨臭味。

4. 酸碱度 正常新鲜尿液多呈弱酸性，pH约为6.0～6.5，肉食为主者尿液偏酸，素食者尿液则偏碱。久置后，尿液呈碱性。

5. 尿比密 1.015～1.025，晨尿最高，一般＞1.020。

【临床意义】

1. 尿量

(1) 尿量增多 24小时尿量超出2.5L称为多尿（polyuria）。暂时性多尿见于大量饮水、进食有利尿作用的食物（茶、咖啡）、使用利尿剂、输液过多时；病理性多尿见于尿崩症、糖尿病、慢性肾盂肾炎、慢性肾衰竭早期、急性肾衰竭多尿期等。

(2) 尿量减少 24小时尿量少于400ml或每小时尿量持续少于17ml称为少尿（oliguria）。24小时尿量少于100ml称为无尿（anuria）。见于：①肾前性少尿：各种原因所致的休克、严重脱水、心力衰竭等；②肾性少尿：各种肾实质性病变；③肾后性少尿：各种原因所致的尿路梗阻，如尿路结石、肿瘤、尿路狭窄等；④假性少尿：各种排尿功能障碍所致，如前列腺肥大、神经源性膀胱等。

2. 颜色

(1) 血尿（hematuria） 尿内含有一定量的红细胞时称为血尿。出血量不多时可呈淡红色云雾状、淡洗肉水样；出血量多时呈鲜血样，甚至混有凝血块。每升尿中含血量超过1ml即可出现淡红色，称肉眼血尿（grosshematuria）；如尿液外观变化不明显，而离心沉淀后进行显微镜检查，每高倍镜视野下红细胞数＞3个称为镜下血尿。主要见于急性肾小球肾炎、肾和尿路结石、肾结核、泌尿系统肿瘤或感染以及出血性疾病等。

(2) 血红蛋白尿（hemoglobinuria） 正常尿隐血试验阴性，为淡黄色。血管内溶血时，出现血红蛋白尿，呈浓茶色或酱油色，隐血试验阳性。见于蚕豆病、血型不合的输血反应及恶性疟疾等。

(3) 胆红素尿（bilirubinuria） 尿内含有大量结合胆红素，呈深黄色，振荡后泡沫亦呈黄色。若在空气中久置可因胆红素被氧化为胆绿素而使尿液外观呈棕绿色。见于阻塞性黄疸及肝细胞性黄疸。

(4) 乳糜尿（chyluria） 因乳糜液逆流入尿中所致，尿液外观呈不同程度的乳白色，有时含有血液，称为乳糜血尿。乳糜尿多见于丝虫病、肿瘤等。

(5) 脓尿（pyuria）和菌尿（bacteriuria） 尿液中含有大量脓细胞或细菌等炎性渗出物时，外观可呈白色混浊（脓尿）或云雾状（菌尿）。加热、加酸其混浊均不消失。见于泌尿系统感染如肾盂肾炎、膀胱炎、尿道炎或前列腺炎等。

3. 气味 新鲜尿即有氨臭味多见于慢性膀胱炎及慢性尿潴留；腐臭味见于泌尿系统化脓性感染；粪臭味见于膀胱、直肠瘘；烂苹果味见于糖尿病酮症酸中毒；鼠臭味见于苯丙酮酸尿。

4. 酸碱度

(1) 尿pH降低 见于酸中毒、高热、严重缺钾、痛风，服用某些药物如氯化铵、维生素C等。

(2) 尿pH增高 见于碱中毒、尿潴留、肾小管酸中毒，服用某些药物如碳酸氢钠、噻嗪类利尿剂等。

5．尿液比密 尿液比密（specific gravity，SG）是指在4℃时尿液与同体积纯水重量之比，可粗略判断肾小管的浓缩稀释功能。目前多用尿试纸条法测SG，其他方法还包括折射仪法、比重计法。

（1）尿比密增高（晨尿＞1.020） 见于高热、脱水、出汗过多、周围循环衰竭等致血容量不足的肾前性少尿；尿量多而比重高见于糖尿病。

（2）尿比密减低（＜1.015） 见于急性肾小管坏死、急性肾衰竭少尿期及多尿期、慢性肾衰竭、尿崩症等。

（二）化学检查

【标本采集方法】

1．尿蛋白检查 同尿比密检查。

2．尿糖检查 晨尿、随时尿或餐后新鲜尿。

3．尿酮体检查 新鲜尿液。

4．尿胆红素与尿胆原检查 新鲜晨尿，采用防腐剂，需避光冷藏。

【注意事项】

1．尿蛋白检查 尿液尽快送检，避免成分变性、腐败或细菌污染。尿液存放过久伴细菌污染或混有白带等，尿蛋白测定可呈假阳性。

2．尿糖检查 尿中维生素C浓度增高者，班氏尿糖定性试验呈阳性反应，尿试纸条法可出现假阴性。

3．尿酮体检查 尿液久置，细菌可分解酮体而出现假阴性。

【参考值】

1．尿蛋白 定性试验：阴性；定量试验：24小时尿20～80mg。尿蛋白定性阳性或定量24小时尿超过150mg（或超过100mg/L）称为蛋白尿（proteinuria）。尿蛋白定性与定量试验有一定的相关性：定性尿蛋白＋－，定量为24小时0.2～1g；定性尿蛋白＋～＋＋，定量为24小时1～2g；定性尿蛋白＋＋＋～＋＋＋＋，定量为24小时＞3g，多者可超过10g。

2．尿糖 定性试验：阴性；定量试验：24小时尿＜5.0mmol。

3．尿酮体 定性试验：阴性。

4．尿胆红素与尿胆原 手工或尿液分析仪法：尿胆素定性：阴性；尿胆原定性：阴性或弱阳性（尿1:20稀释后应为阴性）。

【临床意义】

1．尿蛋白

（1）生理性蛋白尿 又称功能性蛋白尿，见于发热、紧张、剧烈运动或劳动后以及体位性蛋白尿，通常为一过性，尿蛋白定性多不超过（+），定量24小时尿超过0.5g。

（2）病理性蛋白尿

1）肾小球性蛋白尿（glomerular proteinuria）：见于：①原发性肾小球疾病：如肾小球肾炎、肾病综合征；②继发性肾小球疾病：糖尿病肾病、狼疮性肾炎等。

2）肾小管性蛋白尿（tubular proteinuria）：见于肾盂肾炎、重金属（汞、镉、铋）中毒、大量使用氨基苷类抗生素、肾移植术后。

3）混合性蛋白尿（mixed proteinuria）：同时累及肾小球和肾小管所产生的蛋白尿，见于慢性肾炎、慢性肾盂肾炎、糖尿病肾病、狼疮性肾炎等。

4）溢出性蛋白尿（overflow proteinuria）：由于血浆中低分子量蛋白异常增多，超过肾小管重吸收阈值所致，见于：①多发行骨髓瘤、巨球蛋白血症形成的本－周蛋白尿；②急性血管内溶血产生的血红蛋白尿；③急性肌肉损伤所致的肌红蛋白尿。

2．尿糖　当血中葡萄糖量超过肾阈值时，出现糖尿（glucosuria）。

（1）血糖增高性糖尿　常见于原发性糖尿病和内分泌疾病，如库欣综合征、甲状腺功能亢进、肢端肥大症、嗜铬细胞瘤等，还可见于肝功能不全、胰腺癌、胰腺炎等。

（2）血糖正常性糖尿　血糖含量虽正常，但由于肾阈值下降，近曲小管对葡萄糖重吸收能力下降，出现糖尿，又称肾性糖尿。见于慢性肾小球肾炎、肾病综合征、间质性肾炎或家族性糖尿病等。

（3）暂时性糖尿　包括：①摄入性糖尿：短时间内摄入大量糖类所致；②应激性糖尿：见于强烈的精神刺激、颅脑外伤、脑血管意外；③新生儿糖尿；④妊娠性糖尿；⑤药物性糖尿：如应用肾上腺糖皮质激素、茶碱、大剂量阿司匹林等。

（4）非葡萄糖性糖尿　乳糖、半乳糖、果糖、戊糖等非葡萄糖摄入过多或代谢紊乱时，可出现相应的糖尿。可见于肝硬化、哺乳期妇女、大量进食水果后。

3．尿酮体　酮体（ketone body）包括乙酰乙酸、β－羟丁酸及丙酮。尿中出现酮体称为酮体尿（ketonuria），简称酮尿。

（1）糖尿病性酮尿　糖尿病时由于脂肪动员，酮体生成增加，引起血酮过多而出现酮尿。尿酮体测定是糖尿病酮症酸中毒昏迷的早期指标；酮尿时多伴有高糖血症和糖尿。

（2）非糖尿病性酮尿　见于剧烈呕吐、高热、腹泻、饥饿、酒精性肝炎、肝硬化、重症子痫等。

4．尿胆红素与尿胆原　尿胆红素、尿胆原检查可协助鉴别黄疸病因：尿胆红素阳性见于肝细胞性黄疸或阻塞性黄疸；尿胆原阳性见于肝细胞性黄疸。

（三）显微镜检查

临床上应用显微镜对尿沉淀物进行检查，识别尿液中各种有形成分，可反映出肾、尿路疾患的基本病变，为诊断提供极为重要的依据。

【标本采集方法】

新鲜晨尿。

【注意事项】

必要时，每30ml尿液加甲醛1滴。

【参考值】

红细胞：正常人尿沉渣镜检白细胞0～偶见/HP，平均>3个/HP称镜下血尿。
白细胞：正常人尿沉渣白细胞不超过5个/HP。
上皮细胞：少量或无。
透明管型：0～1个/LP。
生理性结晶：可见磷酸盐、草酸钙、尿酸等结晶。

【临床意义】

1．细胞

(1) 红细胞　红细胞形态对鉴别肾小球源性和非肾小球源性血尿有重要价值。新鲜红细胞为淡黄色，大小均匀，呈双凹圆盘形。由肾小球滤出的红细胞呈多形性改变，如荆棘形红细胞、环形红细胞等，而非肾小球滤出的红细胞形态较一致。肾性红细胞常见于急、慢性肾小球肾炎、急性肾盂肾炎等，非肾性红细胞常见于肾结石、输尿管结石及泌尿系肿瘤等。

(2) 白细胞　尿中以中性粒细胞较多见，炎症时白细胞发生变异，通常成团，形态多变。白细胞增多见于肾盂肾炎、膀胱炎、尿道炎症或肾结核。

(3) 上皮细胞

1) 肾小管上皮细胞（又称小圆上皮细胞）：尿中出现肾小管上皮细胞表示肾小管病变，如成团出现，则多见于肾小管坏死性病变，如急性肾小管坏死、肾病综合征、肾小管间质性炎症等；肾小管上皮细胞发生脂肪变性时，胞质中充满脂肪颗粒，称为脂肪颗粒细胞，见于慢性肾小球肾炎；肾小管上皮细胞中出现含铁血黄素颗粒，见于心力衰竭、肾梗死。此外，肾移植后若肾小管上皮细胞持续增多或重新出现，则为排斥反应的表现。

2) 移行上皮细胞：有多种形态，如尾状上皮细胞、大圆上皮细胞。见于肾盂、输尿管或膀胱颈部炎症。大量出现时应警惕移行上皮细胞癌。

3) 鳞状上皮细胞：又称扁平上皮细胞，妇女尿中可成片出现。若伴有大量白细胞同时出现，见于泌尿生殖系感染，如膀胱炎、尿道炎、肾盂肾炎等。

2．管型　管型（cast）为尿沉渣中有重要意义的成分，是蛋白质细胞或细胞碎片在肾小管、集合管中凝结而成的圆柱状蛋白聚合体，它的出现往往提示有肾实质性损害。形成管型所需的条件是：①尿中少量的白蛋白和由肾小管上皮细胞产生的T-H糖蛋白是构成管型的基质；②肾小管仍有浓缩及酸化尿液功能；③有可供交替使用的肾单位。处于休息状态的肾单位，尿液在肾小管内有一定的滞留时间，使蛋白质浓缩、凝结，最终形成管型，可随尿排出体外。

(1) 透明管型（hyaline cast）　主要由管型基质构成。透明管型在剧烈运动、发热、麻醉、心力衰竭时可一过性增多；急、慢性肾小球肾炎、肾病综合征、肾盂肾炎、恶性高血压时可增多。

(2) 颗粒管型 (granular cast)　为细胞碎片、血浆蛋白崩解的颗粒聚集于 T–H 糖蛋白中形成的，可分为细颗粒和粗颗粒管型。粗颗粒管型见于慢性肾炎、肾盂肾炎或药物及重金属引起的肾小管损伤；细颗粒管型见于慢性肾炎或急性肾小球肾炎后期。

(3) 细胞管型 (cellular cast)　管型基质内含有细胞，其数量超过 1/3 的管型体积则称为细胞管型。按细胞种类可进一步分为上皮细胞管型、红细胞管型、白细胞管型、混合管型。为肾实质损害的最可靠的实验诊断依据之一。

(4) 蜡样管型 (waxy cast)　常呈浅灰色或蜡黄色，为颗粒管型、细胞管型进一步衍化，或直接由淀粉样变性的上皮细胞溶解后形成。其出现提示肾小管的严重病变，预后差。见于慢性肾小球肾炎晚期、肾功能不全及肾淀粉样变性。

3. 尿结晶体　尿结晶体的形成与各种物质溶解度、尿 pH 值、温度及胶体浓度有关，当促进与抑制结晶析出的种种因素失衡时，可见结晶析出。

(1) 生理性尿结晶　主要有：①磷酸盐类结晶：持续大量出现磷酸钙结晶，应与临床资料结合考虑是否患有甲状旁腺功能亢进、肾小管性酸中毒、磷酸盐结石或因长期卧床导致骨质脱钙等多种病理情况；②草酸钙结晶：正常人进食植物性食物后尿中可出现，若尿液中持续排出，应警惕尿路结石的发生；③尿酸结晶：尿酸为机体核蛋白中嘌呤代谢的终末产物，常随尿排出体外，正常情况下如多食含高嘌呤的动物内脏可使尿中尿酸增加，若经常出现并伴有红细胞，应警惕肾结石的发生；④碳酸钙结晶：常与磷酸盐结晶同时出现，无特殊临床意义；⑤尿酸盐结晶：无特殊临床意义。

(2) 病理性尿结晶　指在正常人尿中不存在的结晶。主要有：①胱氨酸结晶：为蛋白质分解产物，见于遗传性胱氨酸尿症；②亮氨酸与酪氨酸结晶：为蛋白质分解产物，见于有大量组织坏死的疾病，如急性肝坏死、白血病、急性磷中毒等；③胆固醇结晶：临床上少见，可见于肾淀粉样变性、尿路感染及乳糜尿患者；④胆红素结晶：见于阻塞性黄疸和肝细胞性黄疸；⑤磺胺类药结晶：见于大量服用磺胺类药物，如大量磺胺结晶伴有红细胞或管型同时出现，多表示肾脏已经受损，应立即停药；⑥解热镇痛药结晶：见于大量服用阿司匹林、水杨酸。

(四) 尿沉渣定量检查

该试验是留取一定时间的尿液，取定量尿液离心沉淀，用血细胞计数板计数红细胞、白细胞和管型数，再换算成单位时间内的数量。动态观察比较，可以了解肾损害的情况。

【标本采集方法】

Addis 尿沉渣计数 (Addis count) 留取 12 小时尿液，加入一定量防腐剂；1 小时尿沉渣有形成分计数准确留取 3 小时全部尿液，不需加防腐剂。

【参考值】

1. Addis 尿沉渣计数　红细胞 < 50 万/12 小时，白细胞 < 100 万/12 小时，管型 (透明)

<5000 个/12 小时。

2．1 小时尿沉渣有形成分计数

男性：红细胞 < 3 万/小时，白细胞 < 7 万/小时。

女姓：红细胞 < 4 万/小时，白细胞 < 14 万/小时。

男、女性：管型 < 3400 个/小时。

【临床意义】

同尿显微镜检查。

二、尿液其他检验

（一）尿红细胞形态检查

肾小球源性血尿是由于红细胞通过有病理改变的肾小球基膜裂孔时受到挤压损伤，其后在漫长的各段肾小管中受到不同 pH 和渗透压变化的影响，使红细胞大小不一、形态异常和血红蛋白含量不一，出现多形性变化。而非肾小球源性血尿主要指肾小球以下部位和泌尿通路上的出血，多因毛细血管破裂所致，不通过肾小球基膜裂孔，红细胞未受到上述过程的影响，因此形态可完全正常，呈均一性。

【标本采集方法】

新鲜晨尿。

【参考值】

正常人尿红细胞计数 < 10 000/ml；肾小球源性血尿多形性红细胞大于计数的 80%，尿红细胞平均体积为 58.3 ± 16.35fl（10^{-15}L），非肾小球源性血尿时为 112.5 ± 14.45fl。

【临床意义】

1．肾小球源性血尿　多形性红细胞常 > 80%，见于各类肾小球疾病。

2．非肾小球源性血尿　红细胞呈均一性，见于泌尿系统炎症、结石、肿瘤、畸形和血液病等。

（二）尿微量清蛋白测定

在无尿路感染和心力衰竭的情况下，尿中可存在少量清蛋白，浓度为每分钟 20 ~ 200μg 的亚临床范围，称为微量清蛋白，若 24 小时尿超过 30mg 称微量清蛋白尿。常用放免法或酶联免疫吸附法、免疫比浊法检测。

【参考值】

尿清蛋白排出率（UAE）为 24 小时尿 5 ~ 30mg，超过 30mg 称微量清蛋白尿。

【临床意义】

UAE增高见于：

1．糖尿病。当UAE持续超过20～200微克/分钟（24小时尿分泌率＞70微克/分钟，相当于每24小时30～300mg）为早期糖尿病肾病的诊断指标。

2．多数肾小球疾病、狼疮性肾炎、肾小管间质性疾病等。

3．高血压、肥胖、高脂血症、吸烟、剧烈运动与饮酒等。

（三）尿蛋白电泳

尿蛋白电泳又称尿蛋白SDS盘状电泳。在聚丙烯酰胺凝胶柱中各种蛋白质组分都向正极移动，按其分子量大小的顺序彼此分离，分子量越大，泳动越慢，反之越快。尿蛋白电泳可以判断蛋白尿组分的性质与分子量范围，进行蛋白尿选择性和非选择性分析。

【临床意义】

1．肾小管损害 如急性肾盂肾炎、肾小管性酸中毒、慢性间质性肾炎早期、重金属及药物引起肾损害等常出现小分子量蛋白，主要电泳区带在清蛋白及清蛋白以下。

2．肾小球损害 如各类肾小球肾炎、肾病综合征等，常出现中、大分子量蛋白，主要电泳区带在清蛋白附近及以上。

3．肾单位受损 如慢性肾小球肾炎晚期、严重间质性肾炎累及肾小球及慢性肾衰竭等，常出现混合性蛋白尿。电泳区带以清蛋白带为主。

（四）尿β_2－微球蛋白测定

β_2－微球蛋白（β_2－microglobulin，β_2－MG）是体内除成熟红细胞和胎盘滋养层细胞外的所有细胞，特别是淋巴细胞和肿瘤细胞膜上组织相容性抗原（HLA）的轻链蛋白组分，是一种分子量仅为11 800的低分子量蛋白质。在人体内β_2－MG的浓度相当恒定，可自由经肾小球滤入原尿，其中99.9%的β_2－MG被肾小管重吸收，并在肾小管细胞中降解成氨基酸。

【参考值】

尿液＜0.3mg/L。

【临床意义】

本试验是反映近端肾小管重吸收功能受损的敏感试验。尿β_2－MG增高见于肾小管间质性疾病、药物（如庆大霉素、多黏菌素、卡那霉素）或毒物所致早期肾小管损伤，以及肾移植后急性排斥反应早期。

（五）尿淀粉酶（urine amylase）测定

胰腺分泌液中的胰淀粉酶不需要激活就具有活性，当胰腺有炎性病变或胰液排出受阻时，胰腺的淀粉酶可从胰管管壁及胰泡逸出，吸收入血而随尿排出，故血和尿内淀粉酶含量均增高。

【注意事项】

避免唾液污染尿标本，调节尿液至碱性，以保持尿淀粉酶的稳定性。

【参考值】

1200U/L 以下。

【临床意义】

1．急性胰腺炎 尿淀粉酶在急性胰腺炎发病后12～24小时开始增高，维持2周左右，但由于尿淀粉酶浓度测定受肾脏浓缩稀释功能的影响较大，临床应用价值不如血淀粉酶的测定。

2．其他 如腮腺炎、肠梗阻、胰腺囊肿等尿淀粉酶也可升高。

（六）尿纤维蛋白降解产物（FDP）测定

【标本采集方法】

收集新鲜尿2ml，加入凝血酶和胰蛋白酶，30分钟后测定，注意避免经血污染。

【参考值】

定性：阴性；定量 $<0.25mg/L$。

【临床意义】

1．尿FDP阳性见于原发性肾小球肾病、肾移植后排斥反应、弥散性血管内凝血、原发性纤溶性疾病以及肾肿瘤等。

2．尿FDP可作为鉴别肾病综合征类型的参考指标。肾病综合征Ⅰ型，FDP阴性；肾病综合征Ⅱ型，FDP阳性。

3．肾小球肾炎时，肾小球滤过膜通透性增高，尿中出现FDP，如果尿FDP进行性升高，说明病变在进展，提示预后不好。

（七）尿蛋白其他成分的检验

1．尿本－周蛋白 本－周蛋白（Bence－Jones protein，BJP）又称凝－溶蛋白，是血液免疫球蛋白的轻链，当浓度增高超过近曲小管吸收阈值时，可自尿中排出。

2．尿 α_1－微球蛋白 尿 α_1－微球蛋白（α_1－microglobulin，α_1－MG）是一种低分子蛋白，游离 α_1－MG可自由透过肾小球，99%被近曲小管重吸收并分解，仅微量从尿中排泄。

【参考值】

1．尿本－周蛋白 阴性。
2．尿 α_1－微球蛋白 尿液中浓度为0～15mg/L。

【临床意义】

1．尿本－周蛋白 阳性主要见于多发性骨髓瘤、巨球蛋白血症、肾淀粉样变性等。
2．尿 α_1－微球蛋白 是判断肾近曲小管损害的早期诊断指标，尿 α_1－MG可用来替代 β_2－MG作为诊断肾小管功能不全的指标。

（八）乳糜尿试验

【参考值】

阴性。

【临床意义】

阳性多见于丝虫病，也可由于结核、肿瘤、胸腹部创伤或某些原因引起的肾周淋巴循环受阻，淋巴管阻塞而致乳糜液进入尿液。

第八节 粪便检验

正常粪便主要由消化后未被吸收的食物残渣、消化道分泌物、大量细菌和无机盐及水等组成。粪便检查的主要目的是：①了解消化道有无炎症、出血、寄生虫感染、恶性肿瘤等疾患；②判断胃肠、胰腺、肝胆系统的功能状况。

一、一般性状检查

（一）颜色与性状

正常成人的粪便为黄褐色成形便，质软；婴儿粪便可呈黄色或金黄色糊状。久置后，粪便因胆色素被氧化可致颜色加深。病理情况下可见如下改变：

1．稀糊状便或水样便 见于各种感染性或非感染性腹泻，尤其是急性肠炎。小儿肠炎时胆绿素来不及转变为粪胆素而呈绿色稀糊状。伪膜性肠炎为大量黄色稀糊状便（3000ml或更多）并含有膜状物。艾滋病伴发肠道隐孢子虫感染时可排出大量稀水样便。出血坏死性肠炎可见红豆汤样便。

2．黏液脓血便 见于肠道下段病变，如细菌性痢疾、溃疡性结肠炎、阿米巴痢疾等。脓或血的多少取决于炎症的类型及其程度。阿米巴痢疾以血为主，血中带脓，粪便可呈暗红色果酱样。细菌性痢疾以脓为主，脓中带血。

3. 柏油样便　见于上消化道出血，且出血量达 50~70ml 以上，粪便呈褐色或黑色，质软，富有光泽，如柏油，粪便隐血试验阳性。服用活性炭、铋、铁剂等之后也可排出黑便，但无光泽且隐血试验阴性。

4. 鲜血便　见于肠道下部出血，如痔疮、肛裂、直肠息肉、结肠癌等。

5. 米泔样便　粪便呈白色淘米水样，见于霍乱。

6. 白陶土样便　粪便呈灰白色，见于阻塞性黄疸、钡餐造影术后。

7. 异常形状便　便秘可见球形硬便；直肠或肛门狭窄可见扁平带状便，见于直肠癌、直肠息肉等。

（二）寄生虫

蛔虫、蛲虫、绦虫等较大虫体或其片段肉眼即可分辨，钩虫虫体需将粪便冲洗过筛后方可看到。服驱虫剂后应查找有无虫体。

二、显微镜检查

（一）细胞检查

1. 红细胞　正常粪便中无红细胞。肠道下段炎症或出血时可出现，如痢疾、溃疡性结肠炎、结肠癌、直肠息肉、肛裂等。细菌性痢疾红细胞少于白细胞，阿米巴痢疾红细胞多于白细胞。

2. 白细胞　正常粪便中不见或偶见，常见为中性粒细胞增多，见于溃疡性结肠炎、细菌性痢疾。肠炎时一般少于 15 个/HP，痢疾时 > 15 个/HP 并有红细胞。过敏性肠炎、肠道寄生虫时，粪便可见较多嗜酸性粒细胞。

3. 吞噬细胞　见于细菌性痢疾、溃疡性结肠炎。

4. 肠黏膜上皮细胞　见于肠道炎症。

5. 肿瘤细胞　见于乙状结肠癌、直肠癌，常为鳞状细胞癌或腺癌。

（二）食物残渣检查

正常粪便中的食物残渣均是已充分消化后的无定形细小颗粒，偶见淀粉颗粒和脂肪小滴等未经充分消化的食物残渣。

1. 淀粉颗粒　正常人偶见，腹泻者的粪便中常易见到。在慢性胰腺炎、胰腺功能不全、碳水化合物消化不良时可在粪便中大量出现。

2. 脂肪颗粒　大量存在时，提示胰腺功能不全，因缺乏脂肪酶而使脂肪水解不全所致，见于急、慢性胰腺炎，胰头癌，吸收不良综合征，小儿腹泻等。

3. 其他食物残渣　胰腺外分泌功能不全时可见少量肌纤维，肠蠕动亢进可见植物纤维增加。

（三）结晶检查

正常粪便可见到少量磷酸盐、草酸钙、碳酸钙结晶，均无病理意义。病理性结晶主要有夏科－莱登（Charcot－Leyden）结晶，常见于阿米巴痢疾、钩虫病及过敏性肠炎。

（四）寄生虫卵或原虫检查

1．寄生虫卵 肠道寄生虫病时可以靠镜检找到虫卵，粪便中常见的寄生虫卵有蛔虫卵、钩虫卵、鞭虫卵、蛲虫卵、华枝睾吸虫卵、血吸虫卵、姜片虫卵等。

2．肠道寄生原虫 主要有阿米巴滋养体和包囊、隐孢子原虫等。

三、化学检查

（一）隐血试验

隐血是指消化道出血量很少，粪便外观无变化，肉眼及显微镜均不能证实的出血。隐血试验（occult blood test，OBT）目前主要采用化学法，其实验设计原理是基于血红蛋白中的含铁血红素具有催化过氧化物的作用，能催化试剂中的色原物脱氢氧化而呈色，呈色的深浅反映了血红蛋白多少，亦即出血量的大小。当前发展最快的是免疫学方法，此类方法基本上都采用人血红蛋白或红细胞基质的单克隆抗体。本法特异性强、敏感性高，主要用于检测下消化道出血。

【标本采集方法】

化学法：试验前 3 日禁食肉、动物血、鱼、大量生蔬菜等食物，并禁服铁剂、铋剂、维生素 C 等。并连续 3 天做检查。

【注意事项】

粪便标本采集后 1 小时内应检查完毕，以防止有形成分受消化酶的破坏。

【参考值】

阴性。

【临床意义】

隐血试验阳性，见于消化性溃疡的活动期、胃癌、溃疡性结肠炎、出血性疾病、钩虫病等。

（二）粪胆色素检查

【参考值】

粪胆红素阴性，粪胆素阳性。

【临床意义】

粪胆素减少或消失见于胆道梗阻，不完全梗阻时呈弱阳性，完全梗阻时呈阴性。粪胆红素阳性见于婴幼儿、成人腹泻。

四、细菌学检查

（一）正常菌群

健康婴幼儿粪便中主要为双歧杆菌、肠杆菌、肠球菌，少量芽孢菌、葡萄球菌等。成人粪便中以双歧杆菌、大肠埃希菌、厌氧菌和肠球菌为主要菌群，约占80%；产气杆菌、变形杆菌、铜绿假单胞菌等多为过路菌，不超过10%；此外尚可有少量芽孢菌和酵母菌。正常人粪便中菌量和菌谱处于相对稳定状态，保持着细菌与宿主间的生态平衡。

（二）肠道菌群失调症

若正常菌群突然消失或比例失调，临床上称为肠道菌群失调症，见于长期使用广谱抗生素、免疫抑制剂、慢性消耗性疾病及伪膜型肠炎，此时，粪便中除球/杆菌比值变大外，有时还可见白色假丝酵母菌。

（三）霍乱

取米泔样粪便做生理盐水悬滴检查，可见呈鱼群穿梭样运动活泼的弧菌。

第九节 痰液检查

痰液（sputum）是气管、支气管和肺泡所产生的分泌物。正常人一般痰液很少，呈清晰水样。当呼吸道黏膜和肺泡受到刺激时痰量增加，其性质也发生改变。痰液检查对协助诊断急慢性支气管炎、支气管哮喘、支气管扩张、肺炎、肺结核、肺癌及肺寄生虫病等呼吸系统疾病有重要参考价值。

一、一般性状检查

（一）痰量

正常人很少咳痰。当呼吸道有病变时痰量增多（>50毫升/24小时），慢性呼吸道炎症的痰量较急性为多，细菌性炎症较病毒感染为多。痰量增多见于慢性支气管炎、支气管扩张、肺脓肿、肺水肿、支气管哮喘及肺结核等。痰量突然增加并呈脓性见于肺脓肿或脓胸破入支气管腔。观察痰量时，应留24小时痰。

（二）颜色

正常人的痰液为无色或灰白色黏液状。黄色痰见于化脓性感染；黄绿色痰见于绿脓杆菌感染或干酪性肺炎；血性痰见于肺癌、肺结核、支气管扩张；铁锈色痰见于大叶性肺炎；红棕色胶冻样痰见于克雷伯杆菌肺炎；粉红色泡沫样痰见于急性肺水肿；咖啡色（棕褐色）痰见于阿米巴肺脓肿或肺淤血；灰色或黑色痰见于煤矿工人或长期吸烟者。

（三）性状

1．黏液性痰 黏稠、无色透明或灰白色，见于支气管炎、支气管哮喘等。

2．脓性痰 黄色、黄绿色或黄褐色脓性混浊痰，有时奇臭，见于肺脓肿、支气管扩张等。

3．浆液性痰 稀薄，常带有泡沫，见于慢性支气管炎；或略带粉红色，见于肺水肿。

4．血性痰 痰内带血丝或血块，或为大量鲜红色泡沫样血痰，见于肺结核、支气管扩张、肺癌、肺吸虫等。

5．混合性痰 由两种以上性状痰混合，如浆液脓性痰、黏液脓性痰等，见于肺内炎性疾病。

二、显微镜检查

（一）非染色检查

正常痰液内可有少量白细胞及上皮细胞。下列情况属异常：

1．红细胞 提示呼吸道出血，如支气管扩张、肺结核、肺癌。

2．大量白细胞 提示呼吸道有化脓性感染。

3．上皮细胞 常见于慢性支气管炎。

4．肺泡吞噬细胞 吞噬含铁血黄素颗粒者称含铁血黄素细胞，又称心力衰竭细胞，见于心力衰竭引起的肺淤血等；吞噬炭末颗粒者称炭末细胞，见于各种尘肺或吸入大量烟尘者。

5．寄生虫及寄生虫卵 找到肺吸虫卵提示肺吸虫病，找到阿米巴滋养体可诊断阿米巴肺脓肿。

（二）染色检查

1．脱落细胞检查 癌细胞检查最好用巴氏染色法，应连续检查3～5次，可提高阳性率。肺癌癌细胞易脱落排出，中央型肺癌阳性率为70%～80%，周围型肺癌阳性率约40%～50%。

2．细菌检查 一般细菌检查常用革兰染色，可见到的致病菌种类很多，如葡萄球菌、链球菌等。

3．分支杆菌检查 使用抗酸染色法检查结核菌阳性率较高，浓缩法找抗酸杆菌应留

12～24小时痰。

三、细菌培养

肺部感染时，进行痰菌培养并加做药物敏感试验，对判定病因和指导用药很有价值。由于不同病菌对培养基的要求不一，所以应严格把握取材方法。充分漱口后咳出深部的痰，涂片在低倍镜视野上皮细胞＜10个，白细胞＞25个或白细胞/上皮细胞＞2.5个为合格的痰标本，定量培养细菌量$\geq 10^7$cfu/ml可判定为致病菌。经环甲膜穿刺气管吸引或经纤维支气管镜防污染双套管毛刷采样所获痰标本得到的结果可信度更高。

第十节　脑脊液检查

脑脊液（cerebrospinal fluid，CSF）主要由脑室系统内脉络丛产生，循环和流动于脑室及蛛网膜下腔内，大部分通过脑穹隆面的蛛网膜粒绒毛吸收至上矢状窦而返回静脉。健康成人脑脊液容量约为90～150ml，新生儿大约10～60ml。脑脊液主要功能为缓冲外力震荡、调节颅内压、供应营养物质与排泄代谢产物，以及维持酸碱平衡。

生理状态下血液及脑脊液之间的血－脑脊液屏障对血浆中各种物质的通透性具有选择性：钠、氯、镁离子等最容易通过；白蛋白、葡萄糖、尿素和肌酐次之；大分子的纤维蛋白原、结合胆红素及胆固醇不容易通过。选择性地通过某些物质，可维持神经系统内环境的相对稳定。病理状态下，血－脑屏障破坏，通透性增加，导致脑脊液性状、成分等发生改变，因此脑脊液检查对神经系统疾病的诊断、病情观察、用药指导等具有重要意义。

脑脊液检查适应证：①有脑膜刺激症状而诊断未明者；②疑有颅内出血；③有剧烈头痛、昏迷、抽搐及瘫痪等表现而原因未明者；④疑有中枢神经系统恶性肿瘤；⑤中枢神经系统疾病需椎管内给药或手术前检查。

脑脊液检查禁忌证：颅内压明显增高或伴显著视乳头水肿者禁忌穿刺，以免发生脑疝。

一、一般性状检查

（一）压力

正常人侧卧位压力为80～180mmH_2O（0.78～1.76kPa），脑脊液从穿刺针滴出的滴数小于60滴，否则提示颅内压增高。

（二）颜色

正常脑脊液为无色液体，穿刺损伤可致最初数滴为血性。红色脑脊液见于蛛网膜下腔出血或脑出血；黄色脑脊液见于脑实质或蛛网膜下腔陈旧性出血；淡黄色者多见于结核性脑膜炎；乳白色者见于化脓性脑膜炎。

（三）透明度

正常脑脊液清澈透明。结核性脑膜炎时，脑脊液内细胞数中度增加，可呈毛玻璃样混浊；化脓性脑膜炎时，脑脊液内细胞数、蛋白含量明显增加，外观混浊呈脓性甚至出现凝块。

（四）凝结

正常脑脊液不凝结。结核性脑膜炎时，静置12～24小时后表面可见膜状物或纤维凝块形成，取此膜涂片查结核分支杆菌阳性率较高；化脓性脑膜炎时，静置1～2小时即可出现凝块；蛛网膜下腔梗阻时，其远端部位的脑脊液因蛋白含量高呈黄色胶冻状。若脑脊液同时存在胶样凝固、黄变症及蛋白－细胞分离现象（蛋白明显增加而细胞数仅轻度增高或正常）三个特征，称 Froin－Nonne 综合征。

二、化学检查

（一）蛋白质测定

【参考值】

蛋白定性试验（Pandy 试验）：阴性；蛋白定量：成人0.15～0.45g/L。

【临床意义】

脑脊液中蛋白质含量增加见于中枢神经系统感染性疾病，如化脓性脑膜炎为高度增加，结核性脑膜炎为中度增加，病毒性脑膜炎、流行性乙型脑炎、疱疹病毒性脑炎呈轻度增加；其他如脑出血、蛛网膜下腔出血或梗阻、颅内占位性病变、神经梅毒等均可使蛋白质含量增加。

（二）葡萄糖测定

【参考值】

2.5～4.5mmol/L（45～80mg/dl）。

【临床意义】

化脓性脑膜炎的早期因大量细菌分解葡萄糖，脑脊液葡萄糖含量可显著减少或缺如；结核性脑膜炎、真菌性脑膜炎时亦多减低，但不如化脓性脑膜炎时显著，多发生在病程的中晚期；颅内肿瘤也可致脑脊液葡萄糖含量减少；病毒性脑膜炎、脑脓肿（未破裂时）及其他中枢神经系统疾患则多正常。

（三）氯化物测定

【参考值】

120～130mmol/L（700～760mg/dl）。

【临床意义】

脑脊液中氯化物常随血清中氯化物的改变而变化。由于脑脊液中蛋白质含量较少，为维持脑脊液和血浆渗透压的平衡，健康人脑脊液中氯化物的含量常较血中为高，此即为 Donman 平衡。当脑脊液中蛋白质含量增加时氯化物多减少。脑脊液中氯化物含量减低常见于细菌性脑膜炎，特别是结核性脑膜炎更显著，可降至 102mmol/L 以下。其他中枢神经系统疾患，如病毒性脑炎、脑脓肿等多正常。此外，大量呕吐、腹泻、脱水等情况血中氯化物减低，脑脊液中氯化物亦随之减少。

（四）酶学检查

正常脑脊液中含有多种酶，但因血－脑脊液屏障的存在，其活性明显低于血清。在神经系统疾病时，由于脑组织受损或缺氧，脑细胞内酶逸出，血－脑脊液屏障通透性增加及脑脊液酶清除下降等，均可使脑脊液中酶的活性增高。恶性肿瘤时，与肿瘤有关酶的逸出，亦可使脑脊液中酶活性增高。

【参考值】

1．乳酸脱氢酶及其同工酶　成人低于 40U/L。

2．肌酸激酶　0.94±0.25U/L（比色法）。

3．天门冬氨酸氨基转移酶　5～20U/L。

4．溶菌酶　正常人脑脊液中含量甚微或缺如。

5．腺苷脱氢酶　0～8U/L。

【临床意义】

1．乳酸脱氢酶（lactate dehydrogenase，LD）及其同工酶

（1）鉴别中枢神经系统炎症的性质　细菌性脑膜炎脑脊液中 LD 活性增高，同工酶以 LD_4 和 LD_5 为主，主要来自粒细胞；病毒性脑膜炎 LD 活性多正常，少数可以轻度升高，以 LD_1 和 LD_2 为主，来自受损的脑细胞。

（2）鉴别颅脑外伤与脑血管疾病　颅脑外伤时脑脊液中 LD 活性正常；脑血管疾病时 LD 活性多明显增高。

（3）鉴别中枢神经系统恶性肿瘤、脱髓鞘病的病期　进展期，脑脊液中 LD 活性增高，缓解期下降。

2．肌酸激酶（creatine kinase，CK）　CK 有 3 种同工工酶，在脑脊液中同工酶全部是脑性 CK（CK－BB）。化脓性脑膜炎 CK－BB 明显增高；结核性脑膜炎次之；病毒性脑膜炎常不高或轻度增高。因此，CK－BB 是鉴别细菌性与病毒性感染的良好指标。

3．天门冬氨酸氨基转移酶（aspartate aminotransferase，AST） 临床意义同 CK 检查，另外在流行性乙型脑炎、脑肿瘤时 AST 活性也增高。

4．溶菌酶（lysozyme，LZM） 脑脊液中溶菌酶活性增高，主要见于结核性脑膜炎，化脓性脑膜炎也增高。

5．腺苷脱氢酶（adenosine deaminase，ADA） 结核性脑膜炎时显著升高，可作为该病与其他化脓性脑膜炎的鉴别指标之一。

三、显微镜检查

【参考值】

1．细胞计数 正常脑脊液中不含红细胞；仅有少量白细胞，成人为（0～8）$\times 10^6$/L，儿童为（0～10）$\times 10^6$/L。

2．细胞分类 白细胞分类一般多用高倍镜直接分类。需查找肿瘤细胞时，可将脑脊液沉淀涂片，瑞士染色后用油镜分类，采用玻片离心法、醋酸纤维膜浓集法等技术聚集细胞，可提高癌细胞检出率。

正常脑脊液中主要为淋巴细胞和单核细胞，二者之比为 7∶3。病理情况下出现中性粒细胞、嗜酸性粒细胞、浆细胞和肿瘤细胞。

【临床意义】

1．神经系统感染 白细胞增多是中枢神经系统感染的重要指标。化脓性脑膜炎时，脑脊液的白细胞数显著增加，可达 1000 $\times 10^6$/L 以上，以中性粒细胞为主；结核性脑膜炎时，白细胞数增加，但多不超过 500 $\times 10^6$/L，早期以中性粒细胞为主，以后以淋巴细胞增多为主。中性粒细胞、淋巴细胞及浆细胞同时存在是本病的特征；真菌性脑膜炎、病毒性脑膜炎或脑炎，细胞总数轻度增多而以淋巴细胞为主。

2．脑和蛛网膜下腔出血 脑室和蛛网膜下腔出血可见大量红细胞，出血时间超过 2～3 天，可发现含铁血黄素细胞。

3．中枢神经系统肿瘤 细胞数可正常或轻度增加，以淋巴细胞为主，但以找到肿瘤细胞为诊断依据。

四、细菌学检查

一般采用直接涂片法，也可用培养或动物接种法。在病理情况下如细菌性脑膜炎，可发现葡萄球菌、脑膜炎双球菌、结核杆菌等。诊断化脓性、结核性、新型隐球菌性脑膜炎可分别采用革兰染色、抗酸染色及墨汁染色。

五、免疫学检查

（一）免疫球蛋白检测

正常脑脊液中主要含有 IgG 和少量 IgA。

【参考值】

IgG 0.01～0.04g/L，IgA 0.001～0.006g/L。

【临床意义】

1．IgG 增加见于多发性硬化、亚急性硬化性全脑炎和梅毒性脑膜炎等。

2．IgA 增加见于各种脑膜炎及脑血管疾病。

3．正常脑脊液中无 IgM，若出现 IgM，提示中枢神经系统近期感染及活动性变态反应性疾病。

（二）结核性脑膜炎的抗体检测

通常应用 ELISA 法检测结核性脑膜炎患者血清及脑脊液中抗结核杆菌的特异性 IgG 抗体。若脑脊液中抗体水平高于自身血清，有助于结核性脑膜炎的诊断。聚合酶链反应（PCR）可检出脑脊液中微量结核杆菌，是目前最敏感的方法。

第十一节　浆膜腔积液检查

人体浆膜腔包括胸腔、腹腔、心包腔及关节腔。生理状态下，腔内有少量液体起润滑作用；病理情况下，腔内液体增多并积聚，称浆膜腔积液（serous membrane fluid）。因积液的形成原因及性质不同，可分为漏出液和渗出液两类。

1．漏出液（transudate）　为非炎性积液。其形成的原因主要为：①血浆胶体渗透压减低，如肾病综合征、重度营养不良、晚期肝硬化等；②毛细血管内流体静脉压升高，如慢性充血性心力衰竭；③淋巴管阻塞，如肿瘤压迫或丝虫病引起的淋巴回流受阻。

2．渗出液（exudate）　为炎性积液。其形成的原因主要为：①感染性，如细菌、病毒或支原体感染等；②非感染性，如外伤、恶性肿瘤、化学性刺激（血液、胰液、胃液）等。

一、一般性状检查

（一）颜色

漏出液多为淡黄色。渗出液多呈不同颜色，红色见于恶性肿瘤、结核病急性期以及出血性疾病等；黄色脓样见于化脓性细菌感染；乳白色多系淋巴管阻塞；绿色可为铜绿假单胞菌感染所致。

（二）透明度

漏出液多清晰透明，渗出液因含有大量细胞、细菌而呈不同程度混浊。

（三）比重

漏出液多低于1.018；渗出液多高于1.018。

（四）凝固性

漏出液一般不凝固；渗出液因含有纤维蛋白及组织细胞裂解产物，易于自行凝固。

二、化学检查

（一）粘蛋白定性试验（Rivalta试验）

浆膜上皮细胞受炎症刺激后，可产生大量浆膜黏蛋白。漏出液多为阴性；渗出液多为阳性。

（二）蛋白定量测定

漏出液蛋白总量小于25g/L，渗出液蛋白总量大于30g/L。蛋白质在25～30g/L，则难以判明其性质。漏出液蛋白电泳白蛋白高，球蛋白低于血浆；渗出液蛋白电泳谱与血浆相似。

（三）葡萄糖测定

漏出液葡萄糖含量与血糖接近；渗出液中葡萄糖常因细菌分解而减少；癌性积液葡萄糖若明显减低，提示肿瘤广泛浸润，预后不良。

（四）酶活性测定

1．乳酸脱氢酶（LDH） 漏出液LDH活性与正常血清相近。渗出液LDH活性增高，其活性越高，表明炎症越明显。化脓性积液LDH活性显著增高，可达正常血清的30倍；癌性积液中度增高；结核性积液略高于正常。

2．淀粉酶（AMS） 急性胰腺炎或胰腺创伤引起的腹水AMS活性明显增高。食管破裂时胸水中的AMS活性及肺腺癌所致的胸腔积液中的AMS活性亦可显著增高。

3．溶菌酶（LZM） 正常胸、腹水中LZM含量为0～5mg/L。炎症时，单核细胞、中性粒细胞及类上皮细胞中的溶酶体释放LZM而使浆膜腔积液的LZM活性增加。结核性积液、化脓性积液中的LZM含量明显升高。

4．腺苷脱氨酶（ADA） ADA在红细胞和T细胞中含量最丰富。浆膜腔积液中ADA的升高，对结核性积液的诊断及疗效观察具有重要价值，当ADA＞40U/L应考虑为结核性，治疗有效时则其活性下降。

(五) 癌胚抗原 (carcinoembryonic antigen, CEA) 测定

CEA 正常人 < 2.5μg/L。癌性胸、腹腔积液时 CEA 多 > 5μg/L，良性积液时多 < 5μg/L。

三、显微镜检查

(一) 细胞计数

漏出液多在 100×10^6/L 以下；渗出液常大于 500×10^6/L，化脓性积液可达 1000×10^6/L 以上。

(二) 细胞分类计数

漏出液细胞较少，以淋巴和间皮细胞为主。渗出液细胞较多，若中性粒细胞增加为主，多见于化脓性或结核性积液早期；淋巴细胞为主，多见于结核、梅毒或癌性积液；嗜酸性粒细胞为主，见于过敏性疾病或寄生虫感染；红细胞为主，常见于恶性肿瘤、结核、创伤等。

(三) 脱落细胞检查

可用巴氏染色或 HE 染色，必要时可加免疫组织化学染色进行浆膜腔积液肿瘤细胞检查，对胸、腹腔原发和继发性肿瘤的诊断有重要价值。

四、细菌学检查

疑为渗出液，则应经无菌操作离心沉淀，取沉淀物涂片镜检，查病原菌，必要时可进行细菌培养，同时加做药物敏感试验。

第十二节　肝脏功能检查

肝脏是人体内最大的腺体，有丰富的血窦及双重血液供应，具有对蛋白质、糖、脂类、维生素、激素等物质的代谢功能，同时肝脏还有分泌、排泄、生物转化及胆红素代谢等方面的功能。检查肝脏功能状态的实验室检查即肝功能检查，其可以解决下列问题：有无肝实质的损害及其程度；对肝功能状态进行动态观察；黄疸的诊断与鉴别诊断；肝损害的可能病因诊断；指导安全用药等。

一、蛋白质代谢检查

(一) 血清总蛋白和清蛋白、球蛋白比值测定

血清总蛋白 (serum total protein, STP) 为血清各种蛋白质的总称，包括清蛋白 (albumin, A) 和球蛋白 (globulin, G)。清蛋白由肝脏合成，为正常人体血液中主要蛋白质。球蛋白是

多种蛋白质的混合物，包括免疫球蛋白和补体、多种糖蛋白、脂蛋白、金属结合蛋白和酶类等。血清总蛋白减去清蛋白即为球蛋白含量，根据清蛋白和球蛋白的量，可计算出清蛋白与球蛋白的比值（A/G）。

【标本采集方法】

空腹静脉血 2ml。

【参考值】

血清总蛋白（双缩脲法）：成人为 60～80g/L；新生儿为 46～70g/L。血清清蛋白（溴甲酚绿法）：成人 40～55g/L；新生儿为 28～44g/L；＞60 岁为 34～48g/L。球蛋白 20～30g/L。A/G 比值：正常成人为 1.5～2.5∶1。

【临床意义】

肝脏代偿能力强，而清蛋白半衰期较长，为 15～19 天。因此，只有当肝脏损害达到一定程度后，才出现血清总蛋白和清蛋白的变化。在急性或局灶性肝损害时，总蛋白和清蛋白多正常；血清总蛋白和清蛋白检测主要反映慢性肝损害。血清总蛋白减低与清蛋白减少相平行，而总蛋白升高常同时有球蛋白的增高。

1．血清总蛋白及清蛋白降低 血清总蛋白低于 60g/L 或清蛋白低于 25g/L，称为低蛋白血症。常见于：①肝脏蛋白合成功能障碍，如亚急性重症肝炎、慢性肝炎、肝癌等；②营养不良；③蛋白丢失过多，如肾病综合征、严重烧伤等；④慢性消耗性疾病，如结核、甲状腺功能亢进、恶性肿瘤等；⑤血液稀释。

2．血清总蛋白及球蛋白增高 血清总蛋白高于 80g/L 或球蛋白高于 35g/L，称为高球蛋白血症。主要由球蛋白增高引起，见于：①慢性肝脏疾病，如慢性活动性肝炎、肝硬化等；②M 蛋白血症，如多发性骨髓瘤、恶性淋巴瘤等；③自身免疫性疾病，如系统性红斑狼疮、类风湿性关节炎等；④慢性炎症，如结核、疟疾、血吸虫病等。

3．清蛋白增高 见于血液浓缩、Addison 病等。清蛋白减低常伴有 γ－球蛋白增高。

4．球蛋白减低 见于婴幼儿、免疫功能抑制、先天性低 γ－球蛋白血症。

5．A/G 倒置 是指 A/G＜1，见于肝功能严重损害，如重度慢性肝炎、肝硬化。病情好转时清蛋白则可回升，A/G 比值也趋于正常。

（二）血清蛋白电泳

血清蛋白由多种大小、等电点及所带负电荷不同的蛋白质组成。在电场中各种蛋白质泳动速度不同，分子量小、带负电荷多者向阳极泳动速度快，分子量大、带负电荷少者向阳极泳动速度慢。电泳后，从阳极至阴极依次为清蛋白和 α_1、α_2、β 及 γ 球蛋白。

【标本采集方法】

空腹静脉血 1ml。

【参考值】

醋酸纤维素膜法（%）：清蛋白 62～71，α_1 球蛋白 3～4，α_2 球蛋白 6～10，β 球蛋白 7～11，γ 球蛋白 9～18。

【临床意义】

1. 肝脏疾病　清蛋白减低，α_1、α_2 和 β 球蛋白有减少倾向，γ 球蛋白增高，见于慢性肝炎、肝硬化、肝细胞癌，且球蛋白增加的程度与肝炎的严重程度相平行；急性肝炎血清蛋白电泳可无变化。

2. M 蛋白血症　清蛋白轻度减低，单克隆 γ 球蛋白明显增高，γ 区带、β 区带或 β 与 γ 区带之间出现一结构均一、基底窄峰高尖的 M 蛋白区带，见于浆细胞病如多发性骨髓瘤、原发性巨球蛋白血症等。

3. 肾脏疾病　清蛋白及 γ 球蛋白减低，α_2 及 β 球蛋白增高，见于肾病综合征、糖尿病肾病。

4. 炎症　α_1、α_2、β 三种球蛋白均增高，见于各种急、慢性炎症或应激反应。

5. 其他　结缔组织病常伴有 γ 球蛋白增高；先天性低 γ 球蛋白血症时 γ 球蛋白减低。

（三）血氨测定

【标本采集方法】

抗凝静脉血 2ml，置于冰瓶中送检。

【参考值】

谷氨酸脱氢酶法：11～35μmol/L。

【临床意义】

生理性增高见于剧烈运动或进食高蛋白饮食后；病理性增高见于严重肝脏损害，如重型肝炎、肝硬化以及尿毒症、上消化道出血等。血氨降低见于贫血或低蛋白饮食。

二、胆红素代谢检查

血液循环中衰老的红细胞在肝、脾及骨髓的单核－吞噬细胞系统中分解、破坏而形成的产物是胆红素的主要来源，少量来自肌蛋白、游离血红素等。血液中的胆红素在进入肝细胞前为非结合胆红素（unconjugated bilirubin，UCB），在水中的溶解度低，不能通过肾小球由尿液排出。非结合胆红素随血流进入肝脏，在葡萄糖醛酸转移酶作用下转化成结合胆红素（conjugated bilirubin，CB），随胆汁排入肠道，被肠道细菌还原成尿胆原，后者大部分随粪便排出，少部分被肠道重吸收入门静脉；进入肝的尿胆原大部分又被肝细胞摄取重新转变为结合胆红素，即进入胆红素的肠肝循环，另一部分自门静脉入体循环，经肾脏随尿排出。血清总胆红素（serum total bilirubin，STB）是 UCB 和 CB 的总和。

【标本采集方法】

空腹采血 3ml，容器应避光。

【注意事项】

患者在标本采集前至少禁食 4 小时，避免使用类固醇等药物，避免溶血。标本应及时送检。

【参考值】

成人血清总胆红素：3.4～17.1μmol/L；血清结合胆红素：0～6.8μmol/L；血清非结合胆红素：1.7～10.2μmol/。

【临床意义】

血清胆红素测定主要用于黄疸的诊断及其类型的鉴别。

1. 判断有无黄疸及其程度 隐性黄疸 STB 为 17.1～34.2μmol/L；轻度黄疸 STB 为 34.2～171μmol/L；中度黄疸 STB 为 171～342μmol/l；重度黄疸 STB > 342μmol/L。

2. 鉴别黄疸的类型 溶血性黄疸 STB 增高伴 UCB 明显增高；肝细胞性黄疸 STB、CB 及 UCB 均增加；阻塞性黄疸 STB 增高伴 CB 明显增高。

3. 推断黄疸的原因 通常溶血性黄疸为轻度黄疸，肝细胞性黄疸为轻、中度黄疸，阻塞性黄疸通常为中（不完全梗阻）、重度黄疸（完全梗阻）。

三、血清总胆汁酸测定

胆汁酸（bile acid，BA）在肝脏中由胆固醇合成，随胆汁排入肠道，约 95%入肠肝循环。因此，胆汁酸的测定不仅能反映肝细胞的合成、摄取及排泌功能，而且可反映胆道的排泄功能。BA 具有促进脂类消化吸收、调节胆固醇代谢、促进胆汁分泌等重要生理功能。总胆汁酸（TBA）是各种胆酸的总称。

【标本采集方法】

空腹静脉血或餐后 2 小时静脉血，后者更灵敏。

【参考值】

酶法：0～10μmol/L。

【临床意义】

进食后血清 TBA 可出现一过性生理性增高。病理性 TBA 增高主要见于：

1. 肝脏疾病 急性肝炎、慢性活动性肝炎、肝硬化和肝癌。

2．胆道阻塞性疾病　胆石症、胆道肿瘤等肝内、肝外胆管阻塞。

3．其他疾病　如门脉分流、肠道疾病、胆结石。

四、血清酶学检查

肝脏是人体含酶最丰富的器官。肝脏病变时，血液中与肝脏有关的酶浓度可发生变化，如存在于肝细胞内的血清氨基转移酶、乳酸脱氢酶等在肝细胞损伤时释放入血，使血清中这些酶的活性增高；凝血酶等由肝细胞合成，肝病时这些酶活性降低；一些经胆道排泄的酶，当胆道阻塞时其活性升高。因此，测定血清酶变化可反映肝脏的病理状态，是诊断肝脏疾病的重要指标。

（一）血清氨基转移酶测定

氨基转移酶是一组催化氨基酸与α－酮酸之间的氨基转移反应的酶类。用于肝功能检查的转氨酶主要有丙氨酸氨基转移酶（alanine aminotransferase，ALT）和天门冬氨酸氨基转移酶（aspartate aminotransferase，AST）。ALT 主要分布在肝脏（主要存在于肝细胞中的非线粒体中，肝内活性较血清高 100 倍），其次为心肌、脑和肾脏组织。AST 主要分布于心肌，其次为肝脏（80%以上存在于线粒体中）、骨骼肌和肾脏等组织。ALT 与 AST 均为非特异性细胞内功能酶，正常时血清的含量很低，但当肝细胞损伤时，肝细胞膜通透性增加，胞浆内的 ALT 与 AST 释放入血，致使血清 AST 与 ALT 的酶活性增高。

【标本采集方法】

静脉血 3ml。

【注意事项】

避免标本溶血。

【参考值】

连续监测法（37℃）：ALT 5～40U/L，AST 8～40U/L，ALT/AST≤1。

【临床意义】

1．急性病毒性肝炎　ALT 与 AST 均显著增高，常可达参考值上限的 20～50 倍，甚至 100 倍，以 ALT 增高更明显，ALT/AST＞1。通常在肝炎病毒感染后 1～2 周转氨酶达高峰，3～5周逐渐下降，ALT/AST 比值恢复正常。如急性病毒性肝炎恢复期 ALT 和 AST 仍不能恢复正常或再次增高，提示急性肝炎转为慢性。急性重症肝炎，病程初期即表现出 AST 增高较 ALT 增高更明显，表明肝细胞严重损伤。急性重症肝炎，肝细胞严重坏死，黄疸进行性加深，可出现胆红素明显增高、转氨酶减低的“胆－酶分离”现象，提示预后不良。

2．慢性病毒性肝炎　血清转氨酶轻度增高（100～200U）或正常，ALT/AST＞1；如果 AST 增高较 ALT 明显，则提示慢性肝炎可能转为活动期。

3．肝内、外胆汁淤积 药物性肝炎、脂肪肝和肝癌等非病毒性肝病时，转氨酶轻度增高或正常，ALT/AST < 1。

4．肝硬化 转氨酶活性取决于肝细胞进行性坏死和肝脏纤维化程度，终末期肝硬化转氨酶活性正常或降低。

5．急性心肌梗死 发病后6～8小时，AST开始增高，18～24小时达高峰，其值可达参考值上限的4～10倍，3～5天后可恢复正常；如AST减低后又再次增高，提示梗死范围扩大或出现新的梗死。

6．其他 转氨酶活性轻度增高还可见于皮肌炎、进行性肌萎缩、肺梗死、肾梗死、胰腺炎、传染性单核细胞增多症。

（二）碱性磷酸酶测定

碱性磷酸酶（alkaline phosphatase，ALP）是一组在碱性环境下（pH8.6～10.3）能水解多种磷酸单酯化合物的酶。主要分布于肝脏、骨骼、肾脏、小肠和胎盘中。血清中的ALP主要来源于肝脏和成骨细胞。肝内及来自肝外的ALP经胆汁排入小肠，当胆汁排泄受阻，毛细胆管内压增高时，ALP产生增多，为胆汁淤积的酶学指标。

【标本采集方法】

静脉血3ml。

【注意事项】

标本采集前禁食8小时，避免标本溶血。

【临床意义】

1．肝胆疾病 肝内、肝外胆管阻塞性疾病，ALP明显增高，且增高程度与血清胆红素升高相平行；肝炎等累及肝实质细胞的肝胆疾病，ALP仅轻度增高。

2．黄疸的鉴别诊断 ALP与血清胆红素、转氨酶同时测定有助于黄疸的鉴别诊断（表9－7）。

3．骨骼疾病 ALP增高见于纤维性骨炎、骨软化症、骨肉瘤、骨转移癌、骨折愈合期等。

4．其他 ALP增高见于佝偻病、甲状旁腺功能亢进、妊娠后期及儿童生长期。

表9－7 黄疸的酶学鉴别诊断

	阻塞性黄疸	肝细胞性黄疸	溶血性黄疸	肝癌
碱性磷酸酶	明显增高	正常或增高	正常	明显增高
血清胆红素	明显增高	较明显增高	增高～较明显增高	增高或正常
丙氨酸氨基转移酶	轻度增高	明显增高	正常	增高

（三）γ-谷氨酰转移酶测定

γ-谷氨酰转移酶（γ-glutamyl transferase，γ-GT 或 GGT）是催化谷胱苷肽上 γ-谷氨酰基转移到另一个肽或另一个氨基酸上的酶。主要分布于肾脏、肝脏、胰腺。血清中 γ-GT 主要来源于肝胆系统。肝脏中的 γ-GT 广泛分布于肝细胞的毛细胆管一侧和整个胆管系统，当肝内 γ-GT 合成增多或胆汁排泄受阻时，可引起血清 γ-GT 增高。

【标本采集方法】

空腹静脉血 3ml。

【参考值】

硝基苯酚连续监测法（37℃）：<50U/L。

【临床意义】

血清 γ-GT 增高主要见于：

1. 肝癌　由于肝内阻塞，诱使肝细胞产生多量γ-GT，同时癌细胞也合成 γ-GT，故 γ-GT明显升高，可达参考值上限的 10 倍以上。

2. 胆道阻塞性疾病　可达正常水平的 5~30 倍，如硬化性胆管炎、原发性胆汁性肝硬化。

3. 病毒性肝炎和肝硬化　急性肝炎时 γ-GT 呈中等度增高；慢性肝炎及肝硬化非活动期 γ-GT 正常，活动期或病情恶化时 γ-GT 持续增高。

4. 其他　酒精性或药物性肝炎 γ-GT 可明显或中度以上增高（300~1000U/L）。γ-GT 轻度增高见于胰腺癌、胰腺炎、前列腺癌、脂肪肝等。

（四）单胺氧化酶测定

单胺氧化酶（monoamine oxidase，MAO）是一组在有氧条件下催化各种单胺的氧化脱氨反应的酶。体内 MAO 以肝、肾、胰、心、脑组织中含量最多，主要存在于线粒体中。MAO 能促进结缔组织的成熟，因此测定 MAO 能反映肝脏纤维化的程度。

【标本采集方法】

空腹静脉血 3ml。

【参考值】

伊藤法：<30 单位；中野法：23~49 单位。

【临床意义】

1. 肝脏疾病　血清中 MAO 活性的高低能反应肝纤维化的程度，是诊断肝硬化的一项传统指标。重症肝硬化及肝硬化伴肝癌时，MAO 活性明显增高；早期肝硬化 MAO 增高不明显；

急性肝坏死时 MAO 增高；中、重度慢性肝炎近半数 MAO 增高。

2．其他疾病 慢性充血性心力衰竭、糖尿病合并脂肪肝可因肝淤血继发肝纤维化，甲状腺功能亢进症因纤维组织分解与合成旺盛，肢端肥大症因纤维组织过度合成等原因，血清 MAO 活性皆可增高。

第十三节 肾脏功能检查

肾脏是排泄水分、代谢产物和废物，维持体内水、电解质和酸碱平衡的重要器官。同时，肾脏还具有内分泌功能，如合成、分泌肾素和促红细胞生成素等。肾功能检查的主要目的是了解肾脏有无较广泛性的损害，判断损害程度及损害部位，以制定治疗方案及判断预后。

一、肾小球功能检查

（一）内生肌酐清除率测定

肾脏在单位时间内（分钟），将若干毫升血浆中的内生肌酐全部清除出去，称为内生肌酐清除率（endogenous creatinine clearance rate，Ccr）。肌酐是肌酸的代谢产物。血浆中的肌酐来源于两方面：外源性肌酐，由高蛋白食物经肠道吸收入血形成；内源性肌酐，由人体肌肉中的磷酸肌酸释放能量、脱水后转变而来。肌酐的相对分子质量小，除少量由肾小管排泌外，绝大部分肌酐由肾小球滤过，从终尿中排出。由于内源性肌酐生成恒定，因此在控制饮食、排除外源性肌酐来源的前提下，测定血肌酐浓度可反映肾小球的滤过功能。

【标本采集方法】

1．连续 3 天低蛋白饮食，每天少于 40g。禁用含高肌酐的药物，如试验前停用促肾上腺皮质激素、可的松、甲状腺素等。避免剧烈运动。

2．收集尿液和血液，在限制进食的第 4 天晨 8 时，收集并纪录 24 小时尿量，加入甲苯 4～5ml 以防腐。测定尿液中的肌酐浓度。在同一天的任何时间，采抗凝血 2～3ml，与 24 小时尿液同时送检，测定尿液及血液中的肌酐浓度。

【参考值】

每分钟 80～120ml；矫正清除率：实际清除率 × 1.73m^2（标准体表面积）/受试者的体表面积（m^2）。

【临床意义】

1．判断肾小球滤过功能损害 肾小球滤过功能减低初期，血清肌酐、血清尿素氮测定结果还在正常范围时，Ccr 即可低于正常参考值的 80%，是判断肾小球滤过功能损害的敏感指标。当肾小球滤过功能轻度、中度或重度损害时，Ccr 测定值分别为每分钟 70～51ml、

50～31ml和小于30ml。慢性肾衰竭早期、晚期和终末期Ccr测定值分别为每分钟20～11ml、10～6ml和小于5ml。

2．指导治疗　内生肌酐清除率小于每分钟50ml，应限制蛋白质的摄入；小于每分钟30ml，噻嗪类利尿剂治疗常无效；小于每分钟10ml袢利尿剂治疗无效，应做透析治疗。此外，肾衰竭时对经肾小球排泄的药物的排除能力减低，可根据内生肌酐清除率减低的程度调整用药剂量和用药时间。

（二）血清肌酐测定

血清肌酐（serum creatinine，Scr）由外源性和内生性两类组成。血中肌酐主要由肾小球滤过排出体外。在外源性肌酐摄入量稳定的情况下，血中的浓度取决于肾小球滤过能力。当肾实质损害、血中肌酐浓度就会上升，但并非早期诊断指标。

【标本采集方法】

抗凝或不抗凝血3ml。

【参考值】

全血肌酐88.4～176.8μmol/L；血清或血浆肌酐：男性为53～106μmol/L，女性为44～97μmol/L。

【临床意义】

1．由于肾脏的储备力和代偿力强，肾小球滤过功能轻度损害时，血肌酐浓度可正常；肾小球滤过功能下降至正常人的1/3时，血肌酐明显上升。因此，测定血肌酐不能反映肾脏早期受损的程度。

2．血肌酐和血尿素氮同时测定临床意义更大，如两者同时增高，表示肾功能已严重受损；如肌酐浓度超过200μmol/L，提示病情继续恶化；超过400μmol/L，预后较差；如仅有尿素氮增高，血肌酐在正常范围内，则可能为肾外因素所致，如尿路梗阻等。

（三）血清尿素氮测定

血尿素氮（blood urea nitrogen，BUN）主要经肾小球滤过而随尿排出，当肾实质受损时，肾小球滤过率降低，血尿素氮浓度升高。

【标本采集方法】

抗凝血或不抗凝血3ml。

【参考值】

成人3.2～7.1mmol/L；儿童1.8～6.5mmol/L。

【临床意义】

血尿素氮增高见于：

1．肾前性因素 见于脱水、心功能不全、休克、水肿、腹水等疾病。

2．肾性因素 见于各种肾疾患所致的较严重的肾小球病变，如慢性肾炎、肾动脉硬化症、严重肾盂肾炎、肾结核和肾肿瘤晚期均可出现血尿素氮升高。轻度肾功能受损时，血尿素氮可无变化；当血尿素氮升高时，表明60%～70%肾单位已受到损害，故血尿素氮测定不是反映肾功能损害的早期指标，但血尿素氮增高的程度与尿毒症病情的严重性成正比，对尿毒症的诊断及预后估计有重要意义。

3．肾后性因素 尿路结石、前列腺肥大、肿瘤等，因尿路梗阻致肾小管内高压，肾小管内尿素氮逆扩散入血液，使血尿素氮升高。

4．肾外因素 见于急性传染病、脓毒血症、上消化道出血、大面积烧伤、大手术后和甲状腺功能亢进等，因蛋白质分解过盛所致。

（四）血清尿酸测定

尿酸（uric acid，UA）是体内嘌呤代谢的最终产物，来自食物和体内组织中核酸的分解代谢。尿酸主要在肝脏生成，大部分经肾脏排出。原尿中98%～100%的尿酸在近端肾小管中被重吸收。正常情况下尿酸的清除率甚低。肾脏病变致肾小球滤过功能受损时，血中尿酸浓度首先增高，因而有助于早期诊断肾功能损害。

【标本采集要求】

静脉血3ml，严格禁食含嘌呤丰富的食物3天。

【参考值】

磷钨酸盐法：男性268～488μmol/L；女性178～387μmol/L。

【临床意义】

血尿酸增高见于：

1．肾功能受损 血清尿酸浓度增高较尿素氮、肌酐显著。

2．体内尿酸生成异常增多 由于核蛋白与嘌呤代谢紊乱，血清尿酸增高，浓度可达800～1500μmol/L。血清尿酸增高是诊断痛风的主要依据。

3．妊娠高血压综合征 因血管痉挛、肾血流量减少，尿酸排出减少而使血尿酸增高。此外，本病存在高乳酸血症，乳酸经肾排泄时可竞争性抑制近曲小管排泄尿酸，致使血中尿酸增高。

4．白血病和肿瘤 由于白血病细胞和其他恶性肿瘤细胞的增殖周期增快，核酸分解加强，使内源性尿酸增加。当病变累及肾脏引起尿酸排泄障碍时，血中尿酸升高更为明显。

（五）β_2－微球蛋白测定

正常人 β_2－微球蛋白生成量较恒定，可自由经肾小球滤过，在近端肾小管被重吸收，仅微量从尿中排出。

【标本采集要求】

抽静脉血 2ml 不抗凝或尿标本送检，尿标本应适当加入碱性缓冲液，防止 β_2－微球蛋白分解。

【参考值】

血 β_2－微球蛋白 <3mg/L；尿 β_2－微球蛋白 <0.2mg/L。

【临床意义】

可用于肾小球与肾小管损伤的鉴别。

1．肾小球病变早期，虽然肾小球通透性增加，β_2－微球蛋白大量滤过，但因肾小管重吸收功能尚好，血或尿 β_2－微球蛋白均不增高。

2．肾小球病变晚期，滤过功能减低，血 β_2－微球蛋白可明显增加。

3．肾小管损伤，如药物或毒物引起肾小管损害，肾小管重吸收不良，尿 β_2－微球蛋白增高。

4．肾移植后如有排异反应，影响肾小管功能，尿 β_2－微球蛋白量增加。

二、肾小管功能检查

（一）肾脏浓缩和稀释功能试验

包括 3 小时尿比密试验和昼夜尿比密试验。肾小管功能正常时，远端肾小管选择性重吸收原尿中的钠离子、氯离子，而不吸收水，使原尿中电解质浓度逐渐减低，此为远端肾小管稀释功能；集合管则选择性吸收水，此为远端肾小管的浓缩功能。生理情况下，夜间水摄入及生成减少，肾小球滤过率较白昼低，而浓缩稀释功能仍继续进行，故夜尿较昼尿量少而比密较高。比较昼夜的尿量和比密，可判断肾脏浓缩稀释功能。

【标本采集要求】

1．3 小时尿比密试验　患者正常饮食和活动，晨 8 点排尿弃去后，24 小时内每 3 小时留尿 1 次，至次晨 8 点，共留尿 8 次，分置于 8 个容器中，分别测定尿量与尿比密。

2．昼夜尿比密试验　试验日正常进食，每餐含水量不超过 500～600ml，不得再饮任何液体。晨 8 点排尿弃去，于上午 10 点、12 点，下午 2、4、6、8 点共留尿 6 次，此为昼尿；自晚 8 点后至次晨 8 点，尿液全部收集一起，此为夜尿。测定每次尿量及尿比密。

【参考值】

1．3小时尿比密试验 24小时尿量：1000～2000ml，昼尿量（晨8点至晚8点6次尿量的总和）多于夜尿量（晚8点至次晨8点4次尿量的总和），约为3～4∶1。其中必有一次尿比密高于1.020，另一次尿比密低于1.003。

2．昼夜尿比密试验 24小时尿量：1000～2000ml，其中夜尿量＜750ml，昼尿量与夜尿量之比为3～4∶1；夜尿或昼尿中至少1次尿比密＞1.020，昼尿中最高与最低尿比密差值＞0.009。

【临床意义】

3小时尿比密试验及昼夜尿比密试验均用于诊断肾小管浓缩稀释功能。

1．夜尿量超过750ml，低比密尿，昼尿最高与最低比密之差降至0.001～0.002之间，或比密恒定在1.010左右，均示肾浓缩功能不全。见于慢性肾小球肾炎、慢性肾衰竭、慢性肾盂肾炎等。

2．尿量少而比密增高见于肾前性少尿。

3．24小时尿量超过4L，尿比密均低于1.006，见于尿崩症。

（二）尿渗量测定

尿渗量（urine osmol，Uosm）为尿中具有渗透活性粒子数量的指标，可反映溶质和水的相对排泄速度。尿比密与尿渗量都能反映尿中溶质的含量，但尿比密易受溶质微粒大小和性质的影响，如尿蛋白、葡萄糖，测定尿渗量较尿比密更能确切反映肾脏浓缩和稀释功能。

【标本采集方法】

晚餐后禁水8小时，次日留取晨尿100ml（不加防腐剂），同时采集肝素抗凝静脉血用于检测血浆渗量（plasma osmol，Posm）。

【参考值】

尿渗量：600～1000mOsm/kgH_2O；血浆渗量：275～305 mOsm/kgH_2O；尿渗量/血浆渗量：3～4.5∶1。

【临床意义】

1．判断肾浓缩稀释功能 Uosm及Uosm/Posm比值正常，示肾浓缩稀释功能正常。若U-osm/Posm比值等于或接近1，为等渗尿，示肾浓缩稀释功能几近完全丧失，见于慢性肾盂肾炎、多囊肾及慢性肾小球肾炎晚期。Usom＜200mOsm/kgH_2O或Uosm/Posm比值＜1，称低张尿，提示肾浓缩功能丧失，而稀释功能尚存，见于尿崩症。

2．鉴别肾前性和肾性少尿 肾前性少尿肾小管浓缩功能完好，Uosm较高；肾性少尿者，Uosm常减低。

第十四节　临床常用生物化学检查

一、血糖及其代谢物检测

（一）空腹葡萄糖测定

血糖主要指血液中的葡萄糖（glucose，Glu）。由小肠吸收的食物中的碳水化合物经消化作用分解为葡萄糖等单糖，经门静脉入肝脏，大部分被合成糖原贮存于肝。机体需要能量时，肝糖原水解为葡萄糖入血。当糖摄入超过机体需要时可转变为脂肪，而脂肪与蛋白质也可转变为糖。血糖的来源包括肠道吸收、肝糖原分解或肝内糖异生，血糖的去路则为周围各组织以及肝脏的摄取利用。神经因子和胰岛素等激素都参与血糖水平的调节。正常时血糖浓度保持相对稳定。检测血糖对于判断糖代谢及相关疾病的诊断有重要价值。

【标本采集方法】

晨空腹静脉血 1ml，立即送检。

【注意事项】

采血前 8 小时内禁止进食、吸烟，停用胰岛素和降血糖药物，避免精神紧张、剧烈运动等。标本避免溶血。采集血糖标本后，应尽快送检，否则会使测定结果偏低，如不能及时测定应将血清（或血浆）及时分离后保存。

【参考值】

酶法：3.9～6.1mmol/L。

【临床意义】

1．血糖增高

（1）生理性　如餐后 1～2 小时、高糖饮食及情绪激动等。

（2）病理性　1 型或 2 型糖尿病、巨人症、肢端肥大症、皮质醇增多症、甲状腺功能亢进、嗜铬细胞瘤等内分泌代谢性疾病；颅脑损伤、脑卒中、心肌梗死等应激状态；应用噻嗪类利尿剂、大剂量肾上腺糖皮质激素及口服避孕药；严重肝病、胰腺病变、妊娠呕吐、脱水、缺氧等。

2．血糖减低

（1）生理性　饥饿、剧烈运动等。

（2）病理性　胰岛素过多，如胰岛素用量过多、口服降糖药过量、胰岛细胞瘤等；缺乏肾上腺皮质激素、生长激素等抗胰岛素的激素；肝糖原贮存缺乏性疾病，如重症肝炎、肝硬化、肝癌以及长期营养不良、不能进食等。

（二）口服葡萄糖耐量试验

正常人口服定量葡萄糖后，血糖浓度暂时增高，同时胰岛 B 细胞分泌胰岛素增多，促使血中葡萄糖合成肝糖原贮存，使血糖于短时间内即恢复至空腹水平，此现象称为耐糖现象。病理状态下，口服或注射一定量葡萄糖后，血糖急剧增高，在与正常人相应的短时间内不能恢复至原有水平，此即糖耐量减低或异常。口服或注射一定量葡萄糖后，间隔一定时间测定血糖浓度称为糖耐量试验，主要用于诊断可疑的糖尿病。临床常用口服葡萄糖耐量试验（oral glucose tolerance test，OGTT）。

【标本采集方法】

患者按规定禁食后，先采集空腹血糖标本，然后一次饮完 200 ~ 300ml 葡萄糖液（按葡萄糖 1.75g/kg 体重计，最多不超过 75g）或进食 100g 馒头，在服葡萄糖后 0.5 小时、1 小时、2 小时及 3 小时，采集静脉血标本各 1ml 和各时间的尿标本，分别测定血糖和尿糖。

【注意事项】

同空腹葡萄糖测定。

【参考值】

空腹血糖 < 6.1mmol/L。服糖后 0.5 ~ 1 小时血糖上升达高峰，一般为 7.8 ~ 9.0mmol/L，峰值应 < 11.1mmol/L；2 小时 ≤7.8mmol/L；3 小时应恢复至空腹血糖水平。各次尿糖测定结果均为阴性。

【临床意义】

1．诊断糖尿病 两次空腹血糖均 ≥7.0mmol/L；或服糖后 2 小时血糖值 ≥11.1mmol/L；随机血糖 ≥11.1mmol/L；或有临床症状者，可诊断为糖尿病。

2．糖耐量减低 指空腹血糖 < 7.0mmol/L，服糖后 2 小时血糖在 7.0 ~ 11.1mmol/L 之间；血糖达高峰时间可延至 1 小时后，血糖恢复正常时间延至 2 ~ 3 小时后，且有尿糖阳性。多见于 2 型糖尿病、痛风、肥胖、甲状腺功能亢进、肢端肥大症及皮质醇增多症等。

3．葡萄糖耐量曲线低平 指空腹血糖水平减低，服糖后血糖水平上升不明显，2 小时血糖仍处于低水平。见于胰岛 B 细胞瘤、腺垂体功能减退症、肾上腺皮质功能减退症等。

4．功能性低血糖 表现为空腹血糖正常，服糖后血糖高峰时间及峰值在正常范围内，但服糖后 2 ~ 3 小时出现低血糖。见于特发性餐后低血糖症等。

5．肝源性低血糖 表现为空腹血糖低于正常，服糖后血糖水平超过正常，2 小时后仍不能降至正常，尿糖阳性。见于暴发性病毒性肝炎、中毒性肝炎、肝肿瘤等肝脏疾病。

6．慢性肾脏疾病 糖耐量轻度减低，尿糖可呈阳性。

（三）血清胰岛素测定和胰岛素释放试验

胰岛素（insulin）为胰岛素B细胞分泌的蛋白激素，其生理作用主要为促进肝脏和外周组织摄取和利用葡萄糖，使血糖减低。血浆（清）胰岛素水平受血糖浓度调控，血糖浓度高，可刺激胰岛B细胞分泌胰岛素。糖尿病时，胰岛B细胞分泌功能障碍或有胰岛素抵抗现象，从而产生高血糖症，也可伴有高胰岛素血症。胰岛素释放试验（insulin release test）是反映胰岛B细胞储备功能的试验。

【标本采集方法】

血清胰岛素测定采集静脉血2ml；胰岛素释放试验于空腹及服糖后0.5小时、1小时、2小时和3小时采血，分别测定胰岛素和C肽的浓度。

【注意事项】

同空腹葡萄糖测定。

【参考值】

空腹胰岛素：10～20mU/L（RIA法）；服糖后0.5～1小时为空腹时的5～10倍。

【临床意义】

1．糖尿病　胰岛素分泌减低、释放迟缓。1型糖尿病，空腹胰岛素明显减低，服糖后仍很低；2型糖尿病，空腹胰岛素水平可正常、稍高或稍低，服糖后胰岛素呈延迟性释放反应。

2．高胰岛素血症或胰岛B细胞瘤　空腹血糖减低，糖耐量曲线低平，胰岛素C肽释放曲线相对较高。

3．其他　胰岛素增高见于肥胖、肝肾功能衰竭、肢端肥大症、巨人症等。胰岛素减少见于腺垂体功能低下、肾上腺功能不全或饥饿状态等。

（四）血清C－肽测定

C－肽（C－peptide）是胰岛素原在蛋白水解酶作用下转变为胰岛素时裂解的肽类，由胰岛素B细胞释放。测定C－肽意义虽与测定胰岛素相同，但其半衰期比胰岛素长，又不被肝脏破坏，只在肾脏降解和代谢，故测定血清C－肽水平能更准确地反映胰岛B细胞合成和释放胰岛素的功能。

【标本采集方法】

静脉血2ml。

【参考值】

RIA法：空腹0.3～0.6mmol/L；服糖后0.5～1小时为空腹值的5～6倍（峰值）。

【临床意义】

1. 低血糖 胰岛素B细胞瘤患者糖耐量曲线低平，胰岛素与C-肽浓度均增高；外源性胰岛素过量所致低血糖时血清胰岛素增高，C-肽减低；胰岛B细胞瘤术后血清C-肽如仍高，提示肿瘤切除不全或复发。

2. 高血糖 2型糖尿病或继发性糖尿病C-肽、胰岛素释放曲线、空腹血糖及糖耐量曲线均较高。

（五）血清糖化血红蛋白测定

糖化血红蛋白（glycohemoglobin，GHb）是血红蛋白 A_1（HbA_1）中的组分 HbA_1c，为血红蛋白（Hb）生成后β链末端氨基酸与葡萄糖类进行缩合反应形成的酮氨化合物中含量最高的一种，其生成速度主要取决于血糖浓度及血糖与Hb的接触时间。因糖化反应过程缓慢且一旦形成不再解离，不受短时间内血糖水平波动的影响。GHb水平与血糖浓度、高血糖持续时间成正比，反应测定前一段时间内血糖的平均综合值。因此，在高血糖及血糖、尿糖水平波动较大时，测定GHb更有临床意义。

【标本采集方法】

肝素抗凝静脉血3ml。

【参考值】

按GHb占总Hb的百分比计算。电泳法：5.6%～7.5%；微柱法：4.1%～6.8%。

【临床意义】

1. 作为糖尿病长期监控的指标 GHb可反映检测前1～2个月内的平均血糖水平。糖尿病者 $GhbA_1c$ 值较正常增高2～3倍；糖尿病控制后其减低要比血糖和尿糖减低晚3～4周。

2. 鉴别高血糖类型 糖尿病性高血糖GHb水平多增高，应激性高血糖GHb则正常。

二、血清脂质及脂蛋白检测

血脂是血浆中所有脂质的总称，包括：①总胆固醇（total cholesterol，TC）：其中30%是游离胆固醇（free cholesterol，FC），70%是胆固醇酯（cholesterol ester，CE）。细胞内主要为FC，血浆内以CE含量较多。胆固醇是细胞膜的重要组分，也是胆酸、肾上腺和性腺激素的前体。② 甘油三酯（triglyceride，TG）：包括由食物经肠道摄取的外源性TG和由肝脏合成的内源性TG。TG主要存在于乳糜微粒和前β脂蛋白中，是体内脂肪组织的主要成分。TG参与TC和CE的形成，并与血栓形成有密切关系。③ 磷脂（phospholipid，PL）：是细胞的重要组分，存在于神经、细胞膜和血浆中。④ 游离脂肪酸（free fatty acid，FFA）：是指血浆中未与甘油及胆固醇酯化的脂肪酸。FFA与血浆中清蛋白结合，故亦称非酯化脂肪酸。

血浆脂质95%以上以脂蛋白（lipoprotein，Lp）的形式存在并转运。脂蛋白为血浆脂质与蛋白质（即载脂蛋白，apolipoprotein，Apo）结合的复合物，除 FFA 与白蛋白结合外，血浆脂类都与特殊的球蛋白相结合，载脂蛋白有类似表面活性剂的作用，使不溶于水的脂质变为溶解状态，故正常血浆虽含相当量脂类却较清晰透明。

根据不同密度可将脂蛋白分为乳糜微粒（CM）、极低密度脂蛋白（VLDL）、中间密度脂蛋白（IDL）、低密度脂蛋白（LDL）和高密度脂蛋白（HDL）。

（一）血清总胆固醇（TC）测定

【标本采集方法】

空腹（通常禁食 12 小时以上）静脉采血 2ml。

【参考值】

成人：2.82～5.95mmol/L；儿童：3.12～5.2mmol/L；新生儿 1.65～1.95mmol/L。

【临床意义】

1．总胆固醇增高

（1）生理性　主要取决于饮食性质、体力活动量、环境因素、性别和年龄等。青年男性高于女性；女性绝经后高于同龄男性；新生儿哺乳后很快接近成人水平；胆固醇水平有随年龄增长而增高的趋势，但 70 岁以后减低。

（2）病理性　增高是冠状动脉粥样硬化性心脏病的危险因素之一，总胆固醇高者动脉硬化、冠心病的发生率高，总胆固醇升高还见于甲状腺功能减退症、糖尿病、高脂血症、肾病综合征、类脂性肾病、胆总管阻塞等。

2．总胆固醇减低　见于急性肝坏死、肝硬化、甲状腺功能亢进、严重营养不良、严重贫血等。

（二）甘油三酯测定

【标本采集方法】

同总胆固醇测定。

【参考值】

酶法：0.56～1.70mmol/L。

【临床意义】

1．甘油三酯增高

（1）生理性　高脂肪饮食，一般餐后 2～4 小时达高峰，8 小时后基本恢复空腹水平；运动不足、肥胖。

(2) 病理性　增高是动脉粥样硬化的重要因素之一，常见于冠状动脉粥样硬化性心脏病、高脂血症、动脉硬化症、肥胖症、阻塞性黄疸、糖尿病、脂肪肝、肾病综合征、酗酒等。

2. 甘油三酯减低　见于甲状腺功能减退、肾上腺皮质功能不全及严重肝病。

(三) 高密度脂蛋白胆固醇测定

高密度脂蛋白胆固醇（high density lipoprotein cholesterol，HDL－C）是血清中含蛋白质最多、颗粒最小、密度最大的一组脂蛋白，含脂质与蛋白质各50%。HDL有将周围组织中的胆固醇逆向转运至肝脏并转化为胆汁酸而清除的功能，故有抗动脉粥样硬化的作用。一般以测定HDL－C含量反映HDL水平。

【标本采集方法】

同TC测定。

【注意事项】

采血前2周内普通饮食，采血前12小时内禁食，避免剧烈运动。

【参考值】

沉淀法：0.94～2.0mmol/L。

【临床意义】

HDL－C具有抗动脉粥样硬化作用，与TG呈负相关，也与冠心病发病呈负相关。HDL－C＜0.91mmol/L为明显减低，多见于动脉粥样硬化、糖尿病、肾病综合征、急性心肌梗死、肝损害等。

(四) 低密度脂蛋白胆固醇测定

低密度脂蛋白胆固醇（low density lipoprotein cholesterol，LDL－C）是血清中携带胆固醇的主要颗粒，组成中45%为胆固醇，其蛋白成分为$ApoB_{100}$。LDL的主要功能是将胆固醇从肝脏运向周围组织细胞，使动脉内膜下沉积大量脂质，促使动脉粥样硬化的形成。

【标本采集方法】

同TG测定。

【参考值】

沉淀法：2.7～3.2mmol/L。

【临床意义】

LDL－C为动脉粥样硬化发生发展的主要脂类危险因素，与冠心病呈正相关。LDL－C升高常见于高胆固醇血症、高脂蛋白血症，HDL－C减低见于甲状腺功能亢进和贫血等。

（五）血清载脂蛋白测定

载脂蛋白是决定脂蛋白性质的主要组分，其主要功能有构成脂蛋白、激活或抑制与脂蛋白代谢有关的酶及与脂蛋白代谢有关的特异性受体相结合。主要的血浆载脂蛋白有 $ApoA_{I}$、A_{II}、B、C_{I}、C_{II}、C_{III} 和E。常规检查中 Apo－A_{I} 和Apo－B是临床常用观测指标。$ApoA_{I}$ 由肝脏和小肠合成，是HDL的主要载脂蛋白成分（占90%），它可将组织细胞内多余的胆固醇运至肝脏处理，具有清除组织内脂质和抗动脉粥样硬化的作用。Apo－B与外周细胞膜上的LDL受体结合，起介导LDL进入细胞内的作用，故Apo－B是调节肝内、外细胞表面LDL受体与血浆LDL之间平衡的因素，对肝脏合成VLDL有调节作用。

【标本采集方法】

同TC测定。

【参考值】

ELISA法：Apo－A_{I} 男性1.42±0.17g/L，女性1.45±0.14g/L；Apo－B男性1.0±0.21g/L，女性1.07±0.23g/L；Apo－A/B为1.0～2.0。

【临床意义】

与动脉粥样硬化和冠心病关系最密切的是Apo－A_{I} 和Apo－B。Apo－A_{I} 和Apo－B测定值直接反映HDL和LDL水平，脂蛋白中的胆固醇含量在病理情况下可发生变化，因而HDL－C和LDL－C测定不能代替Apo－A_{I} 和Apo－B测定。

1．冠心病时，ApoB增高比TG、LDL－C增高更有意义；脑血管病时，以 $ApoA_{I}$ 和HDL－C减低更为明显，而ApoB多正常；脑出血时ApoB可能偏低。

2．血清Apo－A_{I} 是诊断冠心病的敏感指标之一，其血清水平与冠心病发病率呈负相关。Apo－A_{I} 减低，可使急性心肌梗死、糖尿病并发症、肾病综合征等疾病发生率增加。

3．血清Apo－B水平与动脉粥样硬化、冠心病发病呈正相关，Apo－B ≥ 1.20g/L是冠心病的危险因素。其增高见于Ⅱ型高脂血症、糖尿病、胆汁淤积、肾病、甲状腺功能减退，减低见于肝脏疾病和甲状腺功能亢进。

三、血清电解质检测

电解质为体液中无机物与部分以电解质形式存在的有机物的统称，如钠、氯、钾、磷、碳酸氢盐等。电解质在维持体液渗透压和酸碱平衡、维持神经肌肉正常兴奋性等方面起着重要作用。

（一）血清钾测定

钾（potassium）是细胞内液的主要阳离子，约98%的钾存在于细胞内。钾参与蛋白质和糖的代谢，维持心肌和神经肌肉正常的应激性，调节水、电解质、酸碱平衡。

【标本采集方法】

静脉血 3ml，及时送检。

【注意事项】

采血时避免溶血。

【参考值】

3.5～5.1mmol/L。

【临床意义】

1．血清钾减低 血清钾低于3.5mmol/L为低钾血症。见于：① 摄取不足：胃肠功能紊乱、长期无钾饮食、手术后长期禁食等未及时补钾；② 丢失过度：严重呕吐、长期腹泻、瘘管引流、肾上腺皮质功能亢进、长期使用强利尿剂、肾小管功能障碍；③ 钾向细胞内转移：碱中毒、胰岛素治疗、肌无力症、甲状腺功能亢进等。

2．血清钾增高 血清钾高于5.5mmol/L为高钾血症。见于：①摄入过多：补钾过多过快，过度应用含钾药物如注射大剂量青霉素钾等；②排泄障碍：肾功能不全少尿期、肾上腺皮质功能减退症、长期大量使用保钾利尿剂、长期低钠饮食使钾不易排出；③细胞内钾大量移出：重度溶血反应、输入大量库存血、挤压综合征、组织破坏、大面积烧伤、运动过度、呼吸障碍所致组织缺氧和酸中毒、休克、组织损伤、中毒、化疗、注射高渗盐水；④细胞外液因失水而浓缩。

（二）血清钠测定

钠（sodium）是细胞外液的主要阳离子，约44%分布在细胞外液，9%存在于细胞内液，其余分布在骨骼中。钠的主要功能是维持体液的正常渗透压及酸碱平衡，维持肌肉和神经的正常应激性。

【标本采集方法】

静脉血 3ml，及时送检。

【注意事项】

采血时避免溶血。

【参考值】

135～145mmol/L。

【临床意义】

1．血清钠减低 血清钠低于135mmol/L为低钠血症。常见于：① 摄取不足：长期低盐饮食、饥饿、营养不良、低盐疗法、不适当的输液；② 胃肠道失钠：幽门梗阻、呕吐、腹泻以及肠、胆、胰瘘等；③ 肾失钠：肾小管病变、反复利用利尿剂、肾上腺皮质功能减退、糖尿病酮症酸中毒；④ 皮肤失钠：大面积烧伤、大量出汗只补充水不补充钠；⑤ 大量引流浆膜腔积液。

2．血清钠增高 血清钠高于145mmol/L为高钠血症。见于：① 摄入过多：进食过量钠盐或注射高渗盐水且伴有肾功能障碍，心脏复苏时输入过多碳酸氢钠，透析液比例失调等；② 摄入水分过少使血钠浓缩，渗透性利尿或肾小管浓缩功能不全导致脱水，高热、大汗而致失水；③ 肾上腺皮质功能亢进、原发性醛固酮增多症等。

（三）血清氯测定

氯（chloride）是细胞外液中的主要阴离子，氯常伴随钠的摄入与排出。人体细胞内氯的含量仅为细胞外的一半。氯的主要功能为调节机体的酸碱平衡、渗透压及水电解质的平衡并参与胃液中胃酸的生成。

【标本采集方法】

静脉血3ml，及时送检。

【注意事项】

采血时避免溶血。

【参考值】

95～105mmol/L。

【临床意义】

1．血清氯减低 血清氯低于95mmol/L为低氯血症。低钠血症常伴低氯血症。但当大量损失胃液时，以失氯为主而失钠很少；大量丢失肠液时，则失钠甚多而失氯较少。血清氯减低见于：①摄入不足：饥饿、营养不良、出汗过多、低盐治疗后；② 丢失过多：严重呕吐、反复应用利尿剂；③ 转移过多：急性肾炎、肾小管疾病等氯向组织内转移，酸中毒时，氯向细胞内转移以降低血pH值；④ 水摄入过多：尿崩症；⑤ 呼吸性酸中毒；⑥肾上腺皮质功能减退，Nacl吸收不良。

2．血清氯增高 血清氯高于105mmol/L为高血氯症。见于：① 摄入过多：过量补充Nacl液、$CaCl_2$液或NH_4Cl液等；② 排泄减少：急性肾小球肾炎无尿者，肾血流量减少如充血性心力衰竭；③ 脱水：腹泻、呕吐、出汗等所致血液浓缩；④ 过度换气：呼吸性碱中毒；⑤ 肾上腺皮质功能亢进。

（四）血清钙测定

人体钙（calcium）99%以上存在于骨骼及牙齿中，血液中钙含量不及总钙的1%，主要存在于血清中。钙离子的主要生理功能为降低毛细血管及细胞膜的通透性、减低神经肌肉的兴奋性、维持心肌传导系统的兴奋性和节律性、参与肌肉收缩及神经传导、参与凝血过程。

【标本采集方法】

静脉血3ml，及时送检。

【注意事项】

采血时避免溶血。

【参考值】

血清总钙：成人2.25～2.58mmol/L；儿童2.25～2.8mmol/L。血清离子钙：1.10～1.30mmol/L（约占总钙50%）。

【临床意义】

1. 血清钙增高 总钙高于2.58mmol/L为高钙血症。见于：①摄入过多：静脉用钙过量、大量饮用牛奶等；②溶骨作用增强：原发性甲状旁腺功能亢进症、转移性骨癌、急性白血病、多发性骨髓瘤和淋巴瘤等；③钙吸收作用增强：维生素A或D摄入过多；④肾脏功能损害：急性肾衰竭。

2. 血清钙减低 总钙低于2.25mmol/L为低钙血症，临床较多见。常见于：①摄入不足或吸收不良：长期低钙饮食、严重乳糜泻、阻塞性黄疸（脂溶性的维生素D吸收减少）；②成骨作用增强：甲状旁腺功能减退、甲状腺功能亢进患者手术后、恶性肿瘤骨转移；③钙吸收作用减弱：佝偻病、软骨病；④肾脏疾病：急慢性肾衰竭、肾病综合征、肾小管性酸中毒；⑤坏死性胰腺炎；⑥妊娠后期。

（五）血清磷测定

磷（phosphorus）在体内70%～80%存在于骨骼中。血液中的磷以有机磷和无机磷两种形式存在。血清磷测定通常指测定无机磷。食物中的磷在小肠吸收，肠内pH值低有利于磷的吸收，维生素D可促进磷的吸收，而钙、镁、铁等与磷酸结合成不溶性的磷酸盐则阻碍磷的吸收。磷的生理功能主要为调节酸碱平衡，参与多种酶促反应和糖、脂类及氨基酸代谢，构成生物膜和维持膜的功能，参与骨骼组成。

【标本采集方法】

静脉血3ml，及时送检。

【参考值】

成人 1.0～1.6mmol/L；儿童 1.3～1.9mmol/L。

【临床意义】

1．血清磷减低 见于：① 摄入不足或吸收不良：脂肪泻、长期服用含铝的制酸剂、饥饿或恶病质、维生素 D 缺乏；② 丢失：呕吐和腹泻、血液透析、肾小管性酸中毒、急性痛风、肿瘤性磷酸盐尿；③ 磷转入细胞内：静脉注射葡萄糖或胰岛素、妊娠、急性心肌梗死、甲状腺功能减退；④ 其他：酒精中毒、糖尿病酮症酸中毒、甲状旁腺功能亢进、佝偻病等。

2．血清磷增高 见于：① 内分泌疾病：甲状旁腺功能减退症、甲状腺功能减退；② 肾排泄受阻：慢性肾炎晚期、肾衰竭；③ 维生素 D 过多；④ 其他：肢端肥大症、多发性骨髓瘤、骨折愈合期、Addison 病、急性肝坏死、粒细胞性白血病等。

四、血清铁及其代谢物检测

（一）血清铁测定

铁是人体含量最多的微量元素。血清中的铁一部分与转铁蛋白结合，另一部分为游离状态。当贮存铁较多的组织细胞变形、坏死时，细胞内贮存铁逸出，使血清铁增加。检测血清游离铁含量即为血清铁（serum iron，SI）测定。

【标本采集方法】

空腹静脉血 4ml，及时送检。

【注意事项】

采血时避免溶血。

【参考值】

男性 11～30μmol/L；女性 9～27μmol/L。

【临床意义】

1．生理性 血清铁增高见于 6 周内的新生儿；血清铁减低见于 1 岁内婴儿、老年人、部分青少年以及月经期、妊娠期和哺乳期的妇女。

2．病理性

（1）血清铁增高 见于：①红细胞生成或成熟障碍：再生障碍性贫血、巨幼细胞性贫血；②铁利用减低：铅中毒、维生素 B_6 缺乏等；③红细胞破坏增加：如血管内溶血；④铁吸收增加：白血病、含铁血黄素沉着症、反复输血；⑤ 肝脏贮存铁释放和转铁蛋白合成障碍：急性病毒性肝炎、慢性活动性肝炎、肝硬化等。

（2）血清铁减低　见于缺血性贫血、慢性炎症等。

（二）血清总铁结合力测定

血液中的铁能与转铁蛋白结合，进行铁的转运。正常血液中有 1/3 的转铁蛋白与铁结合。凡能与 100ml 血清中全部转铁蛋白结合的最大铁量（饱和铁）称为总铁结合力（total iron binding capacity，TIBC）。

【标本采集方法】

空腹静脉血 2ml，及时送检。

【注意事项】

采血时避免溶血。

【参考值】

亚铁嗪比色法：男性 50～77μmol/L；女性 54～77μmol/L。

【临床意义】

1．生理性　血清总铁结合力减低见于新生儿，增高见于青年女性和妊娠期。

2．病理性

（1）减低　见于：①铁蛋白减少：肝硬化；② 转铁蛋白丢失：肾病、脓毒血症；③ 转铁蛋白合成不足：遗传性转铁蛋白缺乏症；④ 其他：肿瘤、非缺铁性贫血、珠蛋白生成障碍性贫血、慢性感染等。

（2）增高　见于：①转铁蛋白合成增加：缺血性贫血、妊娠后期；② 铁蛋白释放增加：急性肝炎、肝细胞坏死。

（三）血清转铁蛋白测定

转铁蛋白（transferrin，Tf）是一种能结合 Fe^{3+} 的糖蛋白，主要由肝细胞和吞噬细胞合成。正常时有 1/3 的转铁蛋白与绝大部分的血浆铁结合。1mg 的 Tf 约可结合 1.25mg 铁，主要起转运铁的作用。

【标本采集方法】

空腹静脉血 2ml。

【注意事项】

采血时避免溶血，及时送检。

【参考值】

免疫比浊法：28.6～51.9μmol/L。

【临床意义】

1. 增高 见于妊娠中、晚期，反复出血、缺铁性贫血等。
2. 减低 见于营养不良、严重蛋白质缺乏、腹泻、肾病综合征、肝病等。

（四）血清铁蛋白测定

血清铁蛋白（serum ferritin，SF）是由蛋白质外壳即去铁蛋白（apoferritin）和铁核心即 Fe^{3+} 形成的复合物。铁核心具有强大的结合铁和贮备铁的能力，以维持体内铁的供应和血红蛋白的相对稳定性。肝是合成铁蛋白的主要场所。SF 与体内贮存铁呈正相关，是诊断缺铁的敏感指标。

【标本采集方法】

空腹静脉血 2ml，及时送检。

【注意事项】

采血时避免溶血。

【参考值】

RIA 或 ELISA 法：男性 15～200μg/L；女性 12～150μg/L。

【临床意义】

1. 生理性 SF 在出生后 1 个月内最高，无性别差异，3 个月后开始下降，9 个月时最低，10 多岁时开始女性低于男性。

2. 病理性

（1）增高 ①体内贮存铁增加：原发性血色病、依赖输血的贫血患者；② 铁蛋白合成增加：炎症、急性粒细胞白血病、肝肿瘤、胰腺癌、甲状腺功能亢进症；③ 组织内铁蛋白释放增加：肝坏死、慢性肝病等。

（2）减低 ① 体内贮存铁减少：缺铁性贫血、妊娠；② 铁蛋白合成减少、维生素 C 缺乏等。

五、心肌酶和心肌蛋白检测

心肌蛋白和心肌酶是心肌收缩细胞的主要成分，当心肌损伤时，心肌内多种酶和肌蛋白可较快地释放入血，使血内相应酶活性和肌蛋白含量增高。检查血清中心肌酶和心肌蛋白的变化，可了解心肌是否损伤及其损伤的程度。

（一）血清肌酸激酶及其同工酶测定

肌酸激酶（creatine kinase，CK），又称肌酸磷酸激酶（creatine phosphokinase kinase，

CPK)，主要分布于骨骼肌和心肌，其次为脑组织的细胞质和线粒体中，肝细胞和红细胞中测不出 CK 活性。CK 是由 M 和 B 亚单位组成的二聚体，CK 同工酶与 CK 具有相同的生物活性。根据 CK 中 M 和 B 亚基的组合不同及其电泳时移动速率不同，将 CK 分为 3 种亚型：①CK－BB：为脑型同工酶，主要分布于脑、前列腺、肠和肺等组织；② CK－MB：为混合型同工酶，主要分布于心肌；③ CK－MM：为肌型同工酶，主要分布于骨骼肌和心肌。CK 可逆地催化肌酸和 ATP 生成磷酸肌酸和 ADP 的反应，Mg^{2+} 是 CK 的激活剂。正常人血清中 CK 含量甚微，当上述组织受损时，CK 进入血液，则其含量可明显增高。测定 CK 总活性及分析 CK 同工酶的类型，对判断是否存在心肌梗死（AMI）有一定意义。其中血清 CK－MB_1 及 CK－MB_2 异型对诊断急性心肌梗死更具敏感性和特异性。急性心肌梗死时各种心肌酶的变化特性见表 9－8。

表 9－8　急性心肌梗死血清酶变化的比较

	开始增高时间（小时）	达峰值时间（小时）	恢复正常时间（小时）
CK	4～10	12～36	72～96
CK－MB	3～6	12～24	48～72
AST	6～12	24～48	3～5（天）
LD	12～24	48～72	10～12（天）
LD_1	10～12	48～72	10～12（天）

【标本采集方法】

空腹静脉血 2ml，及时送检。

【注意事项】

采血前限制饮水；本试验需连续多次定时采血测定，准确记录每次标本采集时间。

【参考值】

CK 总活性（酶耦联法，37℃）：男性 38～174U/L，女性 26～140U/L。CK 同工酶（琼脂糖凝胶电泳法）：CK－MM94%～96%；CK－MB＜5%；CK－BB 0 或极少；CK－MB_1＜0.71U/L；CK－MB_2＜1.01U/L；MB_2/MB_1＜1.4。

【临床意义】

1．CK 总活力增高　见于：①急性心肌梗死：CK 是急性心肌梗死早期诊断的较敏感的指标，如病程中 CK 再次增高，常表示有新的心肌梗死的发生；② 心肌炎：病毒性心肌炎 CK 明显增高；③ 其他：多发性肌炎、骨骼肌损伤、各种插管术、手术后等。

2．CK－MB 增高　见于：①急性心肌梗死：对 AMI 早期诊断，CK－MB 敏感性高于总 CK，是目前诊断 AMI 最佳的血清学指标。如发病后 CK－MB 持续增高不减低，提示心肌在继续梗死；若减低后又增高，表明原梗死部位在扩展或又有新的梗死出现。② 其他心肌损伤：心绞痛、心包炎、慢性心房纤颤、心脏手术、安装起搏器、冠状动脉造影等。③ 肌病和骨骼肌损伤：如肌营养不良、多发性肌炎、肌萎缩、挤压综合征、肌肉注射等。

3．异型 CK－MB 异型 CK－MB 对诊断急性心肌梗死有更大的特异性。如以血浆 CK－MB_2 > 1.01U/L、MB_2/MB_1 > 1.5 为界值，则急性心肌梗死发病后 2～4 小时，诊断敏感性为 59%，4～6 小时，诊断敏感性为 92%。

（二）天门冬氨酸氨基转移酶测定

参见本章第十二节。

（三）乳酸脱氢酶及其同工酶测定

乳酸脱氢酶（lactate dehydrogenase，LD）是一种糖酵解酶，广泛存在于人体组织内，以心肌、骨骼肌和肾脏含量最丰富，其次为肝、脾、胰、肺和肿瘤组织，在红细胞内也含有少量。当心肌等组织损伤时，LD 可释放入血，使血中 LD 活性增高。

乳酸脱氢酶同工酶有 5 种，由代表心肌特性的 H 亚单位和代表肌肉特性的 M 亚单位组成，分为 LD_1（H_4）、LD_2（H_3M）、LD_3（H_2M_2）、LD_4（HM_3）和 LD_5（M_4）。LD_1 和 LD_2（尤其 LD_1）主要来自于心肌，LD_3 主要来自于肺、脾，LD_4 和 LD_5（尤其 LD_5）主要来自于肝脏，其次为骨骼肌。测定 LD 同工酶有利于病变组织的定位。急性心肌梗死等心肌病变时以 LD_1 和 LD_2 增高最明显，其改变早于总 LD；肝脏及骨骼肌病变时以 LD_4 和 LD_5 改变明显。

【标本采集方法】

空腹静脉血 2ml。

【注意事项】

标本应严格避免溶血。

【参考值】

LD 总活性：速率法（30℃）为 95～200U/L；LD 同工酶（圆盘电泳法）：LD_1 为 32.7% ±4.6%，LD_2 为 45.1% ± 3.53%；LD_3 为 18.5% ± 2.96%；LD_4 为 2.9% ± 0.89%；LD_5 为 0.85% ± 0.55%。定性：$LD_2 > LD_1 > LD_3 > LD_4 > LD_5$。

【临床意义】

1．LD 增高 见于：① 心肌梗死：急性心肌梗死时，LD 活性增高比 CK、CK－MB 和 AST 出现晚，但持续时间长。如 LD 持续增高或再次增高，提示心肌梗死面积扩大或出现新的梗死。② 肝脏疾病：急性肝炎、慢性活动性肝炎和肝癌。③ 其他疾病：骨骼肌损伤、白血病、淋巴瘤、肺梗死和胰腺炎等。

2．LD 同工酶增高 见于：① 急性心肌梗死：发病后 LD_1 及 LD_2 均增高，尤以 LD_1 增高更早、更显著，两者增高早于总 LD；②肝胆疾病：LD_5 增高是诊断肝细胞坏死的敏感指标，肝细胞性黄疸时 $LD_5 > LD_4$，阻塞性黄疸时 $LD_4 > LD_5$；③ 肿瘤：恶性肿瘤 LD 增高，肝癌 LD_4 和 LD_5 明显增高，白血病以 LD_3 和 LD_4 增高为主。

（四）肌钙蛋白测定

肌钙蛋白（troponin，Tn）是一组收缩蛋白，存在于骨骼肌、心肌和平滑肌细胞中。心肌肌钙蛋白（cardiac troponin，cTn）是一组与心肌收缩功能有关的蛋白，有肌钙蛋白 T（cTnT）、肌钙蛋白 I（cTnI）和肌钙蛋白 C（cTnC）3 种亚单位。cTnT 和 cTnI 是心肌特有的抗原。心肌可逆性损伤时或/和不可逆性损伤时，血清 cTnT 迅速而短暂增高，cTnI 持续性增高。血清 cTn 浓度测定是心肌损伤的特异性标志，其特异性和敏感性均高于常用的心肌酶。

【标本采集方法】

静脉血 2ml。

【注意事项】

本试验需连续多次定时采血测定，应准确记录每次标本采集的时间。

【参考值】

ELISA 法：cTnT 为 0.02 ~ 0.13μg/L，诊断临界值为 > 0.2μg，> 0.5μg/L 可诊断为急性心肌梗死。cTnI < 0.2μg/L，诊断临界值为 > 1.5μg/L。

【临床意义】

cTnT、cTnI 对急性心肌梗死、不稳定性心绞痛、围手术期心肌损伤等疾病的诊断、病情监测、疗效观察及预后评估，具有较高的临床价值。肌钙蛋白血清水平在急性心肌梗死时的变化，见表 9 - 9。Tn 增高还可见于不稳定性心绞痛，但需排除骨骼肌疾病和肾衰竭。

表 9 - 9　急性心肌梗死 cTnT 和 cTnI 的动态变化

	开始增高时间（小时）	达峰值时间（小时）	恢复正常时间（天）	灵敏度（%）	特异度（%）
cTnT	3 ~ 6	10 ~ 24	10 ~ 15	50 ~ 59	74 ~ 96
cTnI	3 ~ 6	14 ~ 20	5 ~ 7	6 ~ 44	93 ~ 99

（五）肌红蛋白测定

肌红蛋白（myoglobulin，Mb）含亚铁血红素，有贮氧和运输氧的功能。正常时 Mb 主要存在于心肌和骨骼肌中，血中含量很低，由肾脏排泄。当心肌和骨骼肌损害时，血中 Mb 水平升高可达正常值的 10 倍以上。

【标本采集方法】

静脉血 2ml。

【注意事项】

避免标本溶血，并准确记录标本采集的时间。

【参考值】

定性为阴性；定量（ELISA 法）为 50～85μg/L。

【临床意义】

1．急性心肌梗死　发病后 3 小时内 Mb 开始增高，5～12 小时达峰值，18～30 小时恢复到正常水平。主要用于 AMI 早期诊断，但特异性较差。

2．其他疾病　挤压综合征、肾衰竭、心力衰竭和某些肌病。

第十五节　临床常用免疫学检查

临床免疫学检查常用于感染性疾病、自身免疫性疾病、变态反应性疾病、免疫缺陷病、肿瘤等疾病的诊断与疗效监测。

一、免疫球蛋白检查

免疫球蛋白（immunoglobulin，Ig）是一组具有抗体活性的球蛋白，由 B 淋巴细胞受抗原刺激后增殖分化形成的浆细胞合成与分泌，分布于人体的血液、体液及部分细胞的表面。应用免疫电泳和超速离心分析，可将免疫球蛋白分为 IgG、IgA、IgM、IgD 和 IgE 5 类。

（一）IgG、IgA、IgM 测定

IgG 主要由脾脏和淋巴结中的浆细胞合成与分泌，约占血清免疫球蛋白的 75%，是血清中主要的抗体成分，也是惟一通过胎盘的免疫球蛋白，对病毒、细菌和寄生虫等都有抗体活性；IgA 主要由肠系淋巴组织中的浆细胞产生，约占血清免疫球蛋白的 10%，又可分为血清型与分泌型两种。分泌型 IgA（SIgA）在抗呼吸道、消化道和泌尿生殖道的感染中起重要作用；IgM 为免疫球蛋白中分子量最大者，占血清免疫球蛋白的 5%～10%，由 5 个免疫球蛋白单体连接而成。当机体受到抗原刺激后，IgM 是最早出现的抗体，其杀菌、溶菌、溶血、促吞噬以及凝集作用比 IgG 高 500～1000 倍，在机体早期的免疫防御中占有重要地位。人体免疫球蛋白含量随着年龄增长而逐渐增高，但 12 岁以后基本稳定不变。

【标本采集方法】

静脉血 3ml。

【参考值】

单向免疫扩散法：IgG 7.6～16.6g/L；IgM 0.48～2.12g/L；IgA 0.71～3.35g/L。

【临床意义】

1. IgG、IgM、IgA 均增高 见于各种慢性感染、慢性肝病、肝癌、淋巴瘤和系统性红斑狼疮、类风湿性关节炎等自身免疫性疾病。

2. 单一免疫球蛋白增高 仅有某一种免疫球蛋白增高而其他免疫球蛋白不增高或降低，主要见于免疫增殖性疾病，如多发性骨髓瘤、巨球蛋白血症等。

3. 免疫球蛋白减低 见于各类先天性免疫缺陷病、获得性免疫缺陷病、联合免疫缺陷病及长期使用免疫抑制剂的患者。

（二）IgE 测定

IgE 主要由上呼吸道、消化道等黏膜固有层的浆细胞分泌，血清含量极少，约为血清免疫球蛋白的 0.002%。IgE 是亲细胞抗体，在 I 型变态反应性疾病的发病中具有重要的作用。

【标本采集方法】

静脉血 3ml。

【参考值】

ELISA 法：0.1～0.9mg/L。

【临床意义】

1. IgE 增高 见于：①I 型变态反应性疾病：支气管哮喘、异位性皮炎、过敏性鼻炎、荨麻疹、寄生虫感染等；②其他疾病：IgE 型多发性骨髓瘤、急慢性肝炎、系统性红斑狼疮、类风湿性关节炎等。

2. IgE 降低 见于先天性或获得性丙种球蛋白缺乏症、恶性肿瘤、联合免疫缺陷病及长期使用免疫抑制剂等。

二、血清补体检查

补体（complement，C）是血清中具有酶活性的不耐热的大分子球蛋白。补体由 3 组球蛋白大分子组成：第 1 组由 9 种球蛋白大分子组成，即 C_1～C_9；第 2 组包括 B、D、P、H 等因子；第 3 组为补体调节蛋白，包括 C_1 抑制物、I 因子、C_4 结合蛋白、过敏毒素灭活因子等。

（一）总补体溶血活性测定

总补体溶血活性（total hemolytic complement activity，CH_{50}）主要反映补体经典激活途径（C_1～C_9）活化的活性程度。补体活性与溶血程度之间在一定范围内（20%～80%溶血率）呈正相关系，故一般以50%的溶血率（CH_{50}）作为判别点。

【标本采集方法】

静脉血3ml。

【注意事项】

严格防止标本溶血。

【参考值】

试管法：5万～10万单位/升。

【临床意义】

1．CH_{50}增高　见于急性炎症、组织损伤、恶性肿瘤及妊娠等。

2．CH_{50}减低　见于：①补体成分大量消耗：急性肾小球肾炎、自身免疫性溶血性贫血、血清病、类风湿性关节炎、亚急性感染性心内膜炎；②补体成分大量丢失：外伤、手术、大失血和严重烧伤；③补体合成不足：慢性肝病、肝硬化、重度营养不良等。

（二）血清补体3测定

血清补体3（complement 3，C_3）是一种β_2球蛋白，主要由肝细胞合成与分泌，是血清中含量最高的补体成分，在补体经典激活途径与旁路激活途径中均发挥重要作用。血清C_3是急性时相反应蛋白。

【标本采集方法】

静脉血3ml。

【注意事项】

严格防止标本溶血。

【参考值】

免疫比浊法：0.85～1.70g/L。

【临床意义】

1．C_3增高　见于急性炎症、传染病早期、急性组织损伤、恶性肿瘤、移植物排斥反应等。

2．C_3 减低 见于：① 合成减低：慢性肝病、肝坏死；② 合成原料不足：如营养不良；③ 消耗或丢失过多：系统性红斑狼疮活动期、急性链球菌感染后肾小球肾炎、狼疮性肾炎等。

3．肾炎的病因鉴别 病毒性肾炎患者85%以上血清 C_3 含量正常；链球菌感染后肾炎患者85%以上血清 C_3 含量下降；狼疮性肾炎患者78%血清 C_3 含量减低，治疗后病情稳定 C_3 含量又恢复正常。

（三）血清补体4测定

血清补体4（complement 4，C_4）是一种多功能 β_1－球蛋白，由肝脏、吞噬细胞合成，参与补体的经典激活途径。在补体活化、促进吞噬、防止免疫复合物沉着和中和病毒等方面发挥作用。

【标本采集方法】

静脉血3ml。

【注意事项】

严格防止标本溶血。

【参考值】

单向免疫扩散法：0.55 ± 0.11g/L。

【临床意义】

1．C_4 增高 见于急性风湿热、皮肌炎、急性组织损伤、关节炎等。

2．C_4 减低 见于系统性红斑狼疮、狼疮性肾炎、IgA肾病、多发性硬化症、类风湿性关节炎、遗传性IgA缺乏症等。

三、病毒性肝炎血清标志物检查

病毒性肝炎的病原体有甲型肝炎病毒（hepatitis A virus，HAV）、乙型肝炎病毒（hepatitis B virus，HBV）、丙型肝炎病毒（hepatitis C virus，HCV）、丁型肝炎病毒（hepatitis D virus，HDV）和戊型肝炎病毒（hepatitis E virus，HEV）5种。现知还有己型和庚型肝炎。除HBV为双链DNA病毒外，其余均为单链RNA病毒。我国HAV、HBV、HCV感染较多见。

病毒性肝炎的血清标志物包括肝炎病毒本身、病毒成分和抗病毒抗体等。由于各种肝炎病毒有其特异的血清标志物，检测中无交叉反应，因此能准确地进行病毒性肝炎的分型。

（一）甲型肝炎病毒抗体检查

甲型肝炎病毒是直径为27nm的20面体球状颗粒，为嗜肝RNA病毒，通过粪－口途径传播。HAV 感染后，先在肠上皮细胞增殖，而后入血达肝细胞内进行复制，通过胆汁从粪便排出。HAV 常在转氨酶升高前 5～6 天就出现于患者的血液和粪便中，发病 2 周开始，粪便中不再排出 HAV。HAV 只形成一个抗原抗体系统。目前主要检查抗 - HAV IgM 和抗 - HAV IgG 两种血清标志物。

【标本采集方法】

静脉血 3ml。

【注意事项】

防止标本溶血。

【参考值】

ELISA 法、RIA 法、PCR 技术：抗 - HAV IgM、抗 - HAV IgA、抗 - HAV IgG、HAVAg 及 HAV - RNA 均为阴性。

【临床意义】

1．抗 - HAV IgA　于发病后 1～2 周内出现，3 个月后滴度减低，6 个月后不易检出。抗体阳性可诊断为甲型肝炎早期或急性期。

2．抗 - HAV IgM　在发病后 2 周阳性率达 100%。抗体阳性说明机体正在感染 HAV，是早期诊断甲型肝炎的特异性指标。

3．抗 - HAV IgG　较抗 - HAV IgA 稍晚出现，可终身存在。抗体阳性，表示过去曾受过 HAV 感染，但体内已无 HAV，是一种保护性抗体；可用于甲肝的流行病学调查。

（二）乙型肝炎病毒血清标志物检查

乙型肝炎病毒为嗜肝 DNA 病毒，球形，直径 42nm，分为包膜与核心两部分，包膜上含有乙型肝炎病毒表面抗原（HBsAg）及前 S_1 及前 S_2 抗原，HBsAg 在肝细胞浆内合成，可大量释放入血，本身无传染性，但为决定 HBV 吸附于易感细胞受体的成分；核心部分含有环状双股 DNA、DNA 聚合酶（DNAP）、核心抗原（HBcAg）和 e 抗原（HBeAg）等。

HBV 主要通过血液途径传播，也可由性接触传播或母婴垂直传播。唾液传播方式也不可忽视。一般机体感染 HBV 后产生相应的 3 种抗原抗体系统，即乙型肝炎病毒表面抗原（HBsAg）、乙型肝炎病毒表面抗体（抗 - HBs）、乙型肝炎病毒 e 抗原（HBeAg）、乙型肝炎病毒 e 抗体（抗 - HBe）、乙型肝炎病毒核心抗原（HBcAg）、乙型肝炎病毒核心抗体（抗 - HBc）。

乙型肝炎病毒血清标志物，主要通过 ELISA 等方法进行检测。血液中 HBV - DNA 的存在是 HBV 感染最直接、最灵敏和最特异的检测指标，常用 PCR、荧光定量 PCR 等方法进行检测。

【标本采集方法】

静脉血 3ml。

【注意事项】

防止标本溶血。

【参考值】

各项指标均为阴性。

【临床意义】

1. HBsAg 测定 HBsAg 在感染 HBV 后 1～2 个月在血清中出现，可维持数周、数月至数年，也可能长期存在。HBsAg 具有抗原性，不具有传染性。HBsAg 常作为感染 HBV 的标志之一。HBsAg 阳性见于：①乙型肝炎潜伏期和急性期；②慢性迁延性肝炎、慢性活动性肝炎、肝硬化、肝癌；③慢性 HBsAg 携带者。

2. 抗－HBs 测定 抗－HBs 是机体针对 HBsAg 产生的中和抗体，可阻止 HBV 穿过细胞膜进入新的肝细胞，其存在表明机体具有一定的免疫力。一般在 HBsAg 转阴后出现，可持续多年，其滴度与保护作用相平行。抗－HBs 阳性见于：① 既往曾感染过 HBV，现已有一定的免疫力；②接种乙肝疫苗后，一般只出现抗－HBs 单项阳性；③被动性获得抗－HBs 抗体，如接受免疫球蛋白或输血治疗的患者。

3. HBeAg 测定 HBeAg 由感染的肝细胞分泌入血，在血液中可游离存在。HBeAg 阳性见于 HBsAg 阳性的患者，是病毒复制、传染性强的指标；HBeAg 持续阳性的乙型肝炎，易转变为慢性肝炎；HBeAg 和 HBsAg 阳性的孕妇可将乙肝病毒垂直传播给新生儿，其感染阳性率较高。

4. 抗－HBe 测定 抗－HBe 虽是 HBeAg 的对应抗体，但并非保护性抗体，它不能抑制 HBV 的增殖。抗－HBe 出现于急性感染的恢复期，持续时间较长。抗－HBe 和 HBeAg 一般不会同时阳性。抗－HBe 阳性见于：①HBeAg 转阴的患者，提示病毒复制减少，传染性减低；②部分慢性乙型肝炎、肝硬化、肝癌患者。

5. HBcAg 和抗－HBc 测定 HBcAg 存在于 Dane 颗粒核心和受感染的肝细胞核内，在肝细胞核中复制后再释放到肝细胞浆中。HBsAg 在肝细胞浆中形成，它能将进入肝细胞浆中的 HBcAg 包被后装配成完整的 HBV 释放入血。故血液中一般测不到游离的 HBcAg，临床上不作常规检查。抗－HBc 不是中和抗体，而是反映肝细胞受到 HBV 侵害的可靠指标，主要包括 IgM、IgG 和 IgA 等 3 型，目前常检测总抗－HBc，也可分别检测抗－HBc IgM、抗－HBc IgG 或抗－HBc IgA。

（1）抗－HBc IgM 是机体感染 HBV 后血液中最早出现的特异性抗体，在急性期滴度高，是诊断急性乙型肝炎和判断病毒复制活跃的指标，并提示患者血液有强传染性。对于 HBsAg 已经消失而抗－HBs 尚未出现的乙型肝炎患者，抗－HBc IgM 阳性可弥补乙型肝炎早期诊断指标的不足。阳性还见于慢性活动性肝炎。

（2）抗 - HBc IgG 在感染 HBV 后 1 个月左右抗 - HBc IgG 开始升高，能反映抗 - HBc 总抗体的情况。其高滴度表明患有乙型肝炎且 HBV 正在复制；低滴度表示既往感染过 HBV，可在体内长期存在。

6．HBV - DNA 定性和定量测定 HBV - DNA 定性（PCR 法）阴性；定量检测范围为 102 ~ 108拷贝/毫升。HBV - DNA 阳性是急性乙型肝炎病毒感染可靠的诊断指标。当机体感染 HBV 时，在外周血中 HBV - DNA 的出现要早于血清学抗原抗体指标。HBV - DNA 测定阴性是病毒消除的明确指标。

7．乙型肝炎 5 项血清标志物联合检测 见表 9 - 10。

表 9 - 10　HBV 血清标志物联合检测临床意义

HBsAg	抗 - HBs	HBeAg	抗 - HBe	抗 - HBc	
+	-	+	-	+	急性或慢性乙型肝炎，高传染性
+	-	-	-	+	急、慢性乙型肝炎或慢性 HBsAg 携带者
+	-	-	+	+	急性乙肝趋向恢复或慢性乙肝，弱传染性
-	+	-	-	+	急性 HBV 感染康复期或有既往感染史，目前保持免疫力
-	-	-	+	+	乙肝恢复期，弱传染性
-	-	-	-	+	急性 HBV 感染“窗口期”或既往曾感染过乙肝，有流行病学意义
-	+	-	-	-	疫苗接种后或 HBV 感染后康复
-	+	-	+	+	急性乙肝康复期，开始产生免疫力
-	-	-	-	-	非乙肝感染

（三）丙型肝炎病毒标志物检查

丙型肝炎病毒，直径 30 ~ 60nm，含有单链正股 RNA，主要通过血液传播，是引起输血后肝炎的病原体之一。丙肝病毒主要在宿主的肝细胞内复制，易发生变异，病情虽较乙型肝炎轻，但更易转为慢性。临床上诊断 HCV 感染的主要依据为抗 - HCV IgM、抗 - HCV IgG 和 HCV - RNA 测定。

【标本采集方法】

静脉血 3ml。

【参考值】

1．丙型肝炎病毒抗体测定 ELISA 法为阴性。

2．丙型肝炎病毒 RNA 定性定量测定 逆转录巢式 PCR 法、荧光定量 PCR 法均为阴性。

【临床意义】

1．丙型肝炎病毒抗体测定

（1）抗－HCV　为非保护性抗体，阳性结果是诊断HCV感染的重要依据。

（2）抗－HCV IgM　阳性见于急性HCV感染，是诊断丙肝的早期敏感指标，发病后4周即可阳性，6个月内不能转阴者提示转为慢性丙型肝炎。

（3）抗－HCV IgG　出现晚于抗－HCV IgM，阳性表明体内有HCV感染，但不能作为早期诊断指标，阴性不能完全排除HCV感染。

2．丙型肝炎病毒RNA定性定量测定　血液HCV－RNA阳性是HCV感染最直接、最灵敏和最特异的检测指标。

（1）HCV－RNA定性　HCV感染后1～2周即可从血中检出HCV－RNA，阳性提示HCV复制活跃，传染性强。HCV－RNA和抗－HCV同时阳性，提示活动性感染；HCV－RNA阴性而抗－HCV IgG阳性提示既往感染可能性大。

（2）HCV－RNA定量　可连续观察HCV－RNA的动态变化，对判断病情、监测药物疗效以及血制品的安全性有重要意义。

四、感染免疫检测

病原体及其代谢产物刺激人体免疫系统产生相应的抗体，采用现代检验技术可对抗原抗体进行检测，从而有利于感染性疾病的诊断。

（一）抗链球菌溶血素“O”测定

链球菌溶血素“O”（streptolysin“O”）是A族溶血性链球菌的代谢产物之一，具有一定的抗原性，能刺激机体产生相应抗体，称为抗链球菌溶血素“O”（anti－streptolysin“O”，抗“O”或ASO）。

【标本采集方法】

静脉血3ml。

【参考值】

胶乳凝集法：＜500U。

【临床意义】

1．ASO增高见于A族溶血性链球菌感染引起的疾病，如感染性心内膜炎、扁桃体炎、风湿热以及链球菌感染后急性肾小球肾炎等。

2．溶血性链球菌感染1周后，ASO即开始升高，4～6周达高峰，可持续数月或数年。因此ASO升高，提示曾有溶血性链球菌感染，不一定是近期感染的指标，应多次动态观察，方有利于风湿热的诊断。

3．若患者确有A族溶血性链球菌感染，但ASO持续阴性，可能是发病早期用过大量抗生素或免疫抑制剂所致。

（二）肥达（Widal）反应

伤寒、副伤寒沙门菌含有菌体“O”抗原和鞭毛“H”抗原，副伤寒沙门菌甲、乙、丙的“H”抗原分别为A、B、C 3种。机体感染伤寒、副伤寒沙门菌后，能逐渐产生抗菌体“O”抗原和鞭毛“H”抗原的相应抗体。肥达反应是以伤寒和副伤寒沙门菌菌液为抗原，检测患者血清中有无相应抗体的一种凝集试验。

【标本采集方法】

静脉血3ml。

【参考值】

“O”凝集价<1:80；伤寒“H”凝集价<1:160；副伤寒A、B、C凝集价<1:80。

【临床意义】

1．本试验可作为伤寒、副伤寒的辅助诊断。“O”抗原刺激机体产生IgM类抗体，出现早，持续约半年；“H”抗原刺激机体产生IgG类抗体，出现晚，持续时间长达数年。

（1）“O”增高，“H”正常　可能是伤寒早期或其他沙门菌感染的交叉反应。

（2）“O”正常，“H”增高　不久前曾患过伤寒或伤寒疫苗接种后，或非特异性回忆反应。

（3）“O”增高，“H”增高　伤寒可能性大。

（4）“O”增高，A、B、C任何一项增高　可能分别为副伤寒甲、乙、丙。

2．肥达反应一次效价增高，判断可靠性差，应进行动态观察；若双份血清效价增高>4倍，则诊断价值较大。

3．早期大量使用抗生素或肾上腺皮质激素以及免疫功能低下的伤寒患者，肥达反应可阴性。

（三）结核分枝杆菌抗体和DNA测定

机体感染结核分枝杆菌后，体内可产生结核特异性抗体。用人型结核分枝杆菌包膜蛋白作为抗原，检测血清中抗结核IgG抗体，可快速诊断结核；用PCR方法可检测结核分枝杆菌的DNA。

【标本采集方法】

全血5ml（抗体检测）；痰液标本（DNA测定）。

【参考值】

ELISA 法：结核抗体为阴性；PCR 法：结核分枝杆菌 DNA 为阴性。

【临床意义】

用血清学方法检测结核抗体，灵敏度超过 90%，特异性可达 85% 以上，较传统的痰涂片找结核分枝杆菌和细菌培养方法简便、快捷，但在健康人也有一定的假阳性，需注意鉴别。PCR 方法检测结核分枝杆菌 DNA 的敏感性和特异性高，而且速度快，但应防止标本污染引起的假阳性。

（四）流行性乙型脑炎病毒抗体 IgM 测定

流行性乙型脑炎病毒（epidemic encephalitis B virus，EPBV）是披膜病毒科黄病毒属中的一种 RNA 病毒，直径 20 ~ 40nm。蚊虫是乙脑病毒的主要传播媒介，人体感染后可引起中枢神经系统急性炎症，机体可产生特异性 IgM 抗体，有助于临床诊断。

【标本采集方法】

静脉血 3ml。

【参考值】

ELISA 法：阴性。

【临床意义】

急性乙脑患者血清中特异性 IgM 抗体于发病后第 3 ~ 4 天出现，脑脊液中最早可在病程第 2 天测到，2 周达到高峰。因此，检测特异性 IgM 抗体有助于乙型脑炎的早期诊断。

（五）梅毒螺旋体抗体测定

梅毒螺旋体进入人体后，机体对梅毒螺旋体感染可产生体液和细胞免疫反应，血清中可出现特异性抗体和非特异性抗体（反应素）。血清学试验有两个类型，其反应素检测属非螺旋体抗原试验，是用正常牛心类脂质作为抗原，测定血清中的反应素，为筛查试验；特异性抗体检测属螺旋体抗原试验，是用梅毒螺旋体作为抗原，检测血清中的特异性抗体，为确诊试验。

【标本采集方法】

静脉血 3ml。

【参考值】

反应素定性试验：快速血浆反应素试验（RPR）、不加热血清反应素试验（USR）、性病研究实验室试验（VDRL）均为阴性；特异性抗体确诊试验：梅毒螺旋体血凝试验（TPTA）、荧光螺旋体抗体吸收试验（FTA－ABS）、梅毒螺旋体制动试验（TPI）均为阴性。

【临床意义】

1．定性试验用于梅毒的筛查，一期梅毒阳性率约为70%，二期梅毒阳性率可达99%，三期梅毒阳性率较低。因定性试验的抗原为非特异性，所以一些非梅毒疾病如结核、麻风、传染性单核细胞增多症、红斑狼疮、类风湿性关节炎、硬皮病、病毒性疾病等可出现假阳性。

2．在定性试验阳性的前提下，特异性抗体试验阳性即可确诊为梅毒。

（六）人获得性免疫缺陷病毒抗体及RNA测定

人类免疫缺陷性病毒（human immunodeficiency virus，HIV）是艾滋病（AIDS）的病原体，机体感染HIV后数周至半年后，多数患者体内可出现抗－HIV抗体。

【标本采集方法】

静脉血3ml。

【参考值】

筛选试验：ELISA法、快速蛋白印迹法（RWB）均为阴性；确诊试验：蛋白印迹法（WB）、RT－PCR法检测HIV－RNA均为阴性。

【临床意义】

1．筛选试验 常用ELISA法，第一次阳性必须做第二次试验，以免出现假阳性（常因HLA－DR抗原污染可出现假阳性结果）。

2．确诊试验 有利于AIDS的确诊和早期诊断。重复试验2次以上阳性者，需做蛋白印迹试验（WB），阳性可确诊为HIV感染。

（七）弓形虫抗体测定

弓形虫（toxoplasma gondii）感染是一种人畜共患疾病，猫或其他宠物是主要传染源。人体感染弓形虫后，可引起发热、关节及肌肉疼痛、淋巴结肿大。弓形虫特异性抗体有IgM和IgG两型。

【标本采集方法】

全血3ml。

【参考值】

IFA法、ELISA法：阴性。

【临床意义】

弓形虫特异性抗体 IgM 增高是近期感染的指标；特异性抗体 IgG 增高是既往感染的指标。妊娠期初次感染者，弓形虫可通过胎盘感染胎儿，孕早期感染者可引起流产、死胎、胚胎发育障碍；妊娠中、晚期感染者，可引起宫内胎儿生长迟缓和神经系统损害。

五、自身抗体检测

人体的免疫系统具有高度的“自我识别”能力，机体对“非己”抗原发生免疫排斥，而对自身抗原呈现自身免疫耐受，即机体免疫系统对自身抗原不产生免疫应答，无免疫排斥的现象。若机体免疫系统对自身抗原发生免疫应答，产生自身抗体（autoimmune antibody）和/或自身致敏淋巴细胞的现象，称为自身免疫（autoimmunity）。自身免疫病（autoimmune disease，AID）是指免疫系统对自身成分的免疫耐受性减低或破坏，产生自身抗体，损伤含有相应自身抗原的组织器官而造成的疾病。诊断自身免疫病的重要方法是做自身抗体检测。

（一）类风湿因子检测

类风湿因子（rheumatoid factor，RF）是变性 IgG 刺激机体产生的一种自身抗体，包括 IgG、IgA、IgM、IgD、IgE 5 型。主要存在于类风湿性关节炎患者的血清和关节液内，易与变性的 IgG 的 Fc 段结合，形成抗原 - 抗体复合物。

【参考值】

阴性。

【临床意义】

RF 阳性：主要见于类风湿关节炎，约 90% 患者 RF 阳性。IgA - RF 与骨质破坏有关，早期 IgA - RF 增高常提示病情严重，预后不良；IgE - RF 增高时，已属病情晚期。RF 阳性也见于某些自身免疫性疾病，如冷球蛋白血症、系统性红斑狼疮、硬化症、干燥综合征等。

（二）抗核抗体检测

抗核抗体（antinuclear antibody，ANA）是以细胞的核成分为靶抗原的自身抗体的总称。依其与细胞核不同抗原成分起反应而分为：识别嘌呤和嘧啶碱基的抗双链 DNA 抗体（dsDNA）、抗单链 DNA 抗体（ssDNA）和抗 Z - DNA 抗体；识别所有 snRNP 核心蛋白的抗 Sm 抗体即抗 Smith 抗体；识别组蛋白的抗组蛋白抗体（AHA）。

【标本采集方法】

静脉血 3ml。

【参考值】

IFA 法：阴性；血清滴度 < 1∶40。

【临床意义】

1．抗 dsDNA 抗体　阳性见于活动期系统性红斑狼疮，阳性率 70% ~ 90%。本试验是 SLE 诊断标准之一，特异性达 95%，敏感性较低，但对于系统性红斑狼疮的诊断和治疗监测极为重要。其他疾病，如类风湿性关节炎、干燥综合征等也可出现阳性。

2．抗 Sm 抗体　为系统性红斑狼疮所特有，诊断疾病的特异性为 99%，且能反映疾病活动程度。抗 Sm 抗体阳性还见于中枢神经系统疾病、肾病、肺纤维化及心内膜炎等。

3．抗组蛋白抗体　阳性见于 50% ~ 70% 的系统性红斑狼疮及 95% 的药物性狼疮，类风湿关节炎及原发性胆汁性肝硬化阳性率较低。

（三）抗胞浆及抗组织细胞抗体检测

抗线粒体抗体（antimitochondrial antibody，AMA）是一组以线粒体内膜和外膜蛋白为靶抗原、具有非器官特异性和非种属特异性为特点的自身抗体。主要是 IgG。AMA 检测主要用于肝脏自身免疫病的诊断。

甲状腺球蛋白（thyroid globulin，TG）是由甲状腺滤泡细胞合成的一种糖蛋白，抗甲状腺球蛋白抗体（thyroid globulin antibody，TGA）是自身抗体之一。

抗甲状腺微粒体抗体（anti – thyroid microsomal antibody，TMA）是针对甲状腺微粒体的一种自身抗体，靶抗原为甲状腺过氧化物酶。

【标本采集方法】

静脉血 3ml。

【参考值】

1．抗线粒体抗体测定　ELISA 法：阴性；血清滴度 < 1∶10。

2．抗甲状腺球蛋白抗体测定　ELISA 法、RIA 法：阴性；间接血凝法：滴度：≤1∶32。

3．抗甲状腺微粒体抗体测定　ELISA 法、RIA 法：阴性；间接血凝法：阴性。

【临床意义】

1．AMA 阳性主要见于肝脏疾病，如原发性胆汁性肝硬化阳性率可达 90% 以上；慢性肝炎、肝硬化、药物性肝炎阳性率约在 30% 以内；胆总管阻塞性肝硬化、肝外胆管阻塞和继发性胆汁肝硬化 AMA 皆为阴性。

2．血清 TGA 是诊断甲状腺自身免疫性疾病的一个特异性指标。阳性多见于桥本甲状腺炎及甲状腺功能亢进症，突眼性甲状腺肿、慢性淋巴细胞性甲状腺炎以及重症肌无力、风湿性血管病、糖尿病等也可出现阳性。

3. TMA阳性多见于桥本甲状腺炎、甲状腺功能亢进症以及甲状腺肿瘤、单纯性甲状腺肿、亚急性甲状腺炎等。临床上TGA及TMA联合检测可提高甲状腺疾病诊断的准确性。

六、肿瘤标志物检测

肿瘤标志物（tumor marker，TM）是指由肿瘤细胞所产生、反映肿瘤存在和生长的一类物质，包括肿瘤抗原、激素、酶与同工酶、癌基因及其产物等百余种，可存在于血液、体液、组织或细胞中。检测TM对肿瘤的诊断、鉴别诊断、疗效观察和预后判断具有一定的临床价值。肿瘤标志物动态测定还可提示肿瘤是否复发和转移。

（一）甲胎蛋白测定

甲胎蛋白（alpha fetoprotein，AFP）是胎儿发育早期，由肝脏和卵黄囊合成的一种血清糖蛋白，其浓度从胎龄6周后逐渐上升，至16～20周达高峰，然后逐渐下降，胎儿出生后1个月即逐渐消失。当肝细胞或生殖腺胚胎组织发生恶变时，原已丧失合成AFP能力的细胞又重新开始合成，使血AFP增高。检测血AFP浓度是诊断肝细胞癌的重要指标。

【标本采集方法】

空腹静脉血3ml。

【参考值】

RIA法、ELISA法：血清AFP＜25g/L。

【临床意义】

1. AFP是目前诊断肝细胞癌最特异的标志物，患者血清中AFP明显升高，AFP＞300μg/L有诊断意义，阳性率80%以上。
2. 病毒性肝炎、肝硬化患者AFP有不同程度的升高，但其水平常＜200μg/L。
3. 睾丸癌、畸胎瘤、卵巢癌等，血中AFP也可升高。
4. 妊娠3个月后，AFP开始上升，7～8个月达高峰（＜200μg/L），分娩后3周恢复正常。

（二）癌胚抗原测定

癌胚抗原（carcinoembryonic antigen，CEA）主要存在于胎儿胃肠管、胰腺和肝脏，出生后组织内含量很低。但在部分恶性肿瘤患者血清中CEA含量可异常增高。CEA是一种广谱肿瘤标志物，特异性虽不强，但在恶性肿瘤的鉴别诊断、病情监测、疗效评价方面有重要临床意义。

【标本采集方法】

静脉血3ml。

【参考值】

ELISA 法、RIA 法：血清 < 5μg/L。

【临床意义】

1．诊断恶性肿瘤 CEA 增高主要见于结肠癌、直肠癌、乳腺癌、胃癌、肺癌、胰腺癌等。

2．鉴别原发与转移性肝癌 原发性肝癌 CEA 升高者不超过 9%，而转移性肝癌 CEA 阳性率高达 90%。

3．观察肿瘤治疗效果 CEA 连续随访检测，可用于恶性肿瘤手术或化疗后的疗效观察及预后判断。如 CEA 下降则病情好转，CEA 上升则提示肿瘤有残存或复发。

4．其他疾病 如直肠息肉、结肠炎、肝硬化、肝炎等 CEA 也可轻度升高。

（三）血清癌抗原 15－3 测定

血清癌抗原 15－3（cancer antigen15－3，CA15－3）是一种乳腺癌相关抗原，属糖蛋白，对乳腺癌的诊断和术后随访监测有一定的价值。

【标本采集方法】

静脉血 3ml。

【注意事项】

标本应避免微生物污染。

【参考值】

ELISA 法：血清 < 25 000U/L。

【临床意义】

1．乳腺癌 乳腺癌时 30%～50% 的患者可见 CA15－3 明显升高。患病初期敏感性较低，乳腺癌治疗后复发及乳腺癌转移后阳性率可达 80%。

2．其他恶性肿瘤 如肺癌、肾癌、结肠癌、胰腺癌、卵巢癌、原发性肝癌等，CA15－3 也有不同程度的升高。

（四）血清癌抗原 125 测定

癌抗原 125（cancer antigen 125，CA125）是一种大分子多聚糖蛋白，存在于卵巢肿瘤的上皮细胞内，是很重要的卵巢癌相关抗原，主要用于辅助诊断恶性浆液性卵巢癌、上皮性卵巢癌，也是卵巢癌手术和化疗后疗效观察的指标。

【标本采集方法】

静脉血 3ml。

【参考值】

ELISA 法：<35 000U/L。

【临床意义】

1．卵巢癌 患者血清 CA125 水平明显升高，阳性率可达 97%。手术和化疗有效者 CA125 水平迅速减低；若复发，CA125 增高可比临床症状出现早。

2．其他恶性肿瘤 如乳腺癌、胰腺癌、胃癌、肺癌、结肠癌、直肠癌等也有一定的阳性率，一般不超过 50%。

3．其他疾病 如子宫内膜异位症、盆腔炎、卵巢囊肿、胰腺炎、肝炎、肝硬化等，血清 CA125 水平也会升高，但多数不超过 10 万单位/升。

（五）癌抗原 19－9 测定

癌抗原 19－9（carbohydrate antigen 19－9，CA19－9）是一种与胰腺癌、胆囊癌、结肠癌和胃癌相关的肿瘤标志物。正常人体组织中 CA 19－9 含量很微。检测血清 CA19－9 可作为胰腺癌和消化道癌的主要辅助诊断。尤其对胰腺癌有较高特异性和敏感性，连续监测对病情进展、手术疗效、预后及复发判断有重要价值。

【标本采集方法】

静脉血 3ml。

【参考值】

RIA 法、ELISA 法：血清<37000U/L。

【临床意义】

1．胰腺癌、胆囊癌、胆管壶腹癌 血清 CA19－9 水平明显升高，尤其是诊断胰腺癌其特异性和敏感性均达 70%以上。

2．胃癌、结肠癌、肝癌等消化道恶性肿瘤 CA19－9 阳性率约为 50%。

3．其他疾病 如急性胰腺炎、胆囊炎、肝硬化、肝炎等 CA19－9 也有轻度升高。

（六）前列腺特异性抗原测定

前列腺特异性抗原（prostate specific antigen，PSA）是一种由前列腺上皮细胞分泌的蛋白酶，正常人血清内含量极微，前列腺癌因正常腺管结构遭破坏使血清 PSA 水平明显增高，临床上用于前列腺癌的辅助诊断。血清总 PSA（T－PSA）中有 80%的 PSA 以各种结合形式存在，称为复合 PSA（C－PSA）；20%的 PSA 以未结合的形式存在，称为游离 PSA（F－PSA）。

【标本采集方法】

静脉血 3ml。

【参考值】

RIA 法、ELISA 法：血清 T－PSA＜4.0μg/L，F－PSA＜0.8μg/L，F－PSA/T－PSA 比值＞25。

【临床意义】

1. 前列腺癌患者血清 PSA 明显升高。若 T－PSA 和 F－PSA 增高，而 F－PSA/T－PSA 比值减低，则可考虑诊断前列腺癌。T－PSA 的血清浓度和阳性率随病程的进展而增高，手术后 T－PSA 浓度可逐渐降至正常，若手术后 T－PSA 浓度不降或减低后再次增高，应考虑肿瘤转移或复发。

2. 其他疾病如前列腺肥大、前列腺炎及肾脏、泌尿生殖系统的疾病也可见血清 PSA 轻度升高。若 T－PSA/F－PSA 比值大于 0.25 提示可能为前列腺增生。

第十六节 血液气体分析和酸碱平衡检查

血液气体和酸碱平衡正常是体液内环境稳定、机体赖以健康生存的一个重要条件。血液气体分析通常指分析血液中所含的氧和二氧化碳气体的状态，以及酸碱平衡如碳酸氢、缓冲碱、剩余碱、氢离子浓度等，是判断患者呼吸、氧化及酸碱平衡状态的必需指标，对临床急危重症患者的监护和抢救尤为重要。

一、动脉血氧分压测定

动脉血氧分压（PaO_2）是指动脉血液中物理溶解的氧分子所产生的压力。

【参考值】

12.6～13.3kPa（100－0.33×年龄±5mmHg）。

【临床意义】

PaO_2 测定的主要临床意义是判断机体有无缺氧及其程度。PaO_2＜8.0 kPa（60mmHg），为诊断呼吸衰竭的标准；PaO_2＜5.33 kPa（40mmHg）为重度缺氧；PaO_2＜2.67 kPa（20mmHg）则有氧代谢不能正常进行，生命难以维持。

二、动脉血氧饱和度测定

动脉血氧饱和度（SaO_2）指动脉血氧与血红蛋白结合的程度，是单位血红蛋白含氧百分数，即 SaO_2 = 血氧含量/血氧结合量 × 100%。

【参考值】

95% ~ 98%。

【临床意义】

SaO_2 与 PaO_2 测定的意义相同，均是反映机体有无缺氧的指标。不同的是前者受血液血红蛋白量的影响，如贫血、红细胞增多、血红蛋白变性等，而后者不受影响。

三、动脉血二氧化碳分压测定

动脉血二氧化碳分压（$PaCO_2$）是指动脉血液中物理溶解的二氧化碳分子所产生的压力。

【参考值】

4.6 ~ 6.0kPa（35 ~ 45mmHg），平均 5.33kPa。

【临床意义】

1. 结合 PaO_2 判断呼吸衰竭的类型与程度　PaO_2 < 8.0kPa，$PaCO_2$ < 4.67kPa 或在正常范围，为Ⅰ型呼吸衰竭，或称换气障碍型呼吸衰竭、低氧血症型呼吸衰竭；PaO_2 < 8.0kPa，$PaCO_2$ > 6.67kPa（50mmHg），为Ⅱ型呼吸衰竭，或称通气功能衰竭；肺性脑病时，$PaCO_2$ 一般超过 9.33kPa（70mmHg）。

2. 判断有否呼吸性酸碱失衡　$PaCO_2$ < 4.67kPa，提示通气过度，存在呼吸性碱中毒；$PaCO_2$ > 6.67kPa，提示呼吸性酸中毒。

3. 判断肺泡通气状况　因二氧化碳弥散能力很强，$PaCO_2$ 与肺泡二氧化碳分压（$PACO_2$）接近，可反映 $PACO_2$ 的平均值，$PACO_2$ 增高提示肺泡通气不足，$PACO_2$ 减低提示肺泡通气过度。

4. 判断代谢性酸碱平衡失调的代偿反应　代谢性酸中毒经肺代偿后 $PaCO_2$ 降低；代谢性碱中毒经肺代偿后 $PaCO_2$ 升高。

四、碳酸氢测定

碳酸氢（bicarbonate，HCO_3^-）是反映机体酸碱代谢状况的指标。包括实际碳酸氢（actual bicarbonate，AB）和标准碳酸氢（standard bicarbonate，SB）。AB 是指隔绝空气的动脉血标本，是人体血浆中实际的 HCO_3^- 含量。其值受呼吸性和代谢性双重因素的影响，代谢性碱中毒和代偿性呼吸性酸中毒时，AB 可增高；代谢性酸中毒和代偿性呼吸性碱中毒时，AB 可减低。SB 是指动脉血在体温 38℃、$PaCO_2$ 5.33kPa、SaO_2 100%条件下所测得的 HCO_3^- 含量，一般不受呼吸因素影响，为血液碱储备，受肾调节，为反映代谢性酸碱平衡的指标。

【参考值】

AB：22～27mmol/L；SB：21～25mmol/L。

【临床意义】

临床上常将 AB 与 SB 两个指标结合起来分析，判断有否血液酸碱失衡。呼吸性酸中毒时，因肾的代偿性调节影响，HCO_3^- 增加，AB > SB；呼吸性碱中毒时，经肾代偿调节后，HCO_3^- 减低，AB < SB；相反，代谢性酸中毒时，HCO_3^- 减少，AB = SB < 正常值；代谢性碱中毒时，HCO_3^- 增加，AB = SB > 正常。

五、缓冲碱测定

缓冲碱（buffer base，BB）是全血或血浆中所有具有缓冲作用的碱（负离子）的总和，包括 HCO_3^-、血浆蛋白、血红蛋白和 HPO_4^{2-}。BB 能反映机体对酸碱平衡紊乱时总的缓冲能力，它不受呼吸因素和二氧化碳的影响。

【参考值】

45～55mmol/L，平均 50mmol/L。

【临床意义】

BB 增高时，提示有代谢性碱中毒；反之有代谢性酸中毒。

六、剩余碱测定

剩余碱（bases excess，BE）是指在 38℃、$PaCO_2$ 5.33kPa、SaO_2 100%条件下，将血液标本滴定至 pH7.4 时所消耗的酸或碱的量，表示血液中碱储备增加或减少的情况。

【参考值】

－3～＋3mmol/L，均值为 0。

【临床意义】

BE 为正值增加时，说明缓冲碱增加，提示代谢性碱中毒；BE 负值增加时，则缓冲碱减少，提示代谢性酸中毒。

七、血液酸碱度测定

血液酸碱度（pH 值）必须维持在一定范围内，才能维持细胞的正常代谢。血液中碳酸氢盐缓冲对 HCO_3^- 与 H_2CO_3 的比值是决定血液 pH 值的主要因素，其中任何一个因素的改变均可影响 pH 值，两者之间可代偿性增高或减低。动脉血 pH 值是判断酸碱平衡调节中机体代偿程度最重要的指标。

【参考值】

7.35～7.45，平均 7.40。

【临床意义】

pH 值 > 7.45 为失代偿性碱中毒，为碱血症；pH 值 < 7.35，为失代偿性酸中毒，为酸血症。pH 值在 7.35～7.45 有 3 种情况：无酸碱失衡、代偿性酸碱失调或复合性酸碱失调。遇此应结合其他酸碱平衡检测指标，才可进行综合判断。

八、血浆二氧化碳结合力测定

二氧化碳结合力（carbon dioxide combining power，CO_2CP）指来自 HCO_3^- 和 H_2CO_3 两者所含的二氧化碳的总量，故受代谢性和呼吸性两方面因素的影响。因其主要是指血浆中呈结合状态存在的二氧化碳，反映体内的碱储备量，所以临床意义基本与标准碳酸氢（SB）相当。

【参考值】

22～31mmol/L（50～70vol%）。

【临床意义】

CO_2CP 减少提示代谢性酸中毒或呼吸性碱中毒，增加则可能是代谢性碱中毒。

九、血浆二氧化碳总量测定

血浆二氧化碳总量（total plasma CO_2 content，$T-CO_2$）指存在于血浆中各种形式的二氧化碳的总和，主要包括结合形式的 HCO_3^- 和物理溶解的二氧化碳。$T-CO_2$ 在体内主要受代谢因素影响。

【参考值】

22～31mmol/L。

【临床意义】

$T-CO_2$ 增高，见于代偿性呼吸性酸中毒、呼吸中枢抑制、代谢性碱中毒；$T-CO_2$ 减低，见于代谢性呼吸性碱中毒、代谢性酸中毒。

第十章　影像检查

第一节　放射学检查

一、概述

1895 年德国物理学家威·康·伦琴（W·C·Röentgen）发现 X 线（X－ray）以后，X 线被用于人体疾病诊断，逐步形成了放射诊断学。

放射诊断学是医学影像检查的主要组成部分，其应用十分广泛。了解 X 线的特点、诊断原理，熟悉常见病、多发病的 X 线表现，是护理专业人员必须具备的基本条件。

（一）X 线的特性

1．穿透性　X 线是一种波长很短的电磁波，具有很强的穿透力，能穿透一般可见光不能穿透的各种不同密度的物质，包括人体，这是 X 线成像的基础。

2．荧光效应　X 线能激发荧光物质（如钨酸钙）产生肉眼可见的荧光，荧光效应是进行透视检查的基础。

3．感光效应　涂有溴化银的胶片，经 X 线照射后可以感光，经显影、定影处理，便产生了黑、白影像。所以临床可通过照片来显示人体组织的内部结构。

4．电离效应　X 线通过任何物质都可产生电离效应，人体也不例外，它是放射防护学和放射治疗学的基础。

（二）X 线成像原理

X 线之所以能使人体组织在荧光屏上或胶片上形成影像，一方面是基于 X 线的穿透性、荧光和感光效应，另一方面是基于人体组织具有密度和厚度的差别。当 X 线穿过人体各种不同组织结构时，密度高、组织厚的部分吸收 X 线多，密度低、组织薄的部分吸收 X 线少，因此到达荧光屏或胶片上的 X 线量即有差异，从而形成黑白阴影，相互间形成明显的对比，这样才有可能通过 X 线检查来识别各种组织，并根据阴影的形态和黑白变化分析其是否属于正常（表 10－1）。

表 10－1　　不同密度组织与 X 线阴影的关系

人体	密度	透视	摄片
骨、钙化块	高	黑	白
软组织、体液	中	暗	灰白
脂肪组织	较低	较亮	灰黑
含气组织	低	亮	黑

（三）X 线图像特点

X 线图像由从黑到白不同灰度的影像所组成，这些不同灰度的影像以密度来反映人体组织结构的解剖及病理状态。通常用密度的高与低表达影像的白与黑，例如用高密度、中密度和低密度分别表达白影、灰影和黑影，并表示物质密度的高低。人体组织发生改变时，则用密度增高或密度减低来表达影像的白影与黑影。还应指出，X 线图像是 X 线束穿透某一部位的不同密度和厚度组织结构后的投影总和，是该穿透路径上各个结构影像相互叠加在一起的影像。

（四）X 线检查方法

由于人体结构的密度和厚度不同，对 X 线吸收亦不同，因此它们的影像密度有差异。这种利用人体组织器官本身密度的差异形成对比清楚的影像者称自然对比，以胸部及肢体的各种组织的自然对比最为明显。对于人体内缺乏自然对比的组织和器官人为地引入一定量的、在密度上高于或低于它的物质，使之产生对比，称为人工对比。这种方法也称为造影剂检查。

1．普通检查　包括透视和摄影。

（1）*透视*　为常用的检查方法。此法除了观察内脏的解剖形态和病理改变外，还可以观察人体器官的动态，如膈肌的呼吸运动、心脏大血管的搏动、胃肠道的蠕动和排空功能等。透视的缺点为不能显示微细病变，不能留下永久记录，不便于复查对比。

（2）*X 线摄影*　又称平片，是 X 线检查的主要方法。优点是影像清晰，对比度及清晰度均较好；可使密度与厚度较大或密度差异较小的部位的病变显影；并可留作客观记录，便于复查对比。其缺点为不能观察功能改变。

2．特殊检查　包括体层摄影、放大摄影和荧光摄影。

（1）*体层摄影*　是通过特殊的装置和操作获得某一选定层面上组织结构的影像，而不属于选定层面的结构则在投影过程中被模糊掉的一种检查方法。现已逐步被 CT 所取代。

（2）*放大摄影*　是采用微焦点和增大人体与靶片距离以显示较细微病变的方法。

（3）*荧光摄影*　在荧光成像基础上进行缩微摄片，主要用于集体检查。

3．造影检查　是将造影剂引入需要检查的体内器官，使其产生对比以显示其形态与功能的方法。

（1）造影剂 分高密度造影剂和低密度造影剂。

1）高密度造影剂：常用的为钡剂和碘剂。钡剂为医用硫酸钡混悬液，主要用于食管和胃肠造影。碘剂分离子型和非离子型造影剂。非离子型造影剂性能稳定、毒性低，适用于血管造影、CT增强，离子型如泛影葡胺用于肾盂及尿路造影。

2）低密度造影剂：如空气、氧等，常用于关节囊，腹腔应用较少。

（2）造影检查方法

1）直接引入法：即将造影剂直接引入器官内或器官周围，如胃肠造影、逆行肾盂造影、子宫输卵管造影等。

2）间接引入法：造影剂先被引入某一特定组织和器官内，后经吸收并聚集于欲造影的某一器官内，从而使之显影。包括吸收性与排泄性两类：吸收性如淋巴管造影；排泄性如口服胆囊造影、静脉肾盂造影等。

（3）造影准备及造影反应的处理 各种造影检查前都有相应的准备及注意事项，以保证检查满意和患者的安全。在选择碘剂造影剂时要了解患者有无碘过敏史及严重的肾脏疾病。值得指出的是，尽管过敏试验阴性，在造影中仍然可能发生反应，因此必须有抢救过敏反应的准备。严重的过敏反应包括周围循环衰竭和心脏停搏、惊厥、喉水肿、肺水肿及哮喘发作等。遇上述过敏反应者立即停止造影检查，并进行抗休克、抗过敏治疗。

（五）X线检查中的防护

X线检查应用较广，因此，应该重视X线检查中的防护问题。X线穿透人体将产生一定的生物效应。若接触的X线量超过允许辐射量，可能产生放射反应甚至放射损害，但辐射量在允许量范围内一般无影响。

在技术方面，可以采取屏蔽防护和距离防护原则，包括使用铅或含铅的物质作为屏障以吸收不必要的X线。在患者方面，由于X线设备的改进，影像增强技术、高速增感屏和快速X线感光片的使用，X线辐射量显著减少。因此，不应对X线检查产生疑惑或恐惧。但仍应注意重视孕妇、小儿患者和长期接触放射线的工作人员，特别是介入放射工作者的防护；遵照国家有关放射防护卫生标准的规定，制定必要的防护措施；定期监测放射线工作者所接受的辐射量。

二、肺与纵隔检查

（一）肺与纵隔的X线检查方法

1．胸部透视 方法简单，可采用多体位方向转动病人观察病变。缺点是患者所接受的射线剂量大于胸部摄片，不易发现细微病变。

2．胸部摄片 后前位（正位），前胸壁贴片，X线自背后射入；侧位，患侧侧胸壁贴片，两手抱头，X线自侧面射入。

3．体层摄影 显示肺内空洞、肿块、气管情况，自CT应用以后，体层摄影很少开展。

4．支气管造影 只用于某些因支气管扩张需要手术治疗者。目前高分辨率CT已能诊断此病。

（二）正常肺与纵隔的X线表现

1. 肺野 是含有空气的肺在胸片上所显示的透明区域。通常将一侧肺野纵行分为3等分，称为内、中、外带，又分别在第2、4肋骨前端下缘划一水平线，将肺野分为上、中、下三野（图10－2）。

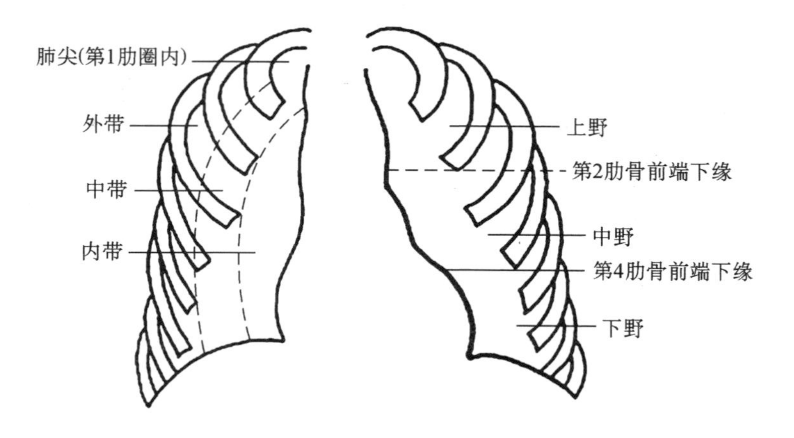

图10－2 肺野的划分

2. 肺门 正常肺门阴影主要由肺动脉、肺静脉、伴行支气管以及淋巴组织重叠的阴影构成（图10－3）。后前位上，肺门位于两肺中野内带第2～5前肋间处，左侧比右侧高1～2cm。

3. 肺纹理 由肺动脉、肺静脉及支气管形成，其主要成分是肺动脉及其分支。肺纹理自肺门向外围延伸，随着血管的逐级分支而逐渐变细。肺纹理的改变受多种因素影响，密切结合临床进行分析，对多种心肺疾病的诊断有重要意义。

4. 肺叶和肺段 右肺有上、中、下三叶，左肺有上、下两叶，各肺叶由叶间裂分隔。侧位片上右肺斜裂上起第4胸椎水平，向前下斜行达膈前部距前肋膈角2～3cm处；水平裂起自斜裂的中部，向前稍向下达前胸壁。水平裂上方为上叶，下方为中叶，斜裂之后下方为下叶。左肺只有斜裂，其前上方为左上叶，后下方为左下叶。左肺上叶相当于右肺的上、中两叶（图10－4）。

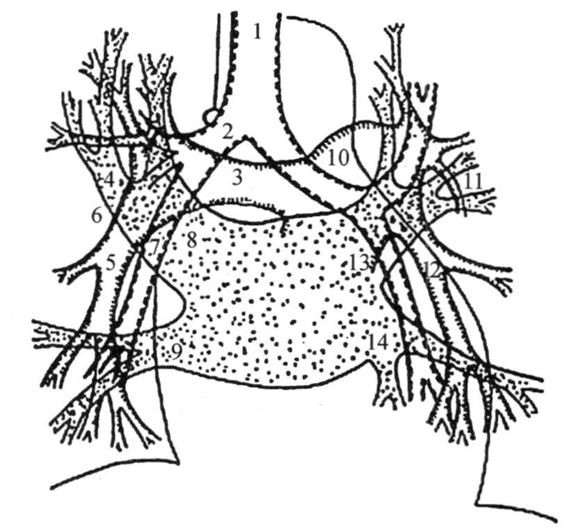

1．气管 2．右主支气管 3．右肺动脉 4．下后静脉干 5．右下肺动脉 7．肺门角 8．右上肺静脉 9．右下肺静脉 10．右肺动脉弓 11．舌叶动脉 12．左下肺动脉 13．左上肺静脉 14．左下肺静脉

图10－3 肺门结构示意图

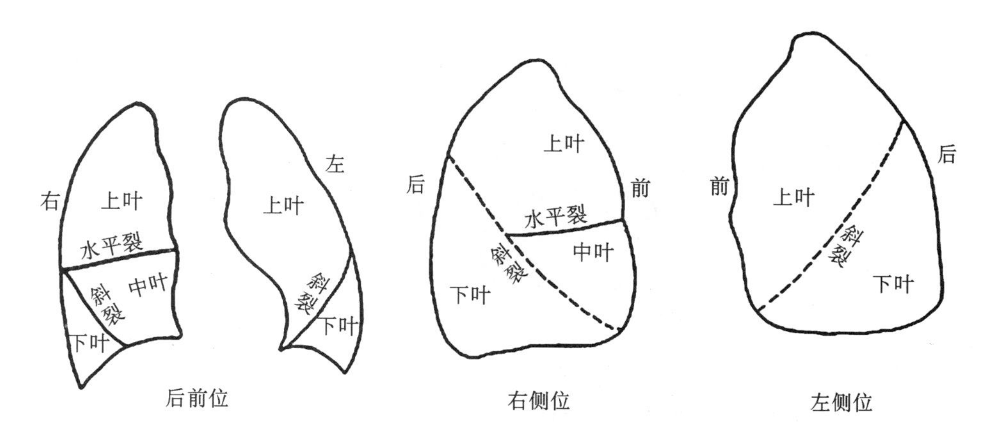

图 10－4　肺叶（正位及右侧位、左侧位）

肺叶由 2～5 个肺段组成，肺段之间无胸膜分隔，但各有其单独的支气管和血管供应。

5．气管、支气管　气管起于环状软骨下缘，长 11～13cm，宽 1.5～2.0cm。在第 5～6 胸椎平面分为左、右主支气管。两侧主支气管逐渐分出叶、肺段、小支气管，经多次分支，最后与肺泡相连。终末细支气管以上的支气管仅有空气的传输作用，终末细支气管以下的呼吸性细支气管、肺泡管和肺泡囊则兼有气体传输和气体交换两种作用。

熟悉两侧肺叶及肺段支气管的名称及分支形式，有利于根据正、侧位胸片判断肺内病变位于哪一肺叶或肺段。一般用数字表示两侧肺叶及肺段支气管的名称（表 10－2）

表 10－2　　**两侧肺叶及肺段支气管的名称**

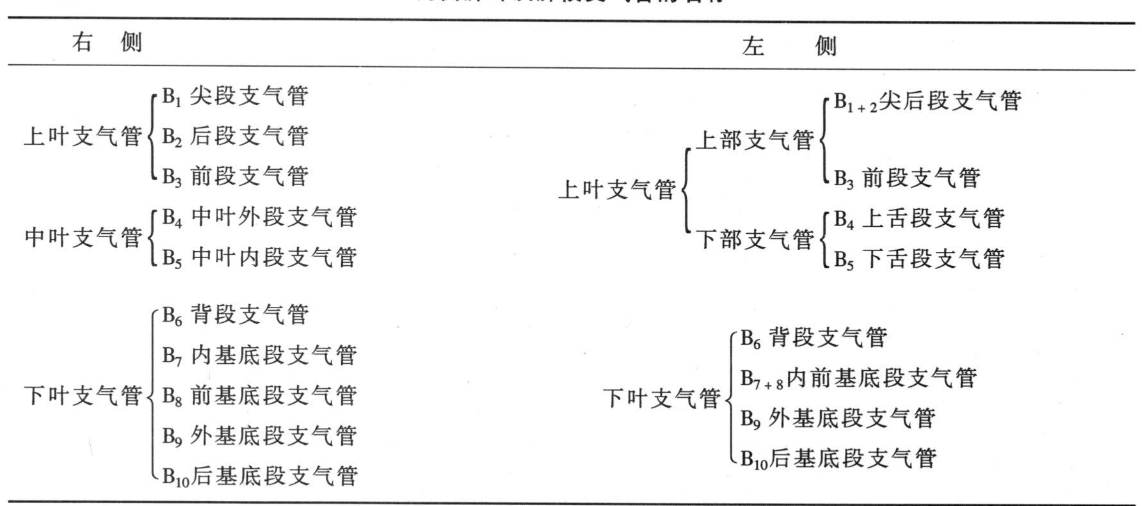

右侧		左侧		
上叶支气管	B_1 尖段支气管	上叶支气管	上部支气管	B_{1+2}尖后段支气管
	B_2 后段支气管			B_3 前段支气管
	B_3 前段支气管		下部支气管	B_4 上舌段支气管
中叶支气管	B_4 中叶外段支气管			B_5 下舌段支气管
	B_5 中叶内段支气管			
下叶支气管	B_6 背段支气管	下叶支气管		B_6 背段支气管
	B_7 内基底段支气管			B_{7+8}内前基底段支气管
	B_8 前基底段支气管			B_9 外基底段支气管
	B_9 外基底段支气管			B_{10}后基底段支气管
	B_{10}后基底段支气管			

胸部后前位及左、右斜位上各支气管名称及其分支如图 10－5。

6．肺实质和肺间质　肺实质为肺部具有气体交换功能的含气间隙及结构。肺间质是肺的支架组织，分布于支气管、血管周围、肺泡间隔及脏层胸膜下。

7．纵隔　位于胸骨之后，胸椎之前，介于两肺之间。其中包含心脏、大血管、气管、

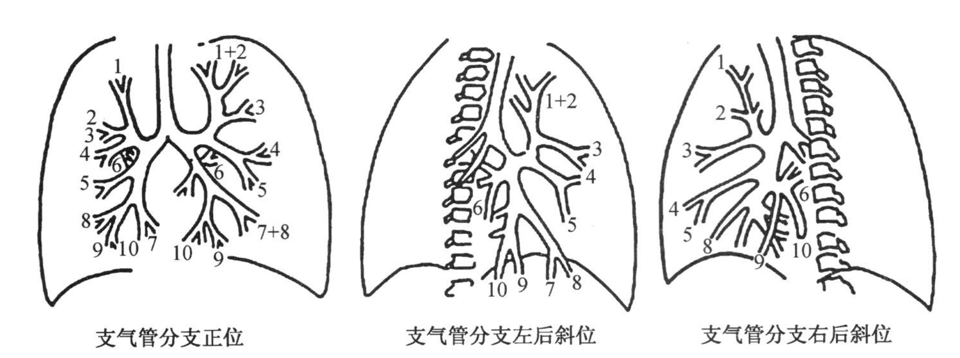

1．尖支　2．后支　3．前支　4．外支或上舌支　5．内支和下舌支
6．背支　7．内基底支　8．前基底支　9．外基底支　10．后基底支

图 10－5　正常支气管分支示意图

食管、主支气管、淋巴组织、胸腺、神经及脂肪等。纵隔的分区在判断纵隔病变的来源和性质上有重要意义。纵隔的分区方法有数种，简单的分法是以胸骨柄下缘到第 4 胸椎下缘的连线为界，将纵隔分为上下两部分：上纵隔又以气管的后缘为界，分为前、后纵隔；下纵隔以心包为界，划分为前、中、后三区（图 10－6）。

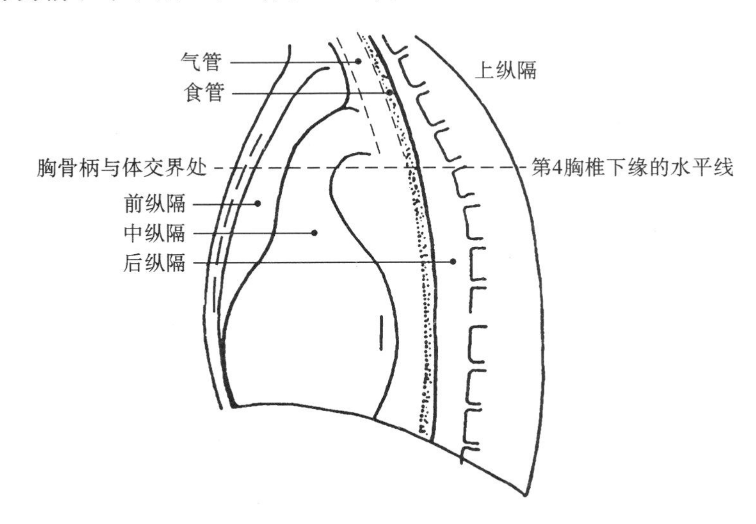

图 10－6　纵隔分区示意图

8．膈　是分隔胸、腹腔的一块扁肌，两侧呈圆顶状，内侧与心脏形成心膈角。右膈顶较左侧高 1～2cm，一般位于第 9、10 后肋水平，呼吸时两膈上、下对称运动，运动范围为 1～3cm，深呼吸时可达 3～6cm。膈的形态、位置及运动，可因膈的发育及胸腹腔的病变而改变。

（三）呼吸系统基本病变的 X 线表现

1．渗出与实变　机体的急性炎症反应主要是渗出。肺泡内气体即被由血管渗出的液体、蛋白质及细胞代替，形成渗出性实变。渗出是产生实变的常见原因之一，见于肺炎、渗出性肺结核、肺出血及肺水肿等。由于病理性液体可以通过肺泡孔向邻近肺泡蔓延，因而病变区与正常肺组织间无截然分界，呈逐渐移行状态。实变可大可小，形成片状阴影，边缘模糊。实变的中心密度较高，边缘区密度较淡。以浆液渗出或水肿为主的实变密度较低；以脓性渗出液为主的实变密度较高；以纤维素渗出为主的实变密度最高（图 10－7）。

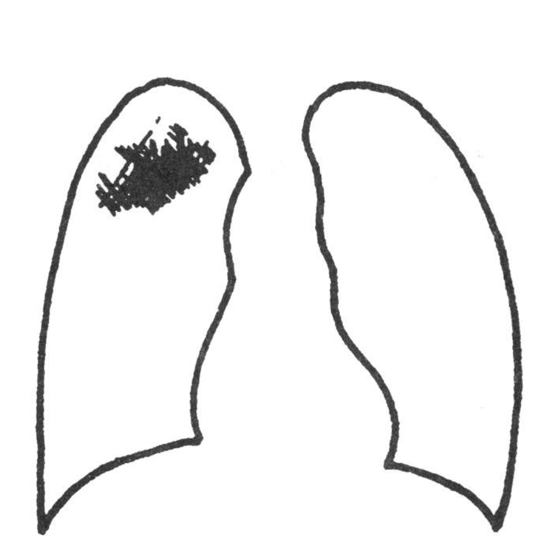

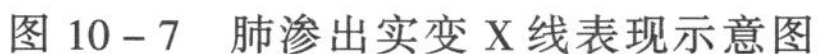

图 10－7 肺渗出实变 X 线表现示意图

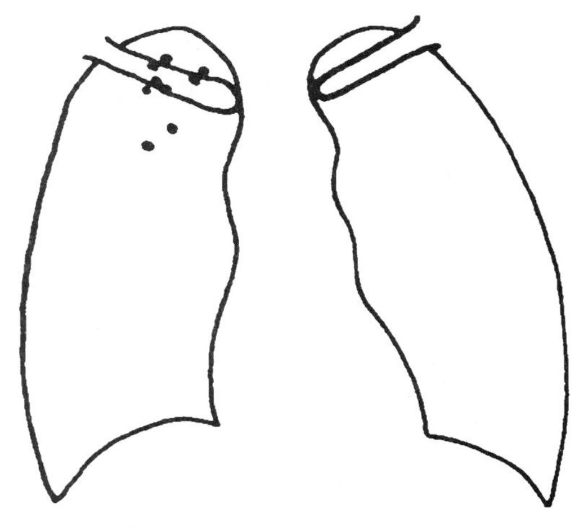

图 10－8 肺增殖性病变 X 线表现示意图

2．腺泡结节状 直径在 1cm 以下（多为 4～7mm），边缘较清楚，呈梅花瓣状的结节，即相当于腺泡范围的实变，其病理基础多为肉芽肿、肿瘤、血管炎及周围炎，也可以是渗出、出血或水肿。发生于上、中肺野的腺泡结节样病变多见于肺结核的增殖性病变（图 10－8）及各种慢性炎症，也可见于寄生虫病如肺吸虫病。病变一般没有融合的趋向。分布较弥散的腺泡结节影，可见于细菌性及真菌性肺炎、肺泡蛋白沉积症、支原体肺炎、肺出血及肺水肿。

3．纤维化 纤维化可分为局限性和弥漫性两类。局限性纤维化 X 线表现为索条状影，密度高、僵直，与正常肺纹理不同。弥漫性纤维化 X 线表现为紊乱的条状、网状或蜂窝状，自肺门向外伸展，直至肺野外带，与正常肺纹理不同。

4．肿块 肿块为圆形、类圆形以及分叶状致密块影。可单发或多发。肿块的数目、边缘、密度、形态、与肺门及胸膜的关系、其中有无空洞及钙化，对确定肿块的性质有重要意义。肺良性肿瘤多有包膜，呈边缘锐利光滑的球形肿块，如腺瘤。肺错构瘤中心可有“爆玉米花”样的钙化。肺的恶性肿瘤多无包膜，呈浸润性生长，靠近胸膜时可有线状或星状阴影与胸膜相连，形成胸膜凹陷。由于生长不均衡，其轮廓呈分叶状或有脐样切迹。较大的恶性肿瘤特别是鳞癌，中心易发生坏死而形成厚壁空洞。肺转移癌常为多发肺部肿块，大小不一，以中、下野较多，密度均匀，边缘整齐，短期复查可有明显增大（图 10－9）。

5．空洞与空腔 空洞为肺内病变组织发生坏死、液化，坏死组织经引流支气管排出而形成。空洞壁可由坏死组织、肉芽组织、纤维组织、肿瘤组织以及洞壁周围的薄层肺不张所形成。空洞在 X 线片上表现为大小、形态不同，有完整洞壁的透明区。根据洞壁的厚度、形态可分为薄壁空洞和厚壁空洞等（图 10－10）。

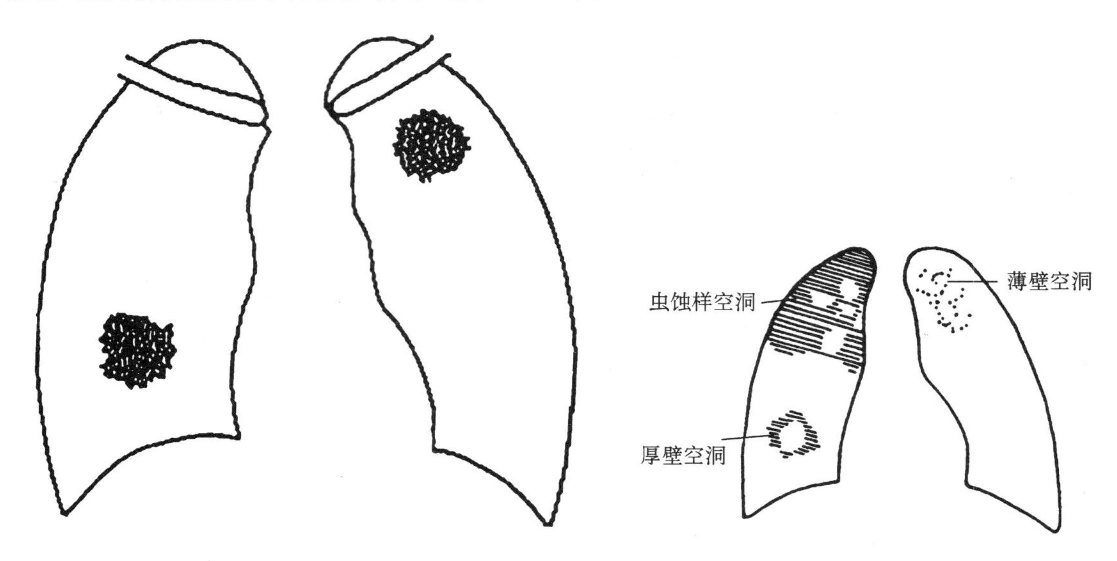

图 10－9 肺肿瘤性病变 X 线表现示意图

图 10－10 空洞的 X 线表现示意图

空腔是肺内腔隙的病理性扩大，如肺大泡、含气的肺囊肿及肺气囊等。

6．网状、细线状及条索状阴影 肺部的网、线及条索状阴影为肺间质病变的反应。许多疾病可引起以肺间质为主的病理改变，在肺间质内积聚异常的病理组织，可以是渗出液或漏出液。小叶间隔内有液体或组织增生，可表现为不同部位的间隔线。多见于肺静脉高压、肺间质水肿。

7．钙化 一般发生在退行性变或坏死组织内，多见于肺或淋巴结干酪样结核灶的愈合。钙化 X 线表现为高密度影，边缘锐利，形态不一，可为斑点状、块状或球形。

8．肺气肿 肺组织由于过度充气而膨胀。X 线表现为患侧肺体积膨大、透亮度增加，肺纹理较正常稀疏纤细，胸廓前后径增大，肋间隙增宽，膈穹隆平坦，位置下降，呼吸活动减弱。

9．阻塞性肺不张 肺泡内不含气体或仅含少量气体时，肺组织萎陷，称为肺不张。X 线表现由于肺不张的部位和程度不同，可呈片状或三角形影。患肺体积缩小，常伴有叶间裂、肺门或纵隔移向患区或膈升高。如一侧肺全肺不张时，X 线可见患侧普遍密度增高，纵隔移向患侧，同时膈肌升高，肋间隙变窄等。侧位观察更有利于识别各肺叶不张的形态（图 10－11）。

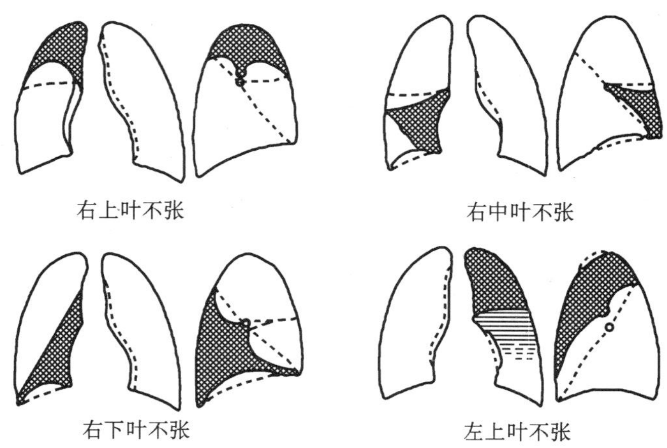

图 10－11 各肺叶不张的 X 线表现示意图

10．胸腔积液 多种疾病可累及胸膜产生胸腔积液，X线检查能明确积液的存在，但难以区别液体的性质。胸腔积液因胸膜粘连而局限在胸腔某一处时，称为包裹性积液，多发生在侧胸壁或后胸壁（图10－12）。包裹性积液局限在叶间裂时，称为叶间积液（图10－13）。

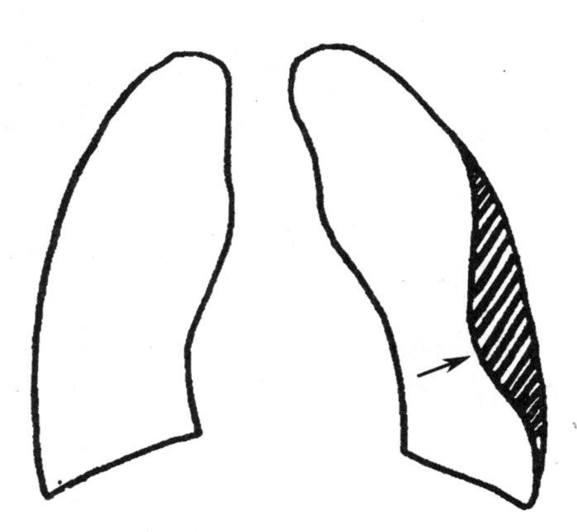

图10－12 包裹性积液（左侧）X线表现示意图

11．气胸及液气胸 气体经胸壁的穿透伤或肺组织病变导致的胸膜破损，进入胸膜腔形成气胸。大量气胸可将肺完全压缩在肺门区，呈均匀的软组织影。胸腔积气和积液并存时称为液气胸。立位检查时表现为横贯一侧胸腔的气液平，其上方为空气及被压缩的肺。

12．胸膜增厚、粘连、钙化 由于胸膜炎症引起纤维素沉着、肉芽组织增生或外伤出血机化，均可导致胸膜肥厚、粘连、钙化。胸膜肥厚与粘连常同时存在。胸膜轻度增厚时，X线表现为肋膈角变钝或消失；广泛胸膜肥厚则呈大片不均匀性密度增高影，并可使纵隔移向患侧。患侧胸廓塌陷，膈肌升高，胸椎弯曲侧凸。

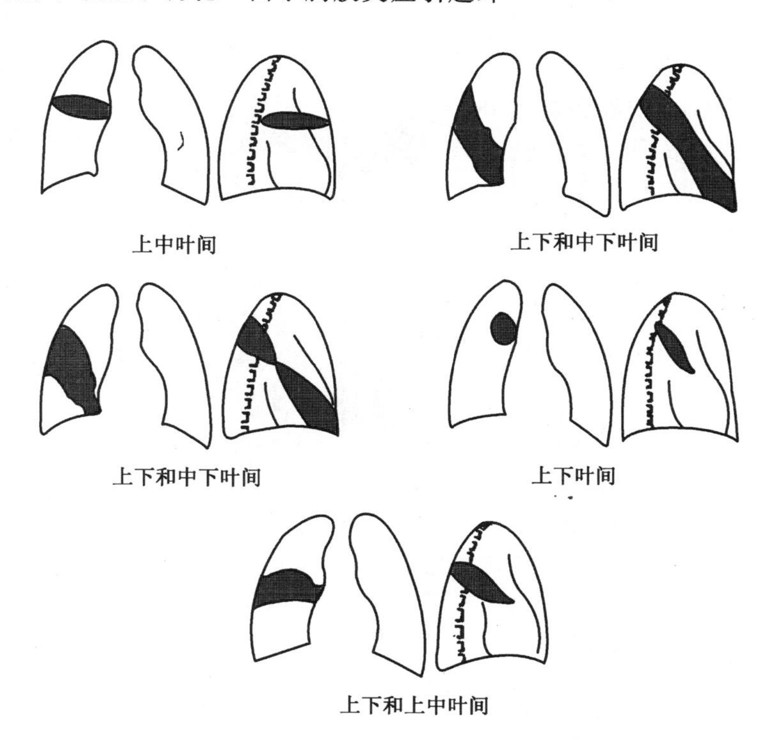

图10－13 叶间积液X线表现示意图

（四）常见呼吸系统疾病的X线诊断

1．慢性支气管炎 慢性支气管炎多见于中年以上患者，多有咳嗽和咯痰史，重者可有气喘。X线表现：依病情轻重和病程长短而异。早期病情较轻，X线可无异常发现；病情较重、病程较长者，X线可见肺纹理增多、增粗、扭曲，肺纹理伸展至肺野外带，有时可见到肺间质纤维化的网状阴影。并发肺内感染时，可出现散在的斑片状阴影。病情更重者多并发肺气肿。

2．支气管扩张症 支气管扩张常继发于各种肺部疾病，也可为先天性。支气管扩张主要有柱状、囊状和混合型。

（1）*X线平片* 部分轻者平片无阳性表现，少数可见肺纹理增多、增粗、紊乱或网状。扩张而含气的支气管可见管状透明阴影。囊状扩张可表现为多个薄壁空腔，部分空腔内可有液平。

（2）*支气管造影* 支气管造影可确定支气管扩张类型和部位，为手术提供重要诊断依据。

3．肺炎 肺炎为肺部常见疾病，影像学检查对病变的部位、性质以及动态变化具有重要意义。按病变的解剖分布可分为大叶性肺炎、支气管肺炎（小叶性肺炎）及间质性肺炎。

（1）*大叶性肺炎* 是细菌性肺炎中最常见的类型，多为肺炎球菌致病。典型的病理变化分为充血期、红色肝样变期、灰色肝样变期及消散期。X线表现：充血期X线检查无明显变化，或仅见局限性的肺纹理增粗、增深。实变期X线检查可发现肺野出现均匀性密度增高的片状阴影，病变范围呈肺段性或大叶性分布，在大片密实阴影中常可见到透亮的含气支气管影。消散期X线可见实变阴影逐渐减退，由均匀性变为不均匀性，并出现散在性的斑片状影，大小不等，继而可见到增粗的肺纹理，最后可完全恢复正常。X线上病灶影完全吸收，常较临床症状消失为晚（图10－14）。

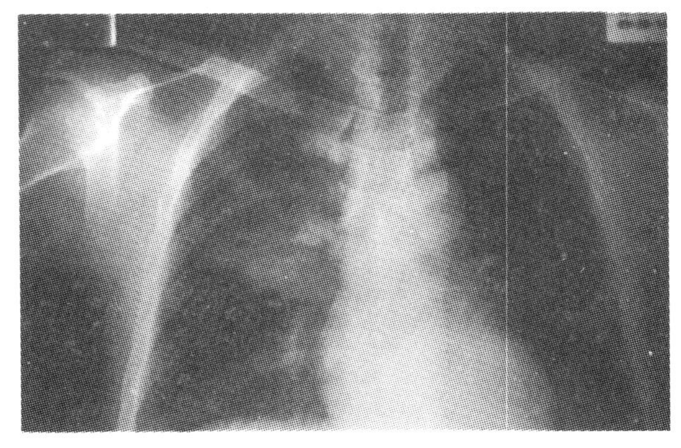

右上肺密度增高的片状阴影，下缘形状与肺叶轮廓一致

图10－14 大叶性肺炎

（2）*支气管肺炎* 亦称小叶性肺炎，多见于幼儿、老年人或极度衰弱的患者。多有发热、咳嗽、咯泡沫痰或脓痰，重症者可有呼吸困难和发绀。X线表现：病变常见于两肺下野的中内带，表现为沿增粗的肺纹理有散在的多数密度不均匀的、边界模糊的小斑片状致密阴影，亦有的融合成片状，或云絮状密度增高的阴影，但密度不均匀。

（3）*间质性肺炎* 系由细菌或病毒感染所致。病变主要侵及小支气管壁及肺间质，引起炎性细胞浸润。X线表现：与以肺泡渗出为主的肺炎不同。常同时累及两肺，以中下肺野显著。表现为肺纹理增粗、模糊，可交织成网状，并伴有小点状影。部分由于肺门周围间质内炎性浸润而使肺门密度增高、模糊、结构不清。

4．肺脓肿 肺脓肿系由化脓性细菌引起的坏死性炎性病变，分急性与慢性两种。X线表现：早期呈一较大的片状致密影，中心密度较浓，愈向外愈淡，边缘模糊；当病变中心肺组织坏死、液化及部分咯出后，则在致密的实变中出现含有液平的空洞。

慢性肺脓肿，周围炎性浸润部分吸收，而结缔组织增生，可见空洞影，洞壁较厚，有或无液平面。血源性肺脓肿以外围多见，多个类圆形致密影，可有空洞形成（图 10－15）。

5．肺结核 肺结核是结核菌引起的肺部慢性传染病。肺结核的病理改变主要为渗出、增殖、干酪、纤维化和钙化，而这些改变多混合存在，在肺结核发展的任何时期，都可以发生胸膜的病变而引起胸膜炎。肺结核的临床分类很多。1978 年制定的我国肺结核的分类已使用了 20 年。于 1998 年中华结核病学会又制定了新的中国结核病分类法，共分 5 型：Ⅰ型：原发型肺结核；Ⅱ型：血行播散型肺结核；Ⅲ型：继发性肺结核，是肺结核中一个主要类型，包括以渗出、增殖、干酪及空洞为主的多种病理改变，以前的慢性纤维空洞型肺结核也并入本型；Ⅳ型：结核性胸膜炎；Ⅴ型：其他肺外结核，按部位及脏器名称写明，如骨结核、肾结核等。

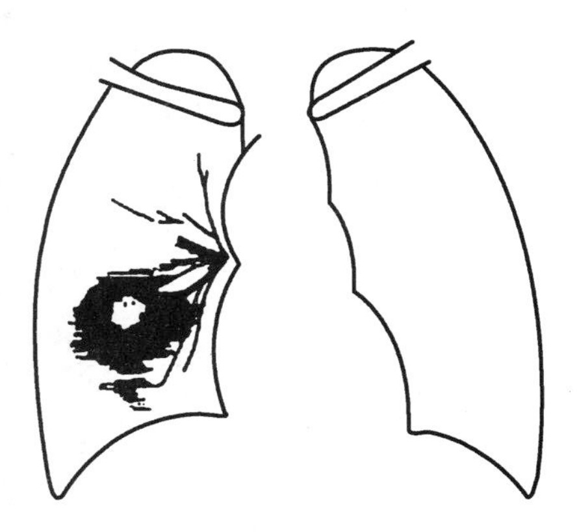

图 10－15 右肺脓肿 X 线表现示意图

（1）原发型肺结核（Ⅰ型） 可表现为原发综合征及胸内淋巴结结核。X 线表现：①原发综合征：结核菌经呼吸道进入肺内后，在初次感染的肺泡内引起急性炎症，为原发灶。结核杆菌很快循淋巴管向肺门淋巴结蔓延，引起淋巴管炎和肺门淋巴结炎。原发病灶、淋巴管炎及淋巴结炎三者组合成为原发综合征。②胸内淋巴结结核：原发病灶经治疗后易于吸收，但淋巴结炎常伴不同程度的干酪样坏死，愈合较慢。当原发病灶已被吸收或掩盖而不能发现时，则原发型肺结核即表现为肺门或纵隔淋巴结肿大，为胸内淋巴结结核。少数原发病灶可以干酪样变，液化而形成空洞。可通过支气管或血流形成支气管播散或血行播散型肺结核。

（2）血行播散型肺结核（Ⅱ型） 根据结核杆菌进入血循环的途径、数量、次数以及机体的反应，可分为急性粟粒型肺结核及亚急性或慢性血行播散型肺结核。X 线表现：①急性粟粒型肺结核：是由大量结核杆菌一次或短期内多次侵入血循环所引起的肺内广泛病变，在肺内形成大小一致的粟粒样（1～3mm 直径）致密阴影，边界清楚，广泛而均匀地遍布两侧肺野，病灶有融合成小片状的趋向。这种病变在透视下不能看出，必须摄片方能显示（图 10－16）。②亚急性或慢性血行播散型肺结核：由较少量的结核杆菌，在较长的时间内多次侵入血循环所造成。由于长期多次播散，以致形成的病灶数目较多，大小不等，新旧不一。有的为边界模糊的渗出性病灶，有的为边界清楚的增殖性病灶，有的为钙化或纤维化病灶，有的尚可出现病灶干酪坏死，形成空洞（图 10－17）。

（3）继发性肺结核（Ⅲ型） 继发性肺结核为成年结核中最常见的类型，多为已静止的原发灶的重新活动，或为外源性再感染。X 线表现：病变大多在肺尖或锁骨下区开始，常很快干酪化，干酪灶坏死后，如与支气管相通可发生播散和形成空洞。空洞可单发或多发，壁薄，很少有液平。肺内干酪性病变被纤维化组织包绕可形成结核球，多为单发。当机体抵抗力下降时，可发生干酪样坏死而形成大叶性干酪性肺炎。

浸润型肺结核长期迁延不愈，可行成慢性纤维空洞型肺结核。X 线表现：轮廓不光整、规则，周围有较广泛的纤维条索影和散在的新老病灶。晚期可形成肺硬变，纤维化更严重，肺萎缩也更明显。肺结核的病理变化是复杂的。一般来讲纤维化及钙化，为结核病变愈合的表现；渗出性病灶、干酪性病灶和空洞表示病变活动；增殖性病灶提示病变稳定。

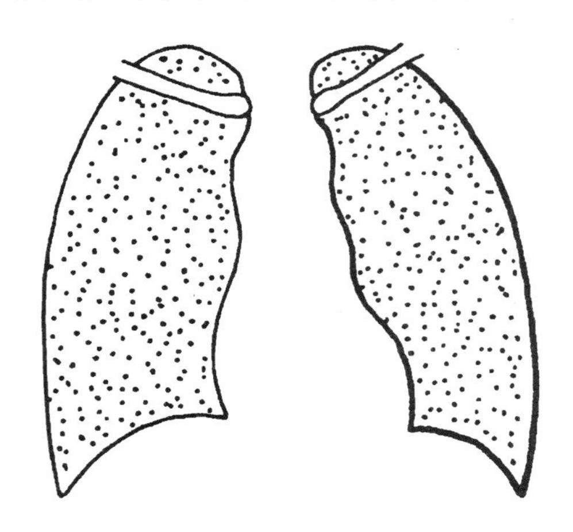

图 10－16　急性粟粒型肺结核 X 线表现示意图

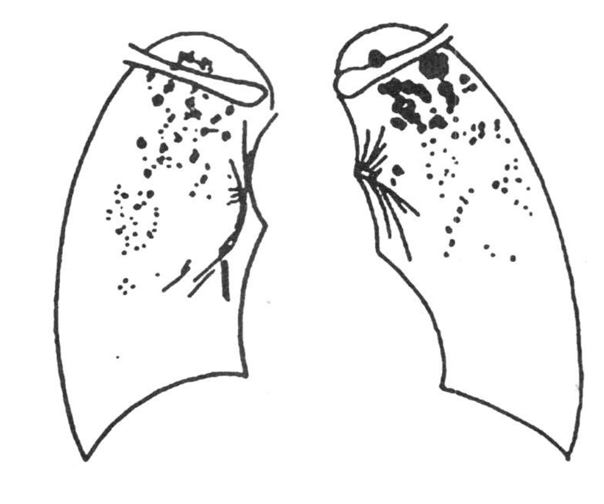

图 10－17　慢性血行播散型肺结核 X 线表现示意图

(4) *结核性胸膜炎（Ⅳ型）*　多见于儿童与青少年。胸膜炎可与肺部结核同时出现，也可单独发生。临床上分为干性及渗出性结核性胸膜炎两种。X 线表现：①结核性干性胸膜炎：多数可自然愈合或遗留肋膈角粘连。X 线检查无异常表现或有膈肌运动受限。②渗出性结核性胸膜炎：多为一侧，液体一般为浆液性，偶可为血性。病程较长，有大量纤维素沉着，引起胸膜肥厚或粘连钙化等。X 线所见随积液量、部位以及胸膜粘连增厚情况而不同。

6．肺肿瘤　肺肿瘤分原发性与转移性两类。原发性肿瘤又分良性及恶性，良性肿瘤少见。恶性肺肿瘤中 98% 为原发性支气管肺癌，少数为肺肉瘤。

(1) *原发性支气管肺癌*　起源于支气管上皮、腺体或细支气管及肺泡上皮。按肺癌发生部位可分 3 型：①中心型：发生于主支气管、肺叶支气管及肺段支气管；②外围型：发生于肺段以下支气管，直达细支气管以上；③细支气管肺泡癌：发生于细支气管或肺泡上皮。X 线表现：中心型肺癌早期局限于黏膜内，可无异常改变。病变发展，使管腔狭窄引起肺叶或一侧肺阻塞性肺气肿，但很难发现。多数病例由于支气管狭窄，引流不畅而发生阻塞性肺炎，表现为在相应部位反复发作、吸收缓慢的炎性实变。继而癌瘤可将支气管完全阻塞而引起肺不张。如肿瘤同时向腔外生长或（和）伴有肺门淋巴结转移时则可在肺门形成肿块。发生于右上叶肺门区的支气管肺癌，肺门部肿块和右肺上叶不张连在一起可形成横行“S”状的下缘（图 10－18）。有时肺癌发展迅速，较

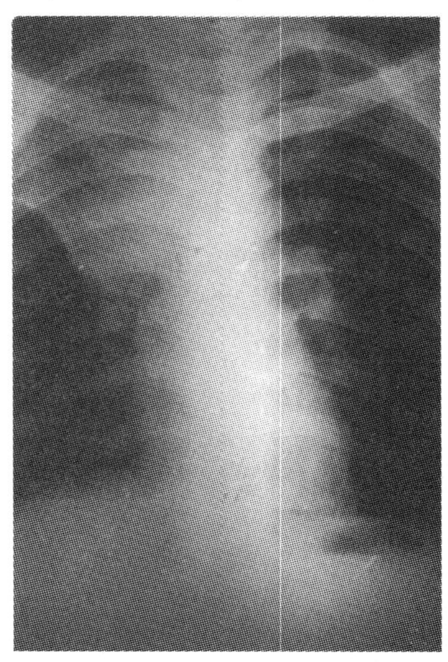

图 10－18　中心型肺癌

大，其中心可发生坏死而形成空洞，多见于鳞癌，表现为内壁不规则的偏心性空洞。

（2）*转移性肺肿瘤* 人体许多部位的恶性肿瘤可以经血行、淋巴道或邻近器官直接蔓延等途径转移至肺部。在恶性肿瘤的诊断与治疗中，肺部被列为常规影像学检查。X线表现：①血行转移：表现为单个或多个棉球状阴影或广泛粟粒状阴影，轮廓光滑、密度均匀、大小不一，多出现在中下肺野，连续观察，转移性肿瘤可在短期内增大、增多。此为与其他肺部病变作鉴别的重要依据。②淋巴转移：表现为肺门淋巴结肿大，肺纹理增粗、增深。肿大的淋巴结常为多个，故外形呈分叶状结节影 。

三、心脏与大血管检查

（一）心脏与大血管的检查方法

X线检查对心脏大血管病变的诊断有一定意义，它不仅能显示心脏大血管的外部轮廓，而且能显示心脏大血管壁及腔内结构的解剖结构和运动。

1．透视 可以从不同角度观察心脏和大血管的形状、搏动及其与周围结构的关系。吞钡检查可观察食管与心脏和大血管的毗邻关系。对确定左心房有无增大或增大的程度有重要价值。

2．常规心脏摄片 靶片要求2m，常规体位包括后前位、左前斜位、右前斜位和侧位，左前斜位角度60°，右前斜位角度45°。

3．右心造影 经股静脉行右心插管，快速注射造影剂，显示右侧心腔和肺血管。用于观察右心、肺血管以及伴有发绀的先天性心脏病。

4．左心造影 导管经周围动脉插入至左心室，适用于二尖瓣关闭不全、主动脉瓣口狭窄、心室间隔缺损、永存房室共道及左心室病变。

5．主动脉造影 导管经周围动脉插入，适用于显示主动脉本身的病变、主动脉瓣关闭不全。

6．冠状动脉造影 从周围动脉插入特制塑形的导管先至升主动脉，然后分别进入左、右冠状动脉开口处，行选择性造影。主要用于冠状动脉粥样硬化性心脏病的检查，是冠状动脉搭桥术或血管成形术前应做的检查步骤。

7．数字减影血管造影 数字减影血管造影（digital subtraction angiography，DSA）是一种在具有数字化成像和减影功能的心血管造影机上进行的心血管造影检查。由于所获图像是数字化和减影后的，无心血管以外组织结构影像的干扰，可对图像进行多种处理以改善影像质量，配合使用各种软件，可进行心脏大血管壁的形态、功能以及腔内结构的运动和血流动力学研究。

（二）正常心脏与大血管的X线表现

1．心脏和大血管的正常投影 心脏的4个心腔中，右心偏前，左心偏后，心房位于心室的后方，在X线上都投影在一个平面上。两心室之间有室间沟，心房与心室交界有房室沟。心脏表面有脏层和壁层心包膜覆盖，两层之间为一潜在的腔隙，为心包，但均缺乏对比。心脏和大血管在透视或平片上的投影相互重叠，因此必须经不同位置的投照，才能使各房室和大血管的边缘显示出来。

2．心脏大血管的搏动 心左缘的搏动主要代表左心室的搏动。收缩期急剧内收，舒张期逐渐向外扩张。搏动幅度的大小与左心室每次搏动的输出量有关，输出量小则幅度小，输出量大，则幅度也大。心右缘的搏动代表右心房的搏动。右心室增大时，其强而有力的心室搏动可以传导至心右缘。

3．心脏大血管的大小 确定心脏整体有无增大最简单的方法是在后前位像上测量心胸比率。必须指出的是，正常心脏大血管的影像形态和大小受到许多因素的影响，如体位、年龄、呼吸及体型等。

（三）心脏与大血管基本病变的X线表现

1．心脏增大 心脏增大是心脏病的重要征象，包括心壁肥厚和心腔扩张，两者常并存。在X线下很难区分肥大和扩张，因此统称为增大。确定心脏增大最简单的方法为心胸比例法。正常成人心影横径一般不超过胸廓横径的一半，即心胸比值等于或小于0.5（图10－19）。

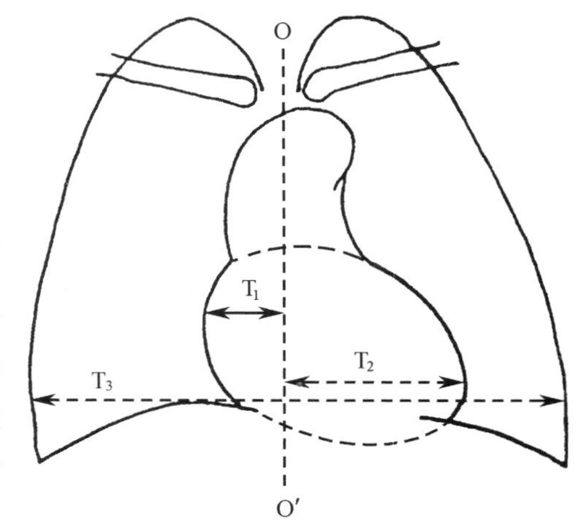

图10－19 心胸比率测量图

2．形态改变 心脏大血管疾病时，心脏可失去正常形态，在诊断上分为3型：①二尖瓣型：右或（和）左心缘不同程度向外膨突，心尖上翘，肺动脉凸出，主动脉球较小。常见于二尖瓣狭窄、房间隔缺损、肺动脉瓣狭窄、慢性肺源性心脏病。②主动脉型：呈靴形，心腰凹陷，左下缘向左扩张，主动脉球突出。常见于高血压病和主动脉瓣病变等以左心室增大为主的心脏病。③普遍增大型：心脏两侧均匀性增大，以心肌炎和全心衰竭最多见。

3．搏动异常 当心脏和（或）大血管为克服阻力和负担过重而仍有代偿功能时，则心脏搏动增强，幅度增大，频率不变；心力衰竭，则搏动减弱，幅度减小，频率加快；心脏搏动完全消失，在某些高动力性循环的疾病，如甲状腺功能亢进症和贫血，则心脏和主动脉搏动也均有增强。

4．肺血管改变 心脏和大血管发生病变时，除心脏出现大小和形态的变化外，大多数情况下，常伴有肺血管改变。

（四）常见循环系统疾病的X线诊断

1．风湿性心脏病 风湿性心脏病包括急性或亚急性心脏炎及慢性风湿性瓣膜病，以二尖瓣损害最为常见，其次为主动脉瓣和三尖瓣，肺动脉瓣损害最少见。

（1）单纯二尖瓣狭窄 单纯二尖瓣狭窄的主要病理改变为瓣环瘢痕收缩，瓣叶增厚融合，有小赘生物以及腱索缩短和粘连，致使开放受限，造成瓣口狭窄。X线表现为心影增大呈二尖瓣型，左心房及右心室增大，左心耳部凸出，肺动脉段凸出，主动脉结及左心室变小，二尖瓣瓣膜偶见钙化，肺内为肺静脉高压或伴有肺动脉高压表现。X线检出率较高（图10－20）。

（2）二尖瓣关闭不全　单纯二尖瓣关闭不全少见，常合并二尖瓣狭窄，其病理改变为受累瓣叶与融合、缩短的乳头肌、腱索之间的粘连致使瓣膜不能正常关闭。X线表现与回流程度有关。如回流较轻，心影位置、形态、大小可无明显改变，仅见左心房和左心室轻度增大。如回流在中度以上，则左心房和左心室明显增大，右心室亦可增大，多数病人到晚期才出现明显肺循环高压。

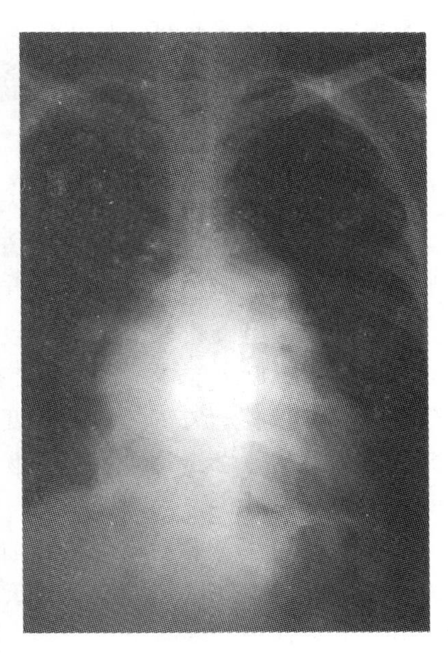

图10－20　单纯二尖瓣狭窄

2．高血压性心脏病　高血压性心脏病继发于长期高血压引起的心脏改变。原发性高血压的发病基础是全身小动脉广泛性痉挛狭窄，造成周围血管阻力增高，动脉压因而升高，导致左心室肥厚。心肌代偿功能不全时则左心室扩张。X线表现：心脏改变以左心室增大肥厚及主动脉增宽延长迂曲为主。早期高血压不引起心脏增大；长期血压持续升高才使左心室肥厚，左心室段增大；左心衰竭时，左心房增大，并有肺淤血和肺水肿征象；严重者则心脏普遍增大，但以左心室增大为主。

3．缺血性心脏病　冠状动脉粥样硬化性心脏病由冠状动脉狭窄与心肌缺血两部分组成。主要侵犯主干及大分支，如左冠状动脉前降支，其次为右冠状动脉和左回旋支。病变主要发生在冠状动脉的内膜，导致冠状动脉狭窄。由于血流受阻，心肌出现缺血、梗死，严重者出现室壁瘤。X线表现：一般无心肺异常改变。合并高血压时出现心脏（左心室）增大及不同程度的肺静脉高压（肺淤血、间质和/或肺泡性肺水肿征象）。

4．慢性肺源性心脏病　慢性肺源性心脏病常因慢性支气管炎、肺实质病变、胸廓畸形等，引起肺循环阻力增加，致使肺动脉压升高，导致右心增大，伴有或不伴有充血性心力衰竭。X线表现：主要为慢性肺胸部病变、肺气肿、肺动脉高压和右心室增大。肺部改变为慢性支气管炎、广泛的肺纤维化与胸膜增厚。肺气肿表现为胸廓横径增大，肋骨走行变平，肋间隙变宽，肺内除纤维化外，肺野透亮度增加，80%为中度以上肺气肿。肺动脉高压表现为肺动脉段突出，肺动脉主、分支明显增大，周围肺野动脉骤然变细，形成残根状。右心室增大以肥厚为主，心影不大，因同时有肺气肿，故心胸比率不大。

四、消化系统检查

（一）消化系统的X线检查方法

1．腹部平片　通常拍摄仰卧前后位和立位片。前者易于显示膨胀、扩张的胃肠管腔和区分大、小肠，也易于观察腹腔内有无积液；后者则有利于观察膈下游离气体和肠腔内有无异常液气平面形成。对于危重病人则可采用侧卧位水平投照。

2. 透视 一般采用胸腹联合透视。其意义在于：①了解急腹症症状是否由胸部病变所引起；②了解膈肌运动情况及有无脏器穿孔致膈下游离气体，可粗略了解有无胀气之胃肠腔及有无异常液平面形成。

3. 气钡双重检查 根据检查部位和检查方法可分为：①食道吞钡检查：在病人服钡时，观察食道黏膜、轮廓、蠕动和食道扩张度及通畅性。在疑有不透X线异物停留时，可令患者口服浸以钡剂的棉花球，注意有否钩挂现象。双重对比检查有利于显示食道早期病变。②上胃肠道钡剂检查：检查范围应包括食道、胃、十二指肠和上段空肠。③小肠系钡剂造影：可在钡餐检查后每隔1～2小时检查一次，主要了解小肠排空情况、黏膜病变和占位病变。有时为避免重叠和更清楚显示病变，可将导管从口插入小肠，分段注入气钡行小肠双重对比检查。④结肠造影：常以钡剂灌肠方式造影，应用气钡双重对比检查后，可发现结肠黏膜溃疡、息肉和恶性占位性病变。

钡剂检查注意要点：①造影前病人应禁食6小时以上，造影前3天不服用含重金属元素的药物。做钡剂灌肠者检查前1天晚需服轻泻剂清洁肠道，或于检查前2小时行清洁灌肠。②钡剂造影检查时要多方位、多角度观察和摄片，将透视时见到的功能改变和照片上形态学改变相结合，并参考触压时所了解的胃肠壁柔软度、移动性、压痛或有无肿块等一并考虑才能作出正确诊断。

4. 肝、胆、胰的X线检查方法

(1) *肝脏* 透视和平片只能大致了解肝的轮廓、大小、钙化和积气，诊断价值有限。选择性腹腔动脉造影，除肝脏外，还可同时显示胰、脾和部分胃及十二指肠的血管。

(2) *胆道系统* 胆道系统包括胆囊、胆囊管、胆总管及肝管。胆道系统的病变常需X线检查。

1) X线平片检查：正常胆囊在普通腹部（或胆囊区）平片上虽然不显影，但在胆囊造影前拍摄平片是十分重要的，因为在平片上可观察有无不透X线的结石、胆囊壁钙化或异常的气体影。

2) 造影检查：①口服胆囊造影：常用的造影剂为碘番酸片（每片0.5g），成人剂量为3g。检查前日晚8点以后服造影剂，每5分钟服1片。服药前1日先摄右上腹平片，服药后一般12小时摄片。②静脉胆道造影：常用造影剂为50%的胆影葡胺，成人用20～40ml，自静脉缓慢注入，在注射前先做碘过敏试验。注射后30分钟、60分钟、90分钟及120分钟各摄片1张。胆管在15～45分钟时间显影，胆囊在30分钟及120分钟均可显影。如需观察胆囊收缩功能，在胆囊显影后服高脂肪餐，60分钟后再摄片。③术后T型管造影：手术后经T型管造影，对观察胆管内残留结石或其他病变，以及了解胆囊管与十二指肠的通畅情况有帮助。④内镜逆行性胰胆管造影（ERCP）：对诊断胆管病变如结石、肿瘤有很大价值。⑤经皮肝穿刺胆管造影（PTC）：主要用以鉴别梗阻性黄疸的原因并确定阻塞部位。

(3) *胰腺* 胰腺位于腹腔深处，过去的检查方法如平片、胃肠钡餐、低张十二指肠造影等，只能根据胰腺周围器官位置和形态的改变来推断胰腺病变，诊断价值有限，现已少用。PTC和血管造影等属有创检查，并不能解决胰腺病变的早期诊断问题，在一定适应证的情况下才考虑使用。CT 和 MRI 的出现以及成像技术的不断改进，使胰腺准确的定性、定位诊断成为可能。

（二）消化系统正常的 X 线表现

1．咽　咽是胃肠道的开始部分，为含气空腔，分鼻咽、口咽和喉咽 3 个部分。吞钡正位观察，上方正中为会厌，两旁充钡小囊状结构为会厌溪，会厌溪外下方较大的充钡空腔是梨状窝，梨状窝中间的透亮区为喉头，勿认为病变。该区也称为下咽部。约于第 5 颈椎下缘处，两侧梨状窝汇于中心向下引入食管。

2．食管　食管是一个连接下咽部与胃的肌肉管道，起始于第 6 颈椎水平，与下咽部相连，其下端相当于第 10～11 胸椎水平与贲门相接。分颈、胸、腹 3 段。右前斜位是观察食管的常规位置，在其前缘可见 3 个压迹，从上至下为主动脉弓压迹、左主支气管压迹、左心房压迹。食管少量充钡，黏膜皱襞表现为数条纵行、相互平行的纤细条状阴影。

3．胃　胃一般分为胃底、胃体、胃窦 3 部分及胃小弯和胃大弯（图 10－21）。

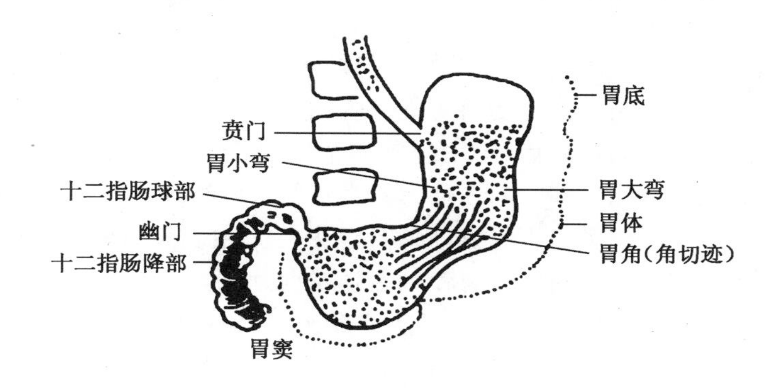

图 10－21　胃各部的名称

胃的形状与体型、张力及神经系统的功能状态有关。一般可分为 4 种类型：①牛角型：位置、张力高，呈横位，上宽下窄，胃角不明显，形如牛角。②钩型：位置、张力中等，胃角明显，胃的下极大致于髂嵴水平，形如鱼钩。③瀑布型：胃底大，呈囊袋状向后倾，胃泡大，胃体小，张力高。充钡时，钡剂先进入后倾的胃底，充满后再溢入胃体，犹如瀑布。④长钩型：又称为无力型胃，位置、张力低，胃腔上窄下宽如水袋状，胃下极位于髂嵴水平以下（图 10－22）。

4．十二指肠　十二指肠全程呈 C 形，将胰头包绕其中。在描述时，可将十二指肠全程称为十二指肠曲。上与幽门连接，下与空肠连接，一般分为球部、降部、水平部（横部）和升部。

5．空肠与回肠　空肠与回肠之间没有明确的分界，但上段空肠与下段回肠的表现大不相同。空肠大部位于左中上腹，多见于环状皱襞，蠕动活跃，常显示为羽毛状影像，如肠内钡剂少则表现为雪花状影像。回肠肠腔略小，皱襞少而浅。小肠的蠕动是推进性运动，空肠蠕动迅速有力，回肠蠕动慢而弱。有时可见小肠的分节运动。服钡后 2～6 小时钡的先端可达盲肠，7～9 小时小肠排空。（图 10－23）

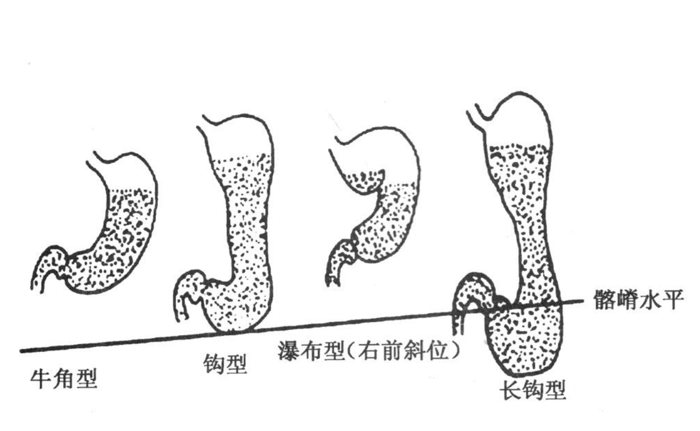

图 10－22　胃的分型

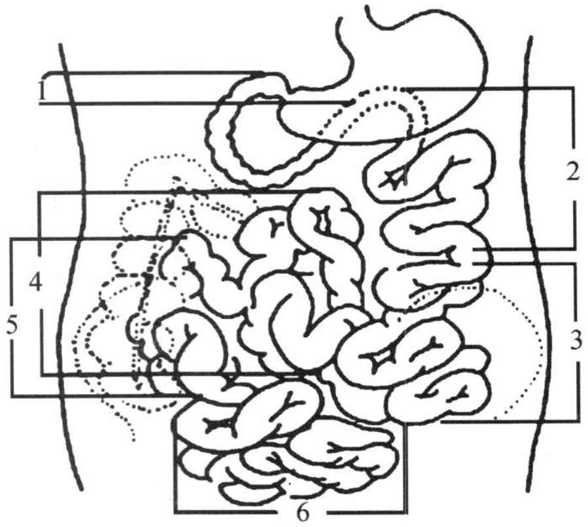

1．十二指肠　2．上部空肠　3．下部空肠
4．上部回肠　5．中部回肠　6．下部回肠

图 10－23　小肠的分组

6．大肠　大肠分盲肠、升结肠、横结肠、降结肠、乙状结肠和直肠，绕行于腹腔四周。升、降结肠转弯处为肝曲，横、降结肠转弯处为脾曲。横结肠和乙状结肠的位置及长度变化较大，其余各段较固定。大肠充钡后，X 线主要特征为结肠袋，表现为多数结肠袋呈对称的袋状突出。大肠黏膜皱襞为纵、横、斜 3 种方向交错结合的纹理。盲肠与升、横结肠皱襞密集，以斜行和横行为主，降结肠以下皱襞渐稀且以纵行为主。大肠的蠕动主要是总体蠕动，右半结肠出现强烈的收缩，呈细条状，将钡剂迅速推向远侧。结肠的充盈和排空时间差异较大，一般服钡后 6 小时可达肝曲，12 小时可达脾曲，24～48 小时排空。阑尾在服钡或钡灌肠时都可能显影，呈长条状影，位于盲肠内下方。一般粗细均匀，边缘光滑，易推动。阑尾不显影、充盈不均匀或其中有粪石造成的充盈缺损，不一定是病理性的改变。阑尾排空时间与盲肠相同，但有时可延迟达 72 小时。

7．肝、胆、胰、脾　肝、胆、胰、脾在 X 线平片上呈软组织密度，难以区分病变或正常组织，X 线平片检查的价值有限。除非脏器内有钙化、胆囊内有不透 X 线（阳性）结石，可直接显示出高密度阴影，或脏器内有气体可见低密度阴影，从而有可能提示诊断。

（三）消化系统基本病变的 X 线表现

1．胃肠道轮廓改变　①龛影：龛影是由于胃肠道壁产生溃烂，达到一定深度，造影时被钡剂填充，当 X 线从病变区呈切线位投影时，形成一突出于腔外的钡斑影像。②憩室：憩室是由于胃肠道管壁的薄弱区向外膨出，或是由于管腔外邻近组织病变的粘连、牵拉造成管壁全层向外突出，致使钡剂充填形成的囊袋状影像，其内及附近的黏膜皱襞形态正常。③充盈缺损：充盈缺损是指消化管腔内因隆起性病变致使钡剂不能在该处充盈的现象。多见于恶性肿瘤和肉芽肿。

2．黏膜皱襞的改变　①黏膜皱襞破坏：表现为黏膜皱襞影像消失，代之以杂乱而不规则的钡影。与正常的黏膜皱襞有明显分界，从而造成了黏膜皱襞中断现象。大都由于恶性肿瘤侵蚀所致。②黏膜皱襞平坦：表现为皱襞的条纹状影变得平坦而不明显，一是黏膜和黏膜下层被恶性肿瘤浸润，二是由于黏膜和黏膜下层炎性水肿而引起。③黏膜皱襞增宽和迂曲：表现为透明条纹影像增宽，也称黏膜皱襞的肥厚或肥大，伴有走行迂曲、结构紊乱。由于黏膜和黏膜下层炎性浸润、肿胀和结缔组织增生所致，多见于慢性胃炎。④黏膜皱襞纠集：表现为黏膜皱襞从四周向病变区集中，呈放射或车辐状。多为慢性溃疡性病变产生的纤维结缔组织增生，瘢痕收缩所致。

3．管腔大小的改变 胃肠道管腔的狭窄和扩张是常见的征象。其原因包括功能性和器质性、腔内和腔外病变以及炎性和肿瘤等。造影检查具有重要意义。①管腔狭窄：超过正常限度的管腔持久性缩小称为管腔狭窄。病变性质不同引起管腔狭窄的形态也不相同。炎性狭窄表现为纤维组织增生造成狭窄，范围较广泛，或为分段性，边缘较整齐，病变区和正常区分界不截然；肿瘤性狭窄的范围较局限，边缘不整齐，管壁僵硬，病变区与正常区分界较明显，局部可触及包块。②管腔扩张：超过正常限度的管腔持续性增大称为管腔扩张。各种原因造成的胃肠道梗阻产生近端胃肠道扩张，累及范围比较大，并可见积气和积液征象，肠管蠕动增强。

4．位置及移动度改变 多种原因可使胃肠道产生位置和移动度改变的征象。腹部肿块可压迫胃肠道使之移位，局部胃肠道空虚，并可见弧形压迹，被推移部分之肠管相互聚集。

5．肝、胆、胰、脾病变 由于普通X线的局限，对于腹部实质性脏器及后腹膜病变的检查，CT应是首选的检查方法。

（四）常见消化系统疾病的X线诊断

目前对胃肠道疾病的诊断，X线检查仍是首选的影像检查技术。具有方法简便、经济、成像清晰的特点，并可灵活利用多体位、多轴位和动态等观察方法，显示脏器的局部和全貌，以此观察胃肠道疾病的形态与功能改变。因此，到目前为止，在国内外的胃肠道影像学诊断中，X线是应用最广泛和最基本的方法。

1．食管静脉曲张 食管静脉曲张是门静脉高压的重要并发症，常见的原因是肝硬化。X线表现：早期食管静脉曲张发生于食管下段，表现为黏膜皱襞稍增粗、增宽或略有迂曲，有时因皱襞显示不连续而如虚线状；中晚期X线表现为食管中下段的黏膜皱襞明显增宽、迂曲，呈蚯蚓状或串珠状充盈缺损，管壁边缘呈锯齿状。

2．食管癌 食管癌好发于40～70岁男性，主要症状为进行性吞咽困难。按食管癌的病理形态可分为3型：①浸润型：管壁呈环状增厚、管腔狭窄；②增生型：肿瘤向腔内生长，形成肿块；③溃疡型：肿块形成一个局限性大溃疡，深达肌层。以上各型可混合出现。

X线表现：①黏膜皱襞改变：由于癌瘤破坏黏膜层，使正常皱襞消失、中断、破坏，形成表面杂乱不规则的影像。②管腔狭窄：在浸润型癌，肿瘤表现为环状狭窄，狭窄范围较局限。管腔狭窄也见于各型食管癌进展期，范围较大，轮廓不清楚，不对称，管壁僵硬。③腔内充盈缺损：癌瘤向腔内突出，形成不规则、大小不等的充盈缺损，此为增生型癌的主要表现。也常造成管腔狭窄。在溃疡型癌，可见一个较大的、轮廓不规则的长形龛影，其长径与食管的纵轴一致，周围有不规则的充盈缺损即透明带围绕。向食管壁内或食管外生长的肿瘤可形成纵隔内肿块。食管癌可并发食管－气管瘘，检查时可见钡剂流入气管内。此外，还可发生转移、肺部感染及纵隔转移。

3．消化性溃疡 胃与十二指肠溃疡好发于20～50岁。胃溃疡从黏膜开始并侵及黏膜下层，常深达肌层。溃疡口部周围呈炎性水肿。慢性溃疡深达浆膜时，称穿透性溃疡。如浆膜层被穿破且穿入腹腔为急性穿孔。后壁溃疡易发生慢性穿孔，与网膜、胰等粘连甚至穿入其中。溃疡周围具有坚实的纤维结缔组织增生者，称为胼胝性溃疡。溃疡愈合后，常有不同程度的瘢痕形成，严重者可使胃和十二指肠变形或狭窄。胃和十二指肠同时发生溃疡者为复合型溃疡。

（1）*胃溃疡* 胃溃疡直接征象是龛影，多见于小弯，其切线位呈乳头状，边缘光滑整齐，密度均匀。龛影口部常有一圈黏膜水肿所造成的透明带。胃溃疡引起的功能性改变包括：①痉挛性改变，表现为胃壁上的凹陷（又称切迹），小弯龛影，在大弯的相对处出现深的痉挛切迹；胃窦痉挛和幽门痉挛也很常见。②分泌增加，使钡剂不易附着于胃壁，液体多时在胃内形成液面。③胃蠕动增强或减弱，张力增高或减低，排空加速或减慢。溃疡好转和愈合时，功能性改变也常随之减轻或消失。胃溃疡引起的瘢痕性改变可造成胃的变形和狭窄。

（2）*十二指肠溃疡* 十二指肠溃疡90%以上发生在球部。球部腔小壁薄，易因溃疡发生球部变形。球部溃疡常较胃溃疡小，直径多在4～12mm，大都在后壁和前壁，龛影轴位像上近似火山口，表现为类圆形或米粒状密度增高影，其边缘多光滑整齐，周围常有一圈透明带，或有放射状黏膜纠集。球部变形主要是由于瘢痕收缩、黏膜水肿和痉挛所致。球部溃疡还可出现一些间接征象：①激惹征，表现为钡剂到达球部后不易停留，迅速排出；②幽门痉挛，开放延迟；③胃分泌增多和胃张力及蠕动方面的改变，也常伴有胃炎的一些表现如胃黏膜皱襞的粗乱、迂曲等；④球部有固定压痛。

4．胃癌 胃癌是胃肠道最常见的肿瘤，好发于40～60岁。可发生在胃的任何部位，但以胃窦、小弯和贲门区常见（图10－24）。按胃癌的大体形态可分为3型：①蕈伞型（息肉型、肿块型、增生型）：癌瘤可向胃腔内生长，表面大多高低不平，如菜花状，常有糜烂，与周围有明确的分界。②浸润型（硬癌）：癌瘤沿胃壁浸润生长，常侵犯胃壁各层，使胃壁增厚、僵硬，弹性消失。黏膜表面平坦而粗糙，与正常区分界不清，病变可只侵犯胃的一部，但也可侵及胃的全部。③溃疡型：癌瘤常深达肌层，形成大而浅的盘状溃疡，其边缘有一圈堤状隆起，称环堤。

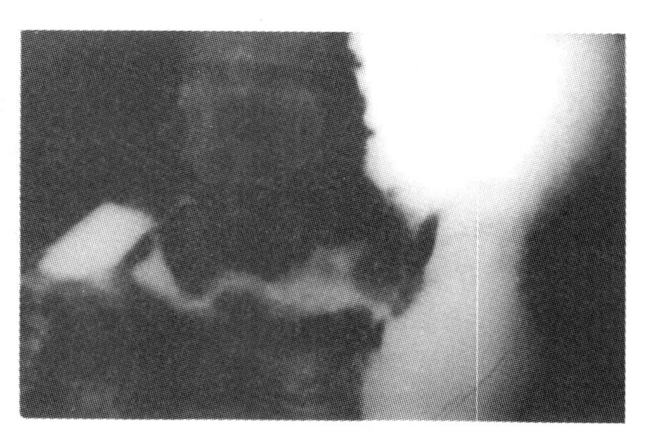

图10－24 胃癌

X线表现：①充盈缺损，形状不规则，多见于蕈伞型癌；②胃腔狭窄，胃壁僵硬，也可见于蕈伞型癌，但主要由浸润型癌引起，全胃受累时形成“革袋状胃”；③龛影，多见于溃疡型癌，龛影形状不规则。龛影位于胃轮廓之内，其周围绕以宽窄不等的透明带，即环堤。④黏膜皱襞破坏、消失或中断，黏膜下肿瘤浸润常使皱襞异常粗大、僵直。⑤癌瘤区蠕动消失。

5．结肠癌 结肠癌好发于直肠和乙状结肠。可分3型：①增生型：肿瘤向腔内生长，呈菜花状，表面可有浅溃疡。肿瘤基底部宽，肠壁增厚。②浸润型：癌瘤主要沿肠壁浸润，使肠壁增厚，病变常绕肠壁环形生长，使肠腔呈环形狭窄；③溃疡型：肿瘤主要表现为深而不规则的溃疡。

结肠气钡双重对比造影表现如下：①肠腔内可见肿块，其轮廓不规则，黏膜皱襞消失。病变多发生在肠壁的一侧，该处肠壁僵硬平直、结肠袋消失。②肠管狭窄，常累及一小段肠管，可偏于一侧或形成环状狭窄，轮廓可以光滑整齐或不规则。肠壁僵直，黏膜破坏消失，病变界限清楚，此型肿瘤易致梗阻，钡剂止于肿瘤的下界，完全不能通过。狭窄区可扪及肿块。③较大的龛影，形状多不规则，边缘多不整齐，具有一些尖角，龛影周围常有不同程度的充盈缺损和狭窄，肠壁僵硬，结肠袋消失，黏膜皱襞破坏（图10－25）。

五、泌尿系统检查

（一）泌尿系统的X线检查方法

1．腹部平片 腹部平片是泌尿系统常用的检查方法。常规摄片取仰卧、前后位片。

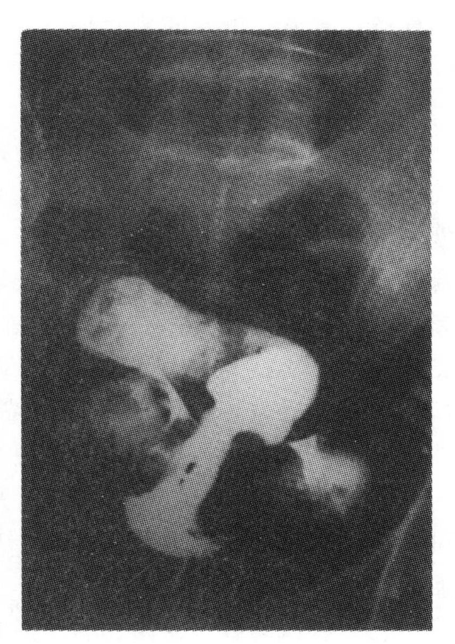

图10－25 结肠癌

2．排泄性尿路造影 排泄性尿路造影又称静脉肾盂造影（IVP）。其应用依据是有机碘化物的水溶液如泛影葡胺或碘苯六醇于静脉注射后，几乎全部由肾小球滤出而排入肾盏和肾盂内，如此不但能显示肾盏、肾盂、输尿管及膀胱的内腔，且可大致了解双肾的排泄功能。具体检查方法是：①检查前准备，病人无对比剂应用禁忌证，碘过敏试验无副反应，清洁肠道并限制饮水；②取仰卧位检查，先摄取腹部平片；②下腹部应用压迫带，暂时阻断输尿管后，于静脉内注入对比剂60%泛影葡胺，成人剂量为20ml；③注射药物后1～2分钟、15分钟和30分钟分别摄取双侧肾区片。如肾盏肾盂显影良好则除去压迫带并稍候摄取全腹片，此时输尿管和膀胱亦显影。若其后行排尿动作并摄片，则尿道也显影。

3．逆行性尿路造影 逆行性尿路造影包括逆行性肾盂造影、逆行性膀胱造影和逆行性尿道造影。前者是在行膀胱镜检查时，将导管插入输尿管内，于透视下缓慢注入对比剂，以使肾盂、肾盏显影，此法常用于排泄性尿路造影显影不佳者。逆行性膀胱和尿道造影则是分别将导管插入膀胱内或将注射器抵住尿道口，并注入对比剂，以使膀胱或尿道显影，其清晰度要优于排泄性尿路造影。

（二）正常泌尿系统的X线表现

1．腹部平片 于脊柱两侧常可观察到双肾轮廓。正常肾影边缘光滑，密度均匀。其内缘中部略凹，为肾门所在。肾影长约12～13cm，宽约5～6cm，位于第12胸椎至第3腰椎之间，一般右肾略低于左肾。侧位片上，肾影与腰椎重叠，肾上极较下极略偏后。正常输尿管不能显示，膀胱一般也不易显影。

2．排泄性尿路造影 注入对比剂后1～2分钟，肾实质显影；2～3分钟后肾盏和肾盂开始显影，15～30分钟显影最浓；解除腹部压迫带后，输尿管和膀胱显影；行排尿动作，尿道显影。

3．逆行性尿路造影 与排泄性尿路造影不同，逆行性尿路造影不能显示肾实质，而肾盏、肾盂、输尿管、膀胱及尿道的显影情况基本相同，但仍有差异，分析时需注意。

（三）常见泌尿系统疾病的X线诊断

1．泌尿系结石 临床表现为向下腹部和会阴部的放射性疼痛及血尿。结石梗阻还可造成肾盏、肾盂、输尿管扩张积水。约90%结石可由X线平片显示，称为阳性结石；少数结石如尿酸盐结石难由X线平片显示，故称阴性结石。

2．泌尿系统结核

（1）肾结核 多为继发性。肾结核初期为皮质感染，其后蔓延至髓质，形成干酪样坏死灶。肾乳头受累发生溃疡，继而造成肾盏和肾盂破坏。病变向下蔓延则引起输尿管结核，致管壁增厚、僵直和管腔狭窄、闭塞。肾结核干酪样病灶可发生钙化，甚至全肾钙化，称为肾自截。X线表现：平片可无异常发现，有时显示肾区内云絮状钙化，甚至全肾钙化。尿路造影检查，早期病变局限在肾实质内，可表现正常；当肾实质空洞与小盏相通时，显示小盏外侧有一团对比剂与之相连，肾盏、肾盂受侵而边缘不整呈虫蚀状改变；病变进展，造成肾盏、肾盂广泛破坏或形成肾盂积脓时，排泄性尿路造影常不显影，逆行性尿路造影显示肾盂、肾盏共同形成一扩大而不规则的空腔。

（2）输尿管结核 X线表现：平片检查多无价值，偶可发现输尿管钙化。尿路造影早期可见输尿管全程扩张和管壁轻微不整；病变进展，管壁蠕动消失，出现多发狭窄与扩张相间而呈串珠状。

（3）膀胱结核 通常由肾、输尿管结核蔓延所致。初期膀胱黏膜充血、水肿，进而形成溃疡和（或）肉芽肿，开始位于输尿管口处，其后延伸至三角区乃至全部膀胱。晚期膀胱肌层广泛受累、壁增厚并发生膀胱挛缩。X线表现：尿路造影早期可显示输尿管口部膀胱壁不规则及变形，若病变累及全部黏膜时则整个膀胱内缘不规整；晚期发生膀胱挛缩，体积变小，边缘呈锯齿状改变。

3．肾癌 是最常见的肾恶性肿瘤，发病年龄多在40岁以上，男性较女性多见。肾癌典型的临床表现为无痛性血尿和腹部肿块。X线表现：①平片：较大肾癌可致肾轮廓局限性外突，偶可发现肿瘤钙化，呈细点状或弧线状致密影。②尿路造影检查：由于肿瘤压迫、包绕，可使肾盏伸长、狭窄和受压变形，也可使肾盏封闭或扩张；若肿瘤较大影响多个肾盏，可使各肾盏聚集或分离；肿瘤邻近肾盂时，可致肾盂受压、变形、破坏及充盈缺损。

4．膀胱癌　膀胱癌多为移行细胞癌，少数为鳞状细胞癌和腺癌。好发于40岁以上男性。X线表现：平片诊断价值不大。膀胱造影检查表现为自膀胱壁突向腔内的结节状或菜花状充盈缺损，表面凹凸不平；浸润生长则显示局部膀胱壁僵硬。

六、骨与关节检查

目前X线平片仍是骨、关节和软组织疾病首选的检查方法。CT密度分辨率高，无影像的重叠，在显示解剖关系较复杂部位的结构、骨的病变和软组织病变方面较X线更具优势。

（一）骨与关节的X线检查方法

1．X线平片　摄片要注意以下几点：

（1）任何部位包括四肢长骨、关节和脊柱都要用正、侧两个摄影位置。某些部位还要用斜位、切线位和轴位等。

（2）应当包括周围的软组织。四肢长骨摄片都要包括邻近的一个关节。在行脊柱摄影时，如摄照腰椎应包括下部胸椎，以便计数。

（3）两侧对称的骨关节，病变在一侧而症状与体征较轻，或X线片上一侧有改变，但不够明显，应在同一技术条件下摄照对侧，以便对照。

2．血管造影　血管造影多用于肢体动脉。主要用于血管疾病的诊断和良、恶性肿瘤的鉴别。

（二）正常骨与关节的X线表现

1．长骨的X线表现　小儿骨骼与成人骨骼的X线表现分别描述如下：

（1）小儿骨骼　长骨由软骨雏形经骨化而形成，一般有3个以上的骨化中心，一个在骨干，另外的在两端。小儿长骨的主要特点是骺软骨，且未完全骨化，可分为骨干、干骺端、骺和骺板等部分。

（2）成人骨骼　成人骨骼的外形与小儿骨骼相似，但骨发育完全。骺与干骺端结合，骺线消失，只有骨干和由骨松质构成的骨端。骨端有一薄层壳状骨板，为骨性关节面，表层光滑。其外方覆盖的一层关节软骨，X线上不能显示。成人长骨骨皮质较厚，密度高。骨端各部位所承受重力、肌肉张力以及功能活动不同，其骨小梁分布的比例和排列方向也不同。

2．脊柱正常X线表现　一般颈椎7个，胸椎12个，腰椎5个，骶椎5个和尾椎4个。颈、胸、腰椎各脊椎间均可活动，骶椎与尾椎则分别连成骶骨和尾骨。除第1颈椎外，每个脊椎分椎体及椎弓两部分。椎弓由椎弓根、椎弓板、棘突、横突和关节突组成。同侧上下两个关节突组成脊椎小关节，有关节软骨和关节囊。成人脊椎椎体呈短圆柱状，上下面平直。椎弓由两个椎弓根和两侧椎弓板构成，椎弓板后方联合成棘突。每侧椎弓都附有一个横突及上、下关节突。各椎体与椎弓围成椎管，容纳脊髓。椎间盘居椎体之间，在椎体上下面附有一层纤维软骨板，椎间盘中心为髓核，周围为纤维环。颈、胸椎小关节侧位显示清楚，腰椎正位清楚。椎间盘的纤维软骨板、髓核及周围的纤维环系软组织密度，故呈宽度匀称的横行半透明影，称之为椎间隙。椎间孔居相邻椎弓、椎体、关节突及椎间盘之间，呈半透明影，颈椎斜位显示清楚，胸、腰椎侧位清楚（图 10－26）。

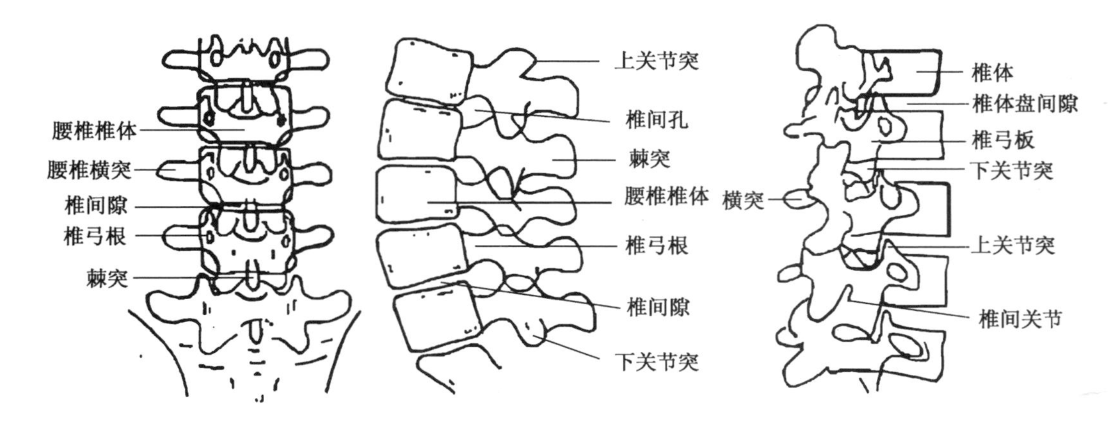

图 10－26　正常人脊柱解剖图

3．关节的 X 线表现　四肢关节由两个或两个以上的骨端所组成。每个骨端的关节面上覆盖一层关节软骨。X 线不显影的两端关节软骨及介于其间真正微小的空隙，形成 X 线所见的关节间隙。因而关节间隙的宽度即可大致代表两端关节软骨的厚度。关节软骨的厚度在小关节一般约 0.2～0.5mm，在大关节约 2～4mm，关节周围为 X 线不能显示的关节囊所包围（图 10－27）。

（三）骨与关节基本病变的 X 线表现

1．骨质疏松　骨质疏松指单位体积内正常钙化的骨组织减少，常为有机质和无机质（盐类）同时减少的表现。X 线表现为骨质密度减低，骨小梁稀疏、粗糙，网状结构空隙增大，骨皮质变薄。

2．骨质软化　骨质软化是指单位体积内骨组织有机成分正常，而矿物质含量减少，未钙化的骨样组织则相对增多，使骨骼的硬度减小而发生软化。X 线表现为骨密度减低，骨小梁稀疏、粗糙，长骨常弯曲变形，脊柱椎体可呈双凹变形。

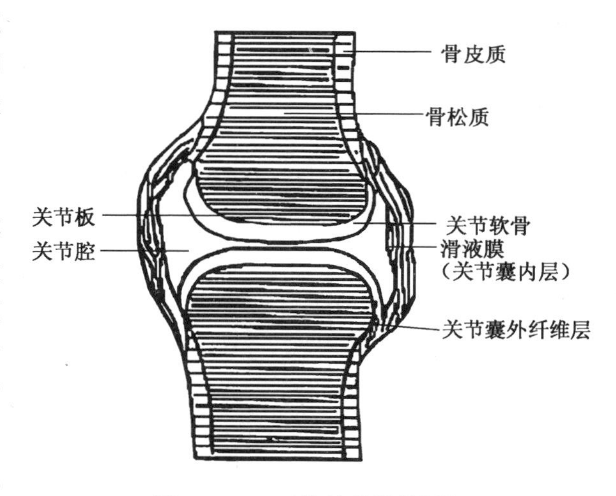

图 10－27　四肢关节结构图解

3．骨质破坏　是局部骨质为病理组织所代替而造成的骨质消失。X 线表现为局部骨密度减低，破坏发生在骨松质时可见骨小梁模糊和消失，发生在骨皮质时表现为骨皮质缺损或完全消失，病变区的境界清晰或模糊不清。病变区域的大小、形态及范围因病而异。

4．骨质增生硬化 指单位体积内骨量的增多。组织学上可见骨皮质增厚，骨小梁增粗增多是成骨增多或破骨减少或两者同时存在所致。X线表现为骨质密度增高，伴有或不伴有骨骼的增大。

5．骨膜增生 骨膜增生又称骨膜反应。骨膜可因炎症、肿瘤、创伤等出现增生性反应，产生骨化，以致本来不显影的骨膜可在X线下显影。X线表现为骨骼增粗或不规则的隆起。

6．骨质坏死 骨质坏死是指骨组织局部代谢停止，坏死的骨质称为死骨。形成死骨的原因主要是血液供应中断。死骨的X线表现为骨质局限性密度增高，呈游离的条状或颗粒样致密阴影。

7．关节肿胀 关节肿胀常由关节腔积液或关节囊及周围软组织充血、水肿、出血和炎症所致。X线表现为关节周围软组织肿胀、密度增高，各软组织层次变模糊。大量关节腔积液可见关节间隙增宽。

8．关节破坏 关节破坏是关节软骨及其下方的骨性关节面骨质为病理组织所侵犯、代替所致。其X线表现为当破坏只累及关节软骨时，仅见关节面间隙变窄，累及关节面骨质时，则出现相应区的骨质破坏和缺损，严重时可引起关节半脱位和变形。关节破坏是诊断关节疾病的重要依据。

9．关节退行性变 关节退行性变的早期X线表现主要是骨性关节面模糊、中断、消失；中期表现为关节间隙狭窄，软骨下骨质囊变和骨性关节面边缘骨赘形成，不发生明显骨质破坏，一般无骨质疏松。

10．关节强直 关节强直可分为骨性强直和纤维性强直两种。关节明显破坏后，关节骨端由骨组织所连接，为骨性强直。X线表现为关节间隙明显变窄或消失，并有骨小梁通过关节连接两侧骨端。纤维性强直也是关节破坏的后果。

11．关节脱位 关节脱位是组成关节骨骼的脱离、错位，可分为完全脱位和半脱位两种类型。关节脱位多为外伤性，也有先天性或病理性。任何关节疾病造成关节破坏后都可发生关节脱位。

（四）常见骨关节疾病的X线诊断

1．骨折 因暴力冲击，使骨骼结构中断者，称为外伤性骨折；由于骨骼本身的疾病而引起者，称为病理性骨折。以长骨骨折和脊柱骨折较为常见。

（1）*长骨骨折* 长骨骨折的基本X线表现是骨骼发生断裂，骨的连续性中断。骨骺分离也属于骨折。骨皮质的连续性中断、骨小梁断裂和歪曲，在骨断裂处，可见到边缘光滑锐利的线状透亮阴影，称为骨折线。在中心X线通过骨折断面时，则骨折线显示清楚，否则显示不清，甚至不易发现。严重骨折骨骼常弯曲、变形。嵌入性或压缩性骨折骨小梁紊乱，甚至密度增高，看不到骨折线。

（2）*脊柱骨折* 脊柱骨折系由于暴力突然使脊柱过度弯曲，由于外力与负重的关系而形成椎体压缩性骨折。易发生于脊柱活动较大的胸椎下段和腰椎上段，以单个椎体多见。X线表现为椎体压缩呈楔形，前缘骨皮质嵌压。由于断端嵌入，所以不仅不见骨折线，反而可见横行不锐利、不规则的线状致密影。有时，椎体前上方可见分离的骨碎片，上下椎间隙保持正常。严重时常并发脊椎后突成角、侧移，甚至发生椎体错位，压迫脊髓引起截瘫。常并发棘突间韧带撕裂，使棘突间隙增宽，甚至并发棘突撕脱骨折，也可发生横突骨折。

2．关节脱位 外伤性关节脱位易发生于活动范围大、关节囊和周围韧带不坚强、结构不稳固的关节。在四肢多见于肩、肘或髋关节。关节脱位的X线表现为组成关节的两个骨端失去正常的相对位置。以先天性髋关节脱位最常见。

3．脊椎结核 骨结核以脊椎结核最常见，其中又以腰椎最多。主要X线表现是椎体骨质破坏、变形，椎间隙变窄或消失和冷脓肿的出现。同椎体压缩性骨折的楔形变不难鉴别。临床上常有脊柱活动受限，局部疼痛，冷脓肿和窦道形成，还可发生脊柱变形和脊髓受压症状。CT显示椎体及附件的骨质破坏、死骨和椎旁脓肿优于平片。椎体骨质破坏可引起椎体塌陷后突以致椎管狭窄，CT可以显示这一改变。

4．骨肿瘤 骨肿瘤可分为原发性和转移性。原发性骨肿瘤又可分为良性和恶性。X线检查对骨肿瘤的诊断有重要意义。

（1）*良性骨肿瘤* 以骨软骨瘤和骨巨细胞瘤为例。

1）骨软骨瘤：是常见的良性骨肿瘤之一。多见于青年人，好发于胫骨、腓骨、肱骨的近端及股骨远端的干骺端，可为单发或多发。X线表现：为由长骨干骺端向外突出的类圆形或圆形骨质阴影，有一细长的蒂或宽阔的基底与骨体相连，又称外生骨疣。瘤体内含有松质骨及密质骨，也可混合存在。外缘为一层薄的骨皮质。顶部有一层软骨覆盖，如不钙化则不显影；软骨钙化，则呈不规则斑片状影。

2）骨巨细胞瘤：又称破骨细胞瘤。多见于20～30岁青年，好发于长骨的骨端，如股骨远端、胫骨近端及桡骨远端，部分肿瘤可以是恶性的。X线表现：在长骨干骺端可见到偏侧性的膨胀性的骨质破坏透亮区，呈圆形、分叶状或椭圆形，骨皮质变薄并向外膨出。良性者皮质多无破坏和中断现象，肿瘤与正常组织分界清晰，透亮区内可见不规则的骨性间隔分隔成肥皂泡样的多房影。如肿瘤呈弥漫浸润性破坏，骨膨胀不明显，环绕骨干出现软组织肿块影时，可能为恶性骨巨细胞瘤；骨质破坏明显迅速，亦可为恶性。

（2）*原发性恶性骨肿瘤* 骨肉瘤是起于间叶组织最常见的恶性肿瘤。多见于青年，男性较多。好发于长骨干骺端，以股骨下端、胫骨上端及肱骨上端多见。主要临床症状为局部进行性疼痛、肿胀和功能障碍。局部皮肤较热并有浅静脉怒张。病变进展迅速。X线表现可综合为下列3种表现类型：①溶骨型：自骨髓腔和骨松质发展的溶骨性破坏，形成边缘模糊的密度减低区，其中不见骨组织或少见斑片状包壳骨影，骨皮质逐渐破坏。②成骨型（硬化型）：病灶区呈无结构的毛玻璃样斑片状或大片状致密的骨质硬化改变，如象牙质变。早期骨皮质完整，以后则破坏。③混合型：多数病变兼有溶骨型和成骨型的骨质改变。可以成骨为主或以溶骨为主。骨膜变化：病变区骨膜可呈成层型或放射型，在肿瘤突破骨膜处，可见袖口征样改变，即形成骨膜三角影。局部软组织肿块：肿瘤迅速侵犯软组织，形成软组织肿块，在软组织肿块中可见少量斑片状硬化骨影。

（3）*转移性骨肿瘤* 骨转移瘤一般以血行转移为主，癌或肉瘤均可转移至骨。常在中年以后发病。原发肿瘤多为乳癌、甲状腺癌、前列腺癌、肾癌、肺癌及鼻咽癌等，消化道癌少见。常发生于胸椎、腰椎、肋骨和股骨上段，其次为髂骨、颅骨和肱骨，膝关节和肘关节以下的骨骼很少累及。主要临床表现为进行性疼痛、病理性骨折和截瘫。X线表现：可分为溶骨型、成骨型及混合型3种表现，以溶骨型占大多数，病变多发生自髓腔，易发生病理性骨折。

5. 慢性关节病　慢性关节病是指发病缓慢、逐渐发展、病程长、涉及全身关节的疾病。不易治愈，病因多不明。

（1）退行性骨关节病　又称骨性关节炎、增生性或肥大性关节炎。是一种由于关节软骨退行性改变所引起的慢性骨关节病，而非真正的炎性病变。X线表现：由于关节软骨破坏，关节间隙变窄，关节面变平，边缘锐利或有骨赘突出，软骨下骨质致密，关节面下方骨内出现圆形或不规整形透明区。前者为退行性假囊形成，后者为骨内纤维组织增生所致。晚期除上述表现加重外，还可见关节半脱位和关节内游离骨体，但多不造成关节强直。

（2）类风湿性关节炎　是以多发性、非特异性慢性关节炎症为主要表现的全身性疾病，以对称性侵犯手足小关节为特征。主要病理变化为关节滑膜的非特异性慢性炎症。多见于中年妇女，病变常累及手足小关节。X线表现：早期手足小关节多发对称性梭形软组织肿胀，关节间隙可因积液而增宽，进而关节间隙变窄。骨侵蚀起始于关节边缘，即边缘性侵蚀，为类风湿性关节炎重要早期征象。骨性关节面模糊、中断，常有软骨下囊性病灶，呈多发、边缘不清楚的小透亮区，为血管翳侵入所致。骨质疏松为类风湿性关节炎重要表现，早期多位于受累关节周围，以后可累及全身骨骼，晚期可见四肢肌肉萎缩、关节半脱位或脱位。类风湿性关节炎还可引起关节纤维性强直，骨性强直少见。

（3）椎间盘突出　为髓核通过破裂的纤维环向外突出。椎间盘突出可发生于脊柱的任何部位，多见于活动度较大的关节，其中以腰椎最多见，其次为颈椎，胸椎少见。X线表现多无特异性，下述征象可提示诊断：①椎间隙变窄或前窄后宽；②椎体后缘唇样肥大增生、骨桥形成或游离骨块；③脊柱生理曲度异常或侧弯。许莫结节表现为椎体上或下面的圆形或半圆形凹陷，其边缘有硬化线，常对称见于相邻椎体的上、下面且多累及数个椎体，据此可作出诊断。

七、中枢神经系统检查

中枢神经系统包括脑和脊髓，深藏在骨骼包围的颅腔和椎管内，一般物理学诊断不易达到。脑瘤、脑外伤、脑血管病、颅内感染和脊髓疾病等，传统X线检查如平片、造影检查等有一定的局限性。现代影像技术如DSA、CT、MRI等提供了高分辨率和高对比度的直观图像，可明确病变的有无及其位置、大小、数目和性质，提高了中枢神经系统疾病的诊断水平。

（一）中枢神经系统的影像检查方法

1. 头颅及脊柱平片　因有一定的局限性，现已基本被脑CT及脑MRI所取代。

2. 脑血管造影　脑血管造影是将有机碘造影剂注入颈内动脉或椎动脉使脑血管显影。DSA技术更加安全可靠。

3. 脊髓造影　在透视下观察造影剂在椎管内的流动情况和形态，以诊断椎管内病变。

4. 脑 CT 平扫 一般多用横断面扫描，以眦耳线（眼外眦与外耳孔中心连线）为基线，依次向上扫描 8～10 层，层厚 8mm 或 10mm。有时加扫冠状面。

5. 脑 MRI 平扫 常规采用横断面，需要时再选择冠状面或（和）矢状面扫描。观察颅后窝和脊髓病变，首选矢状面扫描。MRI 是诊断脊髓疾病的主要方法。

（二）中枢神经系统的正常影像表现

1. 正常 CT 所见

（1）*颅骨* 高密度，颅底层面可见低密度的颈静脉孔、卵圆孔、破裂孔等。鼻窦及乳突气房内气体呈低密度。

（2）*含脑脊液腔* 脑室、脑池、脑沟、脑裂等腔内含脑脊液为低密度。脑室系统包括双侧侧脑室、第三脑室、第四脑室，其中侧脑室又可分为体部、前角（额角）、下角（颞角）、后角（枕角）及三角部。脑池主要有鞍上池、桥池及桥小脑角池、枕大池、脚间池与环池、四叠体池、外侧裂池和大脑纵裂池等，其中鞍上池为蝶鞍上方的星状低密度区，多呈六角形或五角形。

（3）*脑实质* 分大脑额、颞、枕、顶叶及小脑、脑干。CT 可区分皮质及髓质，皮质密度略高于髓质。大脑基底节是大脑半球的中央灰质核团，包括尾状核与豆状核。豆状核分内侧的苍白球及外侧的壳核。

颅脑断层解剖见图 10－28 至图 10－32。

2. 正常 MRI 表现 正常脑 MRI 上，T_1 加权像（WI）脑髓质信号稍高于脑皮质，T_2WI 则稍低于脑皮质。脑脊液 T_1WI 为低信号，T_2WI 为高信号。脂肪组织 T_1WI 和 T_2WI 均为高信号。

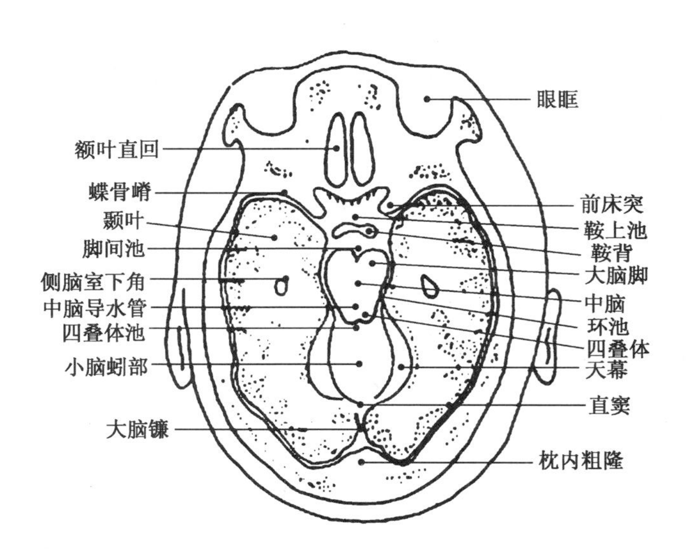

图 10－28 横断面鞍上池层面

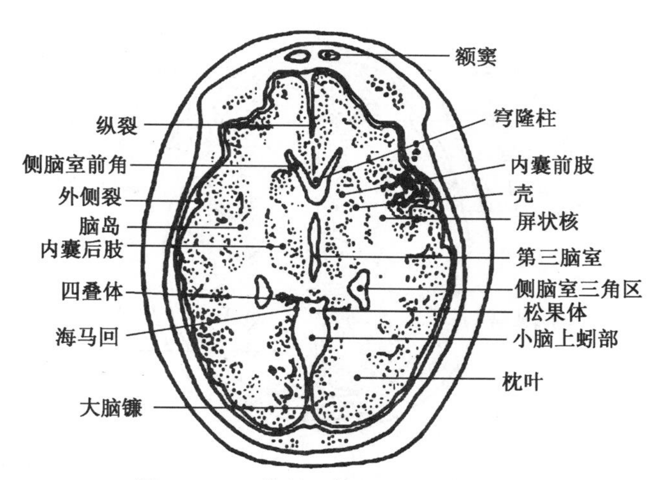

图 10－29　横断面第三脑室下部层面

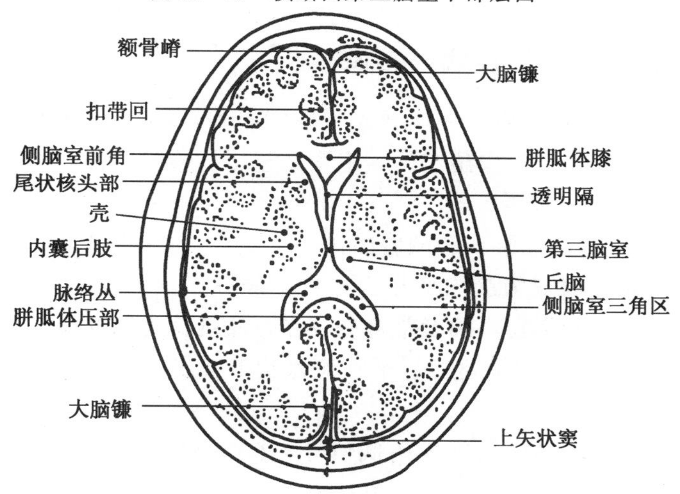

图 10－30　横断面基底节层面

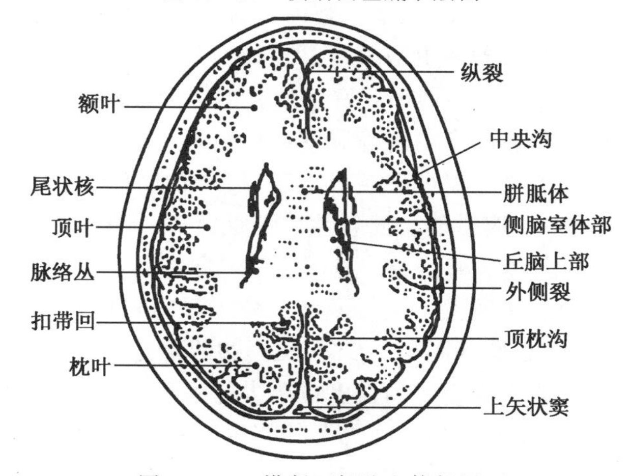

图 10－31　横断面侧脑室体部层面

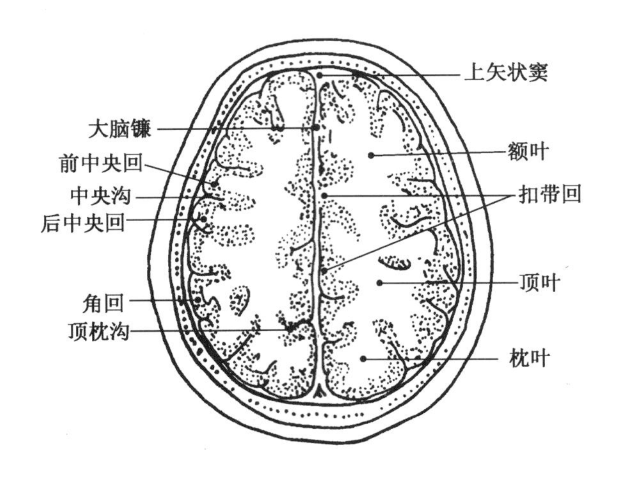

图 10－32　横断面大脑皮层下部层面

（三）常见中枢神经系统疾病的影像诊断

1．脑瘤　以胶质瘤、脑膜瘤、垂体瘤、听神经瘤和转移瘤等较常见，医学影像检查的目的在于确定有无肿瘤，并对其作出定位、定量乃至定性诊断。CT、MRI 在脑瘤诊断方面极具价值。

2．颅脑外伤　可分为脑挫裂伤和颅内出血：

（1）*脑挫裂伤*　病理表现为脑内散在出血灶、静脉淤血、脑水肿和脑肿胀；如伴有脑膜、脑或血管撕裂，则为脑裂伤。两者常合并存在，故统称为脑挫裂伤。

1）CT 表现：为低密度脑水肿区内，散在斑点状高密度出血灶，伴有占位效应。有的表现为广泛性脑水肿或脑内血肿。

2）MRI 表现：脑水肿 T_1WI 呈等或稍低信号，T_2WI 呈高信号；脑血肿 T_1WI 和 T_2WI 均呈高信号。

（2）*颅内出血*　包括硬膜外、硬膜下、脑内、脑室和蛛网膜下腔出血等。

1）硬膜外血肿：硬膜外血肿多由脑膜血管损伤所致，脑膜中动脉常见，血液聚集于硬膜外间隙。CT 可见颅板下梭形或半圆形高密度灶，多位于骨折附近。

2）硬膜下血肿：硬膜下血肿多由桥静脉或静脉窦损伤出血所致，血液聚集于硬膜下间隙，沿脑表面广泛分布。CT 急性期可见颅板下新月形或半月形高密度影，常伴有脑挫裂伤或脑内出血，脑水肿和占位效应明显。亚急性或慢性血肿，呈稍高、等、低或混杂密度灶。CT 上的等密度血肿，MRI 上常呈高信号，显示清楚。

3）脑内血肿：脑内血肿多发生于额、颞叶，位于受力点或对称部位脑表面区，与高血压性脑出血好发于基底节和丘脑区不同。CT 可见呈边界清楚的类圆形高密度灶。

4）蛛网膜下腔出血：蛛网膜下腔出血多位于大脑纵裂和脑底池。CT 上大脑纵裂出血于中线区常见纵行窄带形高密度影。出血亦见于外侧裂、鞍上池、环池、小脑上池或脑室内。

3．脑血管病　脑血管病又称脑卒中，其中脑出血和脑梗死 CT 和 MRI 诊断价值大，动脉瘤和血管畸形则需配合 DSA、CT 血管（CTA）或核磁血管（MRA）诊断。

（1）脑出血　自发性脑内出血多继发于高血压、动脉瘤、血管畸形、血液病和脑肿瘤等，以高血压性脑出血常见，多发于中老年高血压和动脉硬化患者。出血好发于基底节、丘脑、脑桥和小脑，易破入脑室。

1）CT 表现：急性期血肿呈边界清楚、密度均匀增高的肾形、类圆形或不规则形团块影，周围水肿带宽窄不一，局部脑室受压移位。破入脑室可见脑室内积血。

2）MRI 表现：急性期血肿 T_1WI 呈等信号，T_2WI 呈稍低信号，显示不如 CT 清楚；亚急性和慢性期血肿 T_1WI 和 T_2WI 均表现为高信号，周边可见含铁血黄素沉积所致低信号，此期 MRI 探测比 CT 敏感。

（2）脑梗死　是脑血管闭塞所致的脑组织缺血性坏死。分为缺血性、出血性、腔隙性脑梗死。

1）缺血性梗死：CT 上见低密度灶，其部位和范围与闭塞血管供血区一致，呈扇形。2～3 周时可出现“模糊效应”，病灶变为等密度而消失。

2）出血性梗死：CT 上在低密度脑梗死灶内出现不规则斑点、片状高密度出血灶，占位效应较明显。

3）腔隙性梗死：系深部髓质小血管闭塞所致。低密度缺血灶 10～15mm 大小，好发于基底节、丘脑、小脑和脑干，中老年人常见。

MRI 对脑梗死灶发现早、敏感性高。对基底节、丘脑、小脑和脑干的腔隙性梗死灶十分敏感。

第二节　核医学检查

一、概述

核医学（nuclear medicine）是利用放射性核素及其标记的化合物进行疾病诊断和治疗的一门学科。核医学研究内容分为基础核医学和临床核医学，本节主要介绍临床核医学诊断方面的内容。

自从 1986 年 Becqueral 发现铀盐的放射性，人类首次认识了放射性核素，为纪念他的伟大贡献，放射性活度国际统一单位就是用他的名字“贝可（Bq）”命名。1898 年 Curi 夫妇成功提取放射性钋和镭。1931 年发明了回旋加速器。1934 年 Joliot 和 Curie 研发成功第一个人工放射性核素 ^{32}P，从此真正揭开了放射性核素在生物医学应用的序幕。

1939 年 Hamiton、Soley 和 Evans 首次用 ^{131}I 诊断疾病，1941 年和 1946 年分别开始用 ^{131}I 治疗甲亢和甲状腺癌，1946 核反应堆投产，获得了大量新的放射性核素及其标记化合物，同时 1949 年和 1950 年分别成功研制出闪烁扫描机和井型计数器等，成为核医学显像、体外放射分析新的里程碑，为临床核医学发展奠定了基础。1957 年 $^{99}Mo-^{99}Tc$ 发生器问世，标记技术得到不断提高，新的标记化合物研发成功，对放射性药物和核医学的发展起了很大的推动作用。1958 年 Anger 发明了第一台 γ 照相机，为核医学显像技术的应用奠定了基础，使 γ 照相机成为最基本的显像仪器。Yalow 和 Berson 于 1959 年首创 RIA 法，开创了医学检测史上的新纪元，并因此获得了诺贝尔生理学和医学奖。RIA 填补了定量测定体内极微量生物活性物质方法的空白，在其后 40 年来推动了内分泌学科的飞速发展。

20 世纪 80 年代推出了单光子发射型计算机断层显像仪（single photo emission computed tomography，SPECT）以及正电子发射型计算机断层显像仪（position emission tomography，PET），SPECT 已经成为目前核医学科最常用的显像仪器，实现了全身显像和断层显像，从而提高了图像的空间分辨率、诊断的灵敏度和准确性，进一步加速了临床核医学的发展。PET 是目前核医学领域中最先进的显像仪器，当今 PET/CT 可同时获得病变部位的功能代谢状况和精确解剖结构的定位信息，已成功地用于临床。

我国的核医学开创于 20 世纪 50 年代，经历了从无到有、从小到大的发展过程，在老、中、青三代核医学工作者的共同努力下，核医学事业从规模到水平，都得到了良好的发展，核医学技术在临床工作中已成为诊治疾病和医学研究不可缺少的手段。

（一）核医学检查原理

1．体内检查法的原理　放射性核素或其标记物被引入人体后，可通过如下途径被脏器、组织摄取：①被某一脏器或某一脏器的某种细胞选择性地摄取：如^{131}I 可被甲状腺滤泡上皮细胞摄取；②被某一脏器的细胞摄取并迅速清除：如^{99m}Tc 标记的 2，6－二已基乙酰替苯胺亚氨二醋酸（^{99m}Tc－EHIDA）由肝细胞摄取后被迅速分泌到毛细胆管，经肝胆管、胆囊和总胆管排泄至肠道；③形成微血管栓塞：如^{99m}Tc 标记的大颗粒聚合人血清清蛋白（^{99m}Tc－MAA）静脉注射后，暂时栓塞在肺动脉的微血管床；④离子交换与吸附：如^{99m}Tc 标记亚甲基二磷酸盐（^{99m}Tc－MDP），可与骨骼中的磷离子进行交换并吸附在骨骼表面；⑤特异性结合：如^{131}I 标记去甲肾上腺素的类似物间位碘代苄胍（^{131}I－MIBG）与富含肾上腺素能受体的肾上腺髓质、嗜铬细胞瘤特异结合；⑥参与脏器、组织的代谢：如^{99m}Tc 标记甲氧基异丁基异腈（^{99m}Tc－MIBI）可被心肌细胞摄取并参与其代谢过程等。放射性药物通过以上途径被脏器、组织摄取后，能够停留足够的时间进行平面或断层显像，根据放射性核素分布的多少，从而了解组织、脏器的功能、代谢或血流灌注等情况，或观察体内某一通道的通畅程度。

2．体外检查法的原理　体外检查法是利用放射性标记的配体为示踪剂，以竞争结合反应为基础，在试管内完成的微量生物活性物质检测技术，最具有代表性的是放射免疫分析，其原理为利用放射性核素标记的抗原和血液，或其他体液内的抗原共同与限量的相应的抗体竞争结合，用放射性探测器测得标记抗原与抗体结合的量，根据结合量与已知被测物抗原量的函数关系，即可计算出样品内被测抗原的量。本法有很高的灵敏度和特异性，可测水平达 $10^{-9} \sim 10^{-15}$g。

（二）放射性药物

1．定义　放射性药物系指含有放射性核素、能够安全用于诊断或治疗疾病的一类特殊制剂。放射性药物可以是放射性核素的无机化合物，如碘化钠［^{131}I］、氯化亚铊［^{201}TI］、氯化锶［^{89}Sr］等。但大多数放射性药物一般由两部分组成：放射性核素和非放射性的被标记部分，非放射性的被标记部分可以是化合物、抗生素、血液成分、生物制剂（多肽、激素等）、生物制品（单克隆抗体等）。在中国，获得国家药品监督管理部门批准文号的放射性药物称为放射性药品。

2．放射性药物的特点

（1）能够发射出核射线　核射线中光子（能量以100～300keV为宜）穿透力最强，引入人体内后容易被核医学探测仪器在体外探测到，从而适用于显像；同时由于光子在组织内电离密度较低，机体所受电离辐射损伤较小，因此，诊断用放射性药物多采用发射光子的核素及其标记物。

（2）遵循放射性核素的衰变规律　单位时间内原子核衰变的数量称为放射性活度，国际制单位为贝可勒尔（Becquerel，Bq），简称贝可。$1Bq = 1s^{-1}$，即每秒（s）衰变1次。在实际应用中，Bq单位太小，通常用千贝可（kBq，$1kBq = 10^3Bq$）、百万贝可（MBq，$1MBq = 10^6Bq$）等。以往放射性活度沿用居里（Ci）、毫居里（mCi，$1mCi = 10^{-3}Ci$）和微居里（μCi，$1\mu Ci = 10^{-3}mCi$）为专业单位，1Ci等于每秒3.7×10^{10}次衰变。Bq与Ci的换算关系：$1Ci = 3.7 \times 10^{10}Bq$；$1mCi = 37MBq$；$1\mu Ci = 37kBq$。放射性活度随时间按指数规律减少。放射性活度减少至一半所需要的时间称为物理半衰期（$T_{1/2}$）。对生物体来说，还有生物半衰期（T_b）和有效半衰期（T_e）：前者指生物体内的放射性核素经由各种途径从体内排出一半所需要的时间；后者指生物体内的放射性核素由于从体内排出和物理衰变两个因素的作用，减少至原有放射性活度一半所需要的时间。三者之间的关系可由下式表示：

$$Te = \frac{T_{1/2} \times Tb}{T_{1/2} + Tb}$$

3．放射性核素的生产方式　放射性核素的生产方式包括核反应堆生产、加速器生产和核素发生器生产。目前临床最常用的放射性核素为^{99m}锝（$^{99m}TcO_4^-$），它只发射γ射线，物理半衰期为6.02小时，γ光子的能量为140keV，其化学性质活泼，能够标记到多种化合物上，几乎可以用于80%以上脏器的显像，如应用于心、脑、肾、骨、肺、甲状腺等多种脏器疾患的检查，并且大多已有配套药盒供应。

4．放射性药物的正确使用　放射性药物是一类特殊药物，引入体内会使受检者受到一定的辐射，应用时应予以考虑。使用的基本原则是：

（1）在决定是否给病人使用放射性药物进行诊断或治疗时，首先要作出正当性判断，即权衡预期的需要和治疗后的好处与辐射引起的危害，得出进行这项检查或治疗是否值得的结论。

（2）医用内照射剂量必须低于国家有关法规的规定。

（3）若有几种同类放射性药物可供诊断用，则选择所致辐射吸收量最小者；对用于治疗疾病的放射性药物，则选择病灶辐射吸收量最大而全身及紧要器官辐射吸收量较小者。

（4）诊断检查时尽量采用先进的测量和显像设备，以便获得更多的信息，提高诊断水平，同时尽可能降低使用的放射性活度。

(5) 采用必要的保护（如封闭某些器官）和促排措施以尽量减少不必要的照射。

(6) 对恶性疾病患者可以适当放宽限制。

(7) 对小儿、孕妇、哺乳妇女、近期准备生育的妇女应用放射性药物要从严考虑。

5. 放射性药物的不良反应及其防治 放射性药物的不良反应是指注射了一般皆能耐受而且没有超过一般用量的放射性药物之后出现的异常生理反应。它与放射性活度本身无关，而是机体对药物中的化学物质（包括细胞内毒素）的一种反应。放射性药物不良反应的发生率很低（仅万分之二左右），远低于X线检查常用的碘造影剂的不良反应率，主要为变态反应、血管迷走神经反应，少数为热原反应。为了防治不良反应，注射室和检查室应备有急救箱及氧气袋。对不良反应较多的药物可稍加稀释，使体积稍大并慢速注入。当发生不良反应时，根据情况及时处理。

（三）核医学显像仪器

1. γ照相机 γ照相机（γ camera）是核医学最基本的显像仪器，γ照相机探测接收人体内的放射性核素发射出的γ光子，经电子线路分析并形成脉冲信号，通过计算机采集（acquisition）和处理（processing），最后以不同的灰度或色阶显示二维的脏器放射性分布图像。依据放射性浓度的差别即可对特定脏器及病变定位。

2. 单光子发射型计算机断层显像仪（SPECT） SPECT是临床核医学最广泛应用的显像仪器，是我国三级甲等医院核医学科必须配备的设备。它是在一台高性能的γ照相机的基础上增加了支架旋转的机械部分、断层床和图像重建（reconstruction）软件，使探头能围绕躯体旋转360°或180°，从多角度、多方位采集一系列平面图像。通过图像重建和处理，可获得横断面（transverse section）、冠状面（coronal section）和矢状面（sagittal section）的断层影像（tomogram）。

SPECT与CT都是用计算机断层技术构成图像，二者的本质区别在于所探测到的射线来源不同，SPECT接受的γ光子（单光子）是由体内发射出来，为发射型CT（emission computed tomography，ECT），而CT是由X线从体外穿透人体而到达接受器，为穿透型CT（transmission computed tomography，TCT）。

3. 正电子发射型计算机断层显像仪（PET） PET可进行静态、动态断层显像，并能进行定量分析，是肿瘤、神经和心血管疾病诊断与临床医学研究应用的重要设备。PET是目前核医学领域中最先进的显像仪器，与SPECT比较，它具有空间分辨率高、探测效率高、能准确地显示受检脏器内显像剂浓度提供的代谢影像和各种定量生理参数等优点。但PET价格昂贵，其配套的医用加速器、正电子放射性核素及其标记物的制备费用很高，临床广泛应用受到一定限制。目前PET/CT实现了衰减校正（attenuation correction）与同机图像融合，可同时获得病变部位的功能代谢情况和精确解剖结构的定位信息，已成功应用于临床。

4. 功能测定仪 功能测定仪由一个或多个探头、电子线路、计算机和记录显示装置组成，最后以计数率或时间－放射性曲线的方式显示，并由计算机给出若干项脏器功能参数。常用的有甲状腺功能测定仪、肾图仪和心功能仪等。

5. γ闪烁计数仪或放射免疫分析计数仪 这是核医学中用于离体标本或样本的测量仪

器。它由探测器、计算机及显示器、打印装置等组成。以“计数率”表示放射性活度，也可根据需要按规定的数学模型进行自动数据处理。

6．其他

（1）*活度计*　活度计（radioactivity calibrator）是用于测量放射性药物或试剂所含放射性活度的一种专用放射性计量仪器。活度计量正确与否直接关系到诊疗用药量的准确性，因此放射性活度计是国家规定的核医学科惟一强制检定的计量工具。

（2）*污染、计量监测仪*　这类仪器主要用于放射防护。表面污染监测仪是于对工作人员体表、衣物表面和工作场所有无放射性污染和污染多少的检测。计量监测仪用于测量工作场所的照射量和放射性工作人员的吸收量。

二、核医学的临床应用

核医学在临床中用于诊断和治疗。诊断包括体内和体外两种检查方法：体内检查法是将开放型放射性核素引入体内，实现脏器、组织、病变的显像和功能检查的方法，又分为放射性核素显像和非显像检查法（功能测定）；体外检查法是在实验室内完成生物样品测量的一种超微量检测技术，主要是体外放射分析法，不必将放射性核素引入体内，而是在试管内完成的微量生物活性物质的检测技术，最有代表性的是放射免疫分析（具有灵敏度高、特异性强、结果准确、应用范围广、成本低和效益好等优点，不失为一种简便、实用的超微量分析技术）。放射性核素治疗是利用放射性核素在衰变过程中发射出来的射线（主要是β射线）的辐射生物效应来抑制或破坏病变组织的一种安全、经济且疗效肯定的治疗方法。

下面主要介绍核医学在临床各系统常用的几种体内检查方法。

（一）内分泌系统

1．甲状腺显像（特异性结合）

（1）*原理和方法*　利用甲状腺能特异地摄取碘和吸附锝的特性，给受检者口服或静脉注射显像剂后，用γ照相机或SPECT显示甲状腺的位置、形态、大小及放射性分布。当甲状腺发生病变时，病变部位对碘和锝的代谢功能发生变化，表现为对核素摄取功能的增强或降低，在显像图的相应部位可出现放射性浓聚或稀疏区，从而对甲状腺疾病的类型及病变部位的功能状态作出正确的判断。由于锝的物理性能远优于碘，甲状腺显像常用的显像剂为$^{99m}TcO_4^-$，但诊断异位甲状腺和寻找甲状腺癌转移灶时需用^{131}I。

（2）*适用范围*　了解甲状腺形态和功能；异位甲状腺；甲状腺结节的诊断与鉴别诊断；判断颈部包块与甲状腺的关系；对亚急性甲状腺炎和慢性淋巴细胞性甲状腺炎的辅助诊断；寻找甲状腺癌转移灶，判断病灶是否适合应用^{131}I治疗并评价疗效。

（3）*临床评价*　甲状腺显像为临床提供有关甲状腺的形态与功能等多项指标，对异位甲状腺和甲状腺癌术后转移灶的检出，以及对功能自主性甲状腺腺瘤的诊断均有独特的价值，对甲状腺结节的功能判断以及颈部包块的鉴别诊断也有较大的临床意义。

甲状腺显像的局限性是不能鉴别甲状腺结节的良恶性，对直径小于0.5～1cm的结节不易检出，对于生长在包膜下或包埋于组织中的小结节也易漏诊。

2．甲状腺吸^{131}I试验（功能测定）

（1）*原理* 甲状腺具有选择性摄取和浓缩碘的功能，其摄取速度和数量以及碘在甲状腺的停留时间，取决于甲状腺的功能状态。给受检者口服一定量的^{131}I后，即被甲状腺所摄取，在体外用特定的γ射线探测仪即可测得甲状腺对^{131}I的吸收情况，从而可判断甲状腺的功能状况。

（2）*方法* 患者检查当日早晨空腹，以保证^{131}I的充分吸收。检查前需询问受检者是否食用影响甲状腺摄^{131}I的食物或药物，如富碘食物及抗甲状腺药物等，如有此种情况，应根据需要停用一定时间后再行此项检查，以免影响检查结果，得出错误结论。标准源的制备：取相当于受检者用量的^{131}I溶液（2μCi），加入一直径2.5cm，高18cm的试管内，并将试管置于石蜡制成的颈模型中，作为检测的标准源。受检者口服^{131}I溶液2μCi/0.1ml，于服^{131}I后2小时、6小时、24小时用甲状腺功能测定仪分别测定甲状腺部位的放射性计数，测量前先测定室内自然本底的计数及标准源计数。

（3）*参考值* 甲状腺吸^{131}I率正常值因地域不同，食物、饮水中含碘量不同而不同，但其共同的规律是随着时间的推移而增加，摄^{131}I高峰为24小时。

（4）*影响因素* 甲状腺摄^{131}I率除受地域因素的影响外，年龄、性别也是影响因素，一般由于儿童和青春期正处于生长发育阶段，故甲状腺吸^{131}I率高于成年人，女性稍高于男性，但均无显著差异。日常生活中，食用富碘食物如海带、紫菜等海产品后，可抑制甲状腺对^{131}I的摄取功能，许多药物如乙胺碘呋酮、碘含片、海藻、昆布、丹参等对甲状腺摄取^{131}I也有明显抑制作用，从而影响对甲状腺吸^{131}I功能的判断。

（5）*适用范围* 甲状腺吸^{131}I率的测定主要用于准备^{131}I治疗的甲状腺功能亢进患者计算服^{131}I量，以及亚急性甲状腺炎患者的诊断，而对于甲状腺功能亢进或甲状腺功能减退的诊断不作为首选。

（二）心血管系统

心血管疾病常用的显像检查是心肌灌注显像（细胞选择性摄取）。

1．原理 心肌细胞可以选择性摄取某些化合物，若用放射性核素标记这些物质，即可从体外探测到其在心肌摄取的情况。因摄取量与局部心肌血流灌注量成正相关，因此，这种显像称为心肌灌注显像。通过对体外探测所得图像进行分析，即可了解局部心肌血流灌注的状态。

2．显像方法 心肌灌注显像的方法分为负荷显像和静息显像，负荷心肌显像又包括运动负荷和药物负荷两种情况。

（1）*运动负荷心肌显像* 由于心脏具有很强的储备功能，因此，即使冠状动脉有明显狭窄（如80%），仍可满足人体在静息状态下的心肌血液供应，此时静息心肌灌注显像可以是正常图像。如果让患者进行一定量的运动负荷，使耗氧量增加，则需要心脏搏出更多的血液输送氧，这样即导致心跳加快、心肌收缩力增强，以搏出更多的血液满足机体对氧的需要，心肌本身的耗氧量也随之增加。正常的冠状动脉为适应心肌耗氧，可使其血流量较静息时增加3～5倍，而有病变的冠状动脉血流量不能相应增加。因此，正常部位与病变部位的心肌血流形成明显的梯度差，当正常冠状动脉与病变血管的血流量相差大于2.5倍时，在心肌血流灌注显像图上病变部位的心肌就会呈现放射性稀疏或缺损区。

方法：患者在活动平板或自行车功量计上运动达到次极量时，静脉注射心肌显像剂^{99m}Tc－MIBI，20mCi，再继续运动1分钟。30分钟后进食脂肪餐，目的是促进胆道系统放射性核素的排泄，减少对左心室下壁心肌显影的影响。1小时后行心肌SPECT显像，若需静息心肌显像时，需次日再次注射相等量的显像剂后进行。

终止运动的指标：①心率达到次极量运动量时，即195－年龄；②血压下降；③出现典型心绞痛症状；④心电图S－T段出现水平或下斜型下降≥2mm时；⑤出现严重心律紊乱；⑥收缩压≥220mmHg，舒张压≥110mmHg；⑦极度疲劳。

(2) 双嘧达莫（潘生丁）负荷试验 双嘧达莫主要通过抑制心肌细胞膜对腺苷的重吸收以及抑制腺苷脱氢酶对腺苷的灭活，使腺苷在心肌组织间质的含量增高，它可与平滑肌细胞上的腺苷A_2受体结合，使血管壁平滑肌松弛，血管扩张。同时作用于冠状小动脉及前毛细血管，使正常的冠状动脉血流量增加3～5倍，而有病变的冠状动脉血流量不能相应增加，在心肌显像图上即可显示出来。

方法：静脉缓慢注射双嘧达莫0.56mg/kg，4分钟完成，因其最大血管扩张作用是在静脉注射后2～5分钟，并可维持10～30分钟，因此，注射完2～3分钟后静脉注射心肌显像剂^{99m}Tc－MIBI 20mCi，于注射显像剂30分钟后进食脂肪餐，以促进胆道系统放射性核素的排泄，减少对心肌的干扰。1小时后行心肌SPECT显像，若需静息心肌显像时，需次日再次注射显像剂后进行。

注意事项：①检查前患者需停服茶碱类药物48小时，检查日晨清淡饮食；②患者取仰卧位，记录心率、血压及12导联心电图；③注射过程中用示波器观察心电图，记录心率及血压，注射完毕后记录心电图；④由于腺苷可以引起支气管痉挛，凡有哮喘、慢性阻塞性呼吸系统疾病者和正在使用支气管扩张剂者不宜做本试验。

可能出现的副作用及处理方法：静脉注射双嘧达莫约有30%的患者出现不同程度的不良反应，大多数比较轻微，能自行缓解，不需终止实验。这些症状包括头晕、头痛、面部潮红、恶心等。约有3%的患者由于局部心肌缺血而出现较严重的心绞痛，需静脉注射氨茶碱缓解症状。

(3) 静息心肌显像 当患者负荷心肌显像出现放射性稀疏或缺损时，或因急性心肌梗死等原因不能进行负荷心肌显像时，患者在静息状态下静脉注射心肌显像剂^{99m}Tc－MIBI 20mCi，进行SPECT心肌显像，方法同负荷心肌显像。

患者于检查当日禁食早餐，不论是负荷或静息心肌显像，若患者显像时肝脏内放射性仍很高，影响心肌下壁的观察，需等到肝脏内放射性减少到不影响图像质量时，再进行SPECT显像。

3. 临床应用及评价

(1) 冠心病的诊断 心肌灌注显像可以提供心肌局部血流灌注情况，是诊断冠心病、鉴别心肌缺血与梗死很有价值的方法。

(2) 左室室壁瘤的应用 病变处放射性分布呈缺损，故可判断瘤体部位心肌组织梗死的

程度与范围。

(3) *冠状动脉搭桥术前后的应用* 对心肌缺血与梗死进行鉴别，心肌缺血为手术适应证。术后可判断缺血区的恢复状况，评估手术疗效。

(4) *评估急性心肌梗死预后* 由于心肌梗死病人的预后与梗死部位及范围密切相关，故心肌显像可以协助判断其预后。

(5) *溶栓疗法的监测* 通过比较治疗前后病灶的范围，可对治疗效果作出评估。

（三）神经系统

1. 脑血流灌注断层显像（细胞摄取）

(1) *原理* 脑血流显像所用的放射性药物可通过血－脑脊液屏障，静脉注入人体之后，放射性药物可通过正常血－脑脊液屏障进入脑实质内，并可在脑实质内停留足够的时间，其进入脑实质细胞的量与局部脑血流量成正相关。各种颅内病变时因其病变部位局部脑血流灌注和代谢发生变化，可表现为局部放射性分布稀疏或缺损，或表现为局限性放射性浓集。

(2) *方法* 常用的显像剂为^{99m}Tc－六甲基丙二胺肟（^{99m}Tc－HM－PAO）和^{99m}Tc－双胱乙酯（^{99m}Tc－ECD）。嘱受检者口服过氯酸钾400mg，以封闭脉络丛。30分钟后静脉注射^{99m}Tc－HM－PAO或^{99m}Tc－ECD 20～30mCi。注射前5分钟及注射后5分钟给患者戴眼罩和耳塞，进行视、听封闭。静脉注射后30分钟进行显像。患者仰卧于检查床上，用头托固定头部以保证在检查过程中头部固定，检查室内光线调暗，保持安静，探头围绕患者头部旋转360°，步进6°采集信息，共采集60帧图像，利用计算机特定程序进行图像重建，分别获得沿脑横断面、冠状面及矢状面断层图像。

(3) *临床应用及评价* 脑血管病的早期诊断、血流灌注和功能受损范围的评价；癫痫致痫灶的定位诊断、辅助诊断和鉴别诊断；Alzheimer病、痴呆的诊断与鉴别诊断；偏头痛的定位诊断和疗效评价；锥体外系疾病和共济失调疾病的诊断和鉴别诊断；脑外伤后辅助诊断和预后评价；精神神经心理疾病的辅助诊断；新生儿缺氧缺血脑病功能损伤定位、治疗方案选择和疗效评价；了解脑肿瘤的血运、评价治疗效果、监测复发；一氧化碳中毒、潜水病脑血流灌注及功能状态的评价。

2. 脑葡萄糖代谢断层显像

(1) *原理* 正常情况下脑细胞以葡萄糖为主要能量代谢底物，在脑细胞的糖代谢过程中，己糖激酶、磷酸果糖激酶和丙酮酸激酶是3个关键酶。在有氧条件下葡萄糖分子进一步分解进入三羧酸循环，彻底氧化产生二氧化碳和水。^{18}F－FDG和天然葡萄糖的生物学行为基本相同，都是由同样载体转运通过血－脑脊液屏障进入脑细胞内的。^{18}F－FDG和葡萄糖分子作为底物，在己糖激酶的催化下，消耗ATP生成^{18}F－FDG－6－PO_4或G－6－PO_4。但由于^{18}F－FDG－6－PO_4的空间构型不同于G－6－PO_4，所以它不能作为磷酸果糖激酶的底物继续被代谢。事实上^{18}F－FDG一旦变成^{18}F－FDG－6－PO_4就陷落于脑细胞内，并跨越整个测定所需的时间过程。

(2) *方法* 常用显像剂为^{18}F－FDG，用量370MBq（10mCi）/ml，静脉注射。受检者于检查前禁食4～8小时，佩戴耳塞和黑眼罩常规封闭视听平静休息15分钟。静脉注射^{18}F－

FDG后，安静休息45分钟后进行显像。受检者取仰卧位，置头部于头托中，固定头部保持整个检查过程中体位不变。采集矩阵128×128。采用滤波反投影重建方法，并进行衰减校正。层厚4mm。

（3）*临床应用及评价* 原发性癫痫灶术前定位检查；Alzheimer病的早期诊断及痴呆病情评估；脑瘤的良恶性鉴别、分级、疗效和预后判断以及复发或残存病灶；椎体外系疾患诊断；脑生理功能和智能研究；闭塞性脑血管病外科治疗前后血流动力学变化和储备能力的评价。

（四）泌尿系统

1. 肾动态显像

（1）*原理* 肾动态显像包括反映肾脏血流的灌注显像及反映肾脏功能的动态显像。以静脉快速注入能被肾小球滤过或肾小管上皮细胞重吸收、浓集和排泄的放射性显像剂，用SPECT连续采集放射性核素通过肾脏的一系列影像，经过计算机系统处理可得到肾脏血流灌注图像、功能动态图像，以及绘出双侧肾脏的时间－放射性曲线，从而提供有关肾脏血流灌注、功能和尿引流的信息，具有重要的临床应用价值。

静脉弹丸式注射由肾小球滤过或肾小管上皮细胞分泌而不被重吸收的显像剂，通过连续采集动态影像，可以观察到显像剂灌注肾动脉后迅速聚集在肾实质，然后由肾盏、肾盂和输尿管排泄的全过程。经影像处理后，不仅可显示肾脏形态，还可显示肾血流灌注、实质功能和尿引流等方面的信息。

（2）*方法* 常用显像剂为^{99m}Tc－二乙三氨五醋酸（^{99m}Tc－DTPA）、^{99m}Tc－双半胱氨酸（^{99m}Tc－EC）。患者取仰卧位，探头置于检查床下，脊柱处在准直器中线上，使两侧肾脏及膀胱均在有效视野内。经肘静脉注入^{99m}Tc－DTPA 8～12mCi，同步开机采集。肾血流灌注期，以1帧/0.5秒连续摄取32帧；肾功能动态期，以1帧/30秒连续摄取20分钟，共40帧系列图像，如遇患者有排泄延迟或不显肾影的可酌情做延迟静态显像，增加信息。全部过程由计算机编制程序自动进行，最后处理成肾血流灌注像、肾功能动态像和肾功能曲线图。

（3）*临床应用* 主要用于肾功能、尿路梗阻、肾血管性高血压诊断及肾移植术后监测。

2. 肾静态显像

（1）*原理* 肾静态显像是利用慢速通过肾显像剂，如^{99m}Tc－二巯基丁二酸（^{99m}Tc－DMSA）或^{99m}Tc－葡萄糖酸盐（^{99m}Tc－GH），在静脉注射后的一定时间内显像剂在肾实质聚集，用SPECT进行平面及断层显像而获得肾实质影像。

（2）*方法* 患者无需特殊准备，静脉注射^{99m}Tc－GHK或者^{99m}Tc－DMSA 3mCi后1～2小时平面或断层显像。

（3）*临床应用* ①肾内占位性病变：肾肿瘤、肾囊肿等肾脏占位性病变，表现为肾脏肾内局限性放射性分布稀疏或缺损区；②先天性肾脏疾病的诊断：先天性一侧肾脏缺如者表现为一侧肾脏显像，异位肾、多囊肾、马蹄肾等表现为肾脏形态、位置异常；③肾脏炎性病变的诊断：肾脏急、慢性炎症涉及到肾实质时，出现放射性减低或缺损区。

（五）呼吸系统

1．肺灌注显像

（1）*原理* 静脉注射^{99m}Tc－MAA（大颗粒聚合人血清白蛋白），这些颗粒直径大小约为10～60μm，随血流达到肺动脉。由于这些颗粒直径大于10μm，不能通过肺毛细血管（管道直径平均为8μm），故一过性嵌顿在肺小动脉－肺毛细血管床内，其放射性分布与局部血流量成正比。当各种原因引起肺动脉血流改变，可出现局部放射性分布的改变，从而判断肺血流分布状况和受损情况。

（2）*方法* 病人取仰卧位，静脉注射前先将显像剂摇匀，注射时尽可能减少回血，注射完毕即可显像。

2．肺通气显像

（1）*原理* 放射性气体从呼吸道吸入后，随气体分布于全肺，肺内各部位的放射性浓度与容量成正比，随后，从肺内呼出（清除）。局部的清除率与其换气量相关，因此根据吸气与呼气时肺内各部位放射性浓度可显示肺的呼吸功能和容量。

（2）*锝粉雾吸入法* 锝粉雾又称锝气体，是临床常用的肺通气显像剂。它是利用锝气体发生器将高比度的高锝酸钠洗脱液吸附于石墨碳棒上，在充满氟气的密闭装置内通电加温，在2500℃条件下获得锝气体，即得到^{99}锝标记碳微粒的超细分散体（20nm）。病人通过连接管及口罩吸入3～5次即可。

3．适应证

（1）怀疑肺动脉栓塞。

（2）了解肺部肿瘤、肺大泡、肺结核及支气管扩张等病变对肺血流的影响程度和范围，为手术和化疗提供血运情况。

（3）观察慢性气管炎、肺气肿和肺心病的肺血运受损情况及中西药的疗效。

（4）原因不明的肺动脉高压或右心负荷增加。

（5）肺肿瘤患者肺血流受损范围的观察。

（6）结缔组织疾病、大动脉炎怀疑有肺动脉受累者。

4．禁忌证 有明确血清过敏史者或过敏性体质者禁用；有右到左分流者慎用，因为颗粒有可能通过体循环栓塞到大脑、肾、心脏等重要脏器；严重肺动脉高压及肺血管床重度受损者禁用。肺叶切除者给予一半的剂量。

5．临床意义 肺灌注显像对肺栓塞的早期诊断极有价值，此外对肺动脉高压等呼吸道疾病有一定的诊断价值。对肺部肿瘤的诊断无特异性，但由于肺部肿瘤图像上出现的异常改变有的先于X线胸片，故可对早期诊断提供临床参考。

（六）骨骼系统

1．骨静态显像（化学吸附）

（1）*原理* 骨组织由无机盐和有机物组成，无机盐主要是一种羟基磷灰石结晶，呈六角形，晶体表面可对一些磷酸盐和磷酸化合物进行化学吸附，后二者还能与骨组织中的有机成分骨胶原，特别是未成熟骨母质相结合。将^{99m}Tc标记的亚甲基二磷酸盐（^{99m}Tc - MDP）注入静脉，通过上述机制沉积于骨组织中，在体外利用γ照相机或SPECT可以获得全身或局部骨的放射性影像，称为全身或局部骨显像。骨组织聚集显像剂的量与其局部血流量及代谢活性有关。当局部血流量增加，成骨细胞活跃和新骨形成时，骨组织无机盐代谢趋于活跃，能比正常骨组织浓聚更多的放射性显像剂，在显像图上表现为局部放射性浓聚区；反之，当局部血供减少，病变区呈溶骨性改变，显像剂的聚集亦随之减少，显像图上则出现放射性稀疏或缺损。因此，可根据显像图上的变化，判断骨骼局部因某些病理性原因所致血供、代谢活性改变而发生的疾病，并为临床提供有效的定位依据。

（2）*方法* 静脉注射^{99m}Tc - MDP 370～740MBq后，嘱病人多饮水，以利于血中及组织中未被骨组织摄取的放射性物质尽快排出体外。3小时后，嘱病人排尿，仰卧于检查床，根据临床要求，进行局部平面显像或全身骨显像。

（3）*临床应用* 骨肿瘤；不明原因骨痛的诊断（排除骨肿瘤）；创伤和骨折；各种代谢性骨病和骨关节病的诊断；观察移植骨的血供和成活情况，人工关节置换后随访；急性骨髓炎早期诊断和鉴别诊断；股骨头无菌性坏死的早期诊断和分期；急性骨坏死的诊断和鉴别诊断；骨活检前定位；诊断正常骨外的骨化组织或病变，如异位骨、骨化性肌炎、软组织钙化；评价各种骨病治疗后的疗效。

2．骨动态（三相）显像

（1）*原理* 三相骨显像（three - phase bone scan）是一次注射骨显像剂后可以同时获得局部骨或关节的动脉血流灌注的动态连续显像、给予示踪剂后早期局部骨或关节周围的血池显像，以及3小时后的静态平面骨显像的检查方法。三相骨显像所用示踪剂及延迟显像前的注意事项与全身骨显像相同。在行血流相和血池相采集时，探头应置于病灶上方。若病灶在一侧，对侧相应部位也应在探头视野内。

（2）*方法* “弹丸”式静脉注射^{99m}Tc - MDP 370～740MBq后，立即对受检部位进行动态连续采集，可分别获得局部血流相、血池相，及延迟相（2～4小时后静态显像）的情况。其中血流相所反应的是较大血管的血流灌注和通畅情况，而血池相反映的则是软组织的血液分布状况，延迟像即骨静态显像，反应的是局部骨骼的代谢情况。血流相、血池相和延迟相三者又称为三相骨显像，若在此基础上再加上延迟到24小时的骨静态显像则称为四相骨显像。通过动态地观察骨局部系列影像，对各时相进行综合分析，可提高对某些骨骼疾病诊断的准确率，并有助于良恶性病变的鉴别，还可对骨骼疾病发病机制进行研究。

利用计算机勾画ROI技术，根据系列动态影像可绘制出时间活性曲线，并获得局部血流灌注、血池和骨盐摄取比值，进行半定量分析。

（3）*临床应用* 观察骨、关节和软组织的血供、血流分布和骨盐代谢情况；骨和关节病变的（早期）诊断、鉴别诊断和疗效观察；良性与恶性肿瘤、骨与软组织病变的鉴别诊断；骨移植术后血供及成活情况的（早期）判断，骨折整复后疗效预测；骨和关节病变确切范围的判断。

（七）消化系统

1. 肝动脉灌注和血池显像

（1）*原理* 正常时，肝脏供血是双重的，肝脏75%的血液来自门静脉，25%来自肝动脉。静脉“弹丸”式注射显像剂后，因肝脏动脉期的血流极少，故放射性分布也很少，因此腹主动脉、脾脏和肾血管床显影时，肝脏几乎不显影，待6～8秒后，大量显像剂经门静脉进入肝脏后，在静脉期才见肝脏区域放射性明显增高，称为肝动脉灌注显像。静脉注射不透过毛细血管的显像剂，待其在血循环中分布平衡后，肝血池内放射性分布明显高于邻近组织而清晰显影，称为肝血池显像。当肝脏有占位性病变时可引起病灶部位血供的改变，依据不同的显像结果对肝脏占位性病变进行诊断和鉴别诊断。

（2）*方法* 受检者显像前1小时服用 $KClO_4$ 400mg，取仰卧位自肘静脉“弹丸”式注入 ^{99m}Tc－红细胞等显像剂后，立即以2秒/帧的速度采集30帧，为肝动脉灌注显像；30分钟或必要时2小时后进行肝区前、后、右侧位平面或断层显像，为肝血池影相。

（3）*临床应用* 诊断与鉴别诊断肝海绵状血管瘤；鉴别诊断肝囊肿、肝脓肿等肝内占位性病变；肝硬化；了解肝内血供分布情况。

（4）*注意事项* 肝血流灌注显像时，“弹丸”式注射的质量应符合要求，显像剂的活度一般不应小于555MBq（15mCi），注射的体积应小于1ml。用 ^{99m}Tc－RBC作肝血池显像时，其标记率要高，在体内稳定性要好，否则可影响结果。

2. 唾液腺显像

（1）*原理* 唾液腺的间叶导管上皮细胞能摄取和分泌 $^{99m}TcO_4^-$，随后逐渐排泌至口腔。静脉注射的 $^{99m}TcO_4$ 被上皮细胞从周围毛细血管中摄取并加以浓缩，在一定刺激下分泌出来。因此，可以通过唾液腺显像（salivary gland imaging）观察唾液腺的大小、位置、形态与功能，勾画摄取、分泌、排出显像剂的时间－放射性曲线，进行定量分析。

（2）*方法* 静脉注射 $^{99m}TcO_4$ 显像剂370～555MBq（10～15mCi）后快速动态显像观察唾液腺血流灌注，随后5、10、20、40分钟拍摄静态正位像。必要时加做侧位，或1帧/3～5分钟连续动态显像。探头视野应包括甲状腺。仅做静态显像时，在注射 $^{99m}TcO_4^-$ 前30分钟皮下注射硫酸阿托品0.5mg，可以抑制唾液腺的分泌，减少口腔内的放射性，有助于唾液腺形态、位置的观察。需了解分泌功能，可在腮腺放射性达平衡后给受检者枸橼酸钠盐或维生素C 500mg等酸性物质，观察和分析放射性下降情况。

（3）*临床应用* 辅助诊断与鉴别诊断唾液腺肿块；辅助诊断干燥综合征；监测头颈部放疗后唾液腺损伤。

（八）脏器功能测定

脏器功能测定即非显像检查法，也是基于放射性核素的示踪原理，将示踪剂引入受检者体内后，用功能测定仪在体表对准特定脏器，连续或间断地探测和记录示踪剂在脏器和组织中被摄取、聚集和排出的情况，并以时间－活性曲线等形式显示，从而对脏器的血流及功能状态进行判断。由于探测器是根据脏器的正常解剖位置定位，与脏器的实际位置不一定一致，会产生一定的误差，影响结果的准确性，这是非显像检查法的主要缺点。检查前用超声对脏器（如肾脏）进行体表定位，将有助于提高检查结果的可靠性。

第三节 超声检查

一、概述

超声检查（ultrasonic examination）是指运用超声波的物理特性和人体器官组织声学性质上的差异，以波形、曲线或图像的形式显示和记录，从而对人体组织的物理特征、形态结构、功能状态作出判断而进行疾病诊断的一种非创伤性检查方法。具有操作简便、可重复、及时获得结论、无特殊禁忌证及无损伤等优点，在现代医学诊断中有重要地位。

（一）超声检查的基本原理

1．超声波 超声波是指振动频率在 20 000Hz 以上的机械波。

2．超声波的产生和接收 医用超声波诊断仪主要由两部分组成，即主机和探头。探头即换能器，由压电晶体组成，用来产生和接收超声波。超声波回声信号作用于压电晶体上，晶体两边将产生携带回声信息的微弱电压信号，将这种电信号经过放大、处理之后，即能在显示屏上显示出用于诊断的声像图。

3．超声波传播的反射、折射与散射 当一束超声波入射到比自身波长大很多倍的两种介质的交界面上时，就会产生反射与折射现象。如果物体是直径小于超声波波长的微粒，大部分超声能量继续向前传播，小部分被微粒吸收后再向周围辐射声波，这种现象称为散射。

超声波检查时，通过人体内大、小界面的反射和散射回声，可显示器官的轮廓和毗邻关系及其细微结构和运动状态，故界面的反射和散射回声是超声成像的基础。

（二）超声检查的方法

按显示回声的方式不同可以分为以下几类：

1．A 型（amplitude mode）诊断法 即幅度调制型。

2．B 型（brightness mode）诊断法 即辉度调制型。其采用多声束连续扫描，可以显示脏器的二维图像。当扫描速度超过每秒 24 帧时则能显示脏器的实际活动状态，称为实时（real - time）显像。B 型诊断法可清晰显示脏器外形与毗邻关系，以及软组织的内部回声、内部结构、血管与其他管道分布情况等。是目前临床使用最为广泛的超声诊断法。

3．D 型（doppler mode）诊断法 此法是利用多普勒效应的基本原理探测血管、心脏内血液流动反射回来的各种多普勒频移信息，以频谱或色彩的形式显示，从而进行疾病诊断的一种检查方法。

D 型诊断法有频谱多普勒诊断法和彩色多普勒血流显像（CDFI）两种。应用 D 型诊断法，可检测血流的方向、速度、性质、分布范围、有无反流及异常分流等，具有重要的临床应用价值。

4．M 型（motion mode）诊断法 此法主要用于探测心脏，称 M 型超声心动图描记术。本法常与扇形扫描心脏实时成像相结合使用。

（三）超声检查的主要用途

1．检测实质性脏器的大小、形态及物理特性。

2．检测囊性器官的大小、形状、走向及某些功能状态。

3．检测心脏、大血管及外周血管的结构、功能与血流动力学状态。

4．鉴定脏器内占位性病变的物理特性，部分可鉴别良、恶性。

5．检测积液的存在与否，并对积液量作出初步估计。

6．随访经药物或手术治疗后各种病变的动态变化。

7．引导穿刺、活检或导管置入，进行辅助诊断及某些治疗。

（四）超声检查前病人的准备

1．常规肝、胆囊、胆道及胰腺检查 通常需空腹 6～8 小时。但特殊情况时，可饮水 400～500ml，使胃充盈作为声窗，以使胃后方的胰腺及腹部血管等结构充分显示。胃的检查需饮水及服胃造影剂，显示胃黏膜及胃腔。腹部检查 2 日内应避免行胃肠钡剂造影和胆系造影，因钡剂可能干扰超声检查。

2．早孕、妇科、膀胱及前列腺的检查前 2 小时饮水 400～500ml 以充盈膀胱。

3．经阴道检查子宫、附件时，应排空尿液，并在非月经期检查。经直肠检查前列腺、直肠时，应提前排空大便。

4．心脏、大血管及外周血管、浅表器官及组织、颅脑检查一般不需特殊准备。

5．对婴幼儿及检查不合作者，可予水合氯醛灌肠，待安静入睡后再行检查。

二、超声检查的临床应用

（一）心脏声像图

1．切面超声心动图 可测量主动脉内径、肺动脉内径、左右心房内径、左右心室内径、二尖瓣环、二尖瓣口直径、三尖瓣环。

2．M 型超声心动图 可测量心底波群、二尖瓣波群、心室波群、三尖瓣波群。

3．彩色多普勒超声血流显像 可探查二尖瓣口、三尖瓣口、主动脉瓣口、肺动脉瓣等处血流。

4．心脏疾病声像图

（1）心脏瓣膜病 ①二尖瓣狭窄表现为舒张期二尖瓣前叶呈穹隆样开放；M 型超声心动图可见 E－F 斜率减低，二尖瓣后叶、前叶同向运动，瓣叶增厚。②二尖瓣反流：二尖瓣关闭不全，腱索断裂，瓣环钙化。③主动脉瓣狭窄：瓣膜增厚呈穹隆样突入升主动脉。④主动脉瓣反流：二尖瓣舒张期震颤。

（2）心肌病　①扩张型心肌病：心腔扩大、室壁增厚、瓣膜开放幅度减低；②肥厚型心肌病：非对称性心肌肥厚、收缩运动减弱；③限制型心肌病：心内膜增厚、心室壁增厚、心室腔缩小。

（3）冠心病　诊断主要依据是判定左室节段性室壁运动异常，可见有收缩期室壁增厚异常和收缩期室壁向心运动异常。

（4）高血压性心脏病　超声波检查可见左室各壁增厚、室壁运动增强、左房内径增大。

5．对其他心脏疾病的检查

（1）先天性心脏病　可探查房间隔缺损、室间隔缺损、动脉导管未闭、法洛四联征、肺动脉高压等。

（2）主动脉疾患　可探查主动脉瓣狭窄、马凡综合征、主动脉瘤、主动脉夹层动脉瘤等。

（二）肝脏声像图

1．正常肝脏　被膜整齐、光滑，呈细线样回声。肝上界多位于第6肋间，平静呼吸时剑突下长度不超过5cm，右叶多不超过肋缘。肝实质呈均匀弥漫分布的点状中低水平回声。肝内管道结构主要是门静脉和肝静脉，前者主干内径不大于1.4cm，后者汇流至下腔静脉。

2．异常声像图

（1）肝癌　典型的原发性肝癌有以下特点：肝实质内出现局灶性实性肿物，可单发、多发或弥散分布。癌肿与正常肝实质回声比较，有低回声型、等回声型、强回声型、无回声型及混合回声型等。病灶周边可有低回声晕环。继发性肝癌多在肝内出现多发的、大小及图形特征相似的占位性病变。CDFI：原发性肝癌彩色血流可呈网篮状包绕肿物，也有伸向瘤内，或在瘤内呈散在彩点分布，常可测出高速动脉性血流；转移性肝肿瘤则多数为低速血流。

（2）肝硬化　诊断要点有：①肝脏形态异常，右叶萎缩，左叶及尾叶肿大或萎缩，肝表面呈锯齿状或凹凸状；②肝回声粗糙不均匀、增强；③肝静脉变细，扭曲；④门脉高压征象：门静脉主干、脾静脉及肠系膜上静脉扩张，脾肿大；⑤胆囊壁增厚呈“双层状”及腹水征表现。

（三）胆道声像图

1．正常声像图　正常胆囊呈梨形、长茄形或椭圆形，轮廓清晰，壁薄光滑。内为无回声区。胆总管位于门静脉前方，与门静脉形成双管结构；胆总管内径小于0.6cm。

2．异常声像图

（1）胆囊炎

1）急性胆囊炎：单纯性胆囊炎胆囊稍大，囊壁略厚而粗糙。化脓性胆囊炎则可见胆囊肿胀，壁轮廓模糊，厚度超过0.3cm，可呈现“双边影”。

2）慢性胆囊炎：轻者仅有囊壁稍增厚。典型者可见胆囊肿大或萎缩，囊壁增厚。

（2）胆囊与胆道结石

1）胆囊结石：典型胆囊结石的声像图为：①胆囊腔内有一个或数个形态稳定的新月形

或半圆形强回声团；②后方有清晰的直线回声暗带（声影）；③可随体位变动而沿重力方向移动。同时具有以上3个特征是超声诊断胆囊结石的可靠条件。

胆囊壁内胆固醇结晶结石表现为胆囊壁上可见2～3mm大小的强回声斑点并拖有慧尾状回声。

2）胆管结石：肝外胆管结石表现为有结石的胆管近端扩张，管壁增厚，回声较强，管腔内可见恒定的强回声团，后方有声影。

（四）肾、膀胱、前列腺声像图

1．正常声像图

（1）肾　肾的被膜轮廓清晰光滑，呈带状强回声。外周部分为肾实质，呈低回声。肾中央部为肾窦区，呈不规则的强回声区。正常肾长9～12cm，宽4～6cm，厚3～5cm。

（2）膀胱　充盈时，横切面呈圆形或椭圆形，纵切面呈边缘圆钝的三角形。膀胱壁呈强回声细带，有良好的连续性。膀胱内尿液为无回声区。

（3）前列腺　可经腹壁、直肠或会阴部探查。经腹壁探查时，横切面呈左右对称而圆钝的三角形或栗子形。前列腺包膜整齐而明亮，实质呈低回声。其上下径为3cm，前后径为2cm，左右径为4cm。

2．异常声像图

（1）肾结石　肾窦区内出现点状或团块状强回声。

（2）肾癌　肾内不规则低回声、强回声、无回声及混合回声等，CDFI可见其内及周边丰富的杂乱彩色血流信号。

（3）膀胱结石　膀胱无回声区内出现点状或团块状强回声，其后伴有声影。强回声可随体位改变而移动。

（4）前列腺增生症　前列腺增大，以前后径增大为主，可突入膀胱腔内。增生的内部通常回声减弱。

（五）子宫、卵巢、输卵管声像图

1．正常声像图

（1）子宫　可经腹、会阴、阴道扫查。经腹壁纵切子宫呈梨形或茄形，宫体呈均匀回声。中央条状高回声带为宫腔内膜回声。

（2）卵巢　纵切为椭圆形，横切时为类圆形。其长、宽、厚约为3.5cm、2.2cm、2.0cm。

2．异常声像图

（1）子宫肌瘤　可发生于子宫浆膜下、黏膜下、肌层内，多呈圆形、椭圆形中、低不均回声团。肌瘤囊性变性表现为内部的无回声区，钙化的肌瘤为强回声。

（2）子宫腺肌病　子宫呈球型增大，前后径增大为著。回声不均匀，细小的低、强回声交织。

（3）子宫内膜癌　宫腔内较大的中、低不均回声团，CDFI可见其内及周边丰富的杂乱彩色血流信号。

(4) 卵巢恶性肿瘤　为部分囊性和部分实性肿瘤，或以某一部分为主。

(5) 妊娠滋养细胞疾病　①葡萄胎：宫腔内充满大小不等的小无回声区，似葡萄样或蜂窝状；②绒毛膜癌：子宫回声极度不均匀，其间散在多个不规则型回声增强、减弱或无回声区。

3. 妊娠声像图

(1) 早孕　宫腔内可见圆形或椭圆形无回声。

(2) 中晚期妊娠　随孕周增加，可显示胎儿身体结构、胎盘、羊水、脐带的改变，故可作为胎儿的产前检查。

(3) 异位妊娠　子宫宫腔内未见胎囊样回声，子宫一侧可见胚囊无回声，大小形态因停经长短而异，妊娠囊破裂时，盆腹腔内可见游离液体。

(六) 周围血管疾病声像图

1. 动脉疾病声像图

(1) 动脉硬化闭塞症　表现为病变动脉内膜增厚或附着硬化斑块回声，可导致动脉管腔不同程度狭窄甚至闭塞，CDFI 可见彩色血流充盈缺损、消失。

(2) 血栓闭塞性脉管炎　好发于四肢中、小动脉，声像图类似动脉硬化闭塞症。

2. 静脉疾病声像图

(1) 深静脉血栓　管腔内充满低回声，挤压管腔，管腔不闭合，其内无彩色血流信号。

(2) 深静脉瓣膜功能不全　患者做乏式动作或小腿加压放松时，可探及反向血流。

(七) 体表及小器官疾病声像图

1. 甲状腺疾病声像图

(1) 甲状腺机能亢进　甲状腺对称性、均匀性肿大，其内布满彩色血流信号，呈“火海征”。

(2) 甲状腺腺瘤　腺体内部呈现圆形、椭圆形实质性低回声区，边缘光滑，分界清楚。

(3) 甲状腺癌　腺体实质内非均质低回声区，形状不规则，后方声衰减明显。其内血管扭曲、变形、扩张，血运丰富。

2. 乳腺疾病声像图

(1) 乳腺增生　腺体内可见单个或多个小无回声区，小叶纤维组织紊乱。

(2) 乳腺纤维瘤　腺体内圆形、椭圆形实质性低回声，边缘光滑，分界清楚。

(3) 乳腺癌　腺体内不规则低回声实质性肿块，后方回声衰减。

第十一章 护理诊断

第一节 护理诊断的概念

一、护理诊断的发展

护理诊断（nursing diagnoses）的概念最早于20世纪50年代由美国的麦克·马纳斯（Mc Manus）提出。1953年，美国护士弗吉尼亚·福莱（Viginia Fry）引用护理诊断一词用于描述发展护理计划中一个必不可少的步骤，以表明护士作出临床判断，以及对需采取护理措施的患者的健康问题进行定义的重要性。但在其后的20年中，有关护理诊断的思想并未得到响应和重视。直到70年代早期，美国护士发起了一场以“对病人的护理需要”、“护理问题”或“病人问题”进行正式分类和命名的“护理诊断运动”，护理诊断才得以发展，并开始应用于临床护理实践中。

1973年，美国护士协会（American Nursing Association，ANA）出版的《护理实践标准》一书将护理诊断纳入护理程序中，并授权在护理实践中使用。这意味着根据收集的资料作出护理诊断成为护士的责任和权利。为了统一护理诊断的分类系统，以便在全美各地的护理实践中使用，同年在美国召开了第一届全国护理诊断分类会议，成立了全国护理诊断分类小组(National Conference Group for Classification of Nursing Diagnoses)。1982年召开的第5次会议因有加拿大代表参加，全国护理诊断分类小组更名为北美护理诊断协会（NANDA)。此后，NANDA每两年召开一次会议，对原有的护理诊断进行修订，同时发展新的护理诊断。

自20世纪70年代美国护理界提出并确立护理诊断以来，护理诊断的发展十分迅速，NANDA的每一次会议几乎都有新的护理诊断诞生，护理诊断已从第1次全美护理诊断分类会议发表的34项，发展到2000年4月北美护理诊断协会第14次会议审定通过的155项，其分类系统也在不断地得到完善并日趋成熟。NANDA所做的努力使其在护理诊断的发展史上占据着十分重要的位置，成为护理诊断的权威机构。目前我国广为使用的多为NANDA认可的护理诊断。

二、护理诊断的定义

NANDA在1990年将护理诊断定义为：护理诊断是护士针对个体、家庭、社区对现存的或潜在的健康问题或生命过程的反应所作的临床判断。护理诊断为护士在其职责范围内选择护理措施提供了基础，以达到预期的结果。

护理诊断的定义表明护理的内涵和实质是诊断和处理人类对现存的和潜在的健康问题的反应，这里所指的反应包括生理、心理和社会等诸方面的反应。护理的对象不仅是患者，也包括健康人，护理的范围也从个体扩展到家庭和社区。此外，护理诊断不仅关注护理对象现有的健康问题，同时也关注其尚未发生的潜在的健康问题，反映出护理的预见性。

三、护理诊断与医疗诊断的区别

医疗诊断是医生使用的名词，用于说明一种疾病或病理状态，以指导治疗。医疗诊断侧重于对疾病的本质作出判断，即对疾病作出病因、病理解剖和病理生理的诊断。护理诊断是护士使用的名词，用于说明个体或人群对健康问题的现存的或潜在的反应，以指导护理。护理诊断侧重于对患者现存或潜在的健康问题或疾病的反应作出判断。如帕金森病是医疗诊断，医生关心的是帕金森病的进一步治疗，而护士关心的是患者患帕金森病后的反应，相应的护理诊断则可能是“身体移动障碍”、“身体意象紊乱”和“知识缺乏”。再如，如患者起床时忽觉头晕，这时医生的工作重点在于寻找引起眩晕的原因，作出相应的医疗诊断，而护士更关心的是患者可能因眩晕导致受伤，因而提出“有受伤的危险”这一护理诊断。此外，医疗诊断的数目较少，在疾病发展过程中相对稳定，保持不变，而护理诊断的数目则较多，常随患者反应的变化而变化。同一种疾病，因人而异可有不同的反应，因此也就有不同的护理诊断，于是产生了同病异护、异病同护的现象。

第二节　护理诊断的分类

一、字母顺序排列分类

为1973年第1次全美护理诊断分类会议上确定的分类。严格说这不是分类，而只是按英文字母顺序排列护理诊断。字母系统分类法的作用一直延续到1986年NANDA分类法Ⅰ被认可后才更改。

二、人类反应型态分类

为1986年NANDA第7次会议上与会者一致通过的护理诊断分类，又称为“NANDA护理诊断分类I”。“人的9个反应型态”被作为这一护理诊断分类系统的概念框架。9个人类反应型态为：

1．交换（exchanging）　相互给予和接受。

2．沟通（communicating）　思想、情感和信息的传递。

3．关系（relating）　建立相互联系，包括人际关系、家庭关系、社会关系等。

4．价值（valuing）　相关的价值赋予。

5．选择（choosing）　可行方法的选择。

6．移动（moving）　改变身体部分姿势或位置，保持活动的进行、停止活动及动作。

7．感知（perceiving） 接受信息。

8．认知（knowing） 对信息的理解。

9．感觉（feeling） 对信息的主观认知。

按人类反应型态分类的护理诊断，前面都标以编码，以便于护理诊断的计算机化。

三、功能性健康型态分类

功能性健康型态（functional health patterns，FHPs）由马乔里·戈登（Morjory Gordon）于1982年提出，主要涉及与人类生理健康、身体功能、心理健康和社会适应等有关的11个方面。

1．健康感知与健康管理型态 主要涉及个体对健康水平的认定及其维持健康的行为和能力水平。

2．营养与代谢型态 有关机体的新陈代谢和营养过程，包括营养、液体平衡、组织完整性和体温调节等4个在功能上相互联系的方面。

3．排泄型态 主要指排便和排尿的功能和形式。

4．活动与运动型态 系指个体日常生活活动及进行这些活动所需的能力、耐力和身体的调适反应。

5．睡眠与休息型态 为个体睡眠、休息和放松的形式。

6．认知与感知型态 主要包括感觉器官的功能和认知功能。

7．自我感知与自我概念型态 主要指个体对自我的态度，涉及其身分、身体意象和对自身的认识和评价。

8．角色与关系型态 主要指个体在生活中的角色行为及与他人关系的性质。

9．性与生殖型态 包括性别认同、性角色行为、性心理功能和生育功能。

10．压力与压力应对型态 指个体对压力的感知及其处理方式。

11．价值与信念型态 有关个体的价值观和信仰，包括人生中被视为是重要的东西，以及其他与健康有关的在价值、信仰或期望方面的冲突。

FHPs分类的优点在于易于理解，比较实用。如按这11个型态进行资料的收集和组织，较易确定哪一型态发生了改变，或有发生改变的危险，进而即可找出相应的护理诊断。

四、多轴系健康型态分类

为2000年4月NANDA第14次会议通过的护理诊断分类系统，又称为“NANDA护理诊断分类系统Ⅱ”。这一分类系统是在戈登的功能性健康型态分类框架基础上的改进和发展。

NANDA护理诊断分类系统Ⅱ包括领域、级别、诊断性概念和护理诊断4级结构：第1级为领域，相当于原来的型态，共有13个领域；第2级为级别，每一领域含两个以上的级别；第3级为诊断性概念，每个诊断性概念属下包含一个或若干个护理诊断；第4级为护理诊断。分类系统Ⅱ有13个领域、46个级别、104个诊断性概念和155个护理诊断（见附录）。

NANDA护理诊断分类系统Ⅱ较之NANDA护理诊断分类系统Ⅰ更明确、清晰和具有可操作性。

第三节　护理诊断的构成

1994年，NANDA将护理诊断分为现存的护理诊断、有危险的护理诊断、健康的护理诊断、可能的护理诊断和综合的护理诊断5种类型。不同类型的护理诊断，其构成亦不同。

一、现存的护理诊断

现存的护理诊断（actual nursing diagnoses）是护士对个体、家庭或社区已出现的健康问题或生命过程的反应所作的描述。现存的护理诊断由名称、定义、诊断依据和相关因素4部分组成。

1．名称（label）　名称是对护理对象的健康状态或疾病的反应的概括性的描述。应使用简明的术语以表达诊断的意义，如“体温过高”、“焦虑”等。

2．定义（definition）　定义是对护理诊断名称清晰、准确的描述，有助于将一个特定的护理诊断与其他类似的护理诊断相区别。如有关“体温过高”这一护理诊断名称的定义为：“是指个体的体温超过正常范围的状态”。

3．诊断依据（defining characteristics）　诊断依据是作出护理诊断的判断标准。在现存的护理诊断中，诊断依据是指一组可表明护理诊断的症状和体征。诊断依据可分为两种类型：

（1）*主要依据*（major defining characteristics）　为作出某一护理诊断必须具备的依据。如在“体温过高”这一护理诊断的诊断依据中，“口腔温度高于37.8℃或肛温38.8℃”是必须具备的依据，诊断某患者“体温过高”时必须具备这一条。

（2）*次要依据*（minor defining characteristics）　为对作出某一护理诊断有支持作用，但不是必须具备的依据。如“皮肤发红发热”相对于“体温过高”这一护理诊断而言，具有支持作用，但并不是不可或缺的依据。

4．相关因素（related factor）　在现存的护理诊断中，相关因素是指导致个体、家庭或社区健康状况改变的因素。相关因素可以来自以下几个方面：

（1）*病理生理学因素*（pathophysiologic factor）　如与“有受伤的危险”这一护理诊断相关的病理生理学因素可能是体位性低血压。

（2）*与治疗有关的因素*（treatment-related factor）　如恶性肿瘤患者接受化疗过程中出现的脱发可能是导致“身体意象紊乱”这一护理诊断相关的与治疗有关的因素。

（3）*情境因素*（situational factor）　为涉及环境、有关人员、生活经历、生活习惯、角色等方面的因素。如“营养失调：高于机体需要量”这一护理诊断相关的情境因素可以是不良的饮食习惯，如晚餐进食过多、脂类摄入过多等；又如因家庭关系不和产生的被遗弃感可以是“自我认同紊乱”这一护理诊断相关的情境因素。

（4）*成熟因素*（maturational factor）　是指与年龄有关的健康影响因素。如与老年人“躯体移动障碍”这一护理诊断相关的成熟方面的因素可以是老化所致的活动和运动能力减退。

一个现存的护理诊断多涉及多个相关因素，如“睡眠型态紊乱”这一护理诊断，可由疾病所致尿频引起，可由手术后伤口疼痛引起，可以因住院后环境改变或环境嘈杂引起，在儿童还可以由恐惧黑暗引起。确定相关因素可以为制定护理措施提供依据。

二、有危险的护理诊断

有危险的护理诊断（risk nursing diagnoses）是护士对易感的个体、家庭或社区对健康状况或生命过程可能出现的反应所作的临床判断，一般应有导致易感性增加的危险因素存在。有危险的护理诊断由名称、定义和危险因素3部分组成。

1. 名称 在对患者改变的健康状况简明的描述中，冠以“有……危险”（risk for），如“有皮肤完整性受损的危险”，为有危险的护理诊断名称的表述形式。

2. 定义 与现存的护理诊断相同，在有危险的护理诊断中应清楚、准确地表明某一诊断的意义。

3. 危险因素（risk factor） 是指可能使个体、家庭或社区健康状况发生改变的因素。症状和体征是确认现存的护理诊断的依据，与之不同的是，危险因素是确认有危险的护理诊断的依据。

三、健康的护理诊断

健康的护理诊断（wellness nursing diagnoses）是护士对个体、家庭或社区从某一特定的健康水平向更高的健康水平转变所作的临床判断。健康的护理诊断仅包含名称一个部分而无相关因素。名称由“潜在……增强”（potential for enhanced）与更高的健康水平组成，如“潜在的精神健康增强”。

四、可能的护理诊断

可能的护理诊断（possible nursing diagnoses）是指已有资料支持这一护理诊断，但资料尚不充分，需进一步收集资料予以排除或确认某一现存的或有危险的护理诊断。可能的护理诊断由可能的护理诊断名称及使护士怀疑这一诊断的相关的资料两部分组成，如“身体意象紊乱的可能：与化学治疗后有脱发现象有关”。护士一经作出可能的护理诊断，应从以下两方面对患者进行进一步的评估：①有无与现存的护理诊断有关的必须具备的症状和体征；②有无与有危险的护理诊断有关的危险因素。经进一步收集、分析和综合资料后，护士可确定或排除可能的护理诊断。对可能的护理诊断的确认包括现存的或有危险的护理诊断两种形式。

五、综合的护理诊断

综合的护理诊断（syndrome nursing diagnoses）是指由特定的事物或情景引起的一组现存的或有危险的护理诊断，如“废用综合征”。

第四节　护理诊断的陈述

护理诊断的陈述是对个体或群体健康状态的反应及其相关因素/危险因素的描述，可分为一部分陈述、二部分陈述和三部分陈述3种形式。

一、三部分陈述

即PSE公式，由P、E、S 3部分组成。P（problem）为问题，与护理诊断名称同义；E（etiology）为原因，即相关因素；S（signs and symptoms）为症状和体征，也包括实验室检查及特殊检查的结果。如“气体交换受损：发绀、呼吸困难、$PaO_2$60mmHg：与阻塞性肺气肿有关”。其中气体交换受损为P；发绀、呼吸困难、$PaO_2$60mmHg为S；与阻塞性肺气肿有关为E。三部分陈述多用于现存的护理诊断。

二、二部分陈述

即PE公式，只包含诊断名称和相关因素，如“有皮肤完整性受损的危险：与长期卧床有关”、“有自我形象紊乱的可能”等。二部分陈述常用于有危险的护理诊断、可能的护理诊断和综合的护理诊断，因为有危险的护理诊断和可能的护理诊断不存在症状和体征。

三、一部分陈述

一部分陈述仅包含诊断名称，如“有增强调节婴幼儿行为的愿望”、“强暴创伤综合征”等，常用于健康的护理诊断。

四、陈述护理诊断的注意事项

（一）规范使用NANDA认可的护理诊断名称

在陈述护理诊断时应尽可能使用NANDA认可的护理诊断名称，不要随意创造护理诊断，或将医疗诊断、药物副作用、患者需要等作为护理诊断名称。戈登、卡波尼托等认为可使用非NANDA的护理诊断，但这些护理诊断应包括护理诊断应有的构成部分，如名称、定义、诊断依据、相关因素或危险因素等。使用非NANDA的护理诊断有助于发展科学的护理诊断系统。

（二）相关因素的陈述

在陈述相关因素时，应使用“与……有关”的形式。为护理诊断找出明确的相关因素很重要，因为在护理计划中制定的护理措施很多是针对相关因素的。相关因素应是导致护理诊断最直接的原因，如“清理呼吸道无效：与体弱、咳嗽无力有关”就较“清理呼吸道无效：与肺气肿伴感染有关”更为直接。此外，同一护理诊断可因相关因素不同而有不同的护理措施，如“清理呼吸道无效：与术后切口疼痛有关”和“清理呼吸道无效：与痰液黏稠有关”这两个护理诊断虽然具有相同的诊断名称，但前者的护理措施是如何帮助患者在保护手术切口、不增加疼痛的情况下将痰咳出；后者则是如何使痰液稀释易于咳出。由此可见，相关因素越具体和直接，护理措施越有针对性。

由于护理措施无法改变医疗诊断，故不可将医疗诊断作为相关因素提出来，如“疼痛：与阑尾炎有关”，护理措施不可能改变阑尾炎的病理过程，就改成“疼痛：与手术切口有关”。当相关因素无法确定时，可写成与未知因素有关，护士需进一步收集资料，明确相关因素。

（三）知识缺乏的陈述

知识缺乏的陈述方式是“知识缺乏：缺乏……方面的知识”，如“知识缺乏：缺乏胰岛素自我注射的知识”。下面的陈述都是不合适的：如“知识缺乏：缺乏冠心病的知识”，护士没有必要让患者掌握所有冠心病的知识，这样写护士无法明确需将哪一部分冠心病的知识重点教给患者。再如“知识缺乏：与预防皮肤感染的知识不足有关”，在这个护理诊断的陈述中使用“与……有关”不合逻辑。

第五节　合作性问题

在临床护理实践中，存在某些虽未被包含在现有的护理诊断中，但确实需护理干预的情况。鉴此，卡波尼在 1983 年提出了合作性问题（collaborative problems）的概念。根据这一概念，可将临床护理实践中需要护士提供护理的情况分成两大类：一类是可以通过护理措施预防和处理的，属于护理诊断；另一类是要与其他医务人员，尤其是医生合作方可解决的，属于合作性问题。

一、合作性问题的定义

合作性问题是需要护士通过观察和监测，以及时发现某些疾病过程中的并发症。护士通过执行医嘱和采取护理措施减少其发生的方式处理合作性问题。需要说明的是，并非所有的并发症都是合作性问题。如果是护士通过护理措施可预防和处理的，为护理诊断，如与长期卧床导致皮肤受压有关的“有皮肤完整性受损的危险”。只有那些护士不能预防和独立处理的才是合作性问题，如手术后伤口出血主要与术中伤口结扎缝合不良有关，护士无法通过护理措施阻止其发生，此时应提出“潜在并发症：出血”这一合作性问题，护士的主要作用是严密观察手术后患者的伤口是否有出血发生。再如，急性广泛前壁心肌梗死的患者，在发病后 24 小时内最易出现较为严重的心律失常，如频发期前收缩、室性心动过速，甚至室颤，由于护士无法通过护理措施预防心律失常这一并发症的发生，故可以提出“潜在并发症：心律失常”这一护理诊断，通过连续心电监测以期及早发现严重心律失常的发生。

二、合作性问题的陈述方式

所有合作性问题均以“潜在并发症（potential complication）”开始，其后为潜在并发症的名称，如“潜在并发症：低钾血症”，“潜在并发症：心律失常”等。

一旦被护士诊断为潜在并发症，就意味着患者可能发生或正在发生某种并发症，无论是哪一种情况，护士都应将病情监测作为护理的重点，以及时发现并与医生合作，共同处理。

在书写合作性问题时，护士应确保不要漏写“潜在并发症”，以表明与之相关的是护理措施，否则就无法与医疗诊断相区别了。

第六节 护理诊断的思维方法和步骤

护理诊断的过程是一个对经评估所获取的资料进行分析、综合、推理、判断，最终得出符合逻辑的结论的过程。这一过程一般需要经过收集资料、整理资料、分析资料和最后选择适宜的护理诊断4个步骤。

一、收集资料

收集资料（data collection）是作出护理诊断的基础。资料收集的重点在于确认患者目前和既往的健康状况、功能状况，对疾病、治疗和护理的反应，潜在健康问题的危险因素及对更高健康水平的希望。资料的内容、资料收集的方法见第二章。

二、整理资料

（一）核实资料

资料是否全面系统和真实可靠直接影响到护理诊断和相应护理计划的正确程度。为确保所收集的资料是真实、准确的，在完成资料收集后需要对资料进行核实。

1．核实主观资料 核实主观资料的必要性在于有时患者自认为是正常或异常的健康情况与医学上的正常或异常并不相同，有时患者自己也会因对自己所患疾病的恐惧而对病情加以夸大或隐瞒，因而需要用客观资料对主观资料进行核实。如一产妇认为“我的乳汁分泌很正常”，而护士经观察发现其婴儿经常因饥饿而哭闹，证明产妇的乳汁并不充足。

2．澄清模糊不清的资料 如患者主诉“我排便正常”，这项资料不够确切，护士应进一步询问患者排便的具体情况，如次数、性状、排便是否费力等，以确认和补充新的资料。

（二）对资料进行分类

在对经问诊、体格检查、实验室检查所获得的资料进行综合、归纳的基础上，采用适当的方法，将相关的资料组合在一起，为形成护理诊断提供线索和可能性，此即对资料进行分类的过程。分类方法有：

1. 马斯洛的需要层次论分类法 按马斯洛的需要层次论，将资料分为生理需要、安全需要、爱与归属的需要、尊重与被尊重的需要及自我实现的需要5个方面。这种分类法可促使护士从生理、心理和社会等各个层面去收集护理对象的资料，但与护理诊断没有直接的对应关系。

2. 戈登的11个功能性健康型态分类法 按戈登的11个功能性健康型态对资料进行分类。由于戈登的每个功能性健康型态下都有与之相关的一组护理诊断，当护士发现从属于某型态中的资料出现异常时，只需从该型态下所属的护理诊断中进行选择，而不必从所有的护理诊断中去挑选。正因为此分类法具有这样的便利之处，目前临床多以此为框架收集和分析资料。

三、分析资料

资料的分析过程，即对资料的解释和推理过程。

（一）找出异常

在对资料进行解释和推理时，护士可根据所学的基础医学知识、护理知识、人文科学知识，按FHPs的模式检查每一功能型态，并与正常相比较，以发现异常。

（二）找出相关因素或危险因素

发现异常后，应进一步寻找引起异常的相关因素。如患者诉“最近我总是感到非常疲乏，但不知是为什么”，护士通过阅读血常规检查的结果，发现患者血红蛋白只有70g/L，这样就找到了引起异常的原因。至于危险因素，是指患者目前虽处于正常范围，但存在着促使其向异常转化的因素。找出相关因素和危险因素对指导护士制定相应的护理措施具有重要的意义。

四、选择护理诊断

护理诊断建立在一组诊断依据或标准的基础上。为作出正确的护理诊断，护士应将分析资料时所发现的异常情况与FHPs各型态下所属护理诊断的诊断依据进行比较，以寻找这些资料与待拟的一个或几个护理诊断的已知指标之间的相似或匹配关系，一旦在一组资料与某一护理诊断的诊断依据之间建立了匹配关系，即产生了一个诊断假设。但在作出明确的护理诊断前，应考虑其他护理诊断的可能性，通过进一步收集资料，予以排除或确定，最终选出正确的护理诊断。

第十二章 护理病历书写

对经评估收集的资料进行分析、归纳和整理，并以文件的形式记录下来，即形成所谓的护理病历。护理病历是医疗文件的一种，是临床护士为患者提供护理的重要依据，也是医院教学和科研工作的基本资料。护理病历与医疗记录同样具有法律效应。良好的护理记录是安全和称职从业者的标志，护理记录可能是患者接受护理的唯一证据，同样也是诉讼辩护的关键，质量差的记录可能会导致医疗诉讼等问题。每个护理人员都应刻苦学习，以中医基本理论为指导，运用整体观念和辨证施护原则，以认真负责、实事求是的科学态度书写好护理病历。

第一节 书写护理病历的基本要求

1. 内容要全面真实 护理病历必须真实客观地反映患者病情及已采取的护理措施。不能有漏项和缺项，不能以主观猜测代替真实客观的评估。

2. 书写要规范、准确 护理病历应按规范的格式和要求书写，书写时应使用医学词汇和中西医术语，重点突出，层次分明，文句通顺，标点正确。

3. 文字工整，字迹清楚 书写护理病历时文字应工整，不得随意涂改或粘贴。如果必须修改，应用同色笔双线划在错字上再作修改，不得以刮、擦、粘、涂等方法掩盖或去除原来的字迹，要求保持原记录清晰可辨。

4. 各种记录及时负责 各种记录必须及时。一般新患者入院，病历书写应在 24 小时内完成。危急患者因抢救未能及时书写，抢救结束后应立即据实补记，并标注“补记”。各种记录之末必须清楚地签上记录者的全名，并注明日期、时间以备查考。实习期和试用期护理人员书写的病历，需经合法执业的护士审阅、修改并签名。

第二节 护理病历的格式与内容

护理病历是护理工作的记录，护理病历的格式和内容目前尚未统一，一般由护理病历首页（入院评估表）、护理计划、护理记录和健康教育计划等部分组成。

整体护理进入我国医院后，护理病历的记录方式，由以往的“流水账”一样的文字记录，改为表格方式的记录，以体现以患者为中心、以解决问题为导向的护理理念。表格式记录能较准确、全面地反映患者的情况，书写亦较简便、省时，符合临床护理工作节奏快的特点。

一、护理病历首页

护理病历首页是患者入院后首次进行的系统的健康评估记录，其主要内容包括一般资料、病史、体格检查、实验室及其他检查、主要护理诊断等。一般要求在患者入院后8小时内完成。

护理病历首页的格式是以相应的护理理论框架为指导而设计的。目前中医护理病历首页主要是以中医的望、闻、问、切四诊为模式设计的入院评估表，见表12-1。西医院较常用的是按戈登（Gordon）的11个功能性健康型态理论设计的表格式为主、填写式为辅的评估表，见表12-2。护士按表格的顺序和内容收集和记录患者入院资料。记录方式为在预留的方框内打钩，必要时加以简单的文字描述。表格可以帮助护士全面收集资料，避免漏项，同时还可减少文字记录的时间，使护士有更多的时间为患者提供直接护理。

表12-1　　护理病历首页（按中医四诊设计）

科别：__________病室：__________床号：__________住院号：__________

一般资料

姓名：　　　　性别：
年龄：　　　　婚姻：
民族：　　　　职业：
出生地：　　　　文化程度：
现住址：　　　　工作单位：
联系人：　　　　联络方式：
主管医师：　　　　主管护士：
入院时间：　　　　发病季节或节气：
入院方式：　　　　记录日期：
入院诊断：中医　　　　西医
主诉：
现病史：

既往史：
家族遗传疾病史：无□　有□　（　　　　）
过敏史：无□　有□　（　　　　）

四诊资料

体温：______℃　脉搏：______次/分　呼吸：______次/分　血压：______mmHg
身高：______cm　体重：______kg

（一）望诊

1. 望神　有神□　失神□　烦躁□　恍惚□　谵妄□　嗜睡□　昏迷□　其他□　（　　　　）
2. 望面色　常色□　潮红□　少华□　苍白□　青紫□　晦滞□　其他□　（　　　　）
3. 望形态　正常□　肥胖□　消瘦□　倦卧□　步履不稳□　半身不遂□　其他□　（　　　　）
4. 望头面五官

头面：正常□ 囟门迟闭□ 方颅□ 面肿□ 口眼歪斜□ 其他□ （ ）
颈项：正常□ 瘿瘤□ 项强□ 青筋显露□ 其他□ （ ）
头发：正常□ 发白□ 稀疏□ 发结如穗□ 其他□ （ ）
眼：正常□ 目赤□ 目黄□ 目眶凹陷□ 眼睑浮肿□ 失明□ 其他□ （ ）
耳：正常□ 耳内流脓□ 耳鸣□ 耳聋□ 重听□ 其他□ （ ）
鼻：正常□ 外观畸形□ 嗅觉减弱□ 鼻流清涕□ 浊涕□ 其他□ （ ）
口唇：正常□ 深红□ 淡白□ 青紫□ 口糜□ 其他□ （ ）
齿龈：正常□ 齿疏□ 齿落□ 假牙□ 牙龈（出血□ 红肿□ 淡白□） 其他□ （ ）
咽喉：正常□ 红□ 肿□ 痛□ 腐点□ 其他□ （ ）

5．望皮肤 正常□ 黄染□ 水肿□ 皮损□ 褥疮□ 斑疹□

6．望胸腹 正常□ 桶状胸□ 腹膨大□ 青筋显露□ 其他□ （ ）

7．望呕吐物与分泌物

痰：无□ 有□ 少□ 多□ 黄□ 稠□ 稀□ 白□ 黏□ 痰中带血□ 其他□ （ ）
呕吐物：无□ 有□（性质________________，量________________）

8．望舌

舌质：淡红□ 淡白□ 红□ 紫□ 舌疮□ 齿印□ 歪斜□ 其他□ （ ）
舌苔：薄□ 白□ 腻□ 黄□ 灰黄□ 干□ 少□ 剥落□ 其他□ （ ）

（二）闻诊

1．听声音 正常□ 音哑□ 失音□ 呻吟□ 谵语□ 语言謇涩□ 其他□ （ ）

2．呼吸 平稳□ 气粗□ 少气□ 缓慢□ 哮□ 喘□ 其他□ （ ）

3．咳嗽 无□ 顿咳□ 阵咳□ 干咳□ 咳声重浊□ 咳声无力□ 其他□ （ ）

4．嗅气味 正常□ 臭味□ 腥味□ 口气氨味□ 口气烂苹果味□ 其他□ （ ）

（三）问诊

1．寒热 无□ 恶寒□ 发热□ 寒热往来□

2．汗 无□ 微汗□ 自汗□ 盗汗□ 大汗□ 手足心汗□ 头汗□ 其他□ （ ）

3．感知 无异常□ 疼痛□ 麻木□ 瘙痒□ （性质________________，
部位________________）

4．饮食与口味

口渴与饮水：正常□ 口渴多饮□ 喜冷饮□ 喜热饮□ 渴不欲饮□
食欲：正常□ 纳呆□ 厌油□ 多食易饥□ 饥不欲食□ 其他□ （ ）
口味：正常□ 口甜□ 口苦□ 口咸□ 口淡□

5．睡眠 寐安□ 夜寐欠沉□ 多梦□ 彻夜不寐□ 嗜睡□ 其他□ （ ）

6．大便 正常□ 便秘□（____日未行） 泄泻□（____次/日） 失禁□
造瘘口□ 便血□ 用缓泻剂□（ ） 其他□ （ ）

7．小便 正常□ 量多□（____ml/日） 减少□（____ml/日） 失禁□）
留置导尿□ 膀胱造瘘□ 其他□ （ ）

8．妇女

月经：公式________________痛经□ 闭经□ 绝经□ 其他□ （ ）
带下：正常□ 量多□ 色白□ 色红□ 色黄□ 臭味□

（四）切诊

1．脉诊 平□ 迟□ 数□ 洪□ 细□ 弦□ 滑□ 结代□

其他□ （ ）

2．按诊

脘腹：正常□ 压痛□ 反跳痛□ 胀满□ 包块□ 其他□ （ ）

日常生活方式及自理程度

1．居住情况 独居□ 与配偶同住□ 与子女同住□ 与父母同住□

其他□ （ ）

2．有害健康的生活行为

吸烟：无□ 有□（__________年，平均__________支/日。戒烟□__________年）

嗜酒：无□ 有□（__________年，平均__________两/日。戒酒□__________年）

药瘾：无□ 有□ （ ）

3．家庭成员关系 和睦□ 不协调□（原因 ）

4．自理程度 全部自理□ 部分自理□

协助项目：进食□ 排便□ 洗漱□ 穿着□ 行走□ 如厕□ 床上活动□ 其他□ （ ）

社会情况

1．工作环境 满意□ 一般□ 不满意□

2．人际关系 融洽□ 一般□ 紧张□

3．经济情况 良好□ 一般□ 拮据□

4．住院费用 公费□ 医保□ 自费□ 其他□ （ ）

5．宗教信仰 无□ 有□ （ ）

6．对疾病认识程度 了解□ 一般□ 不了解□

辨证分析

1．病因 外感六淫□（风□ 寒□ 暑□ 湿□ 燥□ 火□）

内伤七情□（喜□ 怒□ 忧□ 思□ 悲□ 恐□ 惊□）

饮食□（不节□ 不洁□） 劳倦□ 外伤□ 疫疠□

其他□ （ ）

2．病位 心□ 肝□ 脾□ 肺□ 肾□ 小肠□ 胆□ 胃□ 大肠□

膀胱□ 脑□ 女子胞□ 筋骨□ 经络皮毛□ 其他□ （ ）

3．证候 ____

实验室及其他检查（可作护理诊断依据的各种实验室、器械等检查结果）

主要护理诊断

签名

日期

表 12-2　　护理病历首页（按戈登功能性健康型态设计）

科别：　　病室：　　床号：　　住院号：

姓名：　　性别：男□　女□
年龄：　　婚姻：
民族：　　籍贯：
职业：　　文化程度：
工作单位：　　联系人：
入院日期：　　入院方式：
病史叙述者：　　可靠程度：
主管医生：　　主管护士：

病　　史

主诉：
现病史：

既往史：
既往健康状况：良好□　一般□　差□
曾患疾病或传染病史：无□　有□　（　　）
外伤史：无□　有□　（　　）
手术史：无□　有□　（　　）
过敏史：无□　有□（过敏原：　　临床表现：　　）
目前用药史：
目前用药情况：无□　有□

药物名称	剂量与用法	末次用药时间	疗效	不良反应

功能性健康型态

1. 健康感知与健康管理

自觉健康状况：良好□　一般□　较差□
家族遗传疾病史：无□　有□　（　　）
吸烟：无□　有□（约＿＿＿＿年，平均＿＿＿＿支/日。戒烟：未□　已□＿＿＿＿年）
嗜酒：无□　有□（约＿＿＿＿年，平均＿＿＿＿两/日。戒酒：未□　已□＿＿＿＿年）
其他个人嗜好：无□　有□　（　　）
遵从医务人员健康指导：是□　否□（原因　　）
对所患疾病原因：知道□　不知道□
环境中危险因素：无□　有□　（　　）
寻求促进健康的行为：无□　有□　（　　）

2．营养与代谢

饮食型态：普食□（____餐/日） 软食□（____餐/日） 半流食□（____餐/日）
流食□（____餐/日） 禁食□（____餐/日） 忌食□ （ ）
治疗饮食□（ ）

食欲：正常□ 亢进□ 食欲减退□

近期体重变化：无□ 有□（体重增加约____ kg/月，体重减轻约____ kg/月）

饮水：正常□ 多饮□（____ ml/日） 限制饮水□（____ ml/日）

咀嚼困难：无□ 有□（原因： ）

吞咽困难：无□ 有□（原因： ）

3．排泄

排便：正常□ 便秘□ 腹泻□（____次/日） 失禁：无□ 有□（____次/日）
造瘘：无□ 有□（类型 ，能否自理 能□ 否□ ）
应用泻药：无□ 有□（药物名称__________，用法____________________）

排尿：正常□ 增多□ （____次/日） 减少□（____次/日） 颜色（________）

排尿异常：无□ 有□（类型____）

4．活动与运动

生活自理能力：(在空格中相应数字下打钩，1＝完全自理；2＝部分自理；3＝完全不能自理)

项目	1	2	3
进食			
转位			
洗漱			
如厕			
洗澡			
穿衣			
行走			
上下楼梯			
购物			
备餐			
理家			

活动耐力：正常□ 容易疲劳□

咳嗽：无□ 有□ 咳痰：无□ 易咳出□ 不易咳出□ 吸痰□

5．睡眠与休息

睡眠：正常□ 入睡困难□ 多梦□ 早醒□ 失眠□

睡眠/休息后精力充沛：是□ 否□

辅助睡眠：无□ 有□（药物 ）

6．认知与感知

疼痛：无□ 有□（部位 ）

视力：正常□ 近视□（右□ 右□） 远视□（右□ 右□） 失明□（左□ 右□ ）

听力：正常□ 耳鸣□ 减退（左□ 右□ ）耳聋（左□ 右□ ）

助听器：无□ 有□
眩晕：无□ 有□（原因： ）
定向力：正常□ 障碍□
记忆力：良好□ 减退（短时记忆□ 长时记忆□ ） 丧失□
注意力：正常□ 分散□
语言能力：正常□ 失语□ 构音困难□

7. 自我感知与自我概念

自我感觉：良好□ 不良□
情绪状态：满意□ 喜悦□ 快乐□ 紧张□ 焦虑□ 抑郁□ 愤怒□ 恐惧□ 悲哀□ 痛苦□ 绝望□

8. 角色与关系

就职情况：胜任□ 短期不能胜任□ 长期不能胜任□
家庭关系：和睦□ 紧张□
社会交往：正常□ 较少□ 回避□
角色适应：良好□ 不良□（角色冲突□ 角色缺如□ 角色强化□ 角色消退□ ）
家庭及个人经济情况：足够□ 勉强够□ 不够□

9. 性与生殖

月经：正常□ 紊乱□ 经量：正常□ 较多□ 较少□
孕次：（ ）产次：（ ）

10. 压力与压力应对

对疾病和住院反应：否认□ 适应□ 依赖□
过去1年内重要生活事件：无□ 有□ （ ）
适应能力：能独立解决问题□ 需要帮助□ 依赖他人解决□
支持系统：照顾者：胜任□ 勉强□ 不胜任□
家庭应对：忽视□ 能满足□ 过于关心□

11. 价值与信念

宗教信仰：无□ 有□ （ ）

体格检查

生命体征 体温______℃ 脉搏______次/分 呼吸______次/分 血压______ mmHg
一般状况 身高______ cm 体重______ kg
营养：良好□ 中等□ 不良□ 肥胖□ 消瘦□ 恶病质□
面容：正常□ 病容□（类型： ）
意识状态：清醒□ 障碍□ （ ）
体位：自动体位□ 被动体位□ 强迫体位□ （类型： ）
步态：正常□ 异常□（类型 ）
皮肤黏膜 色泽：正常□ 潮红□ 苍白□ 发绀□ 黄染□ 色素沉着□
湿度：正常□ 干燥□ 潮湿□
温度：正常□ 热□ 冷□
弹性：正常□ 减退□
完整性：完整□ 皮疹□ 皮下出血□（部位及分布： ）
压疮：无□ 有□ （ ）
瘙痒：无□ 有□ （ ）
水肿：无□ 有□ （ ）

淋巴结　正常□　肿大□　(　　　　　　　　)

头部　眼睑：正常□　水肿□

结膜：正常□　水肿□　出血□

巩膜：正常□　黄染□

瞳孔：等大□　等圆□　左______mm，右______mm

对光反射：正常□　迟钝□　消失□

口唇：红润□　发绀□　苍白□　疱疹□

口腔黏膜：正常□　出血点□　溃疡□　其他　(　　　　　　　　)

颈部　颈项强直：无□　有□

颈静脉：正常□　充盈□　怒张□

气管：居中□　偏移□　(　　　　　　　　)

肝颈静脉回流征：阴性□　阳性□

胸部　呼吸方式：自主呼吸□　机械呼吸□　(　　　　　　　　)

呼吸节律：规则□　不规则□(类型：　　　　　　　　)

呼吸困难：无□　有□　(　　　　　　　　)

吸氧：无□　有□(类型及氧浓度：　　　　　　　　)

呼吸音：正常□　异常□　(　　　　　　　　)

啰音：无□　有□　(　　　　　　　　)

心率：____次/分　心律：齐□　不齐□　(　　　　　　　　)

杂音：无□　有□　(　　　　　　　　)

腹部　外形：正常□　膨隆□　蛙状腹□(腹围______cm)肠型□

腹肌紧张：无□　有□　(　　　　　　　　)

肝肿大：无□　有□　(　　　　　　　　)

压痛：无□　有□　(　　　　　　　　)

反跳痛：无□　有□　(　　　　　　　　)

移动性浊音：阴性□　阳性□

肠鸣音：正常□　亢进□　减弱□　消失□

肛门直肠　未查□　正常□　异常□　(　　　　　　　　)

生殖器　未查□　正常□　异常□　(　　　　　　　　)

脊柱四肢　脊柱：正常□　畸形□(　　)　活动：正常□　受限□

四肢：正常□　畸形□(　　)　活动：正常□　受限□

神经系统　肌张力：正常□　增强□　减弱□

瘫痪：无□　有□　(　　　　　　　　)

肌力：________级

巴彬斯基征：阴性□　阳性□

实验室及其他检查(可作护理诊断依据的各种实验室、器械等检查结果)

主要护理诊断

签名

日期

二、护理计划

护理计划是护理人员为患者在其住院期间所制定的护理计划及效果评价的系统的记录。其内容包括确立护理诊断/合作性问题的日期及名称、护理目标、护理措施、制定者签名、停止日期、效果评价和停止者签名，见表 12－3。通过护理计划可了解：①患者入院时所确立的护理诊断/合作性问题、护理措施及实施后的效果；②住院期间确立的护理诊断/合作性问题、护理措施，或对原有护理诊断/合作性问题的修改和补充；③出院时患者所有的护理诊断/合作性问题是否得到解决，如未能解决，是否需要在出院后进一步采取措施等。

表 12－3　　护理计划单

科室　病室　床号　姓名　住院号　医疗诊断　页码

日期	护理诊断/合作性问题	护理目标	护理措施	签名	停止日期	效果评价	签名

护理计划单的书写对于培养护士全面考虑问题及思维能力起到了一定的锻炼和促进作用，但在使用过程中存在重复书写大量常规护理措施的问题，因此护理工作者开始研究制定一套“标准护理计划”，将每种疾病最常见的护理诊断/合作性问题及相应的护理目标、护理措施等以文字的形式使其程式化为“标准护理计划”。原有的护理计划单则演变为护理诊断项目表，见表 12－4。若患者不存在标准护理计划以外的护理诊断/合作性问题，在护理诊断项目表中，护士按优先顺序列出患者的护理诊断/合作性问题，并标明相应护理计划是在标准护理计划中。若患者存在“标准护理计划”以外的护理诊断/合作性问题，则将与其相应的护理目标、护理措施等书写在“附加护理计划单”上，并标明相应护理计划是在附加护理计划单中，见表 12－5。

表 12－4　　护理诊断项目表

科室　病室　床号　姓名　住院号　医疗诊断　页码

日期	护理诊断/合作性问题	标准	附加	签名	停止日期	效果评价	签名

表 12－5　　附加护理计划单

科室　病室　床号　姓名　住院号　医疗诊断　页码

日期	护理诊断/合作性问题	护理目标	护理措施	签名

三、护理记录

护理记录是有关患者在整个住院期间健康状况的变化及护理过程的全面记录。护理记录包括一般护理记录、危重护理记录、观察记录等部分。

（一）一般护理记录

一般护理记录是指护士根据医嘱和病情对患者在住院期间护理过程的客观记录，其内容包括日期，时间，病情、护理措施及效果和签名，见表 12－6。

表 12－6　　一般护理记录单

科室　病室　床号　姓名　住院号　医疗诊断　页码

日期	时间	病情、护理措施及效果	签名

病情、护理措施及效果主要记录患者住院期间经常性、连续性的护理经过，患者的主诉，对症治疗和护理措施及其效果。首次一般护理记录应与护理病历首页同步完成，要求在患者入院后 8 小时内完成。之后的一般护理记录频度要求为 1 级护理患者每班记录，1 日 3 班；2 级护理患者至少每 3 日记录 1 次；3 级护理患者至少每 5 日记录 1 次。如患者病情有变化由当班护士酌情增加记录。

一般护理记录单眉栏用蓝色或黑色碳素墨水书写，表格中内容从上午 7 点至下午 5 点用蓝色或黑色碳素墨水书写，下午 5 点至次日 7 点用红色墨水书写。

（二）危重护理记录

危重护理记录适用于住院的病危或病重的患者，其内容包括日期，时间，体温，脉搏，呼吸，血压，药物治疗，尿，粪，引流液，饮食，病情、护理措施及效果和签名等，见表 12－7。

表 12－7　　危重护理记录单

科室　病室　床号　姓名　住院号　医疗诊断　页码

日期	时间	体温	脉搏	呼吸	血压	药物治疗	尿	粪	引流液	饮食	病情、护理措施及效果	签名

危重护理记录中的药物治疗包括所有的静脉和肌肉给药。病情、护理措施及效果一栏内病情是指患者的意识，肢体活动，皮肤颜色，是否有发绀、黄染等异常情况，护理措施及效果指护士为患者进行的相关护理，如物理降温、导尿、吸氧，或使用特殊药物如镇痛药、利尿药、血管活性药后的效果观察。患者在本班内的主要护理问题和护理措施、效果评价及继续观察的内容和项目，记录于病情、护理措施和效果一栏内，每天每班均应有小结。

（三）观察记录

观察记录适用于需要记录某些专项内容而又无需记录危重护理记录单的患者，如化疗药物使用的记录、高热患者的观察记录等。观察记录的内容包括日期、时间、体温、脉搏、呼吸、血压、血氧饱和度、治疗情况、特殊观察内容和签名等，见表 12－8。

表 12－8　观察记录单

科室　　病室　　床号　　姓名　　住院号　　医疗诊断　　页码

日期	时间	体温	脉搏	呼吸	血压	血氧饱和度	治疗情况	特殊观察内容	签名

观察记录的记录频度同一般护理记录单，1 级护理患者每班记录，1 日 3 班；2 级护理患者至少每 3 日记录 1 次；3 级护理患者至少每 5 日记录 1 次。

四、健康教育计划

健康教育计划是护士为患者及其亲属制定的具体的健康教育方案，是护理计划的主要组成部分，同时亦是护理病历的主要组成部分。健康教育的内容涉及与恢复和促进患者健康有关的各方面知识和技能，主要包括入院宣教、疾病知识或手术前后指导、药物知识指导、检查知识指导、康复及出院指导等部分。内、外科标准患者教育计划见表 12－9、12－10。

表 12－9　内科标准患者教育计划

科室　　病室　　床号　　姓名　　住院号　　医疗诊断

项目	教育内容	指导日期	对象		签名	指导日期	对象		签名
			患者	家属			患者	家属	
入院宣教	1. 介绍自己、主管医生、护士长的姓名								
	2. 介绍病区环境、呼叫器等的使用方法								
	3. 介绍有关休息、探视、陪客、物品保管等制度								

续表

项目	教育内容	指导日期	对象 患者	对象 家属	签名	指导日期	对象 患者	对象 家属	签名
疾病知识指导	1. 有利于疾病康复的心理指导 2. 导致或诱发本疾病的主要因素 3. 本疾病的症状和特点 4. 预防本疾病发展的有关措施 5. 饮食注意点 6. 活动及功能锻炼								
药物知识指导	1. 向患者解释疾病的主要治疗 2. 主要药物的名称及用法 3. 服药时的注意事项 4. 静脉用药的目的、注意点及滴速 5. 特殊药物的注意事项								
检查知识指导	1. 有关本疾病常规检查的目的及注意事项 2. 本疾病特殊检查的目的及注意事项 项目________________								
康复及出院指导	1. 预防疾病的自我保健知识 2. 饮食 3. 康复期相关治疗的注意事项 4. 功能锻炼 5. 建立良好的健康行为 6. 出院后随访的有关注意事项								

表 12-10 外科标准患者教育计划

科室 病室 床号 姓名 住院号 医疗诊断

项目	教育内容	指导日期	对象 患者	对象 家属	签名	指导日期	对象 患者	对象 家属	签名
入院宣教	1. 介绍自己、主管医生、护士长的姓名 2. 介绍病区环境、呼叫器等的使用方法 3. 介绍有关休息、探视、陪客、物品保管等制度								

续表

项目	教育内容	指导日期	对象 患者	对象 家属	签名	指导日期	对象 患者	对象 家属	签名
术前指导	1. 有利于疾病康复的心理指导								
	2. 术前各项准备的配合								
	3. 术前特殊检查的目的、注意事项								
	项目________________								
	项目________________								
	4. 术前示范训练：咳嗽、咳痰、床上解尿法								
	5. 其他								
术后指导	1. 术后进食的时间和种类								
	2. 卧位选择的目的和配合								
	3. 床上活动的目的、注意点								
	4. 下床活动的目的、时间、注意点								
	5. 各类导管的目的、注意点								
	6. 特殊功能锻炼的方法与步骤								
	7. 伤口的管理方法								
	8. 特殊治疗的目的和注意事项								
康复及出院指导	1. 心理与疾病的关系								
	2. 饮食种类及注意事项								
	3. 带管出院的注意事项								
	4. 康复期相关治疗的注意事项								
	5. 功能锻炼								
	6. 建立良好的健康行为								
	7. 出院后随访的有关注意事项								
	8. 其他								

一般标准患者教育计划的详细内容每个病区都有一套标准版本，以便经验不足的护士使用。标准患者教育计划使用时，必须是做一项，记录一次。记录方法依次为指导日期填写，教育对象（患者还是家属）的选择打钩，以及实施教育的护士签名。

根据患者及家属的具体情况，制定一份系统的、有针对性的健康教育计划是有效实施和评价健康教育的重要保证。

附录 NANDA 护理诊断分类系统Ⅱ

领域	护理诊断
1. 健康促进	
	执行治疗方案有效
	执行治疗方案无效
	家庭执行治疗方案无效
	社区执行治疗方案无效
	寻求健康行为
	保持健康无效
	持家能力受损
2. 营养	
	无效性婴幼儿喂养型态
	吞咽障碍
	营养失调：低于机体需要量
	营养失调：高于机体需要量
	有营养失调的危险：高于机体需要量
	体液不足
	有体液不足的危险
	体液过多
	有体液失衡的危险
3. 排泄	
	排尿异常
	尿潴留
	完全性尿失禁
	功能性尿失禁
	压力性尿失禁
	急迫性尿失禁
	反射性尿失禁
	有急迫性尿失禁的危险
	排便失禁
	腹泻
	便秘

有便秘的危险
感知性便秘
气体交换受损

4. 活动/休息

睡眠型态紊乱
睡眠剥夺
有废用综合征的危险
身体移动障碍
床上移动障碍
借助轮椅移动障碍
转移能力障碍
行走障碍
娱乐活动缺乏
漫步
穿衣/修饰自理缺陷
沐浴/卫生自理缺陷
进食自理缺陷
如厕自理缺陷
手术后恢复延迟
能量场紊乱
疲乏
心输出量减少
自主呼吸受损
低效性呼吸型态
活动无耐力
有活动无耐力的危险
功能障碍性撤离呼吸机反应
组织灌注无效（特定类型：肾、脑、心肺、胃肠、外周）

5. 感知/认知

单侧性忽视
认知环境障碍综合征
感知觉异常（特定的：视觉、味觉、嗅觉、听觉、运动觉）
知识缺乏（特定的）
急性意识模糊
慢性意识模糊

记忆受损
思维过程异常
语言沟通障碍

6. 自我感知

自我认同障碍
无能为力
有无能为力的危险
绝望
有孤独的危险
长期低自尊
情景性低自尊
有情景性低自尊的危险
身体意象紊乱

7. 角色/关系

照顾者角色紧张
有照顾者角色紧张的危险
父母不称职
有父母不称职的危险
家庭运行中断
家庭运行功能不全：酗酒
有亲子依恋受损的危险
母乳喂养有效
母乳喂养无效
母乳喂养中断
无效性角色行为
父母角色冲突
社交障碍

8. 性/生育

性功能障碍
无效性性生活型态

9. 应对/压力耐受

迁居压力综合征
有迁居压力综合征的危险
强暴创伤综合征
强暴创伤综合征：沉默
强暴创伤综合征：复合性反应
创伤后综合征

有创伤后综合征的危险
恐惧
焦虑
死亡性焦虑
长期悲伤
无效性否认
预期性悲哀
功能障碍性悲哀
调节障碍
应对无效
家庭无能力应对
家庭妥协性应对
防卫性应对
社区应对无效
家庭有增强应对的愿望
社区有增强应对的愿望
自主性反射失调
有自主性反射失调的危险
婴幼儿行为紊乱
婴幼儿有行为紊乱的危险
有增强调节婴幼儿行为的愿望
颅内适应能力下降

10．生命准则

有增进精神健康的愿望
精神困扰
有精神困扰的危险
决策冲突（特定的）
不依从（特定的）

11．安全/防护

有感染的危险
口腔黏膜受损
有受伤的危险
有围手术期体位性受伤的危险
有摔倒的危险
有外伤的危险
皮肤完整性受损
有皮肤完整性受损的危险

组织完整性受损
牙齿受损
有误吸的危险
有窒息的危险
清理呼吸道无效
有外周血管神经功能障碍的危险
防护无效
有自伤的危险
自我伤害
有对他人施行暴力的危险
有自我暴力行为的危险
有自杀的危险
有中毒的危险
乳胶过敏反应
有乳胶过敏反应的危险
有体温平衡失调的危险
体温调节无效
体温过低
体温过高

12．舒适

急性疼痛
慢性疼痛
恶心
社交孤立

13．生长/发展

生长发展迟缓
成人丧失活力
有不成比例生长的危险
有发展迟缓的危险